学透医学文献

用活医术方药

中医

儿科常见病通治方精义

赵 艳 季旭明 主编

学苑出版社

图书在版编目（CIP）数据

儿科常见病通治方精义/赵艳，季旭明主编.－北京：学苑出版社，2012.1

ISBN 978-7-5077-3936-7

Ⅰ.①儿… Ⅱ.①赵…②季… Ⅲ.①小儿疾病：常见病－中医治疗法 Ⅳ.①R272

中国版本图书馆 CIP 数据核字（2011）第 279978 号

责任编辑：陈 辉 付国英
出版发行：学苑出版社
社 址：北京市丰台区南方庄 2 号院 1 号楼
邮政编码：100079
网 址：www. book001. com
电子信箱：xueyuan@public. bta. net. cn
销售电话：010-67675512、67678944、67601101（传真）
经 销：新华书店
印 刷 厂：北京市广内印刷厂
开本尺寸：787×1092 1/16
印 张：29.5
字 数：532 千字
印 数：0001—3000 册
版 次：2012 年 6 月第 1 版
印 次：2012 年 6 月第 1 次印刷
定 价：68.00 元

儿科常见病通治方精义

主　编　赵　艳　季旭明

副主编　王　欣　于华芸　刁希重

编　委　于　鹰　平　静　张雪燕

　　　　伊文琪　李　东　李柳骥

　　　　孙晓光　吴智春

前　言

　　通治方即能够通治某一类疾病的方药，临证时其药味或药量往往不必随症状、病因、年龄、地域、季节等而发生变动，前人亦称其为主方。如徐大椿《兰台轨范》说："专治一病为主方。"它是中医学辨证论治和辨病论治相结合的产物。

　　古代通治方的应用随着临床医学的发展日益增多。《五十二病方》对通治方的内容已有记载；《黄帝内经》所载 13 首方大多为通治方；《伤寒杂病论》中的通治方已涉及中医内科多种疾病，如茵陈蒿汤治黄疸，旋覆花汤治肝着，黄芪桂枝五物汤治血痹等；晋唐时期《肘后备急方》对疟疾、头痛伤寒、痢疾等病证均列有通治方，《备急千金要方》中通治方的载述也很丰富。宋金元时期专病通治方数量剧增，并扩展了主治疾病种类。《太平圣惠方》、《圣济总录》、《普济本事方》、《鸡峰普济方》、《杨氏家藏方》、《严氏济生方》、《世医得效方》等著作均有若干专病通治方的内容。迨至明清，众多医书中出现了"通治方"的名称，部分医家对专病通治方的涵义和效能发表了精辟的见解，扩大了传统通治方概念的外延，出现了专科通治方以及分经通治方，通治方特色已十分突出。

　　其中以通治方为基础的方剂化裁衍生更显灵活实用，一般在临床具体应用时，如果采用汤剂剂型，则可以继续加减化裁，此种方式与一般方剂的加减化裁类似。如果采用丸、散等药物组成相对固定的剂型，则可以采用不同的服用方法，来应对各种疾患。如《疡医大全》秘授万灵一粒九转还丹治一切危急等证，方由真鸦片、犀牛黄、真麝香、百草霜四味组成，而服用法达 76 种之多。所治之病，从伤寒、伤风、下痢、咳嗽、哮喘、痨病、痛病、半身不遂等内科诸疾，乃至妇人带下、小儿惊风、眼病、虫牙火牙、痈疽疮疡、麻疯、杨梅疮，几乎无所不包。其应治之法，多以药汤服下。如赤痢，黄连汤下；白痢，木香汤下；火牙，石膏汤下；血闭经枯，四物汤下等，不一而足。以通治方为基础，在服用方法上创新，亦是这类方药能有广泛用途的重要原因之一。

故此，本书选取了历代医著中的儿科通治方，以病证为纲，本着吸取精华、注重实效的原则加以归纳整理，力求选方博而不杂，内容简明扼要，方切实用，并邀请深研方剂及临床多年的专家学者分析撰写方解，间或附以验案或临床报道，以备临证参考。在本书编写过程中，承蒙学苑出版社陈辉主任的指点策划与鼎力相助，在此深表谢意。由于水平所限，书中讹误纰漏在所难免，敬请读者批评指正。

赵 艳

2011 年 4 月

目　　录

感　冒

　　感冒是感受外邪，以发热恶寒、头身疼痛、鼻塞流涕、喉痒咳嗽为主要表现的疾病。小儿腠理疏松，卫外不固，故易感受外邪而发此病。临床主要分为风寒、风热两型。风寒者，治宜疏风散寒解表；风热者，治宜清疏风热。然小儿脏腑娇弱，病后传变较快，且多兼夹痰壅、食滞、惊风等因素而使证情复杂，故正虚者亦分清气血阴阳而酌情配伍补气、补血、滋阴、温阳之品；夹痰者，配以燥湿化痰之品；夹食者，配以消食导滞之品；夹惊者，则配以安神镇惊或凉肝息风之品。

有 名 方

芍药四物解肌汤 （《备急千金要方·卷五·少小婴孺方》）

主治　少小伤寒。

组成　芍药　黄芩　升麻　葛根各半两

用法　上四味㕮咀，以水三升，煮取九合，去滓，分五服，期岁以上，分三服。

方解　芍药"消时行寒热"（《名医别录》），散邪益营，为君药。升麻发表透疹，清热解毒；葛根发表解肌，解热透疹，二者共为臣药。黄芩清热解毒，清肺泻火，为佐药。全方营卫并治，可散邪发表，清热解毒。

五味子汤 （《备急千金要方·卷五·少小婴孺方》）

主治　小儿伤寒，病久不除，瘥后复剧，瘦瘠骨立。

组成　五味子十铢　麦门冬　黄连　黄芩　大黄　前胡各六铢　芒硝五铢　石膏一两　甘草　当归各十二铢

用法　上十味㕮咀，以水三升，煮取一升半，服二合，得下便止，计大小增减之。

方解　五味子敛肺止咳，滋肾益气，"主咳逆上气，劳伤羸瘦，补不足"（《神农本草经》），为君药。当归"主咳逆上气，温疟寒热"（《神农本草经》），补血润肠；麦门冬润肺养阴生津，"疗虚劳客热……定肺气，安五脏，令人肥健"（《名医别录》），两药既助君药补虚扶正，又能清热止咳祛邪，共为臣药。石膏辛寒透邪，清热生津；黄连、黄芩清肺泻火；前胡降气祛痰，宣散风热；大黄、芒硝泻热通便，共为佐药。甘草益气和中，调和诸药，为佐使药。全方扶正祛邪兼顾，补中有行，补中有泻。

麻黄散（《太平圣惠方·卷第八十四·治小儿伤寒诸方》）

主治　小儿伤寒体热，头痛心烦。

组成　麻黄（去根节）半两　甘草（炙微赤，锉）半两　川大黄（锉碎，微炒）一分　石膏一两　杏仁（汤浸去皮尖双仁，麸炒微黄）一分　赤芍药半两

用法　上件药捣粗罗为散，每服一钱，以水一小盏煎至五分，去滓，不计时候，量儿大小以意分减，温服。

方解　全方发表与清里并用，麻黄辛温开毛窍，宣肺气，发汗解表以散风寒，为君药。石膏辛寒，清肺透邪，除烦生津，为臣药。石膏用量倍于麻黄，属君臣相制为用，宣泄肺热，使宣肺而不助热，清肺而不凉遏。佐以杏仁宣利肺气，合麻黄宣降肺气以平喘咳；川大黄、赤芍药气血两清，助石膏清泻里热。炙甘草和中，调和诸药，为佐使。

射干散（《太平圣惠方·卷第八十四·治小儿伤寒诸方》）

主治　小儿四五岁伤寒，壮热头痛。

组成　射干半两　麻黄（去根节）三分　桂心一分　甘草（炙微赤，锉）半两　杏仁（汤浸去皮尖双仁，麸炒微黄）半两　川升麻半两　赤芍药半两　石膏半两

用法　上件药捣粗罗为散，每服一钱，以水一小盏，煎至五分，去滓，不计时候，量儿大小加减温服。

方解　全方宣卫清气，射干为君，清热解毒，祛痰利咽，止咳平喘。川升麻助君药清热解毒，发表退热，为臣药。佐以麻黄、桂心发汗解表，宣肺平喘，温经止痛；杏仁降利肺气，合麻黄以宣降肺气，止咳平喘；赤芍药、石膏清热透邪，凉血散邪，为佐

药。炙甘草和中，调和诸药，为佐使。

败毒散 《小儿药证直诀·卷下·诸方》

主治 伤风、瘟疫、风湿，头目昏暗，四肢作痛，憎寒壮热，项强睛
疼，或恶寒咳嗽，鼻塞声重。

组成 柴胡（洗，去芦） 前胡 川芎 枳壳 羌活 独活 茯苓 桔梗
（炒） 人参各一两 甘草半两

用法 上为末，每服二钱，入生姜、薄荷煎，加地骨皮、天麻，或咬
咀，加蝉蜕、防风。治惊热可加芍药、干葛、黄芩；无汗加
麻黄。

方解 方以川羌活、川独活为君，辛温发散风寒以解表，除湿通络以
止痛，通治一身上下之风寒湿邪。柴胡疏散解肌行气，川芎行
气活血，祛风止痛，助君药解表逐邪，畅行气血，共为臣药。
桔梗开宣肺气，枳壳降气宽胸，一升一降，既助肺气宣降，又
治胸膈痞满；前胡降气化痰；茯苓健脾渗湿，以绝生痰之源，
为佐药。荆芥穗、防风祛风发表，人参益气扶正，亦为佐药。
甘草调和诸药，益气和中；生姜引诸药走表，发散风寒，共为
佐使。

病案 患儿，男，4岁，发热咳嗽1周伴头痛，鼻塞流涕，曾服小儿感
冒冲剂及消炎止咳药物疗效不佳。查体：体温38.5℃，咽充血，
双肺呼吸音粗，未闻及罗音，心率110次/分，律齐，各瓣膜区
未闻及杂音。胸透：双肺纹理增粗。血常规：Hb 130g/L，
WBC 6.4×10^9/L。舌苔薄白，脉浮数，予败毒散加双花、连
翘，2剂后热退，咳嗽头痛，鼻塞流涕也减轻。又服3剂，临床
症状消失。（王冠彬，张德全. 败毒散加减治疗小儿感冒62例
临床观察［J］. 陕西中医函授，2001，（4）：24）

生姜汤 《幼幼新书·卷第十三·中风第三》引《婴孺》方

主治 少小中风，脉浮发热，汗不出头，鼻鸣干呕。

组成 生姜 甘草（炙） 芍药各一两 桂心三两 枣（去核）十个

用法 上以水三升煮取一升，为三服。自汗出者，加附子一个小者；
如渴，去桂枝，加瓜蒌半两；痫作去芍药，加干姜三分、附子

儿科常见病通治方精义·感冒

小者一个炮；心下悸去芍药，加茯苓三两；表虚里实，去桂，加胶饴二两。

方解　生姜辛温发汗解表，温中止呕，温肺止咳，为君药。桂心助生姜发汗解肌，为臣药。芍药、大枣益阴和营，补脾生津，与君臣相配调和营卫，调养脾胃，为佐药。炙甘草甘温调中，合姜、桂辛甘发散以解肌，合芍、枣酸甘化阴以益营，又调和诸药，用为佐使。全方发中有补，散中有收，共成辛温解表，调和营卫之方。

解肌汤（《幼幼新书·卷第十四·伤寒第八》引张涣方）

主治　小儿伤寒，透肌散毒。

组成　麻黄三分　川芎　人参（去芦头）　赤芍药　前胡　独活各半两

用法　上件捣罗为细末，每服一钱，水八分一盏，入生姜二片，薄荷三叶，煎至五分，去滓，放温热服。

方解　独活解表散寒，胜湿止痛，为君药。麻黄发汗解表，宣肺平喘；川芎活血行气，祛风止痛，两药助君散寒除湿，共为臣药。前胡疏风散邪，降气消痰，与麻黄相合，宣降相因；赤芍清热凉血以泻里热，并防诸辛温燥烈之品伤津；人参益气扶正，祛邪外出，防邪入里，同时散中有补，不致真元耗散，以上共为佐药。生姜、薄荷为引，解表散邪。八味配伍，既散在外风寒湿邪，又清泻里热，祛邪而不伤正气。

黑散子方（《幼幼新书·卷第十四·伤寒第八》引张涣方）

主治　小儿伤寒，解利邪热。

组成　川大黄半两　麻黄（去根节）　川升麻　芍药　杏仁（去皮尖）　甘草各一分

用法　上药慢火炒令黑色，捣罗为散。每服半钱至一钱，煎荆芥汤调下。

百解散（《幼幼新书·卷第十四·伤风第六》引《王氏手集》）

主治　小儿伤风、疮疹之类。

组成　黄芪　青皮　茯苓　瓜蒌根　甘草（炙）　紫菀　白术各一两　百

合一两半

用法　上为细末，每服一钱，水八分盏，煎至四分，通口服。得少汗为妙。

方解　百合润肺止咳，善治肺虚失润之伤风咳嗽，重用为君。黄芪补脾益肺，益气固表，托毒生肌，为臣药。白术、茯苓健脾祛湿，杜绝生痰之源，与黄芪配伍益气扶正以散邪；青皮行气散结，破痰气之结滞；瓜蒌根清热散结，生津润肺；紫菀开泄肺郁，助百合化痰止咳，共为佐药。炙甘草益气和中，调和诸药，用为佐使。全方标本兼顾，既健脾补肺扶正，又行气化痰止咳。

天麻散（《幼幼新书·卷第十四·伤寒第八》）

主治　小儿伤寒。

组成　天麻　荆芥穗　甘草（炙）各半两　麻黄（去节）一两　全蝎一分

用法　上为末，每服一钱，水六分盏，薄荷三叶，同煎四分，通口服。

方解　天麻甘平，主入肝经，祛风湿，"主诸风湿痹"（《开宝本草》），为君药。全蝎息风止痉，助天麻祛风，为臣药。荆芥穗、麻黄、薄荷辛散发表，祛风散寒，共为佐药。炙甘草调和诸药，为使。全方祛风作用显著，治小儿伤寒，可速去风寒之邪，以防外风引动内风。

浴汤方（《幼幼新书·卷第十四·伤寒第八》引《婴孺》方）

主治　小儿伤寒，寒热不休，不能服药。

组成　莽草　丹参　肉桂各三两　菖蒲半斤　蛇床子二两　雷丸五十个

用法　上水三升煮十余沸，适寒温浴儿，避阴及目。

解肌发汗散（《幼幼新书·卷第十四·伤寒第八》引《婴孺》方）

主治　少小伤寒发热。

组成　芍药　黄芩　葛根各二分

用法　上切，以水三升煮一升，为四服，一岁儿为三服。

方解　葛根辛甘凉，轻扬发散，解热生津，为君药。芍药散邪益营，解肌清热而不伤津，并"消时行寒热"（《名医别录》），为臣药。

黄芩苦寒清热，"能治热毒，寒热往来"（《药性本草》），为佐药。三药相合，解肌清热兼顾，重在清热，用于风热未解，入里化热，里热较盛者。

前胡散 （《幼幼新书·卷第十四·伤寒第八》引张涣方）

主治 小儿伤寒四五日，邪热不除者。

组成 前胡一两 甘草（炙） 桔梗 半夏（汤洗七遍） 黄芩 柴胡（去苗） 人参（去芦头）各半两

用法 上件为细末，每服一钱，水一盏，入生姜二片，枣一枚，同煎至五分，去滓，温服。

方解 前胡性微寒，辛散苦降，功可降气祛痰，宣散风热，"治伤寒寒热"（《名医别录》），为君药。柴胡解肌散邪，黄芩清泄里热，两药相合使邪热外透内清，为臣药。桔梗开宣肺气以助解表、祛痰；半夏化痰散结，亦"主伤寒寒热"（《神农本草经》）；人参益气扶正以助驱邪，且散中有补，不致真元耗散，共为佐药。生姜、大枣调和营卫，炙甘草益气和中、调和诸药，共为佐使。全方既善解表退热，化痰止咳，又散不伤正，补不留邪。

羌活汤 （《幼幼新书·卷第十四·伤寒第八》引张涣方）

主治 小儿伤寒，解利邪气。

组成 羌活 防风 川芎 人参（去芦头）各一两 干葛根 川升麻 犀角（末） 甘草（炙）各半两

用法 上件捣罗为细末，每服一钱，水八分一盏，入生姜二片，薄荷三叶，煎至五分，去滓，放温热服。

方解 羌活气雄而散，"功能条达肢体，通畅血脉，攻彻邪气，发散风寒风湿"（《本草汇言》），为君药。防风、川芎祛风止痛，行气活血，助君药祛风散寒发表，共为臣药。葛根、升麻发表解肌退热；犀角（水牛角代）"疗时气寒热头痛"（《名医别录》）；人参益气扶正以助驱邪；生姜、薄荷辛散发表，为佐药。甘草益气和中，调和诸药，为佐使。全方辛散发表，表里通治，散中有补。

人参散 (《幼幼新书·卷第十四·伤寒第八》引丁时发方)

主治 大人、小儿伤寒候，神圣方。

组成 人参 荆芥 甘草 防风 干葛 肉桂 五加皮 桔梗 川芎 柴胡 陈皮 芍药各半两 麻黄（去节，依法制）一两

用法 上为细末，每用一钱，水一盏，入乌梅一个，煎六分服。常服出汗热，进三二服。

方解 重用麻黄为君，发汗解表，宣肺平喘。荆芥、防风祛风解表散寒；川芎、柴胡疏散解肌，行气活血，祛风止痛，助君药解表逐邪，畅行气血，共为臣药。肉桂散寒通脉；干葛发表退热；桔梗、陈皮理肺化痰止咳，宣降气机；五加皮祛风除湿；人参益气扶正以助驱邪；芍药、乌梅益阴和营，合人参则行散不伤气，散中有补，不致真元耗散，为佐药。甘草益气和中，调和诸药，为佐使。全方发汗解表，散寒除湿，行气活血，益气和营，邪正兼顾。

解交散 (《幼幼新书·卷第十四·伤寒第八》引郑愈方)

主治 小儿伤寒。

组成 茵陈 升麻 茯苓 甘草（炙）各二钱

用法 上件为末，每服半钱、一字①，葱白汤下。

方解 君药升麻发表退热升阳。臣以葱白发汗解表，散寒通阳；茵陈轻扬外散。茯苓、甘草健脾以杜生痰之源，共为佐药。甘草补脾和中，调和诸药，为佐使。全方发表通阳，健脾化痰，使风寒湿邪气外散内通而解。

浮萍散 (《幼幼新书·卷第十四·伤寒第八》引郑愈方)

主治 伤寒壮热，先宜出汗。

组成 浮萍 麻黄 京芎 天麻各二钱

用法 上为末，每服二钱，薄荷酒调下，覆令出汗。

方解 浮萍辛寒泄热，轻浮升散，其"发汗尤甚麻黄"（《本草衍义补

---

① 一字：中医药剂量。用唐代"开元通宝"钱币（币上有"开元通宝"四字分列四周）抄取药末，填去一字之量。即一钱匕的四分之一量。

遗》），为君药。麻黄发汗解表以除寒热，为臣药。川芎、天麻合用，功善祛风以助解表散邪；薄荷疏风散邪，共为佐药。酒辛温，调服亦可助发汗散寒。

九味羌活汤 （《此事难知》）

主治 四时伤寒。春分后，代麻黄汤用。

组成 苍术（炒） 防风 羌活各一钱 白芷 甘草 川芎 生地 黄芩 细辛

用法 生姜三片，葱一根，水煎。取汗加麻黄、杏仁、石膏。

方解 羌活气味雄烈，散表寒，祛风湿，利关节，为治风寒湿在表之要药，乃"非时感冒之仙药也"（《本经逢原》），为君药。防风为风药中之润剂，既祛风发表，又缓羌活辛温之燥烈；苍术辛苦温燥，发汗以助散表湿，燥脾湿以防外湿而致内湿之变，为臣药。白芷、细辛、川芎散寒祛风，行气活血宣痹以除头身疼痛；生地、黄芩清泄在里之蕴热，并滋阴生津防诸辛温香燥之品伤津；生姜、葱发表通阳，均用为佐药。甘草调和诸药，为使。诸药合用，既能发散风寒湿邪，又能协调表里，共成发汗散寒除湿兼清里热之方。

百伤饮 （《活幼心书·卷下·信效方》）

主治 主百物所伤，感冒风寒邪气，不拘冷热二证，并宜可服，惟慢惊慢脾不用。

组成 干葛三两 净香附二两 升麻（净洗） 青皮（去白） 陈皮（去白） 谷芽（净洗，焙干） 麦芽（净洗，焙干） 桔梗（锉，炒） 紫苏（和根） 缩砂仁 甘草 神曲（炒） 赤芍药十一味各一两 麻黄（同上制） 枳壳（同上制）二味各七钱半

用法 上件呚咀，每服二钱，水一盏，煎七分，无时温服，或入姜、葱同煎。有积加水酒曲，热多添灯心、竹叶煎投。

方解 方中干葛、升麻辛凉，发表解肌退热，为君药。麻黄、紫苏辛温，发汗解表，为臣药。桔梗、枳壳宣降肺气，宽胸畅膈；香附、青皮、砂仁疏肝理气，醒脾和胃；陈皮理气燥湿；赤芍药清热凉血散血；谷芽、麦芽、神曲消食化积，健脾和胃，为佐

药。甘草益气和中，调和诸药，为佐使。本方辛温辛凉并用，表里兼顾，气血同调，升降并用，故外感风邪，不拘寒热，兼有食积、里热、气滞诸内因者，皆可一并治之。

红绵散 《奇效良方·卷之六十四·小儿门》

主治 小儿四时感冒，寒风，遍身发热，变蒸诸惊，胎惊丹毒等热，并皆治之，及急慢惊风，亦宜服之。

组成 人参二钱半　天麻（洗）　僵蚕（炒）　麻黄（去节）　全蝎（去毒）各二钱　甘草（炙）　辰砂（另研）一钱半

用法 上件为末，然后入朱砂和匀，再乳极细，每服半钱，用水半盏，煎数沸，入干胭脂少许，再煎一沸，温服，不拘时。

方解 全方邪正兼顾，麻黄为君，宣表散邪，"发表出汗，除寒热"（《神农本草经》）。里热内盛，引动肝风，以天麻、僵蚕、全蝎息风止痉、散结解毒为臣。辰砂清心解毒，重镇安神；小儿正气不足，易生变证，故以人参益气扶正，为佐。炙甘草合人参益气和中，且调和诸药，为佐使。

参苏饮 《婴童类萃·中卷·伤寒论》

主治 四时感冒，时行瘟疫及伤风咳嗽并效。

组成 紫苏一钱　陈皮七分　半夏五分　茯苓　甘草　桔梗　枳壳　前胡　人参　干葛各七分　木香三分

用法 生姜三片，葱白三茎，水煎，热服取汗。痰喘气急，加杏仁、桑皮、麻黄。

方解 苏叶发散风寒，宣肺止咳，行气宽中；人参益气健脾，大补元气，扶正以驱邪，共为君药。葛根发表散邪，助苏叶散表邪；前胡降气祛痰，宣散风邪，共为臣药。佐以枳壳、桔梗理气宽胸，宣降肺气，使气顺痰消；陈皮、半夏理气燥湿化痰；茯苓健脾渗湿，使脾健湿去则痰无由生，诸药相合，化痰与理气兼顾，既有"治痰先理气"之意，又使升降恢复，有助于宣散表邪，开合肺气。煎加生姜、葱白，发表通阳，化痰和胃，制半夏之毒；甘草补气和中，调和诸药，用为佐使。全方散补并行，散不伤正，补不留邪；又气津并调，使气行痰消，津行

儿科常见病通治方精义·感冒

气畅。

病案　刘某，女，7岁。患儿3天来，身热无汗，鼻流清涕，头痛形寒，倦怠乏力，某医院诊断为病毒性感冒，选用抗病毒颗粒、百服宁，服药后汗出，体温暂降，须臾汗收则身热复发，又加用安痛定1ml肌肉注射，紫雪散口服，热仍不退，遂来本院治疗。现症：身热暮重，体温37.8℃，热前略有恶寒，手足微凉，鼻仍流涕，面色苍白，心烦胸闷气短，倦怠乏力，纳差，口干不欲饮，小便清，大便稀薄，舌苔薄白，质淡，脉细无力。证属素体虚弱，外邪遏表，未得宣散，有里虚邪陷之虞。治当益气解表，和中达邪。参苏饮加减：太子参10g，苏叶10g，葛根10g，前胡10g，陈皮5g，半夏5g，枳壳5g，葱白3根，淡豆豉10g，神曲10g，1剂/天，水煎分3～4次口服。服药3剂，身热渐退，晚间体温37.2℃左右。形寒肢冷及心烦短气已解，面色略转红润，纳增，苔白，脉缓。证属余邪尚未尽除，治疗宗原方化裁：太子参5g，苏叶5g，柴胡10g，葛根10g，陈皮5g，半夏5g，茯苓5g，炙甘草3g，神曲10g，生姜2片，大枣5枚，继服3剂，诸症均解。（王美兰. 参苏饮治疗小儿外感疾患的体会 [J]. 天津中医学院学报，2003，22（2）：42）

十神汤（《婴童类萃·中卷·伤寒论》）

主治　四时感冒，时行瘟疫，及伤风咳嗽并效。

组成　麻黄　紫苏　干葛　川芎　甘草　升麻　赤芍　陈皮　白芷　香附各等分

用法　生姜三片，葱白三茎，水煎，热服。

方解　麻黄、紫苏发汗解表，开宣肺气，为君药。白芷、川芎祛风止痛，解表散寒，且能行气活血；干葛、升麻发表解肌退热，上四味助君药解表，共为臣药。赤芍、香附行气活血；陈皮理气燥湿化痰；生姜、葱白发汗解表，散寒通阳，上五味共为佐药。甘草调和诸药为使。全方解表理气同用，使表邪解寒热除，气机畅痞闷消。

万全汤 《验方新编·卷十九·小儿杂症》

主治 小儿感冒发热，无论早晚皆可服。

组成 柴胡五分　白芍一钱　当归五分　土炒白术三分　茯苓二分　甘草一分
山楂三粒　黄芩三分　苏叶二分　麦冬一钱　神曲三分

用法 水煎热服。春加青蒿三分，夏加石膏三分，秋加桔梗三分，冬加麻黄一分，有食滞加枳壳三分，有痰加白芥子三分，泻加猪苓一钱，吐加豆蔻一粒，有惊加金、银器各一件同煎，照方按时对症服。

方解 柴胡轻清升散，能透达表邪外散，又能疏畅经气郁滞；黄芩苦寒，长于清泻里热，两药相配，使邪热外透内清，为君药。白芍敛阴益营，当归养血活血，合柴胡则散敛互用，气血兼调；麦冬滋阴清热，均为臣药。白术、茯苓健脾益气，使运化有权，营血生化有源，正气足则不易感邪；山楂、神曲消食化积，健运脾胃；苏叶发散风寒，用为佐药。甘草合白术、茯苓补中益气，又调和诸药，用为佐使。诸药相合，温凉并用，外散内清，疏补并施，可使表邪外散，邪热外透内清，气血调和，脾胃健运，可谓万全。

无 名 方

治小儿伤寒方 《备急千金要方·卷五·少小婴孺方》

组成 葛根汁　淡竹沥各六合

用法 上二味相和，二三岁儿分三服，百日儿斟酌服之，不宜生，煮服佳。

治小儿伤寒，壮热头痛，口干心烦方 《太平圣惠方·卷第八十四·治小儿伤寒诸方》

组成 生姜汁少许　竹沥一合　蜜半合

用法 上件药相和令匀。二三岁儿分为三服。

小儿伤风方（《幼幼新书·卷第十四·伤风第六》引《庄氏家传》方）

组成　京豉　葱

用法　生研，作𩛙贴囟上。如有邪气者，以京豉及桃头生研，贴如前方。

治少小伤寒方（《幼幼新书·卷第十四·伤寒第八》引《婴孺》方）

组成　葛根_{四两}　麻黄叶　人参_{各二两}　甘草_{（炙）}　桂心_{各一两半}　生姜_{二两半}

用法　上水六升，入枣十枚，同前药煮及二升。百日儿一合，二百日儿一合半，量儿增之。盖取汗，汗出温粉粉之。

咳　嗽

　　咳嗽是以咳嗽、咯痰为主要表现的疾病，因外感六淫，脏腑内伤，影响于肺所致。《素问病机气宜保命集》曰："咳谓无痰而有声，肺气伤而不清也；嗽是无声而有痰，脾湿动而为痰也。咳嗽谓有痰而有声，盖因伤于肺气动于脾湿，咳而为嗽也。"故咳指无痰而有声，嗽为无声而有痰，然二者常常并见，故古代文献多通称"咳嗽"。在临床上，咳嗽既是一种独立的疾病，亦可见于其他外感或内伤疾病过程中。对于咳嗽的治疗，《医学三字经·咳嗽》指出："咳嗽不止于肺，而亦不离于肺也。"大体而言，外感咳嗽以祛邪宣肺为主，内伤咳嗽以调理脏腑、气血为主。小儿多以外感咳嗽为主，若为其他疾病兼见咳嗽则宜随证施治。

有 名 方

八味生姜煎（《备急千金要方·卷第五·少小婴孺方》）

主治　治少小嗽。

组成　生姜七两　　干姜四两　　桂心二两　　甘草三两　　杏仁一升　　款冬花三两
　　　　紫菀三两　　蜜一升

用法　上合诸药，末之，微火上煎取如饴铺，量其大小多少与儿含咽
　　　　之。百日小儿如枣核许，日四五服，甚有验。

方解　生姜辛温，发汗解表散风寒，温肺化痰止咳嗽，重用为君。小
　　　　儿脏腑娇嫩，形气未充，其中又以肺、脾、肾三脏不足尤为突
　　　　出。干姜辛热，善温肺化饮止咳，又能温中散寒、健运脾阳；
　　　　桂心温肾助阳；甘草补脾益气，祛痰止咳，三药合用，助君药
　　　　散寒止咳，且补脾温肺益肾，使外寒不得入里，为臣药。紫菀、
　　　　款冬并用，润肺止咳，为佐药。蜂蜜补中润燥，调和诸药，为
　　　　使药。小儿临床用药较为困难，多因味苦而拒服。本方用蜜为
　　　　赋形剂和调味剂，加工成软糖形式，儿童较易接受。

四物款冬丸 《《备急千金要方·卷第五·少小婴孺方》》

主治 小儿嗽，日中瘥，夜甚，初不得息，不能复啼。

组成 款冬花 紫菀各一两半 桂心半两 伏龙肝六铢

用法 上末之，蜜和如泥，取如枣核大敷乳头上，令儿饮之，日三敷之，渐渐令儿饮之。

方解 《千金方衍义》云："咳嗽昼愈夜甚，在少年当责之阴虚，在老人当责之血燥，在小儿当责肺胃虚冷。"治当温肺暖脾，润肺止咳。方中款冬花辛温，润肺下气，化痰止嗽为君。臣以紫菀甘润苦泄，性温不热，质润不燥，长于润肺下气，开肺郁，化痰止咳。君臣配伍功专润肺止咳平喘，如《本草正义》云："款冬花，主肺病，能开泄郁结，定逆止喘，专主咳嗽，性质功用，皆与紫菀绝似。所以《本经》主治，亦复多同，于寒束肺金之饮邪喘嗽最宜。"伏龙肝温温中和胃降逆，《别录》谓其能"止咳逆"；桂心补火助阳，温经散寒，二药"辛温实脾，以助款冬、紫菀温肺之力"（《千金方衍义》）。综观本方，以款冬、紫菀润肺止咳以治标，桂心、伏龙肝温中散寒以求本，标本兼顾。药仅四味，方小效佳，为止咳良方。

七物小五味子汤 《《外台秘要·卷第三十六·小儿咳嗽方八首》引《小品》方》

主治 少小咳嗽腹胀。

组成 五味子（碎） 紫菀各一分 黄芩 甘草（炙） 麻黄（去节） 生姜 桂心各一分

用法 上药㕮咀，以水一升，煮取七合，分五服。忌如常法。

方解 麻黄解表散邪，以除致病之因；宣肺平喘，以复肺气之宣发，为君药。桂心解肌发表，助阳化气，助君外散风寒，内行水湿痰饮；生姜温中散寒，温肺止咳，共为臣药。紫菀润肺化痰止咳；黄芩清热燥湿，以防寒郁化热，又可防辛温燥烈之品伤津；五味子敛肺止咳，又制约诸药辛散太过，皆为佐药。炙甘草调和药性，益气和中为使药。本方配伍特点有二：一是麻黄、桂心、生姜外散风寒，内祛里寒，配伍苦寒之黄芩，使温而不燥，并防寒邪入里化热；二是配伍酸敛之五味子，使散中有收，开中有合，使散不伤正，收不留邪。

四物汤（《外台秘要·卷第三十六·小儿咳嗽方八首》）

主治　少小十日以上至五十日，卒得暴咳，吐乳呕逆，昼夜不得息。

组成　桔梗　紫菀各三分　甘草一分（炙）　麦门冬七分（去心）

用法　上药切，以水一升，煮取六合去滓，分五服，以瘥为度。

方解　麦门冬滋阴润肺，益胃生津，重用为君。紫菀苦温，长于润肺下气，化痰止咳；桔梗辛温，祛痰止咳，宣肺利咽，共为臣药。炙甘草润肺止咳，调和药性，为佐使药。四药合用，共奏滋阴润肺止咳之功。

贝母散（《太平圣惠方·卷第八十三·治小儿咳嗽诸方》）

主治　小儿咳嗽，心胸痰壅，咽喉不利，少欲乳食。

组成　贝母（煨微黄）　桔梗（去芦头）　马兜铃　百合　款冬花　半夏（汤洗七遍，去滑）　干姜（炮裂）　汉防己　麻黄（去根节）以上各一分　甘草（炙微赤，锉）半两　杏仁（汤浸，去皮尖，双仁，麸炒微黄，别研如膏）半两

用法　上件药捣粗罗为散，每服一钱，以水一小盏，入生姜少许，煎至五分，去滓温服，日三五服，量儿大小以意加减。

方解　贝母清热化痰止咳，又散结开郁之功，为君药。桔梗祛痰止咳，宣肺利咽；杏仁下气平喘，祛痰止咳；半夏燥湿化痰；干姜温肺化饮，四药共为臣药。麻黄发汗解表，宣肺平喘；款冬花、百合善润肺化痰止咳；马兜铃清肺降气，止咳平喘，加强君臣化痰止咳之力，共为佐药。炙甘草祛痰止咳，调和药性，为使药。诸药相合，共奏理肺化痰、止咳平喘之功。

蝉壳散（《太平圣惠方·卷第八十三·治小儿咳嗽诸方》）

主治　小儿咳嗽痰壅，不欲乳食。

组成　蝉壳（微炒）　桔梗（去芦头）　陈橘皮（汤浸，去白瓤，焙）　人参（去芦头）　甘草（炙微赤，锉）以上各一分　半夏（汤洗七遍，去滑）半分

用法　上件药，捣细罗为散，每服用生姜粥饮，调下一字，日三五服，量儿大小以意加减。

方解　蝉壳质轻味薄归肺经，宣肺利咽，化痰止咳平喘；桔梗宣肺祛痰利咽，共为君药。半夏燥湿化痰，降逆止咳；陈皮理气燥湿，

寓有"气顺痰消"之义，共为臣药。佐以人参益气健脾，令脾健生痰无源。生姜降逆化痰止呕，既助半夏、陈皮行气消痰，又解半夏之毒，亦为佐药。炙甘草健脾益肺和中，调和药性，为佐使药。全方配伍，化痰止咳为主，并辅以行气健脾之品，标本兼顾。

杏仁煎 《太平圣惠方·卷第八十三·治小儿咳嗽诸方》

主治 小儿咳嗽，声不出。

组成 杏仁（汤浸，去皮尖，入水一大盏，研滤取汁）二两　酥一合　蜜一合

用法 上件药，先以杏仁汁于锅中，以重汤煮，减去半，入酥蜜，又重汤煮二十沸，入贝母、紫菀末各一分，甘草末半分，更煎搅如饧，收瓷器中。每服以清粥饮调下半钱，日三服，夜一服，嗽止为度。量儿大小以意加减。

方解 杏仁重用为君，苦辛温润，宣肃肺气，止咳平喘。贝母、紫菀为臣，清热润肺，化痰止咳。酥可"润燥充液，滋阴止渴"（《随息居饮食谱》）；蜂蜜补气润肺，润肺止咳，共为佐药。甘草利咽止咳，调和诸药，为使药。综观全方，俱用质润之品，药力清轻，为润肺止咳利咽之轻剂。

瓜蒌煎 《太平圣惠方·卷第八十三·治小儿咳嗽诸方》

主治 小儿咳嗽不止，心神烦闷。

组成 瓜蒌（熟去仁，以童子小便一升相和，研绞取汁）一颗　酥一两　甘草（生，为末）一分　蜜三两

用法 上件药，以银锅子中，慢火煎如稀饧，每服以清粥饮调下半钱，日四五服。量儿大小以意加减。

方解 瓜蒌清热化痰，宽胸散结，止咳平喘，以童子便相和，加强清热之功，用为君。生甘草清热解毒，化痰止咳，为臣。酥"润燥充液，滋阴止渴"；蜜补中润肺止咳，调和诸药，用为佐使。诸药慢火煎成糖稀状，以清粥饮调下，便于小儿服用。

杏仁汤 （《圣济总录·卷第一百七十五·小儿咳嗽》）

主治 小儿一切咳嗽，解寒壅。

组成 杏仁（生，去皮尖，双仁） 知母（焙） 贝母（去心） 款冬花 仙灵脾 麻黄（去根节） 甘草（炙） 人参 赤茯苓（去黑皮） 玄参等分

用法 上一十味，粗捣筛。每服一钱匕，水七分，煎四分，去滓温服。如伤寒嗽，入葱白盐豉煎，更量儿大小加减。

方解 本方通治小儿一切咳嗽，尤以风寒表邪未解，邪气入里化热之咳嗽为佳。君药杏仁止咳平喘。知母"消痰止嗽，润心肺"（《日华子本草》）；款冬花、贝母润降肺气，化痰止咳，共为臣药。佐以麻黄解表散寒，祛在表余邪，又可宣肺平喘；仙灵脾温肾散寒，助散表邪，且可纳气平喘；玄参"入肺以清肺家烁热，解毒消火，最宜于肺病结核，肺热咳嗽"（《医学衷中参西录》）；赤茯苓清热利湿，引邪热下行；人参益气和中，与诸药配伍，清宣之中寓以扶正。炙甘草益气和中，润肺止咳，调和药性，为使。全方合用，清肺润肺为主，兼疏风散邪，健脾温肾，扶正祛邪兼顾，使肺热得清，外邪得散，正气得助，则咳嗽无有不愈。

杏仁汤 （《圣济总录·卷第一百七十五·小儿咳嗽》）

主治 小儿咳嗽汗出。

组成 杏仁（去皮尖，双仁，炒）四十九枚 皂荚（去皮，酥炙）一挺 甘草（生用） 蛤粉各一两 恶实（炒）半分 紫菀（去苗土）一分

用法 上六味，粗捣筛。每服半钱匕，水半盏，入薷汁少许，煎三五沸。去滓温服，更量儿大小加减。

方解 君药杏仁宣肺解表，降气止咳。皂荚善祛顽痰以止咳；蛤粉清肺化痰；生甘草清热祛痰止咳，共为臣药。恶实（即牛蒡子）疏散风热，宣肺利咽，少用助君宣肺解表；紫菀润肺化痰止咳，共为佐药。甘草调和药性，为使药。诸药合用，共奏解表清肺、祛痰止咳之效，则邪去表固，咳止汗消。

五味子汤 （《圣济总录·卷第一百七十五·小儿咳嗽》）

主治 小儿暴嗽。

组成 五味子 桂（去粗皮） 干姜（炮）等分

用法 上三味，粗捣筛。每服一钱匕，水七分，煎至四分，去滓量大小加减温服。

方解 遵《内经》"肺欲收，急食酸以收之"之理，君以酸甘温之五味子，敛肺止咳。臣以桂枝解肌发表，甘温通阳以外散风寒。佐以干姜健运脾阳，温肺化饮，同桂枝共助五味子温肺散寒止咳。三药合用，酸敛与温散药用，散而不伤正，收而不敛邪，共奏温肺散寒止咳之功，寒去则嗽止。

郁金散 （《圣济总录·卷第一百七十五·小儿咳嗽》）

主治 小儿一切咳嗽。

组成 郁金（锉）半两 防风（去叉，切） 半夏（切）各一分 巴豆（去壳）二十一粒 皂荚（锉）一挺

用法 上五味，以水一升，同于银石器内，煮令干，去巴豆、皂荚不用。以温汤洗余三味，焙干捣罗为末，每服半钱匕，生姜蜜熟水调下，更量儿大小加减。

方解 本方治疗小儿一切咳嗽，尤以痰气郁肺咳嗽为宜。郁金善"治发热，郁，咳嗽，齿衄，咳嗽血"（《本草述》），重用为君。半夏燥湿化痰，宽胸散结；防风散表邪，又除留湿，温而不燥，与半夏共为臣药。皂荚祛风痰；巴豆辛热，泻寒积，通关窍，逐痰行水，二者合用，逐痰功盛，为佐药，然二药作用峻烈，有毒，故诸药共煎之后祛之不用。生姜温散水气，化饮止咳，解半夏之毒，亦为佐药。蜂蜜解毒调药，为使药。

桃花散 （《圣济总录·卷第一百七十五·小儿咳嗽》）

主治 小儿咳嗽。

组成 蛤蚧（酥炙）一钱 蛤粉（研）二钱 川芎一分 丹砂（研）半钱

用法 上四味，捣研为散。每服半钱匕，温齑汁调下，量大小加减，乳食后服。

方解　君药蛤蚧咸平，补肺气，助肾阳，定喘咳。臣以蛤粉清肺化痰止咳。咳嗽日久，气滞血瘀，伍以川芎使气顺痰消；小儿稚阴稚阳之体，易动风发惊，丹砂（即朱砂）甘寒质重，专入心经，重镇清心安神，防痰热上扰心神，引起惊风变证，俱为佐药。四药合用，共奏补肺纳肾，化痰定惊止咳之功。

马兜铃丹 （《幼幼新书·卷第十六·咳嗽诸疾》引张涣方）

主治　小儿肺壅咳嗽，大便不利。

组成　马兜铃　紫苏子　人参（去芦头）各一两　款冬花　木香（并为细末，次用）各半两　杏仁（汤浸，去皮尖，细研）一分

用法　上件同拌匀，炼蜜和如黍米大。每服十粒，煎生姜汤下。量儿大小加减。

方解　肺与大肠相表里，肺气壅滞，腑气不通则大便秘结，治以降气平喘。马兜铃味苦泄降，善清肺降气而化痰止咳平喘，并具利水消肿之效，为方中君药。紫苏子除喘定嗽、消痰顺气，杏仁宣肺降气、止咳平喘，两药皆可润肠通便，使腑气通畅以助肺气之肃降，用为臣。款冬花润肺化痰止咳；人参益肺补脾；木香行气，使补而不滞，均为佐药。诸药合用，降气平喘，俾壅气消，大便通畅，则咳嗽自止。本方配伍特点为降气祛痰药配伍补气益肺之药，虚实并治，标本兼顾，祛邪不忘扶正。

顺肺汤 （《幼幼新书·卷第十六·咳嗽诸疾》引张涣方）

主治　小儿心肺不利，咳嗽。

组成　半夏（汤浸七次，焙干）　紫苏叶各一两　陈橘皮（汤浸，去白）　款冬花　桂心　木香　五味子各半两

用法　上件捣，罗为细末。每服一钱，水八分一盏，入生姜、人参各少许，煎至四分，去滓，放温服。

方解　仲景提出："病痰饮者，当以温药和之。"君以辛温之半夏，燥湿化痰，降逆和胃。陈皮下气消痰，理气健脾；木香行气调中；紫苏叶开宣肺气，行气宽中，三药共用为臣，使气顺痰消。桂心补火助阳，温通散寒；人参健脾益气，二者合用，温运脾阳，则痰无所生。款冬花润肺止咳；生姜降逆化痰，解半夏毒；五

味子敛肺止咳，俱为佐药。本方配伍特点为以燥湿行气祛痰为主，理气健脾为辅，标本兼顾；酸收与辛温之品相合，一收一散，既使肺开阖有节，又祛邪不伤正。

涂唇膏 《《幼幼新书·卷第十六·咳嗽诸疾》引《惠眼观证》方）

主治 小儿嗽。

组成 人参　马兜铃各一钱　款冬花半钱

用法 上为末，炼蜜为膏。每服少许，涂儿唇上，同乳服之。

方解 君药马兜铃苦寒，清肺降气，利水消肿。款冬花善于"宁嗽止喘，疏利咽喉"（《长沙药解》），为臣药。佐以人参补脾益肺。本方配伍特点：清肺润肺之马兜苓、款冬花配伍补脾益肺之人参，清补兼施，邪正兼顾。

防己散 《《幼幼新书·卷第十六·咳嗽诸疾》引《吉氏家传》方）

主治 小儿咳嗽。

组成 汉防己一钱　半夏（汤浸七次，小者）十七粒　白矾（煅）　葶苈（炒）各半钱　黄瓜蒌子（炒）三十一粒

用法 上末。每服半钱，煎杏仁汤下。

人参半夏汤 《《小儿卫生总微论方·卷第十四·咳嗽论》》

主治 小儿痰逆，咳嗽不止。

组成 人参（去芦）　半夏曲　白芷各半两　藿香叶（去土）一分　丁香　杏仁霜各半分

用法 上为细末，每服二钱，水一盏，生姜五片，陈粟米五十粒，煎至七分，去滓，时时呷服，日三四。忌醋、咸、炙、爆、生冷。

方解 小儿脾气虚弱，脾不运化，生湿生痰，复外感风寒，引动痰浊上逆，肺气不降而见咳嗽。《幼幼新书》载治疗之法"小儿痰嗽涎生之者，先与下涎，次和胃气，后与治嗽疾"。痰由湿生，脾健运则湿自化，方用甘温人参，健脾益胃，杜生痰之源，扶正以祛邪；半夏曲化痰止咳平喘，降逆和胃，二者共为君药。白芷解表散寒，芳香通窍；藿香叶化湿解表，和胃醒脾，二药为

臣，外散表邪，内和脾胃。杏仁宣肺下气，平喘止咳；丁香温中降逆和胃；生姜和胃止呕，制半夏毒，均为佐药。本方配伍特点：益气健脾与降逆之品配伍，补降并行，标本兼顾，令脾健痰消嗽止。

皂荚豉汤 《小儿卫生总微论方·卷第十四·咳嗽论》

主治 小儿咳嗽。

组成 皂荚

用法 烧灰，研细末，每服半钱或一钱，豉汤调下，无时。

诃子膏 《小儿卫生总微论方·卷第十四·咳嗽论》

主治 小儿咳嗽。

组成 诃子（每个分作两片）一两　甘草一分

用法 水一大盏，煮至水尽为度，焙干为末，炼蜜和膏鸡头子大，每用一大豆许，薄荷熟水化下，无时。

方解 君以诃子"能降能收"，"降火敛肺"（《药品化义》）。臣以薄荷发散风热，清利咽喉。君臣合用，一散一收，使肺气开阖有常。甘草润肺止咳，调和药性为佐使。

白术五味汤 《小儿卫生总微论方·卷第十四·咳嗽论》

主治 气逆上喘咳嗽。

组成 白术　五味子（去枝梗，炒）　人参（去芦）　款冬花（去枝梗）各半两
细辛（去土叶）一分

用法 上为细末，每服一钱，生姜三片，煎至四分，去滓放温，时时服。

方解 白术补气健脾，燥湿消痰；五味子敛肺止咳，二药补敛并用，共为君。人参健脾益气，培土生金，为臣。款冬花润肺止咳；细辛发表散寒，温肺化饮，共为佐。

淡竹沥 《小儿卫生总微论方·卷第十四·咳嗽论》

主治 咳嗽短气，胸中吸吸，咯唾稠浓臭黏。

组成 竹沥一合

用法　服之，日三四次。

方解　竹沥清热降火，滑痰利窍，"通达上下百骸毛窍诸处，如痰在巅顶可降，痰在胸膈可开，痰在四肢可散，痰在脏腑经络可利，痰在皮里膜外可行。又如癫痫狂乱，风热发痉者可定；痰厥失音、人事昏迷者可省，为痰家之圣剂也"（《本草衍义》）。药仅一味，却能清心肺胃之火，豁痰定惊，适用于小儿痰热咳嗽，咳痰黄稠者。

白蚬壳散 （《小儿卫生总微论方·卷第十四·咳嗽论》）

主治　卒然暴嗽不止。

组成　白蚬壳_{不拘多少}

用法　杵研极细，每服半钱，米饮调下，无时。

枳实汤 （《活幼心书·卷下·信效方》）

主治　伤风伤寒，胸满气促，咳嗽不活，食多夹痰吐出。

组成　枳实（去瓤，锉片，麦麸炒微黄）　赤茯苓（去皮）二味各半两　甘草六钱　半夏七钱（汤煮透，滤，仍锉，焙干）　桔梗七钱半（锉，炒）

用法　上件㕮咀，每服二钱，水一盏，姜二片，煎七分，无时温服。

方解　君药枳实"能破气，气顺则痰行喘止，痞胀消"，用治"痰癖癥结，呕逆咳嗽"（《本草从新》）。半夏燥湿化痰，降逆下气，为臣药。赤茯苓利湿，引邪下行；桔梗开宣肺气，化痰利咽，与枳实配伍升降气机，理气宽胸以治胸满气逆，皆为佐药。用法中加生姜，一则解半夏之毒，二则可助半夏降逆止呕，三则散饮化痰，亦为佐药。甘草调和诸药为使。

得效百部丸 （《普济方·卷第一百五十七·咳嗽门》）

主治　大人小儿咳嗽。

组成　百部（焙）　麻黄（半为末）各七钱　杏仁（去皮尖，炒，别研为末）四十九粒

用法　上和匀，炼蜜丸如芡实大，熟水化。钱氏加松子肉五十粒，细研，别入砂糖噙化，极妙。若肺受风邪不散，喘急，面色青黄，目能认人，口不能言，煎陈皮、罂粟、桑白皮汤化下一丸。

方解　百部为君，甘润苦降，止咳化痰。臣以麻黄，外散风寒以解表，内开肺气以平喘。佐以杏仁降气止咳平喘。

四生化痰丸 (《普济方·卷第三百八十七·婴孩咳嗽喘门》)

主治　一切咳嗽。

组成　人参　半夏　杏仁各一两　白矾六钱

用法　上为细末，面糊为丸，如桐子大，每服五十丸。用浆水煮三五沸，澄清出药，用煮药候温送下。食后，忌湿面鱼腥生冷物。专治远年近日一切咳嗽不止者。服之立效。

方解　君药半夏燥湿化痰，降逆下气。臣以杏仁降气化痰止咳。佐以人参健脾，脾健则无生痰之源，为治本之意。白矾敛肺止咳，又能制约半夏辛温燥烈之性，亦为佐药。四药皆生用为丸，药简效佳，共奏化痰止咳之功，故名四生化痰丸。

润肺散 (《奇效良方·卷之六十四·小儿门·咳嗽通治方》)

主治　小儿咳嗽，气喘有痰。

组成　人参　陈皮　杏仁　贝母　麻黄　阿胶　桔梗各七分　甘草三分

用法　上作一服，用水一盏，生姜三片，煎至五分，食后服。

方解　麻黄发汗解表，宣肺平喘，为君药。人参补脾益肺，阿胶补血滋阴润燥，两药相合，脾肺同补，气阴兼顾，共为臣药。杏仁降气平喘止咳，贝母润肺化痰止咳，桔梗宣肺化痰止咳，三药升降并用，理肺化痰止咳；陈皮理气燥湿化痰，使气顺痰消；生姜解表散寒，助君散风寒，均为佐药。甘草益气和中，调和药性，为佐使。诸药合用，共奏补气阴、散风寒、化痰涎、止咳喘之功。本方配伍特点：理气化痰止咳与润肺益气扶正药相伍，扶正不留邪，祛邪不伤正。

加味参苏饮 (《婴童类萃·中卷·咳嗽论》)

主治　伤风咳嗽及四时瘟疫。

组成　紫苏　干葛　陈皮　茯苓　半夏　枳壳　桔梗　前胡　人参　甘草

用法 春加升麻、防风；夏加香薷、石膏；秋加杏仁、金沸草、桑皮；冬加麻黄、杏仁、桂枝。生姜三片，葱白三茎，水煎。视儿大小加减。

方解 君以紫苏发表散寒，下气消痰。干葛解肌发汗；人参益气健脾，扶正托邪，共为臣药。佐以半夏、前胡、桔梗止咳化痰，宣降肺气；陈皮、枳壳理气健脾，寓治痰先治气之意。茯苓健脾渗湿，合人参一则益气扶正；二则健脾助运，湿运则痰无以生。甘草合参、苓补气安中，兼和诸药，为佐使。本方配伍特点：一为发散风寒配伍益气健脾之品，散补并行，则散不伤正，补不留邪；二是化痰药与理气药同用，气津并调，使气行痰消，津行气畅。

病案 谭某某，女，3岁4个月。2001年11月3日初诊。患儿于1个月前因咳嗽发热，诊断为急性支气管炎，经西药抗炎治疗7日后体温降至正常，但仍咳不止。继续西药治疗效果不佳，遂转入我院门诊。刻诊：咳嗽以晨起或活动后明显，痰多，咳而无力，伴流黏白涕，乏力不喜活动，纳可，大便质稀，日2次。舌淡，苔白厚，脉滑。听诊双肺呼吸音粗，未闻及干湿罗音，胸部X线提示双肺纹理增粗，血常规检查正常。辨证属于肺脾气虚夹痰。治宜益气祛风，理气化痰。以加减参苏饮治疗。处方：党参9g，紫苏9g，前胡9g，云苓9g，鱼腥草9g，半夏6g，枳壳6g，陈皮6g，桔梗6g，百部6g，川芎4g，炙甘草6g。3剂，水煎，每日1剂，分2次服。3日后来诊，诉服药后咳嗽次数及痰量明显减少。效不更方，继服2剂，获痊愈。（郝永敏.加减参苏饮治疗小儿气虚咳嗽126例 [J]. 江苏中医药，2004，25（6）：38）

金沸草散 《婴童类萃·中卷·咳嗽论》

主治 伤风咳嗽，痰涎壅盛。

组成 麻黄　荆芥　半夏　白芍　前胡　金沸草各一钱　甘草五分

用法 生姜三片，水煎。

方解 君以金沸草即旋覆花，"止咳化痰，定喘除饮"（《四川中药志》）。臣以麻黄、荆芥祛风解表发汗。半夏燥湿化痰，前胡下气化痰止咳，芍药养血益阴，俱为佐。甘草调和诸药为使。

二陈汤 (《婴童类萃·中卷·咳嗽论》)

主治　一切咳嗽痰饮。

组成　陈皮二钱　半夏一钱　茯苓一钱五分　甘草五分

用法　生姜三片，水煎。

方解　君以半夏燥湿化痰。臣以陈皮"下气消痰"（《本草求真》），理气健脾，使气顺痰消。佐以茯苓健脾渗湿，俾湿去脾运，痰无由生。生姜降逆化痰止咳，用为佐药，既可助半夏、陈皮行气消痰，又能制约半夏之毒，法取"小半夏汤"之意。使以甘草调和药性。

病案　张某，男，2岁7个月。2003年11月21日就诊。母亲代述：咳嗽16天。该患儿平素体弱，易于感冒。2003年9月5日出现体温升高（体温38.4℃），鼻流清涕，口干咽燥，纳食减少，咳嗽，咯少量黏痰，咽腔充血。西医儿科诊为上呼吸道感染，给予小儿速效感冒片、青霉素Ⅴ钾片、氯化铵合剂治疗，3天后体温恢复正常，但仍时流清涕，咳嗽，无痰或少量黏痰，饮食稍减，继予青霉素Ⅴ钾片、氯化铵合剂、克咳敏等治疗，咳嗽减轻不明显。现患儿仍咳嗽，以夜间和早晨为重，无痰，饮食稍减，服用西药症状改善不明显，故来中医门诊治疗。查舌质淡红，舌苔薄白，咽腔充血不明显，鼻腔浊涕，食指络脉浮紫，听诊两肺呼吸音粗糙。中医诊断：咳嗽。药用陈皮、桔梗、茯苓、炙瓜蒌皮各6g，半夏、甘草、生姜各3g，鱼腥草8g，黄芪、白前、炒莱菔子各5g，荆芥、鸡内金各4g，红枣4枚。2剂，水煎服。11月23日复诊，咳嗽减轻。继予上方2剂，诸证消失。（余守雅. 加味二陈汤治疗小儿咳嗽146例 [J]. 辽宁中医杂志，2005，32（10）：1027）

芥子散 (《苍生司命·卷三·咳嗽》)

主治　小儿咳嗽，或丸亦可。

组成　白芥子五钱　橘红二钱五分　枯芩　青黛各二钱　胆星　香附　杏仁各二钱五分　麻黄一钱　苏梗　贝母各一钱五分

用法　上末，水为丸，朱砂为衣。

方解　重用白芥子为君以消痰利气，《本草求真》谓"咳嗽反胃……因于痰气阻塞，法当用温用散者，无不藉此以为宣通"。青黛、枯芩清热泻火；胆星清热化痰，共为臣。贝母清热化痰止咳；橘红、香附、苏梗理气化痰，气行痰消；麻黄、杏仁宣肺止咳、解表散寒，皆为佐。诸药合用，使肺气得宣，痰热得清，风寒得解，则咳嗽自除。

无 名 方

治小儿咳嗽，声不出方 （《太平圣惠方·卷第八十三·治小儿咳嗽诸方》）

组成　贝母 (煨微黄) 半两　牛黄 (细研) 一钱　甘草 (炙微赤，锉) 一分

用法　上件药，捣细罗为散，每服以温水调下半钱，日三四服。量儿大小加减服之。

治小儿咳嗽，声不出方 （《太平圣惠方·卷第八十三·治小儿咳嗽诸方》）

组成　麦门冬 (去心，焙)　杏仁 (汤浸，去皮尖，双仁，麸炒微黄)　甘草 (炙微赤，锉)　贝母 (煨微黄)　款冬花以上各一分　紫菀 (洗，去苗土) 半两

用法　上件药捣细罗为散，每服以乳汁调下半钱，日三四服，量儿大小以意加减。

治小儿咳嗽，声不出方 （《太平圣惠方·卷第八十三·治小儿咳嗽诸方》）

组成　杏仁 (汤浸，去皮尖，双仁，以水一中盏研绞取汁) 一两　紫菀 (洗，去苗土，为末) 半两

用法　上以杏仁汁并紫菀末，入蜜一合，同煎如膏，每服以清粥饮调下半茶匙。量儿大小以意加减。

疗小儿咳嗽方 （《幼幼新书·卷第十六·咳嗽诸疾》引《肘后》方）

组成　紫菀六分　贝母二分　款冬花一分

用法　上捣为散，每服如豆大，著乳头上，令儿和乳咽之，日三四。

乳母勿食大咸醋物。

孙真人治小儿咳嗽方 《《幼幼新书·卷第十六·咳嗽诸疾》》

组成　生姜四两

用法　上锉碎，水五升，煎汤与儿沐浴。

治小儿咳嗽方 《《幼幼新书·卷第十六·咳嗽诸疾》》引《胜金方》方）

组成　蜂房二两

用法　净洗蜂粪及泥土，以快火烧为灰。每服一字，饭饮下。

治小儿嗽方 《《幼幼新书·卷第十六·咳嗽诸疾》》引《王氏手集》方）

组成　百部　黄蜡　杏仁各一两

用法　上件同捣，分七服，猪胰子内炙熟，米饮嚼下。

治小儿未晬咳嗽方 《《幼幼新书·卷第十六·咳嗽诸疾》》引《赵氏家传》方）

组成　白僵蚕（直者）

用法　上为末，涂少许在奶头上，令儿吃，立效。

治小儿咳嗽方 《《幼幼新书·卷第十六·咳嗽诸疾》》引《吉氏家传》方）

组成　麻黄半两　皂角（醋炙）一寸

用法　上件为末，每服一钱，米饮下。

治小儿嗽方 《《普济方·卷第三百八十七·婴孩咳嗽喘门》》引《经验良方》方）

组成　蝉蜕　郁金

用法　上等分为末，每一字，乳头上蘸吃。

咳嗽多痰方 《《幼幼集成·卷三·咳嗽证治》》

组成　葶苈子（隔纸炒）　知母（微炒）各五钱

用法　研末，砂糖为丸芡实大。每服一丸，白汤化下。

治屡嗽又法 （《慈幼新书·卷九·咳嗽》）

组成　薏苡仁一合　慈孝竹叶三十片

用法　同洗净，煮成粥汤，或仁或汤，听其自吃，数次亦愈。

小儿咳嗽方 （《神仙济世良方·上卷·红鸾侍者治小儿杂症》）

组成　苏叶五分　桔梗一钱　甘草一钱

用法　水一酒盅，煎五分，热服，二剂痊愈。有痰加白芥子五分可也。

小儿咳嗽痰喘方 （《种杏仙方·卷三·小儿杂病》）

组成　甜梨一个

用法　刀切勿断，入蜜于梨内，面裹，火煨熟，去面吃梨。

哮　喘

　　哮喘是一种儿科常见病，古称"哮证"、"哮疾"、"齁鮯"等，是以发作性喉中哮鸣有声，呼吸困难，甚则喘息不得平卧为主要表现的疾病。哮喘之名见于宋代王执中《针灸资生经》，明代虞抟《医学正传》指出"哮以声响言，喘以气息言"，对哮与喘作了明确鉴别。清代《证治汇补》将本病的病机归纳为"内有壅塞之气，外有非时之感，膈有胶固之痰"，后世医家鉴于哮必兼喘，故一般通称哮喘。中医学认为，肺为气之主，肾为气之根。当哮喘病发作时，肺道不能主气，肾虚不能纳气，则气逆于上，故发喘急；脾为生化之源，脾虚生痰，痰阻气道，故见喘咳气短。因此，哮喘病是肾、肺、脾三虚之证。临床治疗宜分标本论治，发作期以祛邪治标为主，缓解期当固本扶正为治。

有 名 方

射干汤《备急千金要方·卷五·少小婴孺方》

主治　小儿咳逆喘息，如水鸡声。

组成　射干一两　半夏五枚　桂心五寸　麻黄　紫菀　甘草　生姜各一两　大枣二十枚

用法　上咬咀，以水七升，煮取一升五合，去滓，内蜜五合，煎一沸，分温服二合，日三。

方解　射干降气消痰，止咳平喘；麻黄发散风寒，宣肺平喘，共为君药。桂心解肌发表，助君外散风寒，内化水湿；半夏、生姜燥湿化痰，散寒止咳；紫菀润肺化痰止咳，共为臣药。甘草、大枣、蜜益气和中，调和药性，又有矫味之效，易于小儿服用，兼为佐使。纵观全方，急则治标，以降气消痰、止咳平喘为主。

陈橘皮散 （《太平圣惠方·卷第八十三·治小儿咳嗽咽喉作呀呷声诸方》）

主治 小儿咳嗽，咽中作呀呷声。

组成 陈橘皮 （汤浸，去白瓤，焙） 杏仁 （汤浸，去皮尖，双仁，麸炒令黄） 桑根白皮 （小锉） 甜葶苈 （隔纸炒令紫色） 甘草 （炙微赤，锉） 以上各一分

用法 上件药捣粗罗为散，每服一钱，以水一小盏，煎至五分，去滓放温。量儿大小加减服之。

方解 《太平圣惠和剂局方》云："夫小儿嗽而呀呷作声者，由胸膈痰多，嗽动于痰上搏于咽喉之间，痰与气相击，随嗽动息，呀呷有声。"故治当重在化痰。君以辛苦温之陈橘皮，既燥化湿痰，又温化寒痰，且辛行苦泄而宣肺止咳，乃治痰要药。杏仁味苦，降利肺气，止咳平喘，配陈皮宣肺化痰兼以润肠通便，使腑气通则肺气自降，喘咳得止，为臣药。佐以桑根白皮、甜葶苈泻肺平喘，清热利水。炙甘草润肺止咳和中，调和药性为使。本方性平，作用温和，捣粗罗为散，适合长期服用。

萝卜子散 （《太平圣惠方·卷第八十三·治小儿咳嗽咽喉作呀呷声诸方》）

主治 小儿咳嗽，喘急作呀呷声。

组成 萝卜子 （微炒） 一分 皂荚子 （煨去皮） 十枚 灯心 一束 麻黄 （去根节） 一分 甘草 （炙微赤，锉） 半分

用法 上件药捣粗罗为散，每服一钱，以水一小盏，煎至五分，去滓，不计时候。量儿大小以意分减，温服。

方解 《医方考》言："气上则痰上，气下则痰下，气行则痰行，气滞则痰滞。故痰气互结郁肺，肺气不降则喘急作呀呷声，治当降气化痰止咳平喘。"萝卜子即莱菔子，功能降气化痰，使气顺痰消，并有润肠通便之功，使腑气通，则肺气降而咳喘止，又能消食化积和胃，以除生痰之源，为君药。皂荚子功擅祛风化痰、润肠通便；麻黄宣肺平喘，二药共为臣。灯心功专清心火，心火降则肺气下行而气通，为佐药。甘草润肺止咳和中，调和药性兼为佐使。全方共奏降气化痰止咳之功，对小儿痰气郁肺之咳喘兼有便秘者尤为适宜。

牛黄散 《太平圣惠方·卷第八十三·治小儿咳嗽咽喉作呀呷声诸方》

主治 小儿咳嗽，喘急烦热，喉中作呀呷声。

组成 牛黄一分（细研） 蝉壳半两（微炒） 柴胡一分（去苗） 瓜蒌子一分

用法 上件药捣细罗为散，每服以蜜水调下一字，日三服。二岁以上加之半钱。

方解 君以牛黄清热化痰，开窍醒神而兼顾诸症。瓜蒌子清热化痰、润肠通便；柴胡疏散退热、升阳散郁，二药合而为臣。蝉壳清热散风，开宣肺气，引邪外散，为佐使之用。

蝉壳散 《太平圣惠方·卷第八十三·治小儿咳嗽咽喉作呀呷声诸方》

主治 小儿心胸痰壅，咳嗽，咽喉不利，常作呀呷声。

组成 蝉壳一分（微炒） 桔梗半两（去芦头） 陈橘皮半两（汤浸，去白瓤，焙）半夏一分（汤洗七遍，去滑） 汉防己一分 甘草一分（炙微赤，锉）

用法 上件药捣细罗为散。每服以生姜粥饮调下一字。一岁以上加之半钱。

方解 蝉壳清热散风，开宣肺气；桔梗宣肺祛痰，利咽排脓，二者共为君药。半夏燥湿化痰，降逆止咳；陈皮理气化痰，共为臣药。汉防己降气下痰止咳；生姜温散化痰解半夏毒；炙甘草健脾益肺和中，调和药性，共为佐药。桔梗化痰利咽，载药上行兼为使药。全方有升有降，并辅以理气之品，使气顺痰消。

桃仁丸 《太平圣惠方·卷第八十三·治小儿咳嗽咽喉作呀呷声诸方》

主治 小儿多咳嗽，咽中如呀呷声。

组成 桃仁四十九枚（汤浸，去皮尖，双仁，麸炒微黄） 琥珀末一分 甜葶苈二分（隔纸炒令紫色）

用法 上件药，先捣葶苈、桃仁如泥，次下琥珀末，更捣令匀，丸如绿豆大。每服煎桑根白皮汤化破五丸服，日三服。三岁以上，加丸数服之。

方解 桃仁活血祛瘀，润肠通便，止咳平喘，为君药。甜葶苈泻肺降气，祛痰平喘，利水消肿，使痰从水道而走，为臣药。桑根白皮泻肺平喘，利水通淋；琥珀活血利水，均为佐药。此即仲景所谓："夫短气有微饮者，当从小便去之。"

贝母丸 《幼幼新书·卷第十六·咳嗽作呀呷声第四》引《玉诀》方）

主治　小儿齁。

组成　贝母　天南星（姜汁制）　人参　茯苓　甘草（炙）　白附子各等分　皂角子（炮）七个

用法　上末之，炼蜜丸。每服五七丸，薄荷汤吞下。

方解　齁，又称齁鲐，指喘急而喉中痰鸣，鼻息气粗声高。多因过食鱼虾盐咸，外寒与内饮相搏，肺气壅阻所致。《金匮翼·齁喘》："齁喘者，积痰在肺，遇冷即发，喘鸣迫塞，但坐不得卧。"贝母善润肺化痰，止咳平喘为君。姜制天南星辛开苦泄，温燥化痰；皂角子涤痰通便；白附子祛风痰，共为臣药。佐以人参、茯苓、炙甘草健脾益气，以杜生痰之源，且寓培土生金之意，祛邪而不伤正。甘草调和药性，兼为使药。诸药合用，顽痰可祛，齁喘能止。

甘瓜散 《幼幼新书·卷第十六·咳嗽作呀呷声第四》引《惠眼观证》方）

主治　小儿齁鲐。

组成　瓜蒂　甘草（炙）各二钱

用法　上为末。每服一大钱，五更初用茶清调下，小儿半字。

方解　齁鲐因"病在胸中，则气不得归元而为咳逆上气，吐出胸中之邪，则气自顺，咳逆止矣"（《本草经疏》），治当遵循"其高者因而越之"原则，以涌吐痰涎为要。方中瓜蒂味苦性寒，功能涌吐痰涎宿食而止咳，为君药。炙甘草清热解毒，化痰止咳，健脾益气，并能缓和瓜蒂毒性，使祛邪而不伤正，兼为臣佐之用。二药相合，功专涌吐聚于胸中痰涎，但因瓜蒂有毒，故临床运用当注意用量，且因人而宜。

犀角散 《幼幼新书·卷第十六·咳嗽作呀呷声第四》引《惠眼观证》方）

主治　小儿齁嗽。

组成　犀角屑　人参　甘草（炙）　杏仁各一两　白术一分　肉桂春夏一分，秋冬半两

用法　上为末，每服一大钱，水五分盏，煎两三分，通口服，此药大效。儿小分减服。

方解 犀角（水牛角代）清热凉血，定惊解毒，重用为君药。杏仁降
气平喘通便，为臣药。人参、炙甘草健脾益气，白术健脾益气，
燥湿利水，三药合用使生痰乏源；肉桂助阳化气，"主上气咳
逆"（《神农本草经》），少用以鼓舞脾阳，与参、术、草相伍，
共为佐药。炙甘草调和药性，兼为使药。

紫菀散 （《普济方·卷三百八十七·婴孩咳嗽喘门》引《全婴》方）

主治 小儿咳嗽上气，喉中如水鸡声。

组成 射干 紫菀 款冬花各三两 麻黄四两 细辛二两 半夏半两 五味
子六两

用法 上㕮咀，三岁一钱，水半盏，姜枣少许，煎三分，去滓，无
时服。

方解 小儿脏腑娇嫩，紫菀气温不热，质润不燥，可润肺化痰止咳；
款冬花温润平和，善润肺化痰止咳，合为君药。麻黄发汗解表，
宣肺平喘，为臣药。半夏燥湿化痰，降逆止咳；细辛散寒祛风，
温肺化饮；射干清肺泻火，降气平喘；五味子敛肺止咳，既止
咳平喘，又制约辛散之品以防太过，俱为佐药。生姜、大枣温
肺化痰止咳，调和诸药，并解半夏之毒，用为使。全方寒温相
配，辛散相合，散中有收，开中有合。

知母汤 （《奇效良方·卷之六十四·小儿门·咳嗽通治方》）

主治 小儿龟䏿，气喘痰壅，发热咳嗽。

组成 知母 贝母 滑石 麻黄 诃子 甘草各五分 羌活 苦葶苈各三
分 大黄二分 小麦三十五粒

用法 上作一服，用水一盏，生姜三片，煎至五分，食远服。一方有
薄荷，无麻黄。

紫苏子汤 （《医学入门·卷五·小儿门》）

主治 喘因吃乳啼未定，或夹风冷肺家病。或因啼叫未定，吃乳与咸
酸，以致气逆不下，或因饮乳过度，内夹风冷伤肺而喘，或龟
呃逆者。

组成　苏子　诃子　萝卜子　杏仁　木香　人参各等分　甘草　青皮各减半

用法　姜煎，温服。

方解　苏子降气行痰，止咳平喘；萝卜子行气祛痰，合而用之，可使气顺痰消，食积得化，喘咳自平，共为君。杏仁宣肺止咳平喘，为臣药。木香调气，青皮破气，二者助君行气消积，为佐药。人参健脾益气；甘草益气和中止咳；生姜温散水气，温胃散寒；诃子敛肺下气，止咳平喘，四药合用，补敛并行，亦为佐。本方配伍特点为大量行气散气之品与少量敛气益气之品相伍，祛邪而不伤正，标本兼顾，但以降气平喘，治标为主。

如意膏　（《幼科折衷·上卷·喘症》）

主治　齁䶎

组成　半夏　赤茯苓　枳壳　朴硝

用法　用硝风化，以生姜打糊为丸绿豆大，淡姜汤下。

方解　君以半夏燥湿化痰，降肺止咳。臣以赤茯苓祛湿以增半夏化痰之功，即《内经》所谓"肺苦气上逆，急食苦以泄之"。枳壳理气宽中，使痰随气行，气顺痰消；朴硝软坚润燥，使胶结之痰消解而下泄；生姜制约半夏之毒，且化痰散饮，温胃和中，俱为佐药。

小红丸　（《串雅内编·卷一·截药内治门》）

主治　小儿一切咳嗽，惊痫发搐发热，齁喘痰涎上壅，痰厥卒倒等症。

组成　全蝎（去刺，洗净炒）一两　南星一两　朱砂四钱五分　珠子一钱　巴豆霜（去油，净炒）二钱五分

用法　上为细末，糯米糊为丸如菜子大，周岁者每服五十丸，二周岁者百丸，看小儿大小壮实用灯心煎汤送服。此吴中陈氏治急惊风秘方也。

无 名 方

治小儿咳逆喘息，如水鸡声又方 《备急千金要方·卷五·少小婴孺方》

组成　半夏四两　紫菀二两　款冬花二合　蜜一合　桂心　生姜　细辛　阿胶　甘草各二两

用法　上九味，㕮咀，以水一斗煮半夏，取六升，去滓，内诸药，煮取二升五合。五岁儿服一升，二岁服六合，量大小多少加减服之。

治小儿咳嗽咽喉作呀呷声 《太平圣惠方·卷第八十三·治小儿咳嗽咽喉作呀呷声诸方》

组成　半夏（汤洗七遍，去滑）一分　朱砂（细研，水飞过）半两　甜葶苈（隔纸炒令紫色）一分　五灵脂半分　杏仁（汤浸，去皮尖，双仁，麸炒微黄）一分

用法　上件药捣罗为末，用生姜自然汁煮面糊和丸如绿豆大，每服煎麻黄汤下三丸，日三服，量儿大小以意加减。

治小儿咳嗽咽喉作呀呷声 《太平圣惠方·卷第八十三·治小儿咳嗽咽喉作呀呷声诸方》

组成　甜葶苈（隔纸炒令紫色）一分　杏仁（汤浸，去皮尖，双仁，麸炒微黄）半两　麻黄（去根节）半两

用法　上件药捣粗罗为散，每服一钱，以水一小盏，煎至五分，去滓放温，量儿大小分减频服。

治小儿咳嗽咽喉作呀呷声 《太平圣惠方·卷第八十三·治小儿咳嗽咽喉作呀呷声诸方》

组成　大瓜蒌一枚

用法　和面溲瓢作饼子，烧熟，杵为末，每服以清粥饮调下半钱。量儿大小以意加减。

喘嗽齁鼽，不拘大人、小儿方 （《本草纲目·果部第三十二卷·果之四》引《经验良方》方）

　　组成　茶子

　　用法　用糯米泔少许磨茶子，滴入鼻中，令吸入口服之。口咬竹筒，少顷涎出如线。不过二三次绝根，屡验。

治小儿哮症方 （《普济方·卷三百八十七·婴孩咳嗽喘门》）

　　组成　海螵蛸（刮屑）

　　用法　研细末，以糖蘸吃立愈。服后发者再服。

小儿齁喘方 （《本草单方·卷十五·幼科》引《集简方》方）

　　组成　活鲫鱼七个

　　用法　以器盛，令儿自便尿养之，待红，煨熟，食。甚效。

呕　吐

　　呕吐是胃内容物甚至胆汁、肠液通过食道反流到口腔，并吐出的反射性动作。《内经》中称"呕"、"呕逆"，《金匮要略》最早提出"呕吐"之名，一般认为有声有物谓之呕，有物无声谓之吐，有声无物谓之哕，然呕、吐、哕多同时发生，故一般称为"呕吐"。小儿形气未充，脏腑柔弱，若调护失常，乳食不节，或外感六淫之邪，或久病虚损等，影响脾胃气机升降，清浊相干，即可发生本病。乳食所伤者，呕吐物多酸腐或夹有奶瓣；外感六淫者，兼见恶寒发热，鼻塞流涕等；久病虚损则呕吐清水，四肢逆冷。治疗应以健脾和胃为原则，兼以消导和解。

有名方

人参散 《太平圣惠方·卷第八十四·治小儿呕吐不止诸方》

主治　治小儿呕吐不止，心神烦闷，恶闻食气。

组成　人参（去芦头）一分　丁香一分　菖蒲一分

用法　上件药，捣细罗为散，每服一钱，水一中（小）盏，入生姜少许，煎至五分，去滓放温，量儿大小，以意加减，渐渐与服。

方解　胃气以通降为顺，今胃中虚寒，胃失和降，其气上逆发为呕吐。治宜温胃降逆止呕。人参甘温益气助阳，补虚养胃，为君。丁香辛温芳香，温中散寒，降逆止呕，为臣。生姜，呕家圣药，温胃降逆止呕；菖蒲辛温芳香，散寒化湿浊，理气醒脾，共为佐。四药合用，益气温中，降逆止呕，补胃气，散胃寒，使胃气降则呕吐止。

麦门冬散 《太平圣惠方·卷第八十四·治小儿呕吐不止诸方》

主治　治小儿呕吐，心胸烦热。

组成　麦门冬（去心，焙）半两　厚朴（去粗皮，涂生姜汁炙令香熟）半两　人参（去

（芦头）半两

用法　上件药，捣粗罗为散，每服一钱，以水一小盏，入生姜少许、枣一枚、粟米五十粒，煎至四分，去滓放温，量儿大小，渐渐与服。

方解　麦冬养阴益胃生津，清心除烦，为君。人参益气和中，为臣。佐以粟米补虚损，开肠胃；生姜和胃降逆止呕；厚朴下气宽中。大枣益气和中，调和药性，为使。本方益气养胃与行气并用，补而不滞，甘寒与辛温相合，清而不寒。

温中散 （《太平圣惠方·卷第八十四·治小儿呕吐不止诸方》）

主治　治小儿腹胁虚胀，呕吐，不纳饮食。

组成　丁香一分　诃黎勒皮半两　草豆蔻（去皮）三枚　桂心一分　陈橘皮（汤浸，去白瓤，焙）三分　人参（去芦头）半两

用法　上件药，捣细罗为散，每服以粥饮调下半钱，量儿大小，以意加减。

方解　君药人参补中益气助阳。丁香温中散寒，降逆止呕；诃黎勒皮（即诃子）缓解患儿腹胁虚胀，共为臣药。桂心温中散寒止痛；草豆蔻温中散寒，行气燥湿；陈皮理气燥湿，醒脾和胃，共为佐药。本方温补、燥湿、行气、降气并用，阳气复，脾胃健，寒湿去，气机畅，而诸证痊愈。

丁香散 （《太平圣惠方·卷第八十四·治小儿呕吐不止诸方》）

主治　治小儿呕吐不定。

组成　丁香一分　麝香（细研）半两　人参（去芦头）一分　白茯苓一分　木香一分　葛根（锉）一分　枇杷叶（拭去毛，炙微黄）一分　甘草（炙微赤，锉）一分

用法　上件药，捣细罗为散，入麝香同研令匀，不计时候以生姜汤调下半钱，量儿大小，以意加减。

丁香散 （《太平圣惠方·卷第八十四·治小儿呕吐不止诸方》）

主治　治小儿呕吐心烦，不纳乳食。

组成　丁香一分　人参（去芦头）一分　茅根（锉）半两　麦门冬（去心，焙）半两　陈橘皮（汤浸，去白瓤，焙）一分　甘草（炙微赤，锉）一分

用法　上件药，捣粗罗为散，每服一钱，以水一小盏，煎至五分，去滓，稍热频服，量儿大小，以意加减。

方解　麦冬为君，养阴益胃，清热生津。茅根甘寒，助麦冬清胃热而止呕逆，为臣。丁香温中降逆止呕；人参益气养胃补虚；陈皮理气健脾和中，共为佐。炙甘草益气和中，调和诸药，为使。本方甘寒与辛温相伍，虽清不寒；益气养阴与理气和中配伍，虽补不滞。

麦门冬散 《太平圣惠方·卷第八十四·治小儿呕吐不止诸方》

主治　治小儿呕吐不止，心神烦热。

组成　麦门冬（去心，焙）半两　淡竹茹半两　甘草（炙微赤，锉）一分　茅根（锉）一分　人参（去芦头）一分　陈橘皮（汤浸，去白瓤，焙）一两

用法　上件药，捣粗罗为散，每服一钱，以水一小盏，入生姜少许，煎至五分，去滓，稍热频服，量儿大小，以意加减。

肉豆蔻丸 《太平圣惠方·卷第八十四·治小儿呕吐不止诸方》

主治　治小儿脾胃气逆，呕吐不止。

组成　肉豆蔻（去壳）一分　人参（去芦头）半两　木香一分　诃黎勒皮一分　麝香（细研）一钱　朱砂（细研）一分

用法　上件药，捣罗为末，都研令匀，用面糊和丸，如麻子大，量儿大小，以意加减。

方解　《诸病源候论》谓："呕吐者，皆出脾胃虚弱。"小儿脾胃虚弱，中虚不运，胃气失和则见呕吐。方以甘温之人参为君，补脾胃壮中州。肉豆蔻辛温，温中暖脾，"主小儿吐逆不下乳"，为臣。木香善通行脾胃之滞气，使补而不滞；诃子收敛下气；麝香通经络以助诸药之力散达；朱砂甘寒质重，镇心安神以防气虚受惊，气机逆乱，俱为佐。

丁香丸 《圣济总录·卷第一百七十六·小儿呪》

主治　治小儿饮乳后，吐呪不止。

组成　丁香一分　藿香叶半两　人参三分

用法　上三味，捣为细末，炼蜜丸如绿豆大，每服三丸，粥饮下。

方解　藿香化湿和中止呕为君。小儿脾常虚，以人参健脾益气为臣。丁香暖脾胃行滞，降逆止呕，为佐。

枇杷叶散（《圣济总录·卷第一百七十六·小儿呃》）

主治　治小儿吐呃不定。

组成　枇杷叶（去毛，炙）　丁香各一分

用法　上二味，捣罗为散。儿小者，于乳头上涂一字，令儿咂之；儿大者，煎枣汤调下。不拘时，更量大小加减。

人参散（《圣济总录·卷第一百七十六·小儿呃》）

主治　治小儿呕吐不止。

组成　人参（为末）一两　丹砂（研）半两

用法　上二味，同研令匀，每服半钱匕，熟米饮调下，更量大小加减。

方解　小儿神气怯弱，暴受惊恐，惊则气乱，恐则气下，以致气机逆乱，肝胆不宁，横逆犯胃，胃气上逆发为呕吐。方中人参甘温，补气安神为君。朱砂甘寒质重，专入心经，重镇安神为臣。

丁香散（《圣济总录·卷第一百七十六·小儿呃》）

主治　治小儿吐逆不止。

组成　丁香半分　桂（去粗皮）　藿香叶各一分　人参　甘草（炙，锉）　干姜（炮）各半两　白茯苓（去黑皮）一钱

用法　上七味，捣罗为细散，每服半钱匕，水七分，煎至四分，温服，更量大小加减。

方解　人参大补元气为君。干姜温中散寒，健运脾阳；炙甘草补脾益气，共为臣。丁香温中散寒，降逆止呕；藿香化湿和中止呕；茯苓健脾利湿；桂枝温经通络，共为佐。

二生汤（《圣济总录·卷第一百七十六·小儿呃》）

主治　治小儿吐逆不止。

组成　生木瓜　生姜（不去皮）等分

用法　上二味，切作薄片，量儿大小，以水煎热，去滓与服。

方解　生姜温胃散寒，降逆止呕，木瓜化湿和胃，二者相须为用，以
　　　温胃散寒止呕。

厚朴汤 《圣济总录·卷第一百七十六·小儿呕吐》

主治　治小儿呕吐不止。

组成　厚朴（去粗皮，生姜汁炙）　人参各一分　粟米（炒）一合

用法　上三味，粗捣筛，每服一钱匕，水七分，入生姜二片，同煎至四
　　　分，去滓，分温二服，早晨日晚各一服，更看儿大小，以意加减。

丁香汤 《圣济总录·卷第一百七十六·小儿呕吐》

主治　治小儿吐逆不定。

组成　丁香　花桑叶（如无，枇杷叶代）　人参　白茅根（锉）　藿香（用叶）各
　　　一分

用法　上五味，粗捣筛，每服一钱匕，水七分，入生姜一片，煎至四
　　　分，去滓，量儿大小，加减服之。

乳香丸方 《圣济总录·卷第一百七十六·小儿呕吐》

主治　治小儿吐逆不定。

组成　乳香（研）　丹砂（研）　麝香（研）各一钱　半夏（汤洗七次，生姜汁炒黄）
　　　半两

用法　上四味，捣研为末，面糊和丸如绿豆大，每服五丸，米饮下，
　　　量儿大小加减。

玉壶丸 《幼幼新书·卷第二十七·吐逆第一》

主治　久吐。

组成　半夏　白面各一两　大天南星一个　天麻半两

用法　上为末，姜汁化柳胶丸黄米大，浆水煮四沸，服十丸、十五丸。

朱沉丹 《幼科证治准绳·集之七·脾脏部上》

主治　治小儿呕吐不止。

组成　朱砂二钱半　沉香二钱　藿香三钱　滑石半两　丁香十四粒

儿科常见病通治方精义·呕吐

41

用法　上为细末，每服半钱，用新汲水一盏，芝麻油滴成花子，抄药在上，须臾坠，滤去水，却用别水，空心送下。

定吐紫金核 《幼科证治准绳·集之七·脾脏部上》

主治　治小儿一切呕吐不止。

组成　半夏(汤洗七次，姜制)　人参　白术　木香　丁香　藿香各二钱半

用法　上为细末，稀面糊为丸，如李核大。后用沉香一钱为末，朱砂一钱水飞，二味同研匀为衣，阴干，每服一丸，用小枣一枚去核，纳药在内，湿纸裹，烧熟，嚼与小儿服，后以米饮压之。

定吐饮 《婴童类萃·卷之九·吐泻门》

主治　治吐逆投诸药不止，用此神效。

组成　半夏二两　生姜二两　桂三钱

用法　上生姜切作小方块如绿豆大，同半夏和匀，入小铫内慢火顺手炒，令香熟，下桂再炒匀，微有香气，以皮纸摊成地上，出火毒，候冷，略播去黑焦末，每服二钱，水一盏，姜二片煎服。

香苏饮 《验方新编·卷十九·小儿杂症·小儿呕吐泄泻》

主治　吐不止，脐尿不下，便秘腹胀，生后冒寒犯胃，曲腰而啼。

组成　制香附　紫苏各一钱　陈皮　甘草各五分

用法　姜、葱引，水煎服。

方解　紫苏辛温，散寒行气宽中，为君。香附辛苦甘，行气止痛；陈皮辛香，理气健脾和中，共为臣。甘草益气补中，调和诸药，兼佐使之用。

一捻金 《验方新编·卷十九·小儿杂症·小儿吐不止》

主治　初生不乳呕吐。

组成　大黄　黑丑　白丑　人参　槟榔各等分

用法　少许蜜水调灌。

匀气散 （《验方新编·卷十九·小儿杂症·小儿吐不止》）

主治　初生吐不止，多啼，面色青白。

组成　白术　乌药　人参　天麻各一钱　沉香　青皮　白芷　木瓜　紫苏　甘草各五分

用法　上锉作一帖，姜三片，水煎服。

方解　君以人参大补元气。白术健脾益气；乌药散寒行气止痛；天麻行气活血止痛；青皮消积降气止呕，共为臣。木瓜化湿和胃；紫苏行气宽中；白芷散寒止痛，皆为佐。甘草益气补中，调和诸药，为使。

木瓜丸 （《儿科要略·第一章·出生前后》）

主治　治小儿吐不止。

组成　木瓜　麝香　腻粉（即轻粉）　木香　槟榔各等分

用法　研细末，面糊如小黄米大，每服一二丸，甘草水下，时时用之。

无 名 方

疗小儿哕方 （《外台秘要·卷第三十五·小儿哕方二首》）

组成　生姜汁五合　牛乳五合

用法　二味合煎，取五合，分二服。

治小儿吐乳不定方 （《太平圣惠方·卷第八十二·治小儿饮乳后吐逆诸方》）

组成　生地黄汁一合　人乳一合

用法　上件药相和，煎三五沸，徐徐与儿服之。

治小儿吐乳方 （《太平圣惠方·卷第八十二·治小儿饮乳后吐逆诸方》）

组成　人参（去芦头）一两　陈橘皮（汤浸，去白瓤，焙）半两　生姜（即炮干）半两

用法　上件药，捣筛为散，每服三钱，以水一中盏，煎至六分，去滓，分温二服，令乳母服此方，服了良久，令儿饮乳。

治小儿呕吐不定方 《太平圣惠方·卷第八十四·治小儿呕吐不止诸方》

组成　藿香半两　丁香半两　代赭半两　甘草（炙微赤，锉）半两

用法　上件药，捣细罗为散，不计时候，以温水调下半钱，量儿大小，以意加减。

治小儿吐不定方 《卫生易简方·卷之十二小儿·吐泻痢疟》

组成　五倍子二个（一生一熟）　甘草一大根（湿纸裹，炮过）

用法　同为末，每服半钱匕，米泔调下。

治小儿呕吐不止方 《卫生易简方·卷之十二小儿·吐泻痢疟》

组成　白芝麻一合

用法　酒半升，煮三合，去芝麻服之。

儿腹满吐不止方 《验方新编·卷十九·小儿杂症·小儿吐不止》

组成　黄连　枳壳　赤茯苓等分

用法　上为细末，蜜丸梧子大，乳汁调化一丸，灌入口中。

初生三日内吐乳方 《验方新编·卷十九·小儿杂症·小儿吐不止》

组成　丁香三粒　陈皮三分　煨姜三分

用法　水煎服。

小儿吐不止方 《验方新编·卷十九·小儿杂症·小儿吐不止》

组成　白蔻仁　砂仁　炙草

用法　共研极细末，常搽入儿口中，或抹乳上，令儿食之。

小儿呕吐不止方 《验方新编·卷十九·小儿杂症·小儿呕吐泄泻》

组成　糯米粉三钱

用法　用鸡蛋清调摊纸上贴脚心，泻止去药。

泄　泻

　　泄泻以大便次数增多，粪质稀薄或如水样为其特征。小儿脾胃薄弱，无论感受外邪，内伤乳食或脾肾虚寒，均可导致脾胃运化功能失调而发生泄泻。发病之后，易耗伤气液，如治疗失当，可转成慢惊，出现伤阴、伤阳或阴阳两伤等危重变证，甚至气脱液竭而死亡。迁延不愈者，可引起营养不良，影响生长发育，成为疳证。

　　临床可按其粪便性状与症状表现，分辨寒热，审察虚实。凡暴泻者多实，久泻者多虚，迁延难愈者多虚中夹实；腹胀痛者多实，腹虚胀喜按者多虚；粪便黄褐而臭者多属热，便稀如水、粪色淡黄、臭味不甚者多寒；舌苔厚腻者多属湿滞，舌质红苔黄者多为热邪；舌淡胖边有齿痕者为伤阳，舌红绛而干者为伤阴。《幼幼集成·泄泻证治》中说："凡暴注下迫者属火，水液澄清属寒；老黄色属心脾肺实热，宜清解；淡黄色属虚热，宜调补；青色属寒，宜温；白色属脾虚，宜补；酱色属湿气，宜燥湿；馊酸气属伤食，宜消。"可供临床辨证论治参考。

有 名 方

四物粱米汤 《《备急千金要方·卷第十五·脾脏·小儿痫第十》》

　主治　少小泄注。

　组成　粱米　稻米　黍米各三升　蜡如弹丸大

　用法　上四味以水五升，东向灶煮粱米三沸，去滓，复以汁煮稻米三沸，去滓，复以汁煮黍米三沸，去滓，以蜡纳汁中和之，蜡消取以饮之，数试有效。

　方解　小儿脾胃虚弱，运化失司，故致泄注。方中用粱米、稻米、黍米三种谷物，味甘性平，益气补中，健运脾胃，收涩止泻。

三圣散 （《太平圣惠方·卷第九十三·治小儿洞泄下痢诸方》）

主治 小儿洞泄下利，羸困。

组成 地榆（微炙，锉）半两　厚朴（去粗皮，涂生姜汁，炙令香熟）三分　诃黎勒（煨用皮）半两

用法 上件药捣细罗为散，每服以粥饮调下半钱，日三四服。量儿大小临时加减。

方解 地榆清热解毒，凉血涩肠止痢；厚朴燥湿消痰，下气除满；诃黎勒涩肠止泻。

龙骨丸 （《太平圣惠方·卷第九十三·治小儿洞泄下痢诸方》）

主治 小儿冷热不调，时有洞泄，下痢不止。

组成 龙骨半两　黄连（去须，微炒）半两　白石脂半两　白矾（烧令汁尽）半两　干姜（炮裂，锉）半两

用法 上件药捣罗为末，醋煮面糊和丸如麻子大，每服以粥饮下五丸，日三四服，量儿大小加减服之。

方解 方用龙骨为君，味涩能收，功善收敛固涩，以止泻痢。黄连苦寒，清热燥湿，厚肠止泻；干姜辛热，温中散寒，健运脾阳，二药合用，辛开苦降，消痞散结，共为臣。佐以白石脂、白矾涩肠止泻。

如圣散 （《太平圣惠方·卷第九十三·治小儿洞泄下痢诸方》）

主治 小儿洞泄下痢不瘥，乳食全少。

组成 鹿茸（去毛，涂酥炙微黄）半两　黄连（去须，微炒）三分　厚朴（去粗皮，涂生姜汁炙令香熟）半两

用法 上件药捣细罗为散，每服以粥饮调下半钱，日三四服，量儿大小加减服之。

方解 小儿先天禀赋不足，命门火衰，火不暖土，湿浊内生，水谷不化，并走大肠，而致洞泄不止。方中重用鹿茸为君，甘温补阳，甘咸滋肾，禀纯阳之性，具生发之气，善壮肾阳，益精血。臣以厚朴，燥湿除满，行气宽胸。黄连燥湿厚肠，用为佐。

黄连丸 《太平圣惠方·卷第九十三·治小儿洞泄下痢诸方》

主治 小儿洞泄，下痢不止。

组成 黄连（去须，锉，微炒）一两　女萎（微炒）半两

用法 上件药捣罗为末，炼蜜和丸，如梧桐子大，每服以热水化下三丸，日三四服。量儿大小加减服之。

方解 湿热之邪，蕴结脾胃，下注大肠，传化失职，可致小儿洞泄下痢，治宜清热燥湿，厚肠止泻。方中重用黄连清热泻火，燥湿厚肠；伍女萎（即玉竹）养阴润燥，生津止渴，既可补充泻痢耗伤之津液，又可监制黄连的苦燥之弊，二药配伍，邪正兼顾，相反相成。

白术散 《小儿药证直诀·卷下·诸方》

主治 脾胃久虚，呕吐泄泻，频作不止，精液苦竭，烦渴躁，但欲饮水，乳食不进，羸瘦困劣，因而失治，变成惊痫，不论阴阳虚实，并宜服。

组成 人参（切去头）二钱五分　白茯苓五钱　白术（炒）五钱　藿香叶五钱　木香二钱　甘草一钱　葛根五钱（渴者加至一两）

用法 上㕮咀，每服三钱，水煎。热甚发渴，去木香。

方解 先天禀赋不足，后天调护失宜，或久病迁延不愈，皆可导致脾胃虚弱，健运失司，清阳不升，泄泻不止，治宜健脾益气，升阳止泻。方中用炒白术健脾燥湿止泻，与人参、茯苓、炙甘草合成四君子汤之意，益气健脾祛湿，恢复脾胃运化之职；又配伍藿香叶芳香化湿，醒脾止呕；木香行气止痛，健脾消食；葛根升发清阳，鼓舞脾胃清阳之气上升而奏止泻痢之效。全方诸药配伍，益气健脾之中兼以化湿行气，升阳止泻，邪正兼顾，标本同治。

病案 ①本县大尹朱云阁公子病泄，十日不止。众医或用理中、五苓、益元、白术散等，皆不效，泻渴益甚。公亟召余至，视其外候，启曰：渴太甚当先止渴。公曰：当先止泻。余曰：病本湿热，水谷不分，更饮水多，则湿伤脾胃。水积肠胃，所泻之水，乃所饮之水也，故当先止其渴，渴止泻亦止矣。公曰：当用何方？曰：白术散。尹曰：已服过多。余曰：用之不同也。尹曰：用

之更有别法乎？余曰：本方在常与服之，此常字便是法也。盖白术散，乃治泻作渴之神方，此方有二法。人参、白术、茯苓、甘草、藿香、木香六味各一钱，葛根倍二钱者，泄泻久不止，胃中津液下陷也，故葛根倍用之，以升胃中之津液，此一法也。今人不知倍用之法，与六味等分同，故效少也。儿病渴者，汤水不离，今人不知常服之法，以药常代汤饮之也。故所用之方虽是，所用之法不同。药剂少而汤水犹多，药少汤多，犹以一杯之水，救一车薪之火。水不胜火，如何有效？当作大剂煎汤以代汤水饮之，渴只饮本方，一切汤水禁之勿与，则胃气上升，津液自生，渴泻止矣。尹闻而是之，果一剂治矣。不问泄泻痢疾，并宜服此，多多益善。不唯泄泻可止，亦不至脾虚生风也，真神妙方也。谨详述之。（明·万全. 幼科发挥 [M]. 北京：人民卫生出版社，1981：89）

②宋某，男，9月，2008年11月19日就诊。腹泻已3天，淡黄色水样便，1日8～9次，量多，不甚臭，夹有未完全消化食物，面白神倦，手足发凉，微热（腋温37.5℃），目眶微凹，口渴引饮，舌苔薄白，指纹淡红。大便常规：脂肪球（＋），白细胞每高倍镜0～2个。曾在外院予静脉补液、抗生素等治疗，患儿腹泻无减轻。给予：太子参8g，白术8g，茯苓8g，藿香叶5g，葛根15g，木香2g，甘草3g，石榴皮3g。每日1剂，水煎频服，3剂而愈。（刘舫. 舒兰教授运用白术散治疗秋季腹泻经验 [J]. 中医儿科杂志，2010，6（3）：3）

豆蔻香连丸 《小儿药证直诀·卷下·诸方》

主治 泄泻，不拘寒热赤白，阴阳不调，腹痛肠鸣切痛，可用如圣。

组成 黄连 (炒) 三分　肉豆蔻　南木香各一分

用法 上为细末，粟米饭丸，粟米大，每服米饮汤下十丸至二三十丸，日夜各四五服，食前。

方解 小儿中焦虚寒，又兼肠胃湿热，寒热错杂，阴阳失调。方用肉豆蔻，辛温而涩，暖脾胃，固大肠，止泻痢；黄连，苦寒降泄，清热燥湿，厚肠止痢；木香，芳香行气，健脾消食止痛。全方三药配伍，寒热并用，辛开苦降，辛行苦泄之中又兼以涩肠止泻，邪正兼顾，标本同治。

小香连丸 《《小儿药证直诀·卷下·诸方》》

主治　冷热腹痛，水谷利，滑肠。

组成　木香　诃子肉各一分　黄连（炒）半两

用法　上为细末，饭和丸绿豆大，米饮下十丸至三五十丸，频服之，食前。

方解　本方在《小儿药证直诀》豆蔻香连丸的基础上，去豆蔻，加诃子肉，加强"固脾止泻"（《本经逢原》）之功。

没石子丸 《《小儿药证直诀·卷下·诸方》》

主治　泄泻白浊，及疳痢，滑肠，腹痛者。

组成　木香　黄连各一分　没石子一个　豆蔻仁二个　诃子肉三个

用法　上为细末，饭和，麻子大，米饭下。量大小加减，食前。

方解　此方为《小儿药证直诀》豆蔻香连丸合小香连丸加没石子而成。没石子，固气涩肠，《药性论》谓其能"治大人小儿大腹冷，滑利不禁"，《唐本草》更言其"主赤白痢，肠滑，生肌肉"。

香连丸 《《幼幼新书·卷第二十八·一切泄泻第一》》

主治　小儿泻痢。

组成　木香　黄连（用茱萸半两，同于铫内炒令烟起，取出去茱萸）　肉豆蔻　诃子（炮，去核）各半两　阿胶（面炒）　朱砂各一钱

用法　上件为末，饭饮为丸。每服十丸、十四丸，用饭饮吞下。儿小，碎之。

方解　此方在《小儿药证直诀》之豆蔻香连丸合小香连丸的基础上加阿胶、朱砂而成。其中阿胶为血肉有情之品，甘温质润，为补血止血之要药，可补充泻痢日久耗伤之阴血；朱砂重镇安神，对于泻痢日久，水液耗损，阴津受劫，神失所养之烦躁不安之证尤为适宜。

乳香散（《幼幼新书·卷第二十八·一切泄泻第一》）

主治　小儿一切泻痢。

组成　乳香（用荷叶于炭火上炙令半熔，放地碗盖，别烂研）二钱　肉豆蔻　白姜
甘草（炙）　草果子以上各一分

用法　上四味细锉，用醋、面作包裹，于热灰内煨，令赤色取出为度，
去面为末，入乳香末拌和。每服半钱、一钱，用陈米饭饮调下。

方解　方中重用乳香活血行气止痛为君。肉豆蔻，《开宝本草》言其
"主温中消食，止泻"，暖脾胃，固大肠，止泻痢，为臣。佐以
白姜（即干姜）温中散寒，健运脾阳；草果燥湿温。炙甘草益
气和中，调和诸药，用为使。

香连散（《幼幼新书·卷第二十八·一切泄泻第一》）

主治　小儿一切泻痢。

组成　木香（湿纸裹，炮）　甘草（炙）　橡斗子（去粗皮）　五味子（去心内尘）
莲房（细丝）　诃子（炮，去核）

用法　上六味各等分为末。每服一字、半钱，用陈米饭煎饮调下。

方解　本方用木香为君，行气止痛，健脾消食；伍橡斗子、五味子、
莲房、诃子涩肠止泻；炙甘草益气和中，调和诸药。

增减水药皇子汤（《幼幼新书·卷第二十八·一切泄泻第一》引《婴孺》方）

主治　小儿注下三四日。

组成　龙骨　牡蛎（煅赤）各一两　人参　干姜　甘草（炙）　赤石脂各三分
细辛　附子（炮）各二分　黄连五分

用法　上以水四升煮一升半，为三服，日进三服。儿小，量之。

方解　本方重用煅龙骨、煅牡蛎，酸敛收涩，固肠止泻，共为君药。
人参益气健脾固脱；干姜温中散寒；赤石脂甘温调中，共为
臣。佐以炮附子温阳散寒；细辛辛散温通止痛；黄连清热燥
湿，监制温药燥热伤津之弊。使以炙甘草益气和中，调和
药性。

黄连丸（《幼幼新书·卷第二十八·一切泄泻第一》引《婴孺》方）

主治　小儿泄痢。

组成　黄连　茯苓　黄芩　赤石脂各四分　枳壳（炒）一分　人参五分　甘草（炙）二分

用法　上为末，蜜丸。一二百日儿，麻子大五丸，沾乳上送。一二岁儿，小豆大十丸，次量加之饮下。

诃子汤（《幼幼新书·卷第二十八·一切泄泻第一》引张涣方）

主治　泄利。

组成　诃黎勒皮　人参（去芦头）　木香　白茯苓各一两　陈橘皮（汤浸，去白）　甘草（炙）各半两

用法　上件捣罗为细末，每服一钱，水八分一盏，入生姜二片，煎至五分，去滓温服。

方解　方中以诃黎勒皮为君，酸涩性收，入于大肠，《本经逢原》言其"煨熟固脾止泻"，为涩肠止泻之要药。人参、茯苓益气健脾，渗湿止泻，为臣。佐以木香、陈皮行气止痛，健脾和中。炙甘草、生姜益气和胃，调和药性，为使。

斗门散（《幼幼新书·卷第二十八·一切泄泻第一》引《惠眼观证》方）

主治　泻。

组成　橡斗子　诃子（用肉）各六个（并三生三炮）　甘草（半生半熟）六寸

用法　上为细末。每服一钱，陈米饮调下。

方解　橡斗子（即橡实），《日华子本草》言其"涩肠止泻"；诃子，酸涩性收，入于大肠，善能涩肠止泻，二药合用，收敛固涩之力尤著。再配以甘草益气和中，调和诸药，与上二药配伍，标本兼顾，补涩兼施。

香姜散（《幼幼新书·卷第二十八·一切泄泻第一》引《宝童方》方）

主治　泻痢。

组成　黄连（去须）　生姜各半两

用法　上细切，同黄连共炒为末。每服一钱，陈米饮下。

方解　黄连清热燥湿，厚肠止痢；生姜温中散寒，二药等量配伍，寒热并用，扶正祛邪兼顾，临床适用于中焦虚寒又兼肠胃湿热所致泻痢之证。

肉豆蔻散 《幼幼新书·卷第二十八·一切泄泻第一》引《张氏家传》方

主治　小孩儿泻痢。

组成　肉豆蔻　大诃子肉　青皮　附子（炮，去皮）　厚朴（姜制过，炒熟）各半两

用法　上件焙干为末。每服大小加减，粥饮调下，空心服。

方解　《景岳全书·泄泻》曰："泄泻之本，无不由于脾胃。"小儿禀赋不足，后天失养，或久病不愈，皆可导致脾胃虚弱，脾虚则健运失司，胃弱则不能腐熟水谷，因而水反为湿，谷反为滞，清阳不升，乃致合污而下，成为泻痢。治宜温中健脾，行气导滞。方以肉豆蔻为君，《开宝本草》言其"主温中消食，止泻"，有暖脾胃、固大肠、止泻痢之效。臣以附子温中散寒；诃子涩肠止泻，标本兼顾，以加强肉豆蔻温中固涩之力。青皮、厚朴行气除满，消积化滞，用为佐。

橘皮膏 《幼幼新书·卷第二十八·一切泄泻第一》引《张氏家传》方

主治　小儿泻痢，和气方。

组成　丁香一分　陈皮（去白）　枳壳（麸炒，去瓤）　甘草（炮）　诃子（炮，去瓤）各半两

用法　上为细末，炼蜜为膏。每服一皂角大，煎生姜汤化下。

茯苓丸 《幼幼新书·卷第二十八·一切泄泻第一》引《孔氏家传》方

主治　小儿久新泻利，不问冷热，分利水道。

组成　白茯苓五分　黄连一两　阿胶（炒）三分

用法　上为末，以烧粟饭和丸如绿豆大。粟米饮下二十丸。

方解　本方以白茯苓为君，健脾渗湿，利小便以实大便。臣以黄连清热燥湿，厚肠止痢。阿胶甘润补血，用为佐。以粟米和丸，意在益胃和中，以加强茯苓健脾助运之效。

木香散 （《幼幼新书·卷第二十八·一切泄泻第一》引《朱氏家传》方）

主治　脾胃不和，泻痢。

组成　木香　白术各一分　藿香　益智各半两　肉豆蔻（面裹煨熟）三个

用法　上为末。每服半钱或一字，量儿大小，用木瓜紫苏汤下。

方解　木香行气止痛；益智仁、肉豆蔻温肾暖脾，涩肠止泻；藿香化湿和中止呕；白术健脾燥湿止泻。诸药配伍，共奏行气健脾、温阳止泻之功。

桑叶散 （《幼幼新书·卷第二十八·一切泄泻第一》引相滍方）

主治　小儿泄泻，虚滑频数不止。

组成　人参　白茯苓　藿香叶　干葛（焙）以上各等分

用法　上为末。每服半钱，浓煎，桑叶汤调下。若大人患泻，加至一大钱，亦用桑叶煎汤调下。至甚者不过三服。

方解　人参、茯苓益气健脾，渗湿止泻；葛根、藿香叶升阳止泻。用时以桑叶煎汤调下，取其轻清疏散、升阳止泻之效。

开胃丸 （《幼幼新书·卷第二十八·一切泄泻第一》引丁时发方）

主治　小儿乳食不消，冷热不调，泄泻频并，进饮食，止吐逆。

组成　木香　白术　人参　当归各一分　白豆蔻一钱半

用法　上为细末，面糊为丸如粟米大。麝香温米饮下，十丸至二十丸。

方解　君以白豆蔻化湿行气，温中止呕。臣以人参、白术益气健脾，祛湿止泻。当归养血和血，木香行气导滞，共为佐。全方消补并用，行气之中兼以补气，标本兼顾，补不壅滞。

回阳散 （《幼幼新书·卷第二十八·一切泄泻第一》引郑愈方）

主治　泻。

组成　诃子（炮）　紫苏（蒸）　青皮（去白）　肉桂（不见火）各半两　神曲　麦糵各一分半　甘草　陈皮　丁香（不见火）各一分　草豆蔻（生）一个

用法　上为末，每服半钱，米饮下。

方解　小儿先天禀赋不足，肾阳虚弱，阴寒内盛，水谷不化，故致泻。治宜温补元阳，散寒通滞。方以肉桂为君，辛甘大热，助阳散寒。诃子涩肠止泻；紫苏行气宽中，和胃止呕；青皮行气止痛，消积化滞，共为臣。佐以神曲、麦芽消食健脾；陈皮理气醒脾和胃；丁香、草豆蔻温中散寒，燥湿止痛。甘草益气和中，调和诸药，为使。

豆蔻散 （《幼幼新书·卷第二十八·一切泄泻第一》引郑愈方）

主治 大人小儿湿毒，冷热不调，泄泻，乳食不化。

组成 肉豆蔻三个　草果子五个　艾叶五钱　藿香叶三钱

用法 上件为细末，每服一钱，米饮调下。

附子丸 （《幼幼新书·卷第二十八·洞泄第七》引《婴孺》方）

主治 小儿注利，肠澼下重。

组成 附子　干姜（各炮）　前胡（炒）　芎（炒）各四分

用法 上为末，蜜丸大豆大。两丸，饮下，日三夜一。大人亦可服。

方解 脾肾阳虚，命火不足，阳不温布，阴寒内生，则见注利下重等症。治宜温补阳气，行气止痛。炮附子为君，峻补元阳，益火消阴。附子无姜不热，配干姜温中散寒，使先后天阳气相互资助，用为臣。佐以川芎辛散温通，活血化瘀，行气止痛；前胡理肺降气，助大肠腑气畅通。

厚朴散 （《幼幼新书·卷第二十八·洞泄第七》引张涣方）

主治 洞泄注下。

组成 厚朴　生姜汁（制）　诃黎勒（炮，取皮）　肉豆蔻各一两　白术　干姜（炮）各半两

用法 上件捣罗为细末。每服一钱，水八分一盏，入生姜、粟米各少许，煎五分，去滓温服。

方解 脾气虚弱，中阳不足，水谷不化，而致洞泄注下，大肠腑气失调，多伴腹痛肠鸣等症。治宜行气止痛，温阳健脾，涩肠止泻。厚朴行气宽中除满，为君。肉豆蔻温脾暖胃，与诃黎勒配伍，加强涩肠止泻之功，用为臣。佐以白术健脾燥湿；干姜温中散寒；生姜汁温中止呕。又加生姜、粟米少许，取益气和中之意。

54

龙骨丸（《幼幼新书·卷第二十八·洞泄第七》引《万全方》方）

主治　小儿冷热不调，时有洞泄，下利不止。

组成　龙骨　黄连　白石脂　白矾（烧令汁尽）　干姜（炮）　木香以上各半两

用法　上件药捣罗为末，醋煮面糊为丸如麻子大。每服以粥饮下五丸，日三四服，量儿大小加减服之。

方解　龙骨为君，味涩能敛，《本草从新》谓其"能收敛浮越之正气，涩肠"。白石脂、白矾涩肠止泻固脱，为臣。佐以木香行气止痛；黄连清热燥湿；干姜温中散寒。

赤石脂丸（《小儿卫生总微论方·卷十·吐泻方治》）

主治　泄泻虚滑无度。

组成　赤石脂　干姜（炮）等分

用法　为末，糊丸麻子大，每服一二十丸，米饮下，空心服。

建胃散（《小儿卫生总微论方·卷十·吐泻方治》）

主治　泄泻身热烦渴。

组成　厚朴（去粗皮，生姜制）一两　川黄连（去须）一两　白术　肉豆蔻（面裹煨）一两　缩砂仁半两　干姜（炮）半两　木香半两

用法　上为细末，每服一钱，水一小盏，入生姜、粟米各少许，煎至五分，去滓温服，无时。

建中丹（《小儿卫生总微论方·卷十·吐泻方治》）

主治　泄泻腹痛多啼。

组成　胡椒　蓬莪术（煨）　全蝎各一钱　肉豆蔻（面裹煨）半两

用法　上为细末，面糊和丸黍米大，每服十粒，米饮下，乳食前。

方解　重用肉豆蔻为君，温脾暖胃，涩肠止泻。胡椒温中散寒止痛；蓬莪术行气消积止痛，为臣。久泻不止，脾土受伤，肝木无制，脾虚肝旺，故佐以全蝎平肝息风止痉。全方温脾散寒，行气止痛，平肝息风，尤宜于脾虚久泻见多啼惊风者。

香矾丹（《小儿卫生总微论方·卷十·吐泻方治》）

主治　泄泻浸久不瘥。

组成　白矾（慢火烧枯，研成粉）一两　木香一两　诃黎勒皮（微炒）半两　酸石榴皮（炒黑）半两

用法　上为细末，炼蜜和丸黍米大，每服十粒，粥饮下，乳食前。

二白丸（《小儿卫生总微论方·卷十·吐泻方治》）

主治　泄泻滑数不止。

组成　白石脂　白龙骨（煅）等分

用法　为末，滴水和丸黍米大，每服三五丸，紫苏木瓜汤下，无时。

方解　白石脂、白龙骨等量配伍重在涩肠止泻固脱。用时以紫苏木瓜汤调下，紫苏行气宽中除胀，木瓜化湿和胃，湿去则中焦得运，泄泻可止。

银白散（《小儿卫生总微论方·卷十·吐泻方治》）

主治　脾胃不和，泄泻不止，不思饮食，身体烦热。

组成　人参（去芦）　白茯苓　白扁豆（炒熟）　甘草（炙）　白术（炒）各一分　罂粟米（微炒，别研）二钱

用法　上为末同匀，每服半钱或一钱，紫苏汤调下，无时。

方解　本方在《太平惠民和剂局方》四君子汤（人参、白茯苓、白术、炙甘草）基础上伍白扁豆健脾祛湿，罂粟米涩肠止泻。用时以紫苏汤调下，行气宽中，使补而不滞。

木香散（《小儿卫生总微论方·卷十·吐泻方治》）

主治　冷热不调下泻。

组成　木香　黄柏（蜜炙）各一两　人参（去芦）　缩砂仁各一两

用法　上为细末，每服半钱，米饮调下。亦治痢。

调脏丸（《杨氏家藏方·卷第十八·小儿中·泄泻方十一二道》）

主治　脏腑不调，泄泻频并，精神昏困，全不入食。

组成　木香　人参（去芦头）　白术　干姜　肉豆蔻（面裹煨熟）　白芍药六味

各等分

用法　上件为细末，煮面糊为丸如黍米大。每服三十丸，温米饮送下，乳食前。

诃子丸 《杨氏家藏方·卷第十八·小儿中·泄泻方十一二道》

主治　脾胃不和，泄泻不止。

组成　诃子（煨，去核）　干姜（炮）　肉豆蔻（面裹煨熟）　木香　赤石脂五味各等分

用法　上件为细末，煮面糊和丸如黍米大。每服三十丸，温米饮送下，乳食空。

和安散 《普济方·卷三百九十五·婴孩吐泻门》

主治　冷热不调，泻盛下泄。

组成　木香　当归　川芎　北前胡　柴胡　青皮　苦桔梗　甘草（炙）赤茯苓各等分

用法　上锉散，每服一钱，水一盏，生姜三片，枣二枚，煎，空心服。

方解　木香、陈皮行气和胃，消积化滞，为君。当归、川芎养血活血，行气止痛，为臣。佐以前胡、柴胡、桔梗宣利肺气，畅通腑气，升举清阳之气；赤茯苓健脾清热渗湿，利小便以实大便。炙甘草、生姜、大枣益气和中，调和药性，为使。全方诸药配伍，共奏调和气血、通腑渗湿之功。

附苓丸 《普济方·卷三百九十五·婴孩吐泻门》

主治　小儿溏泄，小便不利。

组成　附子（炮去皮）半两　白茯苓　泽泻　滑石各三钱

用法　上为末，白糊丸小豆大，三岁十丸，灯心汤下。

神功散 《普济方·卷三百九十五·婴孩吐泻门》

主治　小儿滑肠不止。

组成　五倍子　百药煎　干姜（炮）各等分

用法　上为细末，每服一钱，米饮下，大人煮糊丸黍米大，每服三十丸，米饮下。

方解　百药煎系五倍子同茶叶等经发酵制成的块状物，味酸微甘性平，《医学入门》载其可"疗肠风下血"，《本草纲目》谓其能"止下血，久痢"；与五倍子配伍，加强涩肠止泻之功；干姜温中散寒，健运脾阳，与上二药配伍，标本兼顾。全方诸药配伍，共奏涩肠止泻、温中健脾之功，尤适用于脾阳虚之小儿久泻之证。

七味豆蔻丸 《《育婴家秘·卷之三·泄泻证治》）

主治　泄泻不止，涩可去脱之法也，又治虚泄。

组成　肉豆蔻（面裹煨）　木香　砂仁各三钱　白龙骨　诃子肉各五钱　赤石脂　枯矾各七钱

用法　共细末，面糊丸，麻子大，量儿加减，小者十五丸，服止五十丸，米饮下。

白玉丹（又名一粒丹）《育婴家秘·卷之三·泄泻证治》）

主治　滑泻不止，神效。大人通用。

组成　寒水石（炼研，水飞）二两　枯白矾一两

用法　共细末，面糊丸，小者麻子大，大者皂子大，中者豌豆大，每服一丸，米饮下。久者宜用，初则勿用。

方解　本方重用寒水石清泻胃火；白矾涩肠止泻，二药配伍，以清为主，辅以固涩，祛邪不伤正，止泻不留邪，相反相成，临床对于胃热炽盛之泄痢较为适宜。

启脾丸 《婴童类萃·中卷·泄泻论》）

主治　健脾胃，进饮食，止泄泻，治久痢，及男妇老弱脾泄。并历神效。

组成　人参五钱　白术（炒）一两　茯苓一两　甘草（炙）五钱　莲肉一两　山药一两　山楂肉一两　陈皮　泽泻各七钱　肉蔻（麸煨）三钱

用法　为末，炼蜜捣匀为丸，圆眼核大，清米汤下。

方解　本方以四君子汤（人参、白术、茯苓、炙甘草）为基础，加莲肉、山药补脾益气，涩肠止泻；山楂消食健脾；陈皮理气醒脾，燥湿和胃；泽泻渗湿利水止泻；肉蔻温脾暖胃，涩肠止泻。

病案　患儿，女，38d，1995年7月2日就诊。腹泻已月余，面色萎黄，形体消瘦，肌肉松软，大便稀溏，每日10余次，水谷不化，食后作泻，舌淡苔白，指纹细而淡红。西医称"中毒性消化不良"。曾服PPA、多酶片、胖得生等，泻不止。以脾虚泻施治：干姜3g，捣碎，约10ml开水浸10min，滤液调启脾丸1丸至糊状，每日2丸，多次喂入，并以米油代水多次喂入。3d后大便成稀糊状，每日泻下3～5次，第4d大便成形，每日大便2次，大便镜检阴性。共服药5d治愈。（刘学华，赵惠琴. 启脾丸治疗小儿腹泻36例[J]. 山东中医杂志，1996，15（10）：446）

参苓白术散（《婴童类萃·中卷·泄泻论》）

主治　一切泄泻，脾胃虚弱，及久痢不止。

组成　人参　白术（炒）　茯苓　薏苡仁（炒）　甘草（炙）　山药　莲肉　扁豆（炒）各一两　砂仁五钱　桔梗（炒）七钱

用法　为末，每服一二钱，白滚汤调化下。作煎剂亦可。

方解　此方在《婴童类萃》启脾丸基础上去山楂肉、陈皮、泽泻、肉豆蔻，加薏苡仁、白扁豆、砂仁、桔梗。其中薏苡仁、白扁豆健脾渗湿止泻；砂仁芳香化湿，温中暖胃，止呕止泻；桔梗开宣肺气，畅利腑气，升举清阳。

病案　患儿，男，1岁8个月，2009年10月就诊。腹泻3天，发热1天，伴轻度呕吐，大便日行10余次，为黄色蛋花汤样便，口唇干燥。经某医院治疗，给予静脉补液、口服思密达治疗而无效，小便量少，面色苍白，烦躁不安，阵发性哭闹，舌质淡，苔白滑，指纹淡红在气关。检查：体温37.8℃，皮肤弹性稍差，腹软，肠鸣音亢进。血常规检查：白细胞$8.8×10^9$/L，中性0.52，淋巴0.44；大便常规检查：仅见脂肪球，轮状病毒抗原检测为阳性，诊断为小儿秋季腹泻伴中度脱水。家属拒绝静脉补液，求治于中医中药。处以健脾渗湿止泻，方选参苓白术散加减：党参8g，白术6g，茯苓5g，山药5g，砂仁3g，薏苡仁6g，车前子3g，川黄连2g，葛根5g，乌梅3g，甘草3g。水煎频服，另予口服补液盐冲服。服用1剂后，大便日2～3次，量明显减少，口唇红润，精神好转，纳食增加。守原方继服 2 剂而愈。随访半年，未再复发。(晏海飞，皮鹰. 参苓白术散加减治疗小儿秋季腹泻疗效观察 [J]. 广西中医药，2010，33 (5)：54)

胃苓汤 (《婴童类萃·中卷·泄泻论》)

主治 一切泻痢，及不服水土，脾胃不和，三焦气壅。

组成 苍术 (炒) 厚朴 (姜制) 陈皮 甘草 白术 (炒) 猪苓 泽泻各等分 官桂 (少) 茯苓一钱二分

用法 生姜三片，枣一枚。此方随症应变，功效无穷。

方解 本方为平胃散与五苓散之合方。平胃散（苍术、厚朴、陈皮、甘草、生姜、大枣）燥湿运脾，行气和胃；五苓散（白术、猪苓、泽泻、官桂、茯苓）健脾利湿，温阳化气。两方相合，共奏益气健脾、祛湿止泻之功。

病案 患儿，女，1 岁半，1992 年 1 月 23 日来诊。患儿 2 天前发热，咳嗽，流涕，恶心呕吐，起病当日排出水样粪便，色黄，无腥臭味，每日 10～12 次，曾到某医院打针服西药不效而来诊。就诊时，症见烦躁，口渴引饮，但水入即吐，腹胀，肠鸣，小便少，眼窝轻度凹陷，口唇及皮肤干燥，舌淡、苔白，脉浮紧。即用胃苓汤加苏叶、藿香、车前子，每天 2 剂，上下午各服 1 次。次日发热退，呕吐止，小便利，大便次数减少，每日 4～6 次。继续服上方 3 天，腹泻停止，大便成形，每日 1 次，病告痊愈。(周瑞珍. 梁剑波教授治疗小儿秋季腹泻经验简介 [J]. 新中医，1993 (8)：13—14)

温脾散 (《婴童类萃·中卷·泄泻论》)

主治 泄泻腹痛，乳食不化。

组成 苍术 (炒) 一钱 厚朴 (制) 七分 甘草五分 陈皮 诃子 人参 茯苓 桔梗各六分 木香 干姜各三分

用法 为末，盐梅汤调化下；或作煎剂亦可。

方解 本方以平胃散（苍术、厚朴、甘草、陈皮）燥湿运脾，行气和胃为基础，伍人参、茯苓、干姜健脾祛湿，温中散寒；诃子涩肠止泻；木香行气止痛；桔梗开宣肺气，畅通腑气。

人参豆蔻散 《婴童类萃·中卷·泄泻论》

主治　止泄泻，厚肠胃，进饮食。

组成　人参五分　白术　茯苓　陈皮各八分　厚朴　诃子肉　肉豆蔻各五分
白豆蔻三分　白扁豆　甘草各七分

用法　生姜三片，盐梅一个，捶碎水煎；为末服尤妙。

方解　本方以四君子汤（人参、白术、茯苓、甘草）为基础，伍白扁
豆健脾祛湿；陈皮、厚朴、白豆蔻芳香化湿，行气除满；诃子、
肉豆蔻涩肠止泻。

香矾丸 《婴童类萃·中卷·泄泻论》

主治　泻痢日久不瘥。

组成　枯矾　诃子　酸石榴皮（炒黑）各等分　木香减半

用法　为末，糊丸麻子大，每二三十丸，米汤下。

泻痢奇方 《婴童类萃·中卷·泄泻论》

主治　小儿泄泻，日久不止，及男妇脾泄并用。

组成　糯米（姜汁浸一宿，炒熟）半升　山药（炒黄）半斤

用法　为末，加大椒末一钱，和匀，瓷罐收贮。每服一二钱，赤砂糖
汤调化下。

方解　糯米、山药性味甘平，补脾益气，生津止泻；花椒温中散寒，
行气止痛，与上二药相合，加强温脾暖胃之功。

止泻散 《幼幼集成·卷三·泄泻证治》

主治　久泻。

组成　车前子（以青盐水炒七次）秤过二两　白茯苓（炒）二两　山药（炒）二两
炙甘草六钱

用法　共为细末，每服二三钱，炒米汤调，乌梅汤更好。真神方也。

健脾饮 (《幼科释谜·卷五·诸病应用方》)

主治 主健脾胃，理呕吐，治泻利，及诸病后虚弱、有痰、恶心、腹微痛、饮食减、精神慢并宜服。

组成 厚朴 人参各一两 茯苓 半夏 肉豆蔻 益智仁 香附 良姜 (东壁土炒) 诃子肉各二钱半 炙草五钱

用法 每粗末二钱，加姜二片，枣一枚煎。

方解 人参、茯苓、炙草、生姜、大枣益气健脾，渗湿止泻；半夏、厚朴、香附燥湿和胃，行气除满；良姜散寒止痛；肉豆蔻、益智仁暖肾温脾，固涩敛摄；诃子涩肠止泻。

观音散 (《幼科释谜·卷五·诸病应用方》)

主治 小儿外感内伤，呕逆吐泻，渐羸瘦。

组成 石莲肉 人参 神曲各三钱 茯苓二钱 炙草 木香 黄芪 扁豆 白术各一钱

用法 每粗末二钱，加枣一枚，藿香三叶，煎。

方解 本方以四君子汤（人参、茯苓、白术、炙草）加黄芪、扁豆、大枣益气健脾，祛湿止泻；神曲消食健脾；木香行气止痛；藿香叶芳香化湿，升举清阳；石莲肉补益脾气，涩肠止泻。

神术散 (《慈幼便览·泄泻》)

主治 燥湿理脾，为泄泻之良药，兼治呕吐。

组成 苍术 (陈土炒) 钱半 陈皮一钱 厚朴 (姜汁炒) 炙甘草 藿香各八分 砂仁四分 姜一片

用法 水煎服。湿泻、肠鸣、腹不痛、身体重、泻如酱色，是湿气，宜燥渗，用神术散加连翘、茯苓各一钱。霍乱证泻水，或兼风水谷混杂，是湿兼寒风，神术散加木香、炮姜各五分、防风一钱、升麻六分、柴胡六分。食积泻，腹痛甚而泻，泻后痛减，泻出酸气，是食积，神术散加楂肉、炒麦芽、煨神曲各一钱二分。痰泻，时泻时止，或多或少，是痰积，神术散加茯苓、制半夏各二钱。热泻，腹痛肠鸣，泻水，痛一阵，泻一阵，小便赤，大便老黄色，是实热，宜清解，神术散加连翘、栀仁、泽泻各一钱。虚热泻，前症泻出淡黄色，是虚热，神术散加漂白术、茯苓、炒白芍各钱半，粉葛一钱。

方解　本方为平胃散（苍术、陈皮、厚朴、炙甘草、生姜）加藿香、砂仁而成。平胃散燥湿运脾、行气和胃；藿香芳香化湿；砂仁化湿醒脾，行气温中。方后又据泄泻特点而详细陈述加减之法，或渗利，或温散，或消食，或祛痰，变法颇多，临证需详辨病机，随症化裁，以适应病情。

无 名 方

治少小洞注下痢方 《备急千金要方·卷第十五·脾脏·小儿痢第十》

组成　蒺藜子二升

用法　捣汁，温服，以瘥为度。

治少小洞注下痢又方 《备急千金要方·卷第十五·脾脏·小儿痢第十》

组成　木瓜

用法　取汁，饮之。

治少小洞注下痢又方 《备急千金要方·卷第十五·脾脏·小儿痢第十》

组成　炒仓米

用法　末，饮服之。

治少小洞注下痢又方 《备急千金要方·卷第十五·脾脏·小儿痢第十》

组成　酸石榴

用法　烧灰末，服半钱匕，日三服。

小儿洞泄下痢又方 《太平圣惠方·卷第九十三·治小儿洞泄下痢诸方》

组成　没石子（微煨）半两　诃黎勒（煨，用皮）半两

用法　上件药捣细罗为散，每服以粥饮调下半钱，日三四服。量儿大小临时加减。

治大人、小儿、老人、虚人，不以冷热泄泻神 （《幼幼新书·卷第二十八·一切泄泻第一》引《养生必用》方）

组成　黄连（去须，锉如豆，若是例大即以新布裹，石上盘之根须自别）　白芍药（锉如豆）　吴茱萸各三两

用法　上三味，铛盆内慢火炒至赤色，取下放冷，杵罗为细末。每服三钱匕，水一盏半，煎至八九分，去滓。取六分清汁，空腹食前温服，日三四服。小儿量与。

治一切泻痢方 （《幼幼新书·卷第二十八·一切泄泻第一》引《吉氏家传》方）

组成　厚朴（用蜜炙）　白芷

用法　上等分为末，每服二钱，蜜汤下，酒亦得，更量大小。

治大人、小儿泻痢方 （《幼幼新书·卷第二十八·一切泄泻第一》引郑愈方）

组成　黄柏一两　胆矾半两（为末）　生姜一两（取汁）

用法　上二味搽在黄柏上，火炙紫色，炼蜜为丸如梧桐子大。煎艾醋汤，吞下五丸。小儿吐泻，米饮下五七丸。

治小儿洞利，昼夜不止方 （《幼幼新书·卷第二十八·洞泄第七》引《婴孺》方）

组成　黄芩　干姜　人参各三分

用法　上为末，蜜丸如大豆大，每服三丸，饮下，日进三服。

治自泻不止方 （《普济方·卷三百九十五·婴孩吐泻门》）

组成　白石脂一钱　白龙骨一钱　白茯苓二钱

用法　上为末，滴水丸如粟米大，每服二十丸，紫苏木瓜汤下，乳前，日二。

泄泻腹痛奇方 （《幼幼集成·卷三·泄泻证治》）

组成　鸡蛋一枚

用法　将小头打一小孔，入胡椒七粒在内，以纸封顶，纸包煨熟，酒送更效。胡椒吞与不吞不拘。

脱　肛

　　脱肛指小儿肛管直肠甚至部分结肠移位下降外翻而脱垂于肛门外。《诸病源候论·卷五十》："小儿患肛门脱出，多因利久肠虚冷，兼用躯气，故肛门脱出。"小儿血气未充，或久泄久痢，致中气下陷，不能摄纳；或久病卧床伤气，或大便干结，均可以出现脱肛。治宜补中益气，升阳举陷，另可配合针灸、熏洗等外治法以取效。

有 名 方

备急鳖头丸 《外台秘要·卷三十六·小儿脱肛方六首》）

主治　疗少小积痢久下，下后余脱肛不瘥，腹中冷肛中疼痛，不得入者方。

组成　死鳖头（炙令焦）一枚　小猬皮（炙焦）一枚　磁石四两　桂心三两

用法　上四味捣筛，蜜丸如大豆。三岁至五岁，服五丸至十丸，日三，儿渐大以意加之。

方解　方以鳖头为君，《日华子本草》称其"烧灰疗脱肛"。磁石为臣，温肾，用"治阳痿，脱肛"《玉楸药解》），与鳖头配伍补肾固脱，标本兼顾。刺猬皮性收涩，入肾而固下焦，可涩肠止脱，助鳖头之功；肉桂温肾暖脾，助磁石温肾，为佐。蜂蜜益气和中，调和药性，为使。全方补肾暖脾以治本，涩肠固脱以治标。

龟头散 《太平圣惠方·卷九十二·治小儿脱肛诸方》）

主治　治小儿大肠虚冷，久脱肛。

组成　龟头一枚（枯头者，涂酥炙令黄焦）　卷柏一两　龙骨一两

用法　上件药，捣细罗为散。以散一钱敷上，按按纳之。

方解　方中龟头味甘咸，补肾固脱，为君药。龙骨为臣药，甘涩性平，《本经逢原》载"涩可以去脱……久痢脱肛，生肌敛疮皆用之"。

君臣相合，涩肠固脱之力增。卷柏活血通经，使补涩寓通，为佐药。诸药合用共奏补肾固涩止脱之功，用于小儿久泄肾虚之脱肛。

赤石脂散 《太平圣惠方·卷九十二·治小儿脱肛诸方》

主治 治小儿因痢后，䐜气下，推出肛门不久。

组成 赤石脂_{一分} 伏龙肝_{一分}

用法 上件药，细研为散。每以半钱敷肠头，日三上用之。

方解 赤石脂甘温而涩，涩肠固脱，专于"固脱"（《珍珠囊》）；伏龙肝温脾涩肠止泻，两药相合，温阳涩肠固脱，标本兼顾，重在治标。以散局部外敷收效，尤适于小儿脱肛因久泄久痢、脾肾阳虚者。

龟头散 《太平圣惠方·卷九十三·治小儿久痢脱肛诸方》

主治 治小儿久痢脱肛不入。

组成 龟头_{（枯者炙令焦黄）一枚} 龙骨_{一两}

用法 上件药捣细罗为散，干贴一钱，于脱肛上按按纳之。

黄连丸 《太平圣惠方·卷九十三·治小儿久痢脱肛诸方》

主治 治小儿久痢，肠头挺出。

组成 黄连_{（去须微炒）一两} 蚺蛇胆_{半两} 芜荑_{（微炒）一两}

用法 上件药，捣罗为末，用软饭和丸，如绿豆大，每服，以粥饮下五丸，日三四服，量儿大小以意加减。

方解 黄连苦寒清热解毒，燥湿止痢为君。蚺蛇胆甘苦寒，清热燥湿杀虫；芜荑除湿消积止痢，共为臣药。三药相合，清热燥湿止痢，以除脱肛之因，重在治本。

鳖甲丸 《太平圣惠方·卷九十三·治小儿久痢脱肛诸方》

主治 治小儿经年下痢，脱肛不收，腹中冷，肛中痛。

组成 鳖甲_{（涂醋炙令黄去裙襕）一两} 蜗皮_{一两（炙令焦黄）} 桂心_{一两} 磁石_{（陈醋浸七遍，捣碎细研，水飞过）二两}

用法　上件药，捣罗为末，炼蜜和丸，如绿豆大。儿三岁以粥饮下七
　　　丸。量儿大小，加减服之。

纯阳真人养脏汤 《太平惠民和剂局方·卷六》

主治　治大人、小儿肠胃虚弱，冷热不调，脏腑受寒，下痢赤白，或
　　　便脓血，有如鱼脑，里急后重，脐腹疼痛，日夜无度，胸膈痞
　　　闷，胁肋胀满，全不思食，及治脱肛坠下，酒毒便血，诸药不
　　　效者，并皆治之。

组成　人参　当归（去芦）　白术（焙）各六钱　肉豆蔻（面裹，煨）半两　肉桂
　　　（去粗皮）　甘草（炙）各八钱　白芍药一两六钱　木香（不见火）一两四钱
　　　诃子（去核）一两二钱　罂粟壳（去蒂、盖，蜜炙）三两六钱

用法　上件锉为粗末。每服二大钱，水一盏半，煎至八分，去滓食前
　　　温服。老人、孕妇、小儿暴泻，急宜服之，立愈。忌酒、面、
　　　生冷、鱼腥、油腻。如脏腑滑泄夜起，久不瘥者，可加炮附子
　　　三四片，煎服。

方解　方以罂粟壳为君，"功专敛肺涩肠固肾"，重用以涩肠止泻。肉
　　　豆蔻"暖脾胃，固大肠"（《本草纲目》），诃子涩肠止泻，共为
　　　臣药。君臣相协，收涩之功著。配以人参、白术补益脾气；肉
　　　桂温肾暖脾，使固摄有权；当归养血和血；白芍养血敛阴；木
　　　香理气醒脾，使诸补涩之品不致壅滞气机，俱为佐。炙甘草合
　　　人参、白术补中益气，合白芍缓急止痛，并调和药性，用为佐
　　　使。诸药合用，涩肠止泻，温中补虚，固涩不壅滞，温补不
　　　碍脾。

附子散 《太平惠民和剂局方·卷十》

主治　治小儿大肠虚冷，肛门脱出，多因下痢得之，宜以药敷。

组成　附子（生，去皮、脐）龙骨各一两

用法　上捣罗为细散。每用一钱，敷在脱肛上，按令入，频用之。

方解　附子大辛大热，入心脾肾，温补脾肾，温阳逐寒，为君药。龙
　　　骨甘涩性平，收敛固涩为臣药。两药相合，标本兼顾，温肾暖
　　　脾，固涩止脱。

蚺蛇胆丸（《圣济总录·卷一百七十九·小儿下痢后脱肛》）

主治　治小儿痢后，肠头脱出。

组成　蚺蛇胆（去皮，汤浸软）一枚　乌梅（焙干）七枚　芜荑仁（炒，研）　黄连（去须）各一两

用法　上四味，捣研三味为细末，以蚺蛇胆和捣，如硬更加炼蜜少许和丸，如麻子大，每服三丸至五丸，米饮下日三，更量儿大小加减。

方解　本方在黄连丸（《太平圣惠方》卷九十三）基础上加乌梅七枚，以增涩肠止泻固脱之功。

黄连丸（《圣济总录·卷一百七十九·小儿下痢后脱肛》）

主治　治小儿脱肛。

组成　黄连（去须）　黄柏（去粗皮，炙）各半两

用法　上二味，捣罗为末，炼蜜和丸，如麻子大，每服五丸至七丸，早晚食前米饮下，更量儿大小加减。

方解　黄连清热燥湿，泻火解毒，善除胃肠湿热；黄柏清热燥湿，泻火解毒，长于清下焦湿热，二者相须而用，共奏清热燥湿止痢之功，使湿热去，泻痢止，而不致肛门脱出，用于湿热泻痢所致脱肛，体现治病求本。

地龙散（《圣济总录·卷一百七十九·小儿下痢后脱肛》）

主治　治小儿因患泻痢后，脱肛不得收。

组成　地龙（炒）　干姜（炮）　当归（切，焙）　缩砂仁各一分

用法　上四味，捣罗为散，每服半钱匕，生蜜少许和，热酒调下、日三。

方解　干姜辛热，主入脾胃而长于温中散寒，健运脾阳，为君药。砂仁辛温，化湿行气，温中止泻，为臣药。脾阳不足，运化无力，气血生化无源，加之泻痢日久，阴血损伤，故佐用当归补益阴血；阳虚寒凝，经络滞涩，地龙通行经络，以助药力，为佐使之用。诸药合用，共奏温阳健脾之功。

蛇床子散 《圣济总录·卷一百七十九·小儿下痢后脱肛》

主治 治小儿脱肛，先用洗药。

组成 蛇床子　藜芦　槐白枝　苦参　芜荑仁　白矾各一两

用法 上六味，捣罗为散，每用半两，水三升，煎取一升，密室中洗肛门，一日一度，仍敷后方黄芪散。

方解 蛇床子辛苦温，"温肾助阳，治大肠脱肛"（《本草纲目》），为君药。藜芦辛寒，清热解毒，主"泄痢肠澼"（《证类本草》），为臣药。芜荑、苦参、槐枝清热燥湿止痢；白矾燥湿收涩，共为佐药。本方寒热并用，但以苦（辛）寒燥湿为主，尤适宜于小儿脱肛属下焦湿热者。煎水外洗，重在祛邪。

黄芪散敷方 《圣济总录·卷一百七十九·小儿下痢后脱肛》

主治 治小儿脱肛，洗后。

组成 黄芪（锉，炒）三分　附子（去皮脐，生用）　桑黄（蜜炙熟）各一两　白矾（烧灰）半两

用法 上四味，捣罗为散，以新绵揾药敷之，更以手按入肠头。

方解 附子温肾助阳，暖脾散寒，为君药。黄芪为臣，补中益气，升举清阳，"凡中气不振，脾土虚弱，清气下陷者最宜"（《本草正义》）。桑黄和胃止泻，白矾收敛止泻，为佐药。四药相合，温脾升阳，收涩止泻，外敷肠头，治疗清阳下陷之小儿脱肛。本方与蛇床子散相合，洗后外敷，适宜湿热下注，脾气不升，虚实夹杂之小儿脱肛，祛邪与扶正并举。

鳖头散 《圣济总录·卷一百七十九·小儿下痢后脱肛》

主治 治小儿脱肛。

组成 鳖头（烧灰存性）一枚　莨菪子（炒）三分

用法 上二味，捣罗为散，先以新砖一片烧赤，以醋半升泼之，候冷热得所，即掺药于砖上坐之，三两次即瘥。

方解 鳖头甘平，"烧灰疗脱肛"（《日华子本草》）。莨菪子"炒焦研细末，治下部脱肛"（《药性论》）。二药为散，以醋为引加强局部收敛固涩作用，于小儿脱肛无论寒热虚实皆可用之而取效。

龙骨散（《杨氏家藏·卷十九·小儿下》）

主治　治小儿久痢脱肛。

组成　龙骨　赤石脂　诃子（煨去核）　白术　枳壳（麸炒，去瓤）各等分

用法　上件为细末。每服一钱，温米饮调下，乳食空。

方解　方中龙骨、赤石脂、诃子相须配伍，涩肠止泻，且赤石脂可温中散寒。白术益气健脾，燥湿止泻。枳壳宽肠行气，与诸补涩之品相合，补而不腻，涩而不滞。

归肠散（《杨氏家藏·卷十九·小儿下》）

主治　治小儿肠虚脱肛。

组成　橡斗子半两（蜜炙黄）　木贼半两（烧灰留性）

用法　上件为细末。每服一钱，陈米饮调下，乳食前。

无 名 方

疗小儿脱肛方（《太平圣惠方·卷九十二·治小儿脱肛诸方》）

组成　蒲黄一两　猪脂一两

用法　上件药，炼猪脂相和为膏，涂肠头上，即缩入。

疗小儿脱肛方（《太平圣惠方·卷九十二·治小儿脱肛诸方》）

组成　白龙骨末

用法　上用白龙骨末敷肠头，不过三上瘥。

疗小儿脱肛方（《太平圣惠方·卷九十二·治小儿脱肛诸方》）

组成　龟头（炙令焦）一枚

用法　上捣罗为末，每服，以米饮调下半钱，日二服，量儿大小，以意加减。

病案　范某某，男，4周岁，患肠炎约一个月的时间。经治疗便次减少。但每次大便后，有一肿物脱出肛门外，开始每次排便后还能自动缩回，但后来越来越重，每次排便后的脱出物必须家长

用手帮助托回，有时用力也可脱出肛门外。用龟头 6 个（将龟头放在瓦上，用温火焙干，研成细末，每次服 2 个，早晚各 1 个，白开水送服）而痊愈。（张文海. 用乌龟头治疗小儿脱肛 [J]. 新中医，1979，（5）：9）

疗小儿脱肛方 （《太平圣惠方·卷九十二·治小儿脱肛诸方》）

组成　马蔺花半两

用法　上捣细罗为散，用温浆水先洗，拭干，掺药末半钱于故绵子上，按入，每日用之。以瘥为度。

疗小儿脱肛方 （《太平圣惠方·卷九十二·治小儿脱肛诸方》）

组成　蜘蛛（烧灰）

用法　上细研敷之。更烧桑叶熏之。

疗小儿脱肛方 （《太平圣惠方·卷九十二·治小儿脱肛诸方》）

组成　生铁二斤

用法　上以水三碗。煮至二碗。候冷暖得所。洗之立瘥。

治小儿大肠虚冷，脱肛方 （《太平圣惠方·卷九十二·治小儿脱肛诸方》）

组成　莨菪子（炒令黑色）一两

用法　上捣罗为末。先以暖水净洗，干拭，涂药半钱。却纳入肠，不过三上。不出，便以芸苔子熟饼为末一钱。以醋调涂糊饼上，炙干分减与食之。

疗小儿脱肛方 （《太平圣惠方·卷九十二·治小儿脱肛诸方》）

组成　女萎五两

用法　上用女萎五两，烧熏下部，三五上瘥。

治小儿下痢久不瘥，肛肠下脱方 （《圣济总录·卷一百七十九·小儿下痢后脱肛》）

组成　大蜘蛛　麝香

用法　用大蜘蛛湿纸裹，烧焦存性，入麝香少许，同研细，先用温汤淋洗肛边，软帛搵干，掺药敷之立效。

治小儿脱肛方 《圣济总录·卷一百七十九·小儿下痢后脱肛》

组成　莨菪子（炒）　橡实五枚　曼陀罗一枚

用法　上三味，捣罗为末，干掺在上，以手按入，续令嚏喷，更不脱下。

疗小儿脱肛方 《医心方·卷二十五·治小儿脱肛方第八十四》引《本草拾遗》方

组成　蜗牛　鳖头

用法　脱肛皆烧末，敷之自缩。

疗小儿脱肛方 《医心方·卷二十五·治小儿脱肛方第八十四》引《产经》方

组成　生铁　蒲黄

用法　生铁三斤，以水一斗，煮取五升，以汁洗，日三，乃以蒲黄敷上，良。

癫　痫

　　癫痫是一种发作性神志异常病证，临床以突然意识丧失，发则仆倒，不省人事，两目上视，口吐涎沫，四肢抽搐，或口中怪叫，移时苏醒，一如常人为发病特点。究其发病，多为内外诸因致痰、火、瘀为内风引动，气血逆乱，清窍蒙蔽，元神失控所致，多责之心、肝、脾、肾四脏。癫痫的治疗应分清标本，病发即急宜涤痰息风，镇惊开窍治其标。因风所致者，治以息风定惊；因痰所致者，治以涤痰开窍；因火所致者，治以清热泻火；因惊所致者，治以镇惊安神；因瘀所致者，治以化瘀通窍。平时病缓则补虚以治其本，分别施以健脾化痰、补益肝肾、养心安神、调补气血等法。

有 名 方

龙胆汤（《备急千金要方·卷第五·少小婴孺方》）

　　主治　治婴儿出腹，血脉盛实，寒热温壮，四肢惊掣，发热，大吐呗者。若已能进哺，中食实不消，壮热及变蒸不解，中客人鬼气，并诸惊痫，方悉主之。十岁以下小儿皆服之。小儿龙胆汤第一，此是新出腹婴儿方。若日月长大者，以次依此为例。

　　组成　龙胆　钩藤（皮）　柴胡　黄芩　桔梗　芍药　茯苓（一方作茯神）甘草各六铢　蜣螂二枚　大黄一两

　　用法　上十味，㕮咀，以水一升，煮取五合为剂也。服之如后节度。药有虚实，虚药宜足数合水也。儿生一日至七日，分一合为三服。儿生八日至十五日，分一合半为三服。儿生十六日至二十日，分二合为三服。儿生二十日至三十日，分三合为三服。儿生三十日至四十日，尽以五合为三服。皆得下即止，勿复服也。

　　方解　龙胆草大苦大寒，主入肝经，功善清肝泻火，息风止痉，为君。臣以黄芩苦寒清热泻火；钩藤清泄肝热，息风定痫。君臣配伍，清肝火、息肝风之力益著。大黄泻热通腑，推陈致新，引热下行；肝为藏血之脏，肝火旺盛易伤肝血，又恐方中苦寒之品燥伤阴血，故用芍药养血柔肝，使邪祛而正不伤；肝喜条达而恶抑郁，肝经郁火，肝气不疏，用大剂苦寒降泄之品，亦有郁滞肝气之弊，遂用柴胡、桔梗疏畅气机以条达肝气；茯苓（一方作茯神）宁心安神；蜣螂咸寒入肝，功善定惊，以上六味皆为佐药。甘草甘缓和中，防诸寒凉药伤及胃气，兼调和药性，为佐使之用。诸药相合，共奏清泻肝火，息风定痫之功。

广利方 （《颅囟经·卷上·惊痫癫证治》）

主治 孩子惊痫不知，迷闷嚼舌，仰目。

组成 牛黄一大豆

用法 上为细末，研和蜜水服之。

方解 方选单味牛黄甘凉，其气芳香，入心肝二经，化痰开窍，清心凉肝，息风止痉。药简力专效宏，以收化痰开窍、息风止痉之功。

朱砂散 （《太平圣惠方·卷第八十五·治小儿一切痫诸方》）

主治 小儿五种痫，手足动摇，眼目反视，口吐涎沫，心神喜惊，身体壮热。

组成 朱砂（细研）一分　白蔹一分　杏仁（汤浸，去皮心，双仁，麸炒微黄）一分　露蜂房一分　桂心半两　牛黄（细研）一分

用法 上件药捣细罗为散，入研了药令匀。每服以乳汁调下一字，日五服。量儿大小，加减服之。

方解 牛黄为君药，其性凉气香，清心凉肝，息风止痉，化痰开窍，"主惊痫寒热"（《神农本草经》）。朱砂甘寒质重，清心安神，镇惊止痉，加强君药清心镇惊之力，为臣药。白蔹味苦微寒，清热解毒；杏仁降逆气，搜痰饮；露蜂房性善走窜，长于祛风。三药与君臣配伍，清心热、化痰浊、息肝风之功大增，皆为佐药。方中寒凉之品居多，恐有冰伏邪气之弊，故又佐用辛行温通之肉桂，以温经散寒通脉。诸药合用，共奏清心镇惊、化痰息风之功。

天麻散 《太平圣惠方·卷第八十五·治小儿一切痫诸方》

主治 小儿二十五种风痫，无时发动。

组成 天麻三分　防葵三分　牛黄（细研）一分　珍珠末三分　天竺黄（细研）三分　威灵仙三分　蜣螂（微炒）三分　川芒硝三分

用法 上件药，捣细罗为散，更研，乳入。每有疾之时，取鸡冠血三两滴子，与新汲水一合，打散令匀，调下半钱。更随儿大小以意加减。

方解 天麻主入肝经，息风止痉；牛黄清心化痰，凉肝息风，共为君药。珍珠末清心肝之热，定惊止痉；天竺黄清热化痰，清心定惊，两药为臣，加强天麻、牛黄清热化痰息风之功。防葵性寒，清热镇惊；蜣螂功善定惊；川芒硝咸寒，清热通便，引痰火下行；威灵仙辛散温通，性猛善走，加强全方祛风定惊之力，共为佐药。诸药相合，清热化痰以醒神，息风定惊以定痫，适用于痰热内闭之癫痫。

牛黄散 《太平圣惠方·卷第八十五·治小儿一切痫诸方》

主治 小儿二十四种诸惊痫，眼口牵掣，嚼舌反拗。

组成 牛黄（细研）一分　钩藤一两半　石膏（细研）一两半　甘草（炙微赤，锉）一两　蛇蜕皮（炙令黄色）半分　白蔹一两

用法 上件药捣罗为散。每服一钱，以水一小盏，煎至五分，去滓，入牛黄一字。不计时候，量儿大小分减温服。

方解 牛黄既能清心化痰开窍，又可凉肝息风止痉，为君药。钩藤清热平肝，息风定惊，助君药清热定惊之力，为臣药。伍用石膏、白蔹寒凉之品，增强清热泻火之力；蛇蜕皮祛风定惊，三药为佐。甘草益气和中，防寒凉伤胃，兼以调和药性，为佐使之用。诸药配伍，共奏息风化痰，清热定痫之功。

蚱蝉散 《太平圣惠方·卷第八十五·治小儿一切痫诸方》

主治 小儿初生百日内发痫。

组成 蚱蝉（微炒）三分　黄芩半两　赤芍药三分　细辛半两　钩藤半两（分）　蛇蜕皮（炙令黄色）五寸　黄芪（锉）半两　甘草（炙微赤，锉）半两　牛黄

（细研）一分　麝香（细研）一分　川大黄（锉碎，微炒）一两

用法　上件药捣粗罗为散。每服一钱，以水一小盏，煎至五分，去滓。量儿大小分减，温温服之。

犀角散 （《太平圣惠方·卷第八十五·治小儿一切痫诸方》）

主治　小儿百日以来至三四岁肝心风热，发惊痫瘈疭，身体如火。

组成　犀角屑一两　钩藤一两　黄芩一两　川升麻一两　麦门冬（去心，焙）一两半　龙齿二两

用法　上件药捣粗罗为散。每服一钱，用水一小盏，入竹叶七片，煎至五分，去滓。量儿大小分减温服。

方解　本方以治心肝热盛，神机受损之痫证为宜。治当清心安神，凉肝息风。方中犀角（水牛角代）清心肝火热，清心安神；钩藤凉肝息风，定惊止痉，共为君药。黄芩清热泻火，协犀角（水牛角代）清热之功增强；龙齿质重而镇，能镇惊安神定痫，以助钩藤定惊止痉，皆为臣药。升麻清热泻火解毒；麦冬养阴生津，防邪热津伤，尚能清心安神；竹叶清心除烦，为佐药。诸药配伍，共奏清心安神、凉肝息风之功。

石膏散 （《太平圣惠方·卷第八十五·治小儿一切痫诸方》）

主治　小儿一岁至四岁壮热，大惊发痫。

组成　石膏（细研）一两　蚱蝉（微炙）二枚　柴胡（去苗）一两半　川升麻三分　钩藤三分　子芩一两　知母一两　栀子仁半两　龙齿一分（两）　赤芍药半两　麻黄（去根节）三分　葛根（锉）一两　甘草（炙微赤，锉）一分　川大黄（锉碎，微炒）一两

用法　上件药捣粗罗为散。每服一钱，以水一小盏，煎至五分，去滓；入竹沥一合，更煎一两沸。量儿大小加减温服。

蛇黄丸 （《小儿药证直诀·卷下诸方》）

主治　惊痫，因震骇、恐怖、叫好、恍惚是也。

组成　蛇黄（火煅，醋淬）真者三个　郁金（一处为末）七分　麝香一字匕

用法　上为末，饭丸桐子大，每服一二丸，煎金银磨刀水化下。

方解　蛇黄（即蛇含石）甘寒，归心包、肝经，有较强的镇惊安神之力，为君药。郁金辛苦性寒，入心经，能清心开窍，行气解郁，为臣药。麝香辛温气香，尤善走窜，开窍通闭，辟秽化浊，为佐药。三药合用，镇惊安神之功益著。

白术散 （《小儿药证直诀·卷下诸方》）

主治　脾胃久虚，呕吐泄泻，频作不止，津液苦竭，烦渴躁，但欲饮水，乳食不进，羸瘦困劣，因而失治，变成惊痫，不论阴阳虚实，并宜服。

组成　人参 （去头）二钱五分　　白茯苓五钱　　白术 （炒）五钱　　藿香叶五钱　　木香二钱　　甘草一钱　　葛根五钱 （渴加至一两）

用法　上㕮咀，每服三钱，水煎。热甚发渴，去木香。

方解　白术健脾益气以复脾运，苦温燥湿以祛湿浊；茯苓健脾渗湿，与白术相合，则脾健湿祛，痰无由生，共为君药。藿香芳香醒脾化湿，和胃止呕；葛根升阳止泻，生津止渴，两药止呕泻，为臣药。人参、甘草益气补脾，可助术、苓健脾之力；木香醒脾和胃，调气畅中，使气顺痰消，均为佐药。甘草调和药性，兼为使药。本方实为四君子汤加味而成，脾运健，湿浊祛，滞气行，痰浊消，则诸症自除。

镇心丸 （《小儿药证直诀·卷下诸方》）

主治　小儿惊痫，心热。

组成　朱砂　龙齿　牛黄各一钱　　铁粉　琥珀　人参　茯神　防风各二钱　全蝎 （焙）七个

用法　上末，炼蜜丸如桐子大，每服一丸，薄荷汤下。

方解　朱砂甘寒入心，质重而镇，能清心镇惊，安神定志，《本草从新》称其可"定癫狂"；牛黄清心凉肝，息风止痉，"疗小儿百病，诸痫热"（《名医别录》），二者合用，以收清心镇惊、息风止痉之效，共为君药。琥珀、龙齿镇惊安神，助朱砂镇心安神；全蝎性善走窜，息风镇痉，增牛黄息风定痫之力，共为臣药。茯神宁心安神；人参安神定志；铁粉镇心定痫；防风亦能息内风而止痉，皆为佐药。炼蜜为丸，甘缓和中，调和药性，为佐使之用。薄荷汤下以清热。诸药配伍，共奏清心镇惊、息风止痉之功。

独活散 《幼幼新书·卷第十一·截痫法第五》引张涣方）

主治　祛风截痫。

组成　独活　羌活　川升麻（细锉）　酸枣仁（拣净）　人参（去芦头）以上各一两　琥珀　川大黄（细锉，微炒）各半两

用法　上件捣，罗为细末。每服一钱，水一小盏，入金银薄荷各少许，煎至五分，去滓。放温服，不拘时候。

方解　独活、羌活相须为用，辛散祛风之功著，为君药。升麻、大黄升清降浊，调畅气机，为臣药。酸枣仁养心安神；琥珀质重而镇，镇惊安神；人参益气扶正，既助正气以鼓邪外出，并防邪复入，又可散中有补，防君药辛散太过而耗伤正气，三味皆为佐药。

大黄汤 《幼幼新书·卷第十一·一切痫第八》引葛氏《肘后方》方）

主治　小儿二十五痫。

组成　大黄　甘草（炙）　当归各一两　细辛二分

用法　上捣、筛，以一指撮着一升水中，煮取二合。一岁儿温与一合，日二，得下即愈。

镇心丸 《幼幼新书·卷第十一·一切痫第八》引《婴孺》方）

主治　治小儿痫，时时发作，将成厥。

组成　人参　桂心　蜀椒　茯苓　附子（炮）各三分　细辛　干姜　半夏　牛黄各二分　桔梗十分　白薇五分　防葵四分

用法　上为末，蜜丸小豆大，先食服。五岁、六岁三丸，日三。

方解　小儿脾常不足，失于运化，痰浊内停，痰随气逆，时发癫痫，治当温补脾阳，化痰定痫。方用人参、茯苓补气健脾，以杜生痰之源，并能安神定志；炮附子、桂心温补脾肾，与人参、茯苓配伍以温阳补脾，共为君药。蜀椒、细辛、干姜辛温，加强温阳散寒之功；半夏燥湿化痰，共为臣药。佐用牛黄息风止痉，

化痰定痫；防葵除邪镇惊；桔梗开提气机，俾气顺痰消。方中每多温热药，恐有温燥伤津之虞，故又佐以白薇性寒清热。

崇命汤 《幼幼新书·卷第十一·一切痫第八》引《婴孺》方）

主治 少小百痫。

组成 当归　细辛　龙骨　牡蛎各二分　石膏　大黄　芍药　黄芩　赤石脂　桂心各一分　甘草四分　干姜三分

用法 上十二味㕮咀，五岁儿五指撮，以水七合，大枣五个，去核，煮取三合。日三服，一服一合，若夏天二服。自下者，用赤石脂。量儿大小增减。若有热，若惊，加黄芩二分。以韦囊盛药，大验。

四味大黄汤 《幼幼新书·卷第十一·一切痫第八》引《婴孺》方）

主治 少小众痫，乳哺不时，发温壮，吐利惊掣，胎寒腹痛，一十五痫。

组成 大黄四分　芍药　当归　甘草（炙）各二分

用法 上四物，以水三升，煮取一升，去滓。一月儿服一杏核许，日三服；百日儿二杏核大小，以此为率。若发热加麻黄二分，去节，有毒当切之，先煮数沸，去沫，纳诸药。若反折戴眼掣缩者，加细辛四分。若乳哺不消，壮热有实者，增大黄令倍诸药，不尔等分。大黄刀劈破，勿令有碎末，无其疾不须增益。儿有大小强弱，以意增减。

方解 小儿脾常不足，乳哺不消，热结存内，耗伤阴血，筋脉失濡，故而发痫。治宜内泻热结，益阴养血。方用大黄泻热通便，荡涤积滞，除致病之因，为君。阴血损耗，以芍药益阴养血，柔肝舒筋，缓急止痛，为臣。佐以当归养血和营，协芍药养血益阴之力强。炙甘草补气健脾，与芍药同用，酸甘化阴，以增强增液舒筋，缓急止痛之功，且能调和药性，为佐使之用。四药配伍，既能内泻热结以消病因，又可益阴养血，舒筋缓急。

独活汤 （《幼幼新书·卷第十一·一切痫第八》引《婴孺》方）

主治 少小痫，手足掣疭，十指颤，舌强。

组成 独活　麻黄（去节）　人参各二分　大黄四分

用法 上四物，水二升，煮麻黄减三合，去沫；纳诸药，煎九合，为三服，大有神效。

方解 独活辛散温通，功善祛风，为君药。麻黄开泄腠理，以助风邪外散，为臣药。人参益气扶正，散中有补，使散不伤正；风邪侵及经络，易致气机闭阻不行，伍以苦寒降泄之大黄，与辛味药合用，辛开苦降，以复气机升降，皆为佐药。

茯苓钩藤汤 （《幼幼新书·卷第十一·一切痫第八》引《婴孺》方）

主治 少小生七日已后患痫。

组成 钩藤　茯苓各二分　甘草（炙）　大黄（煨）各一分

用法 上四味，水一升，煮取三合，为五服，当大验。

方解 茯苓健脾渗湿，杜生痰之源；钩藤息风止痉，两药配伍化痰息风，共为君药。大黄煨用，寒凉之性减，取其攻下积滞之功，引痰浊下行，为臣药。炙甘草益气健脾，助茯苓健脾之功，且调和诸药，为佐使之用。四药合用则脾健痰消，肝风得息，诸症可除。

茵陈汤 （《幼幼新书·卷第十一·一切痫第八》引《婴孺》方）

主治 少小发痫，经日不解，诸治不瘥，口焦，面赤黑，胸中有热。

组成 茵陈　大黄　黄芩各四分　黄连　硝石（无以芒硝代之）　甘草（炙）各二分

用法 上六物，水三升，煮取一升二合，内硝石烊尽，为三服。

方解 茵陈善清肝胆湿热，使之从小便而出，为君药。黄连、黄芩苦寒，清热燥湿，以助君药之力，为臣药。大黄、硝石（或以芒硝代之）泻热通便，引湿热下行，所谓"以泻代清"，为佐药。炙甘草益气和中，既防苦寒之品败伤胃气，又缓和硝、黄峻泻之力，且能调和诸药，为佐使。

神明还命十味牛黄汤 （《幼幼新书·卷第十一·一切痫第八》引《婴孺》方）

主治 少小痫，众医不能治。

组成 牛黄三大豆许　白石脂　龙骨各一两半　桂心　寒水石　大黄各二两半　牡蛎　瓜蒌各二两　石膏（碎）　硝石各三两

用法 上为末，水二升，三指撮末煮五合，为三服，日三。牛黄为末，临时入。

方解 痫病因痰者甚多，痰热互结，闭窍匿神，脑气与脏气不相顺接，一遇诱因而发痫证，治宜清热化痰，开窍定痫。牛黄清心解毒，豁痰开窍，为君药。寒水石、石膏、白石脂清热泻火，以助牛黄清热解毒之力，为臣药。龙骨、牡蛎相须为用，尤善镇惊安神；瓜蒌清热化痰；大黄、硝石泻热散结，以"釜底抽薪"，引痰热下行，共为佐药。桂心辛热，与方中诸寒凉及金石药物相伍，使其无寒凉质重伤中之弊，亦为佐药。

钩藤汤 （《幼幼新书·卷第十一·一切痫第八》引《婴孺》方）

主治 小儿诸痫，掣疭吐舌。

组成 钩藤　当归　石膏（碎）　独活　桂心　芍药　甘草（炙）　黄芩　瓜蒌各二分　麻黄（去节）四分　蛇蜕皮（炙）六寸

用法 上十一物，水三升，煮取一升。百日儿服一合，二岁二合，三岁三合半，一日一夜令尽。乳哺如故。

方解 钩藤清泻肝热，息风定惊，为君药。石膏、黄芩清热泻火，共助钩藤清热凉肝之力，为臣药。肝经有热，热极生风，风火相煽，易伤阴血，故用芍药、当归益阴养血，柔肝舒筋。热邪易灼津炼液为痰，配以瓜蒌清热化痰。风邪窜扰经络，以独活辛散祛风，蛇蜕皮祛风定惊通络，麻黄开腠以助祛风。桂心温通经脉，与诸寒凉之药相合，无寒凉冰伏之虞，以上共为佐药。炙甘草与芍药伍用，酸甘化阴，舒津缓急，并调和诸药，为佐使药。

铅丹丸 （《幼幼新书·卷第十一·一切痫第八》引《婴孺》方）

主治 初得痫。

组成 铁精　石膏　甘草（炙）各二分　当归三分　麝香半分

用法　上为末，蜜丸小豆大。一服二丸，日三。

三痫丹（《幼幼新书·卷第十一·一切痫第八》引张涣方）

主治　痫疾潮搐，正发未分。

组成　黑锡—两　蝎梢　半夏（汤洗七遍）　天南星（炮裂）　防风　木香　人参（去芦头）　白僵蚕（炒黄）各半两

用法　上件捣，罗为细末，次用水银半两同石脑油半盏，研极细；入麝香一钱、龙脑半钱同研细，与诸药拌匀，枣肉和如黍米大。每服七粒至十粒，煎荆芥薄荷汤下，不拘时候。

方解　方中黑锡（即铅）内服镇逆坠痰，重用为君。半夏、天南星燥湿化痰，共为臣药。蝎梢、白僵蚕息风止痉，僵蚕尚可化痰定惊；防风息风止痉；木香行气以助风痰的祛除；人参益气扶正，使祛邪而不伤正，皆为佐药。诸药配伍，共奏化痰定痫、息风止痉之功。

铁粉丹（《幼幼新书·卷第十一·一切痫第八》引张涣方）

主治　诸痫胸膈不利。

组成　铁粉—两（研）　干蟾—枚（生姜汁浸少时，炙焦黄为末）　干蝎梢七个（为末）　朱砂半两（细研，水飞）　牛黄—分（研）

用法　上件都拌匀，糯米饮和如黍米大。每服三粒至五粒，煎人参汤下。

人参茯神汤（《幼幼新书·卷第十一·一切痫第八》引张涣方）

主治　诸痫精神不定。

组成　人参　茯神（锉）　羚羊角（屑）各—两　天门冬　酸枣仁　白鲜皮各半两　天竺黄　甘草（炙）各—钱

用法　上件捣，罗为细末。每服一钱，水八分，入生姜薄荷各少许，煎四分，去滓，温服。

方解　小儿神气怯弱，肝经有热，上扰心神，易致精神不定，治当安神定惊为要。方中人参安神益智；茯神宁心安神，二药合用，安心神之功大增，共为君药。肝经有热，以羚羊角清泄肝热，镇惊解痉；酸枣仁养心安神，补益肝血，为臣药。邪热易伤阴血，故用天冬滋阴清热，与酸枣仁合用，可防阴血耗伤；热邪每多炼液为痰，以天竺黄清热化痰，清心定惊；白鲜皮苦寒，清热祛风；煎加少许生姜、薄荷以辛散祛风，薄荷又能透散肝经郁热，上五味皆为佐药。炙甘草益气和中，调和药性，为佐使药。诸药合用，安神定惊为主，兼以清热凉肝、益阴养血、清化热痰，使热去痰消，心神得安。

钩藤饮子 （《幼幼新书·卷第十一·一切痫第八》引张涣方）

主治 诸痫啼叫者。

组成 钩藤 蝉壳各半两 黄连（拣净） 甘草（微炙） 川大黄（微炮） 天竺黄各一两

用法 上件捣，罗为细末。每服半钱至一钱，水八分盏，入生姜薄荷各少许，煎至四分，去滓，放温服。

方解 温热病邪传入厥阴，肝经热盛，热极动风发为癫痫。治宜清泄肝热，息风定痫。钩藤主入肝经，善清泄肝热，息风定惊，"主小儿寒热，惊痫"（《名医别录》），为君药。蝉壳清热凉肝，息风止痉，助钩藤凉肝息风之力，为臣药。黄连苦寒，清热泻火；大黄通腑泻热，可使上炎之火下泄；天竺黄清心定惊，清热化痰，三药合用，清泄肝热之功彰显，共为佐药。煎加生姜、薄荷少许，以辛散达邪，薄荷且能透散肝经郁热，亦为佐药。炙甘草健脾和中，防诸寒凉药损伤脾胃，兼以调和药性，为佐使之用。综观全方，共收清泄肝热、息风定痫之效。

露蜂房散 （《幼幼新书·卷第十一·一切痫第八》引张涣方）

主治 五种痫痰，手足抽掣，口吐涎沫。

组成 露蜂房（洗净，焙干） 远志（去心） 人参（去芦头）各半两 桂心半两 石菖蒲（一寸九节者）各一两

用法 以上捣，罗为细末，次用朱砂、牛黄（各细研）、杏仁（汤浸，麸炒，去皮尖，别研）各一分，上件同诸药拌匀。每服半钱，麝香汤调下。

方解 石菖蒲辛散温通，芳香开窍，开窍醒神，豁痰辟秽；露蜂房质

轻且性善走窜，能祛风，"主惊痫瘛疭"（《神农本草经》），二者合用，既能祛风化痰，又可开窍醒神，共为君药。远志辛散通利，祛痰开窍；牛黄性凉，化痰开窍，清心解毒，息风止痉，合为臣药。朱砂清心安神，镇惊止痉；麝香开窍通闭，辟秽化浊；人参宁心安神；桂心温通经脉，以助祛风；杏仁味苦下气，润肠通便，以助痰浊祛除，皆为佐药。

五痫丸 （《幼幼新书·卷第十一·一切痫第八》引《张氏家传》方）

主治 小儿五痫，惊悸狂叫，发搐，上盛涎潮等疾，如寻常涎盛，看紧慢并宜服之，不动脏腑。养小之家，宜预合，以应仓卒。其验如神方。

组成 皂角（去皮，捶碎，水三四升浸，取汁滤过，银器重汤熬成膏） 白矾（枯过，细研）各四两 半夏（洗七次） 上等辰砂（别研） 天南星（炮）各一两 蝎梢（炒） 白僵蚕（直者，炒） 上等雄黄（别研） 白附子各半两 麝香（别研） 乌蛇（酒浸，去皮骨，焙干，炒）各一钱 蜈蚣（去头足，酒浸，炙）大者一条

用法 上件为末，先用皂角膏子和，未能就；次用生姜汁煮糊为丸，朱砂为衣。小儿六七岁，如绿豆大每服三四十粒，三四岁二三十粒；一二岁，如麻子大一二十粒，并用薄荷汤下，生姜汤亦得。

方解 皂角味辛性窜，善祛顽痰，通窍开闭；白矾酸苦涌泄而能祛除风痰，与皂角配伍，涌吐痰涎，以豁痰开窍醒神，合用为君。半夏、天南星功善燥湿化痰，以助君药化痰之力；蝎梢、蜈蚣性善走窜，搜风定搐，二药相合，息风止痉之功增，共为臣药。又佐以白附子、白僵蚕祛风化痰定惊；乌蛇祛风通络止痉；雄黄辟秽化痰；辰砂镇心安神；麝香芳香开窍醒神。诸药配伍，共奏豁痰开窍、息风止痉之功。

扁金丹 （《幼幼新书·卷第十一·一切痫第八》引陈防御方）

主治 小儿胎风诸痫，手足瘛疭，目睛上视，颈项紧急强直。或摇头弄舌，牙关紧急，口吐痰沫，反抝多啼，精神不宁，睡卧多惊，吐利生风，昏塞如醉方。

组成　白花蛇（去骨，酒浸，焙干，秤）　防风（去芦头，焙干，秤）　蜈蚣（要赤者，不去头足，全用，炙）　乳香（研极细）各半两　蝎（一扁瘦全者，炙用）　朱砂（研极细）各一两　天南星（火烧存性）　大草乌头（火烧存性）各一两半　麝香（研细）一钱　牛黄（研细）半钱

用法　上件十味除研者外并捣，罗为极细末；然后与研者药一处再研匀，用水浸，吹饼，和为丸如梧桐子大，捏扁。每服三饼子，用荆芥汤化如稀糊，抹入口中，渐渐咽下；候一时辰，更进一服，神效。

方解　本方草乌头大辛大热，祛风除湿，温通经络；天南星辛温燥烈，善能祛风燥湿化痰，二药伍用以除经络风痰湿浊，为君。白花蛇性善走窜，尤善祛风除湿通络，以助草乌之力；乳香活血行气，化瘀通络，俾经络气血流畅，则邪气不复留滞，共为臣药。佐以全蝎、蜈蚣通经活络；防风祛风胜湿；朱砂镇心安神；牛黄清心解毒，化痰开窍；麝香开窍醒神。全方祛风除湿，化痰开窍，活血通络。

铁弹丸（《幼幼新书·卷第十一·一切痫第八》引《吉氏家传》方）

主治　一切惊痫。

组成　五灵脂四两　川乌头（炮，去皮脐）二两　生乌犀　乳香　没香各一两　牛黄　麝香各一分

用法　上七味各为细末，腊日重午日，人不得语，打井花水和丸如此○大，合时忌见鸡犬妇人，收起药方得语。用牙隐破，荆芥汤下一丸。

方解　《婴童百问》载"血滞心窍，邪气在心，积惊成痫"，指出瘀血内停，阻滞心窍亦可引起痫证发作，治当活血化瘀，通窍定痫。五灵脂苦泄温通，专入血分功善活血化瘀，重用为君。血得温则行，伍以辛热之川乌，温经通络以助散瘀，为臣药。乳香、没药活血行气，化瘀通络；牛黄开窍息风止痉；生乌犀（水牛角代）清心定惊；麝香通关开窍，共为佐药。诸药合用，共奏活血化瘀，通窍定痫之功。

胜金丸 （《幼幼新书·卷第十一·一切痫第八》引《朱氏家传》方）

主治 因惊过发痫，但或受风热，积未清除，心脏积热壅毒。

组成 脑麝　芦荟　牛黄　胡黄连 （末）

用法 上等分，研细，熊胆汁为丸绿豆子大。每服三丸，米泔水研下。

全蝎散 （《幼幼新书·卷第十一·一切痫第八》引班防御方）

主治 治小儿胎风诸痫，手足瘛疭，目精上视，摇头弄舌，颈项强直，牙关紧急，口吐痰沫，反拗多啼，精神不宁，睡卧多惊，吐利生风，昏塞如卧之疾。

组成 全蝎半两　白附子　朱砂 （别研） 各三分　白僵蚕二钱　麝香 （别研） 一钱

用法 上件为细末。每服半钱，荆芥汤入酒少许，同调服。

钩藤汤 （《幼幼新书·卷第十二·热痫第四》引《外台》方）

主治 未满月儿及出月儿壮热发痫。

组成 钩藤一分　蚱蝉 （去翅，熬，为末，汤成下） 一枚　柴胡　升麻　黄芩　甘草 （炙）　大黄各二分　蛇蜕皮 （炙） 二寸　竹沥三合　石膏 （研） 三分

用法 上十味切，以水一升，煮三合半，和竹沥服一合，得利，见汤色出，停后服。至五六十日儿，一服一合。乳母忌海藻、菘菜等。

方解 钩藤清泄肝热，息风止痉，"主小儿寒热，惊痫"（《名医别录》）；蚱蝉清热镇惊，息风定痫，"主小儿惊痫，夜啼，癫病，寒热"（《神农本草经》），二者伍用，清热凉肝、息风定痫之功著，共为君药。黄芩、石膏、大黄皆寒凉之品，协君药清热泻火之功增，大黄且能通腑泄热以"釜底抽薪"，均为臣药。热邪易灼津为痰，佐以竹沥清热豁痰，开窍定惊；蛇蜕皮祛风定惊；柴胡、升麻升提清阳，与大黄相伍，升清降浊，可使脏腑气机升降复常，阴阳顺接。炙甘草益气和中，调和药性，为佐使药。

蝉壳散 （《幼幼新书·卷第十二·热痫第四》引张涣方）

主治 诸痫夹热。

组成 蝉壳　人参 （去芦头） 各半两　黄芩　茯神　川升麻各一分

| 用法 | 以上捣，罗为细末。次用牛黄（研）一分、天竺黄（研）、牡蛎粉（研）各一钱，上件同细研匀。每服半钱，煎荆芥薄荷汤调下。 |

犀角汤 《幼幼新书·卷第十二·热痫第四》引张涣方）

主治	退痫，镇心神。
组成	犀角屑一两 茯苓（细锉） 麦门冬（去心，焙干） 人参（去芦头） 甘草（炙） 黄芩各半两
用法	上件捣，罗为细末。每服一钱，水八分，入生地黄汁少许，同煎四分，去滓，温服。
方解	方中犀角屑（水牛角代）咸寒，功专清心凉血，定惊解毒，为君。黄芩苦寒，与君药同用，清热泻火解毒之力大增，为臣。人参、茯苓安神定志，益气健脾；热伤阴津，故用甘寒之麦冬，滋养阴津，清热除烦；生地黄汁善清热养阴生津，四药配伍以气阴双补，共为佐药。炙甘草协参、苓益气安中，调和诸药，为佐使药。诸药合用，重在清热解毒，安神定志，辅以益气养阴之品，邪正兼顾。

猪胆半夏丸 （《小儿卫生总微论方·卷六·惊痫别论》）

主治	诸般痫搐。
组成	半夏（汤洗七遍）一两
用法	用獖猪胆三个，取汁浸半夏于瓷器中，日晒干，切片焙燥为细末，生姜自然汁煮面和丸桐子大，每服五七丸至十丸，煎麦门冬熟水下。食后临卧各一服。忌动风毒物，其效如神。
方解	半夏善燥湿化痰为君，獖猪胆长于清热平肝定惊为臣药，君臣配伍，化痰浊、定惊痫。佐以生姜，既助半夏化痰降逆之功，又可监制半夏毒性；煎加麦冬，清热养阴生津，制约半夏温燥之性。四药同用，化痰定惊之功益著。

天麻防风丸 （《小儿卫生总微论方·卷六·惊痫别论》）

| 主治 | 一切诸痫，抽掣搐捻，精神昏愦，痰涎不利及风温邪热等疾。 |
| 组成 | 天麻 防风（去芦并叉枝） 人参（去芦）一两 干蝎 白僵蚕（去丝嘴并 |

（炒）各半两　朱砂（水飞）　雄黄（各研）　甘草（炙）各一分　牛黄　麝香（各研）各一钱

用法　上为细末，炼蜜和丸桐子大，每服一二丸，薄荷汤化下。无时。

方解　天麻功善息风止痉，配以防风，息内风以解抽搐之力增强，共为君药。干蝎、白僵蚕、牛黄皆入肝经，息风止痉，以助君药之功，僵蚕、牛黄尚可化痰定惊，均为臣药。朱砂清心安神，镇惊止痉；麝香芳香开窍启闭；雄黄豁痰解毒；人参安神定志，上四味俱为佐药。炙甘草益气和中，调和药性，用为佐使。诸药合用，彰显息风止痉、化痰定惊之功。

神圣辰砂南星丹 《《小儿卫生总微论方·卷六·惊痫别论》》

主治　诸痫发搐。

组成　天南星四十九个，一般大者

用法　于五月五日，取活蝎四十九个，与南星同顿在一瓦器中盛之，用盐泥固济外边周密，吊于净室中，至腊日取出。拣天南星曾被蝎螫者用之，曾经螫者有小窍子为验，其不曾经蝎螫者不用。将可用南星，以酒浸一宿焙干，杵为末，次用好辰砂一分，真牛黄、麝香、龙脑各一钱，研细，一处拌匀，生姜汁和丸桐子大，每服一二粒，煎人参薄荷汤化下。无时。

方解　天南星燥湿化痰，祛风痰而止惊搐，善"治惊痫"（《本草纲目》），为君药。全蝎性善走窜，息风止痉；辰砂镇心安神，镇惊止痉，共为臣药。牛黄化痰开窍、息风止痉，麝香、龙脑芳香开窍醒神，三药合用，开窍启闭之力增，共为佐药。诸药相合，共奏化痰息风、镇惊开窍之功。

白金散 《小儿卫生总微论方·卷六·惊痫别论》

主治　诸痫潮发，不省困重。

组成　白僵蚕（去丝嘴，直好者，汤洗焙黄为末）半两　天竺黄（细研）一分　真牛黄（别研）一钱　麝香（研）　龙脑（研）各半钱

用法　上拌研匀细，每服半钱，生姜自然汁调灌服。无时。

方解　方中白僵蚕味辛行散，息风止痉，化痰定惊，"主小儿惊痫"（《神农本草经》），重用为君。牛黄化痰开窍，凉肝息风，以助

化痰定惊之力，为臣药。麝香、龙脑相须为用，开窍醒神，辟秽化浊；天竺黄清热化痰，清心定惊，共为佐药。

神授至圣保命丹（《小儿卫生总微论方·卷六·惊痫别论》）

主治 一切惊痫风瘲中风，并胎惊内吊，腹肚坚硬，夜啼发热，急慢惊风，恶候困重，上视搐搦，角弓反张，倒仆不省，昏愦闷乱等疾。

组成 全蝎 (青色者) 十四个　朱砂 (水飞，好者) 二钱　麝香半钱　防风 (去芦并叉枝) 一钱　金箔 (研) 十片　天麻二钱　白僵蚕 (去丝嘴，直者) 一钱　白附子 (好者) 二钱　天南星一钱　蝉壳 (去土泥) 二钱

用法 上为细末，粳米饭和丸樱桃大，以朱砂为衣。初生儿半丸，周晬儿一丸，乳汁或薄荷水化下。三五岁有急候者用二丸，五七岁至十岁常服只一丸。

方解 全蝎性善走窜，长于息风止痉，专"治诸风掉眩，惊痫抽搐"（《本草从新》）；天南星功善燥湿化痰，祛风定搐；朱砂清心安神，镇惊止痉，三药合用，能息肝风、化痰浊、安心神，共为君药。臣以天麻、白僵蚕可助全蝎息肝风而止惊痫；白附子与南星并用，以增祛风化痰之力。佐用蝉壳、防风辛散入肝，息风止痉；金箔重镇安神；麝香芳香开窍启闭。诸药相合，共奏化痰息风、镇惊定痫之功。

绛朱丹（《小儿卫生总微论方·卷六·惊痫别论》）

主治 惊痫涎痰，咳嗽喘满。

组成 南星 (炮) 二两　半夏 (汤洗七次，去滑) 三两　白矾 (枯过) 一两半　滑石 (火煅通赤) 二两　铅霜 (研) 半两

用法 上为末，糊丸麻子大，朱砂为衣，每服十丸，生姜汤送下。乳食前。

方解 南星、半夏辛温而燥，有较强的燥湿化痰之功，共为君药。白矾涌吐痰涎；铅霜坠痰镇惊，以增君药化痰之力，用之为臣。佐以滑石利水渗湿，以助消痰；朱砂镇心安神，镇惊止痉。生姜汤送服，制半夏之毒，亦为佐药。诸药配伍，共奏化痰定痫之功。

麝香丸 (《小儿卫生总微论方·卷六·惊痫别论》)

主治 治诸痫诸疳等疾。

组成 龙胆草 (去芦) 胡黄连 (去须) 各半两　木香　蝉壳 (去土) 一分　瓜蒂　龙脑　麝香　牛黄各一钱

用法 上为末匀细，猪胆汁和丸，作两等丸，大者如绿豆，小者如黍米。治疳眼，用猪肝汤下五七丸至一二十丸，量大小用药增减。疳渴者，猪肉汤下。惊痫发搐上视，薄荷汤下，更研一丸，滴鼻中。牙疳鼻疳口疮，研末敷之。虫痛，煎苦楝汤或白芜荑汤下。百日内儿大小便不通，水研封脐中。诸虫证加干漆麝香各少许，入生油一两，滴温水化下。惊疳或秘或泻，清米饮下。病急者研碎服之，病缓者浸化服之。若极虚慢惊者，不得与服。急惊痰热尤宜服之。

方解 方中龙胆草大苦大寒，善清泻肝经实火，为君。臣以胡黄连清热泻火解毒，以增君药清肝泄热之力。热邪易灼津为痰，故用牛黄清心化痰开窍，凉肝定惊息风；蝉壳清热凉肝，息风止痉；猪胆汁苦寒，凉肝定惊；瓜蒂涌吐痰涎；麝香、龙脑芳香开窍醒神；木香行气，以助风痰祛除。诸药相合，以收清热凉肝、息风止痉、开窍醒神之效。

当归汤 (《普济方·卷三百七十六·婴孩一切痫门》)

主治 小儿诸痫。

组成 当归 (切焙) 龙骨 (研) 各半分　甘草 (炙) 三分　大黄 (锉炒) 芍药　细辛　干姜 (炮) 石膏 (碎) 桂 (去皮) 青石脂　黄芩各二分

用法 上捣筛，五岁儿每一钱，水一小盏，入枣二枚，同煎至五分，去滓，分温二服，日三。服后泻者，加赤石脂一分。若有热惊者，加黄芩去黑心半两。随儿大小加减。

代赭石散 (《婴童百问·卷之二·惊痫第十九问》)

主治 治阴阳痫通用。

组成 代赭石 (煅，醋淬，研为末，水飞过，日干)

用法 上为末，每服半钱，以金银煎汤，和金银箔调下，连进二服，良久小儿脚胫上自有赤斑，即邪气发出，其病随瘥，若无赤斑，则难治也。

星朱散 （《婴童百问·卷之二·惊痫第十九问》）

主治 定痫利痰。

组成 南星（湿纸裹，炮香熟）一两　朱砂一钱

用法 上为末，带性猪心血为丸，桐子大，每服一丸，防风调下。

比金丸 （《保婴撮要·卷三·惊痫》）

主治 治惊痫先用此药。

组成 人参　琥珀　白茯苓　远志（姜制，取肉，炒）　朱砂　天麻　石菖蒲（细蜜者）　川芎　南星　青黛各一钱　麝香一匙

用法 上为末，蜜丸桐子大。每服一二丸，金银薄荷汤送下。

方解 石菖蒲、远志涤痰开窍，共为君药。朱砂、琥珀质重入心，镇惊安神；南星燥湿化痰，并能祛风止痉，为臣药。佐以麝香芳香开窍醒神；天麻、青黛息风止痉；川芎活血行气祛风；人参、茯苓健脾益气和中，杜生痰之源。综观全方，治以涤痰开窍、镇惊安神为主，辅以益气健脾之法。

茯神汤 （《保婴撮要·卷三·惊痫》）

主治 胆气虚寒，头痛目眩，心神恐惧，不能独处，或是惊痫。

组成 茯神　酸枣仁（炒）　黄芪（炒）　柏子仁（炒）　白芍药（炒）　五味子（炒）各一两　桂心　熟地黄（自制）　人参　甘草（炒）五分

用法 上每服二三钱，水煎。

方解 茯神宁心安神，为君药。炒枣仁、柏子仁可助君药养心安神之力，共为臣药。五味子宁心安神；黄芪、人参甘温补气，熟地黄、炒白芍益阴养血，以气血双补；桂心温阳通经，共为佐药。甘草益气和中，调和药性，为使。诸药合用，奏宁心安神、益气养血之功。

酸枣仁丸 （《保婴撮要·卷三·惊痫》）

主治 胆气实热惊痫，或睡卧不安，惊悸怔忡。

组成 茯神　酸枣仁（炒）　远志　柏子仁（炒）　防风　枳壳（麸炒）各半两　生地黄（杵膏）半两　香竹茹二钱五分

用法 上各另研为末，蜜丸粟米大。每服七八十丸，白滚汤送下。

方解 酸枣仁为君，甘酸质润，养血补肝，宁心安神。臣以茯神宁心安神；生地清热滋阴养血。柏子仁、远志养心安神；肝胆实热，热邪易炼津为痰，故以竹茹清热化痰，枳壳行气消痰；热极易于生风，配伍防风息风止痉，俱为佐药。综观全方，共奏养血安神、清热安神之功。

定志丸 （《保婴撮要·卷三·惊痫》）

主治 治心神虚怯，所患同前，或语言鬼神，喜笑惊悸。

组成 人参　茯苓各一两五钱　菖蒲　远志各一两

用法 上各另为末，蜜丸，如前服。

方解 本方主治证乃因心气虚弱，神失所养所致。当以安神定志，补气养心为要。方中人参补益心气，安神定志，用之为君。臣以茯苓健脾助运，以滋气血化生，且能宁心安神。菖蒲、远志，开通心气而宁神定志，共为佐药。四药配伍，重在安神定志，补气养心。

妙香散 （《保婴撮要·卷三·惊痫》）

主治 心气不足，惊痫或精神恍惚，虚烦少寐，盗汗等症。

组成 辰砂三钱　麝香一钱　木香（煨）二钱五分　茯苓　山药　茯神　远志　黄芪（炒）各一两　桔梗　甘草（炒）　人参各五钱

用法 上各另为末，每服一钱，温酒或白汤调服。

方解 人参补益心气，安神定志，为君药。臣以黄芪、山药、茯苓补气健脾，培补后天，则气血化生有源，心有所养。精神恍惚，神志不安，用茯神、远志宁心安神，辰砂镇心安神，麝香芳香开窍醒神；木香、桔梗行气，与方中诸补气养心之品相伍，使补而不滞，以上俱为佐药。甘草益气和中，调和药性，为使。

诸药相合，共奏补益心气、安神定痫之功。

三生饮 《慈幼心书·卷七·痫》

主治　寒痰迷闷，郁滞不开之痫证。

组成　生南星—两　生川乌　生附子（去皮）各五钱　广木香二钱

方解　生南星为君，性温而燥，燥湿化痰，善走经络，以祛风通络止痉。臣以生川乌辛散温通，祛风散寒，温通经络。佐用生附子温经散寒；木香以行气滞，使气顺痰消。四药配伍，温化寒痰、通络止痉之功益著。

安神丸 （一名养神丸） 《婴童类萃·中卷·痫症论》

主治　惊痫，育养心神。

组成　山药　生地　当归　远志（肉）　茯苓　贝母　麦冬　黄连　白术　人参　酸枣仁　辰砂各五钱

用法　为末，竹沥为丸，芡实大，辰砂为衣，圆眼、灯心汤下。

方解　酸枣仁、远志养心安神，共为君药。生地、当归养心血以安心神；白术、茯苓相伍，健脾祛湿以助消痰，皆为臣药。麦冬、黄连清心安神，辰砂镇心安神，使全方安神之力大增；人参、山药补气健脾，共助术、苓健脾助运；贝母清热化痰，俱为佐药。诸药相合，共奏养心安神、健脾化痰之功。

至宝丹 《幼科释谜·卷五·诸病应用方》

主治　惊痫心热，卒中客忤，烦躁，风涎搐溺，及伤寒狂语，伏热呕吐。

组成　生犀角　生玳瑁　琥珀　朱砂　雄黄各一两　金箔（半为衣）五十片　银箔五十片　冰片—匙　麝香—钱　牛黄五钱　安息香（为末，酒淘，去砂，取一两，一两半酒煎成膏）

用法　上各研，再和研匀，入安息膏，如干，量入熟蜜，丸桐子大。每一二丸，参汤下，量大小加减。

方解　麝香味辛极香，走窜性强，功善芳香开窍醒神；牛黄性凉，豁痰开窍，与犀角（水牛角代）清心凉血解毒，共为君药。安息香、冰片辟秽化浊，芳香开窍，协麝香通闭开窍之功尤著；玳瑁清热解毒，以助牛黄、犀角（水牛角代）清热解毒之力，又能镇惊安神，俱为臣药。佐以雄黄助牛黄豁痰解毒；琥珀助麝香通络散瘀，并合朱砂、金银箔以镇心安神。综观全方，是以化浊开窍为主，清热解毒为辅。

镇惊丸 （《彤园医书（小儿科）·卷之二·痫症门》）

主治 惊痫。

组成 去心麦冬（焙干）七钱　天竺黄　钩藤钩　胆星　茯神各五钱　羚羊角（末）　远志肉　炒枣仁　石菖蒲　生黄连　甘草　朱砂各三钱　珍珠　牛黄各二钱

用法 共研极细，每丸重五分。姜汤化下。

方解 小儿神气怯弱，易受惊恐，以致精神损伤，神气愦乱，故发惊痫。治宜镇惊安神，息风化痰。方中朱砂、珍珠质重入心，镇惊安神，共为君药。臣以茯神、炒枣仁宁心安神；天竺黄、胆星涤痰镇惊，与君药合用，增强安神定惊之力。牛黄、黄连、麦冬清心解毒；羚羊角、钩藤息风定痫；远志、石菖蒲芳香开窍，皆为佐药。使以甘草，调和药性。诸药配伍，以成镇惊安神、息风化痰之方。

无 名 方

治小儿惊痫不识人，迷闷，嚼舌仰目方 （《太平圣惠方·卷第八十五·治小儿惊痫诸方》）

组成 牛黄一豇豆大

用法 细研，以蜜水调顿服之。

治小儿惊痫瘈疭又方 （《太平圣惠方·卷第八十五·治小儿惊痫诸方》）

组成 熊胆两豆大

用法 研和乳汁，及竹沥服之。

治小儿卒得惊痫方 （《太平圣惠方·卷第八十五·治小儿惊痫诸方》）

组成　上蛇黄

用法　以温水磨服之。

治小儿痫方 （《幼幼新书·卷第十一·一切痫第八》引《子母秘录》方）

组成　鳖甲（炙令黄色）

用法　上捣为末，取一钱乳服，亦可蜜丸如小豆大服。

治小儿痫方 （《幼幼新书·卷第十一·一切痫第八》引《子母秘录》方））

组成　刮青竹茹（三两）

用法　上以醋三升，煎一升，去滓。服一合。兼治小儿口噤体热病。一方只用竹沥一合，温与儿服之。

治卒得痫方 （《幼幼新书·卷第十一·一切痫第八》引葛氏《肘后方》方）

组成　钩藤　甘草（炙）

用法　上各二分，水五合，煮取二合。服如小枣大，日五夜三。

疗卒得痫方 （《幼幼新书·卷第十一·一切痫第八》引《婴孺》方）

组成　蚯蚓（七个，日死者）

用法　上取置新竹筒内，入水一升，并蚯蚓炭火内煨，水沸消尽蚯蚓，去滓澄清。每发即饮之，不服三两度，立瘥。余当舍诸儿服之，皆验也。

治孩子惊痫，不知迷闷，嚼舌仰目者方 （《幼幼新书·卷第十二·惊痫第二》）

组成　犀角（水牛角代）末半钱匕

用法　水三大合，服之，立效。

治小儿惊痫方 （《幼幼新书·卷第十二·惊痫第二》引《婴孺》方）

组成　露蜂房—个

用法　上以五升水煎令浓赤。浴儿，三四日一遍。

治小儿痫方 （《幼科证治准绳·集之二·肝脏部·痫》）

组成　甘遂末一钱　猪心一个

用法　将猪心劈作两片，入药在内，以线缚定，外湿纸包裹，入文武火煨熟，不可过度，取药细研，入辰砂末一钱，和匀，分作四丸。每服一丸，猪心汤化下，再服另取猪心煎汤。

治五痫得效方 （《幼科证治准绳·集之二·肝脏部·痫》）

组成　露蜂房（焙）　石绿各一两　桂心　远志（去心）　人参各半两　朱砂一钱

用法　上为末，粥丸，如桐子大。每服二三十丸，白汤下。

治痫方 《保幼新编·痫》

组成　黑豮猪心　菖蒲

用法　黑豮猪心，以竹刀劈开，入九节菖蒲末煮汤，每日空心送下二三钱，神效。

五痫外治法 （《幼科切要·痫症门》）

组成　竹沥　姜汁

用法　灌之。

惊　风

　　惊风以临床出现抽搐伴有神昏为主要症状，是小儿时期常见的急重病证。其中，起病急骤，以痰、热、惊、风为特征，属热属实者谓之急惊风，多由外感时邪疫疠，内蕴痰热食积以及暴受惊恐引起，治宜清热、豁痰、镇惊、息风；来势缓慢，以反复抽痉、昏迷或瘫痪为主症，属寒属虚者名曰慢惊风，多系脾胃受损，土虚木旺化风，或热病阴血受累，风邪入络，亦或先天不足，肾虚肝旺，治当补虚治本为主，佐以息风止痉。正如宋代儿科名医钱乙在《小儿药证直诀·脉证治法》中所云"急惊合凉泻，慢惊合温补。"

有 名 方

牛黄丸（《太平圣惠方·卷第八十五·治小儿慢惊风诸方》）

主治　小儿慢惊风，发歇不止。

组成　牛黄（细研）半两　天竺黄（细研）半两　犀角屑半两　川芎一分　人参（去芦头）一分　白茯苓一分　麝香一钱　龙脑（细研）半钱　胡黄连半两　丁香一分　钩藤一分　龙齿（细研）一分

用法　上件药捣罗为末，用水蜜和丸，如绿豆大，每服粥饮下三丸。量儿大小以意加减。

方解　方中牛黄性凉，其气芳香，清心凉肝，息风止痉，豁痰开窍，为君药。天竺黄清热化痰，清心定惊；犀角（水牛角代）清心解毒定惊；胡黄连清热泻火解毒，共为臣药。君臣合用，凉肝息风，清心开窍之功显著。钩藤清热平肝，息风止痉；龙齿镇惊安神；麝香、龙脑（即冰片）芳香走窜，善通诸窍，为开窍醒神之要药；丁香行气解郁，川芎活血行气，两药行气活血宣通，助麝香、龙脑开窍醒神；人参、茯苓益气健脾，补虚扶正，以上皆为佐药。蜂蜜，和胃调中，调和诸药，为使药。诸药合用，凉肝息风，清心开窍，兼以补虚扶正，用治慢惊风多为急惊风转成，患儿痰热内生，引动内风，发为急惊，反复发作，正气损伤，余邪未尽，故成虚实夹杂之证，但所治病证仍以实为主。

天竺黄散（《太平圣惠方·卷第八十五·治小儿慢惊风诸方》）

主治　小儿慢惊风，体热搐搦。

组成　天竺黄（细研）半两　川大黄（锉碎，微炒）三分　天麻半两　柏枝（微炙）半两　蝉壳（微炒）一分　白附子（炮裂）一分　郁金半两　干蝎（微炙）一分

用法　上件药捣细罗为散，不计时候，以乳汁调下一字，量儿大小加减服之。

回生丹（《太平圣惠方·卷第八十五·治小儿慢惊风诸方》）

主治　小儿慢惊风，痰涎壅闷，发歇搐搦。

组成　天麻一分　白附子（炮裂）一分　白僵蚕（微炒）一分　桃胶①一分　天南星（炮裂）一分

用法　上件药捣罗为末，以烂饭和丸，如黍米大。每服以温薄荷酒下三丸。量儿大小加减服之。

方解　方中天麻润而不燥，主入肝经，长于平肝息风，"主头风，头痛，头晕虚旋，癫痫强痉，四肢挛急"（《本草汇言》）；天南星燥湿化痰、祛风定惊，善治"惊痫，口眼㖞斜"（《本草纲目》），两药化痰息风为君药。白僵蚕化痰息风止痉，白附子燥湿化痰、祛风止痉，加强君药化痰息风止痉之力，为臣药。桃胶善通津液，助祛湿化痰之力，为佐药。

追风丸（《太平圣惠方·卷第八十五·治小儿急惊风诸方》）

主治　小儿急惊风甚者。

组成　川乌头（炮裂，去皮脐）一两　干蝎（微炒）一分　白僵蚕（微炒）一分　白附子（炮裂）半分　干姜（炮裂，锉）半分　天南星（炮裂）半分

---

①　桃胶：为蔷薇科植物桃或山桃等树皮中分泌出来的树脂。出自《名医别录》。

用法　上件药捣罗为末，煮槐胶和丸，如黍粒大，不计时候，以温酒下五丸。量儿大小以意加减。

方解　川乌头辛热升散苦燥，善祛风散寒，温经通络；天南星性温而燥，温化寒痰，祛风解痉。二药合用，既祛风寒、化痰涎，又通经络、止惊搐，共为君药。臣以干姜助乌头温经散寒；白附子辛散，协天南星祛风化痰、通络止痉。全蝎、白僵蚕为佐，搜风通络，祛风止痉。诸药合用，共收祛风散寒化痰、温经通络止痉之效。

蟾酥丸 （《太平圣惠方·卷第八十五·治小儿急惊风诸方》）

主治　小儿急惊风，口噤搐搦，多涎，闷乱。

组成　蟾酥（研入）半钱　干蝎（微炒）一分　白附子（炮裂）一分　龙脑（细研）半钱　麝香（细研）半钱　朱砂（细研）二钱　青黛（细研）一钱

用法　上件药捣罗为末，都研令匀，以猪胆汁和丸，如绿豆大。先用奶汁化破一丸，滴在鼻内，良久如嚏得数声，即便以薄荷汁下一丸。不嚏者难治。看儿大小临时加减。

方解　《幼科发挥》指出："急惊风者，肝风甚而心火从之。"小儿纯阳之体，感邪易从热化，热灼痰生，蒙蔽清窍，引动肝风则见惊厥、神昏等证。治当清心开窍，化痰息风。方中蟾酥为君，辟秽化浊，滴鼻中催嚏开窍醒神。朱砂清心解毒，镇惊安神；青黛清泻心肝，治"小儿诸热，惊痫发热"（《开宝本草》），两药清心凉肝，祛致病之因，共为臣药。麝香、龙脑芳香开窍化浊，助蟾酥开窍醒神之功；热灼痰生，辅以全蝎、白附子化痰通络止痉，以上为佐药。猪胆汁为丸，取其"清心脏，凉肝脾"，为佐使药。临证为奏速效，一丸外用取嚏，一丸内服，内外并治，而收清心开窍，化痰息风之效，使热毒清，窍闭开，痰浊祛，肝风息，则诸证愈。

大天南星丸 （《太平惠民和剂局方·卷之十·治小儿诸疾》）

主治　小儿急慢惊风，涎潮发搐，目睛上视，口眼相引，牙关紧急，背脊强直，精神昏塞，连日不省。

组成　龙脑（研）　牛黄（研）　乳香（研）各一钱　天南星（牛胆制者）半两　人

参 天麻（去芦） 防风（去芦）各一分 朱砂（研）三钱 干蝎（汤浸润，去土，微炒，为末）十四个 麝香（研）一钱半

用法 上件研杵令匀，炼蜜和丸，如大鸡头大。每服一丸，荆芥薄荷汤化下。量儿大小以意加减服，不计时候。

方解 本方通治小儿急慢惊风，属痰热内盛、内闭心窍、引动肝风之证。方用胆南星为君，味苦性凉，长于清热化痰、息风定惊，《本草正》谓其"治小儿急惊，实痰实火壅闭上焦"。牛黄凉肝息风，化痰开窍；麝香、龙脑芳香开窍醒神，共为臣药，助君药清化痰浊、息风止痉、开窍醒神。朱砂清心解毒，镇惊止痉；全蝎、天麻、防风息风止痉；乳香活血行气宣通，助麝香、龙脑开窍启闭；少用人参，补虚扶正，防诸辛散之品太过而耗散真元，上六味皆为佐药。诸药合用，共奏清热化痰、开窍定惊之功。

辰砂茯神膏《太平惠民和剂局方·卷之十·治小儿诸疾》

主治 小儿急慢惊风，潮涎搐搦，手足抽掣，心膈烦躁，及疗惊啼，睡不宁贴，腹中疼痛。

组成 酸枣仁（净，去壳） 代赭石（烧，醋淬，研） 乳香（炙，别研）各一两 茯神（去木）一两半 朱砂（研飞）半两 麝香（研）一钱

用法 上为细末，炼蜜丸，如鸡头大。每服一丸，用金银薄荷汤研下，更量岁数加减与服。常服镇心、安神、定志。此药比他惊药大不同，温平不冷。

方解 小儿神智怯弱，心肝俱虚，易受惊恐，而致神明受扰，肝风内动。治宜安神定惊。方中茯神、朱砂为君，茯神宁心安神，"主惊痫，安神定志"（《药性论》）；朱砂镇心安神，重镇解痉，二药配伍，安神定惊之功著。臣以酸枣仁，助茯神以养心安神，又可补养肝血；代赭石质地重坠，协朱砂镇心安神、镇肝息风。麝香芳香走窜，通闭开窍醒神；乳香活血行气宣通，助麝香开窍，为佐药。蜂蜜益气和中，调和药性，为使药。以金银薄荷汤下，增其镇静安神之效。诸药合用，共奏安神定惊之功。

瓜蒌汤 《小儿药证直诀·卷下·诸方》

主治 慢惊。

组成 瓜蒌根二钱 白甘遂一钱

用法 上用慢火炒焦黄色，研匀，每服一字，煎麝香薄荷汤调下，无时。凡药性虽冷，炒焦用之，乃温也。

方解 《小儿药证直诀》载："因病后或吐泻，脾胃虚损，遍身冷，口鼻气出亦冷，手足时瘛疭，昏睡，睡露睛。此无阳也，瓜蒌汤主之。"认为小儿吐泻之后，脾胃亏虚，肝木乘虚，风自内生，发为慢惊。治疗当温补为主。是方瓜蒌根甘寒，清热泻火，润燥生津，化痰散结；白甘遂（即蚤休）凉肝泻火，息风定惊。两药皆寒凉之品，药证不符。故李时珍质疑："阴证……殊不恰当"，"阳证则可"。以药测证，临证应治疗小儿高热、惊风抽搐，若以之治疗慢惊，取其治标之意。

病案 东都王氏子，吐泻，诸医药下之，至虚，变慢惊。其候，睡露睛，手足瘛疭而身冷。钱曰：此慢惊也，与瓜蒌汤。其子胃气实，即开目而身温。（宋·钱乙. 小儿药证直诀 [M]. 北京：人民卫生出版社，1955：12）

宣风散 《小儿药证直诀·卷下·诸方》

主治 小儿慢惊。

组成 槟榔二个 陈皮 甘草各半两 牵牛四两（半生半熟）

用法 上为细末，三二岁儿，蜜汤调下五分，以上一钱，食前服。

方解 本方治疗小儿慢惊多由病后或吐泻，或寒凉药物伤损脾胃，脾虚生痰，痰盛则生风。治疗当用理脾祛痰。方中牵牛苦寒，消痰涤饮，以痰祛脾健风息，重在治标，为君药。陈皮理气燥湿、醒脾和胃，炙甘草益气健脾，两药相合，健运脾胃，治病求本，为臣药。槟榔"消水谷，除痰癖"（《本草新编》），加强牵牛子消痰涩之功，为佐药。本方扶正祛邪，标本兼顾，使脾胃健运，痰浊去除而证自除。

青州白丸子 （《阎氏小儿方论》）

主治 小儿惊风，大人诸风。

组成 半夏 （生）七两　天南星 （生）三两　白附子 （生）二两　川乌头 （生，去皮脐）半两

用法 上捣罗为细末，以生绢袋盛，用井花水摆。未出者，更以手柔令出，如有滓更研，再入绢袋摆尽为度。放瓷盆中，日晒夜露至晓，弃水，别用井花水搅，又晒，至来日早，再换新水搅。如此春五日，夏三日，秋七日，冬十日。一法四时只浸一宿。去水晒干后如玉片，研细，以糯米粉煎清粥，丸绿豆大。每日三五服，薄荷汤下；大人每服二十丸，生姜汤下。瘫痪、风温，酒下。并不以时候服。

方解 本方治证是由风痰壅闭而致。治宜祛风痰，通经络。痰之生，由于湿，方用天南星辛温性燥，既能燥湿化痰，又善祛风解痉，为君。臣以半夏燥湿化痰之功益著。白附子辛温，祛风痰而止痉，可加强君臣药之力；痰之滞，因于寒，以辛热之川乌头，祛风散寒，以助痰消，共为佐药。四药皆生用，作用峻猛，以姜汁下，制诸药之毒，为佐使药。诸药合用，共奏祛风痰、通经络之功。

夺命散 （《幼幼新书·卷第九·急慢惊风第一》引《谭氏殊圣》方）

主治 小儿急慢惊风，牙关紧急，眼睛上视，胃中胀，时发气，众药不可治。

组成 干蝎 （一个，足、尾、头、甲全用，少皆不妨）

用法 上用大薄荷叶包定，上用麻绵缚之，用炭火炙薄荷连蝎香熟，为末，入麝香一字，再合研为末。每服一字，腊茶清调下。如病大吃半钱，更看儿女岁数多少加减。

方解 "诸风掉眩，皆属于肝"。肝风内动，易致抽搐，故应以平肝息风止痉为要。方中全蝎主入肝经，性善走窜，既平息肝风，又搜风通络，息风止痉之功尤著，是为君药。臣以麝香芳香开窍通闭。薄荷疏风散热，散肝经气分之郁，《本草衍义》谓"小儿惊风，壮热，须此引药"，为佐使。三药配伍，共收平肝息风止痉之功。

睡脾散 （《幼幼新书·卷第九·急慢惊风第一》引《聚宝方》方）

主治 小儿急慢惊风。

组成 桑螵蛸四个　干薄荷叶　干蝎（全者）　人参　干山药　天南星（炮）半夏（生姜汁浸，焙）各一分

用法 上七味为细末。每服半钱，麝香粟米饮下。

方解 本方主治小儿脾肾亏虚，肝木乘虚，虚风内生所致惊风，尤以小儿慢惊为主。治宜健脾补肾，燥湿化痰，息风止痉。方中人参甘温，补气健脾；桑螵蛸甘咸入肾，补肾固精。二者合用，健脾补肾以治本，共为君药。脾虚聚湿生痰，肝风夹痰内扰，故臣以天南星燥湿化痰，祛风通络；全蝎善通经络以息风止痉。君臣合用，标本兼顾。佐用山药健脾补肾；半夏燥湿化痰；薄荷清利头目，"小儿惊风，壮热，须此引药"（《本草衍义》）。

黑虎子惊药 （《幼幼新书·卷第九·急慢惊风第一》引《王氏手集》方）

主治 急慢惊风，天瘹似痫者，并皆神效。

组成 天麻　蝎尾　京墨　白附子　脑麝以上各一钱　珍珠（末）半两　金银箔各十片

用法 上件十味碾细，以白面十钱，滴井花水调作薄生糊，为丸如鸡头大或樱桃大。每服一丸，薄荷汤化下。

神效丸 （《幼幼新书·卷第九·急慢惊风第一》引《吴氏家传》方）

主治 小儿急慢惊风。

组成 蛇蜕皮（头、尾全要，纹细者，新瓦上烧成灰，研为细末）半钱　人参（紧实者，）一钱　天南星（去皮、脐，生用）五钱　麝香半钱

用法 上面糊丸如绿豆大。每服二十丸，麝香米饮下，日午夜卧。

方解 本方所治为风痰阻络之惊风。治宜祛风化痰，通络止痉。方中重用天南星燥湿化痰，祛风止痉，是为君药。臣以蛇蜕皮功善祛风通络。人参甘温补气，健脾助运，以扶正祛邪；麝香走窜性强，通闭开窍，二者均为佐药。诸药配伍，共奏祛风化痰、通络止痉之功。

通顶散（《幼幼新书·卷第九·急慢惊风第一》引《吉氏家传》方）

主治　急慢惊风，眼目上视，手足搐搦，牙关不开。

组成　藜芦

用法　不拘多少，为细末。用竹管吹少许入左右鼻，候苏，服三黄散并和气。

方解　本方主治证是因痰蒙神窍、肝风内动所致，急当通关开窍。方中独用一味藜芦涌吐风痰，且能"通顶，令人嚏"（《本草图经》），功在通关开窍以醒神。

已风丹（《幼幼新书·卷第九·急惊风第二》引张涣方）

主治　急惊风。

组成　白僵蚕　干全蝎　白附子各半两　防风　天竺黄（细研）　钩藤各一两

用法　上件为细末，炼蜜和丸鸡头大。每服一粒至二粒，点麝香荆芥汤化下。

方解　方中钩藤性凉入肝，善清热凉肝、息风止痉，为君药。臣以全蝎，长于祛风止痉；天竺黄清热化痰，定惊止痉。佐以白僵蚕、白附子祛风化痰，通络止痉；防风辛散入肝，祛风解痉。诸药相合，共奏清热凉肝、化痰息风之功。

钩藤散（《幼幼新书·卷第九·急惊风第二》引《石壁经》方）

主治　急惊风。

组成　钩藤　天竺黄　犀角屑　蝉蜕　甘遂（煨）　甘草（炙黄）

用法　上各等分为末。每服半钱，金银薄荷汤调下，日进四服。

方解　本方主治急惊风，多由温热时邪，未能及时外泄，内陷心肝，灼津炼液成痰，以致痰热壅滞，肝风内动而发。治宜凉肝息风，清热化痰。方用钩藤性凉，清泄肝热，息风止痉，为君药。蝉蜕甘寒，协君药凉肝息风止痉之功益著；天竺黄甘寒，清热化痰，清心定惊，二者共为臣药。佐以犀角（水牛角代）清热定惊安神；甘遂攻逐痰涎，以助天竺黄祛痰之力。炙甘草益气和中，防诸寒凉药败伤脾胃，且能调和药性，为佐使之用。

龙齿膏 （《幼幼新书·卷第九·急惊风第二》引《赵氏家传》方）

主治 小儿急惊。

组成 龙齿（水研，飞过）半两　干山药　川甜硝　人参　寒水石（炭火烧，水飞）　甘草（炙）各一两　朱砂二钱　脑、麝一钱

用法 上件为细末。熟蜜和为三剂，三岁儿可服鸡头大，用薄荷汤化下。

方解 本方证因热邪炽盛，内陷心包，热盛动风所致。治宜清热镇心，息风止痉。方用龙齿，入心肝经，甘凉质重，长于镇惊安神，清热除烦，为君药。寒水石辛而大寒，清热泻火；硝石泻热通便，且二药皆金石重镇药，共助君药镇心安神、清热泻火之力，为臣药。佐以朱砂甘寒质重，重镇安神，清泻心火；脑子（即冰片）、麝香开窍醒神。方中多寒凉重坠之品，恐伤胃气，故又佐以人参、山药、炙甘草益气健脾，护胃安中。甘草另能调和药性，兼为使药。诸药配伍，共奏清热镇心、息风止痉之功。

脾风膏 （《幼幼新书·卷第九·慢惊风第三》引《孔氏家传》方）

主治 小儿一切伤风及慢惊。

组成 天麻（酒浸一宿，切焙为末）　朱砂（别研）　人参（末）　川芎（末）各一钱　干蝎梢（炒为末）　白僵蚕（直者，炒为末）各三七个　牛黄　龙脑（各别研）一字　麝香（别研）半钱

用法 上件九味一处又研匀，炼蜜为膏。每服半皂子大，荆芥葱汤化下。神妙。

方解 本方证是因脾虚生痰，痰浊内闭心包，引动肝风而致。治宜健脾益气，平肝息风，豁痰开窍。方中天麻甘平柔润，入肝经，尤善平肝息风以止痉；人参甘温，补气健脾以扶正，共为君药。臣以蝎梢、白僵蚕息风定搐，助天麻息风止痉。佐用朱砂镇心安神；牛黄豁痰开窍；麝香、龙脑芳香开窍；川芎活血行气温通，助麝香、龙脑开窍之力。诸药合用，共奏健脾益气、平肝息风、豁痰开窍之功，标本兼顾，但偏于治标。

儿科常见病通治方精义·惊风

琥珀散 《《婴童百问·卷之二·急惊第十五问》）

主治 小儿急慢惊风，涎潮昏冒，目瞪搐搦，惊吊肚疼，及和顺痘疮，小可惊哭，眠卧不安，入口立效，惊痫时攻发作，常服永除病根。

组成 辰砂一钱半　琥珀　牛黄　天麻　僵蚕（炒，去丝嘴）　蝎（去毒）　白附子　乳香　蝉蜕各一钱　麝香半钱　代赭石（煅，醋淬七次）一钱　片脑一字　牛胆南星一字

用法 上为末，三岁一钱，薄荷汤下，慢惊加附子一分。

聚宝丹 《《婴童百问·卷之二·慢惊第十六问》）

主治 慢惊风。

组成 人参　茯神　琥珀　天麻　僵蚕（炒）　防风　南星　生白附子　全蝎（炙）　乌蛇肉（酒浸焙）各一钱　朱砂半钱　麝香少许

用法 上为末，炼蜜丸，桐子大，每服一丸，菖蒲汤调下。

方解 本方治证是因脾虚肝旺生风所致。治宜补气健脾，平肝息风。方用人参甘温入脾，补气健脾；天麻味甘质润，平肝息风止痉。二者配伍，既能补脾以治本，又可平肝息风以治标，共为君药。茯神协人参以健脾宁心；全蝎、僵蚕与天麻伍用以息风止痉，均为臣药。佐以南星、白附子祛风化痰解痉，乌蛇肉、防风祛风通络止痉，四药相合，祛风解痉之功显著。又伍用朱砂、琥珀质重而镇，镇惊安神；麝香辛温走窜，通闭开窍醒神，亦为佐药。诸药合用，标本兼顾，共奏补气健脾、平肝息风之功。

醒脾散 《《幼科发挥·卷一·急慢惊风》）

主治 慢惊。

组成 人参　陈皮　甘草　白术　白茯苓　全蝎　半夏曲　木香各三钱五分　白附子（炒）四个　南星（姜汤泡）一个　陈仓米一百粒

用法 上为末，每服一钱，枣三枚，姜三片，水煎。

方解 小儿慢惊多由脾胃亏虚，土虚木旺化风所致。治当益气健脾平肝。方中用六君子汤（人参、白术、茯苓、甘草、陈皮、半夏）益气健脾，燥湿化痰，既助运以复脾虚之本，又杜生痰之源。

配以木香化湿醒脾，行气和胃；陈仓米健脾和胃。全蝎平肝息风止痉；白附子、南星相伍，善祛风痰而止痉。煎煮时少加生姜、大枣以调和脾胃。诸药合用，共奏益气健脾、平肝息风之功，标本兼治，虚实兼顾，以补虚治本为主。

观音散 （《幼科发挥·卷一·急慢惊风》）

主治 慢惊。

组成 全蝎（去毒炒）十个　天麻（煨）　防风　白芷　黄芪　甘草　白茯苓各二钱五分　人参二钱　扁豆（姜汁炒）一钱五分

用法 上为末，枣汤下。

方解 本方主证为脾虚慢惊。小儿脾常不足，土虚木贼，木旺而化风。治宜益气健脾，息风止痉。方中黄芪、人参甘温益气，健脾助运，扶土抑木，为君药。天麻、全蝎平肝息风止痉，为臣药。茯苓、扁豆健脾渗湿，助黄芪、人参补脾之功；防风、白芷息风止痉，助天麻、全蝎息风之力，同为佐药。甘草益气和中，调和药性，为佐使之用。诸药合用，健脾益气，平肝抑木，以成标本兼顾之剂。

琥珀抱龙丸 （《幼科发挥·卷一·急慢惊风》）

主治 小儿诸惊，四时感冒，寒温风暑，瘟疫邪热，躁烦不宁，痰嗽气急，及疮疹欲出发搐。并宜服之。

组成 真琥珀一两五钱　天竺黄一两五钱　白檀香一两五钱　人参一两五钱　朱砂五钱　白茯苓一两五钱　粉草（去筋）三两　南枳实一两　枳壳（麸炒）一两　牛胆南星一两　淮山药一两　金箔（大者，为衣）一百片

用法 上各制取末和匀，用腊雪溶水，如无雪，取新汲或长流水，杵为丸，如芡实大，约重五分，阴干。每服一丸，煎薄荷汤下。

方解 小儿肝常有余，心神怯弱，暴受惊恐则发为抽痉、惊跳、烦躁等证。治当镇惊安神。方中琥珀质重而镇，善镇惊安神，为君药。臣以朱砂甘寒质重，清心安神，镇惊止痉。君臣配伍，彰显镇惊安神之功。天竺黄、胆南星清热化痰，清心定惊，亦为臣药。惊则气乱，恐则气下，伍以檀香、枳实、枳壳理气调中；人参、茯苓、山药、甘草益气健脾，扶土抑木，共为佐药。甘

草调和诸药，兼为使药。原方以金箔为衣，取其重镇安神之效。全方配伍，共收镇惊安神、清热化痰之功，重在安神治标。

病案　汪元津子，年五岁，伤食成疟，疟后发搐，乃脾虚病也。万曰：凡治惊风，必用泻青丸、导赤散，虽良工不能废其绳墨也。今此症不可泻，宜用调元汤、琥珀抱龙丸。如言服之而搐止，但目不能开，昏昏喜睡，盖脾虚极矣。脾主困，故喜睡。目之上下胞属脾，脾虚故不能开也。仍以调元汤补其虚，琥珀抱龙丸安其神。脾喜乐，命平日所与作伴嬉戏者，环列床前，取鼓钹诸器击之，或歌或舞以引之（设法亦善），病儿之目乍开乍闭，以渐而苏，不喜睡矣。（清·魏之琇. 续名医类案［M］. 北京：人民卫生出版社，1957：757）

大安神丸 (《保幼新编·急惊》)

主治　急慢惊。安神定惊，又能治心热夜啼。

组成　酸枣仁 (去皮，研粉，炒)　甘草 (炙) 各五分　白僵蚕　桔梗尾各一钱二分半　人参　赤茯苓　白术　朱砂　麦门冬 (去心)　木香　代赭石 (醋煮，此方真品难得，代入雄黄一钱亦可) 各二钱半　全蝎 (姜炒) 三枚　金银箔 (各三片)

用法　蜜丸梧子大，金银箔为衣，薄荷汤化下一二丸。此剂性味和平，且兼补泻，惊风新瘥后作丸或作汤，常常服之可也。

方解　小儿肝常有余，心神怯弱，暴受惊恐，以致神明受扰，肝风内动。治宜安神定惊，息风止痉。方中酸枣仁养心益肝，安神定惊；朱砂质重而镇，镇惊安神，共为君药。代赭石质重镇惊安神，协君药使全方安神定惊之力增强；僵蚕、全蝎专入肝祛风，定惊止痉，三药为臣。麦冬清心除烦安神；金银箔镇心安神；肝旺易克伐脾土，故佐以人参、茯苓、白术补气健脾，木香芳香醒脾。桔梗为舟楫之品，载药上行，与赭石、朱砂等相合，升降并用，调畅气机。甘草益气和中，兼能调和药性，为佐使之用。

黄芪汤 (《万病回春·卷之七·慢惊》)

主治　小儿慢惊风之神药也。

组成　黄芪 (蜜水炒) 二钱　人参三钱　炙甘草五分　加白芍 (炒) 一钱

用法　上锉一剂，水煎，食远服。

方解　本方是为脾虚慢惊而设。"缓则治本"，当以益气补脾为法。方中黄芪甘温入脾，功善补益脾气，为君药。臣以人参可助君药益气补脾之效。炙甘草甘平，亦可益气和中，为佐药。如加白芍，益阴养血，柔肝缓急以舒筋，亦为佐药。是方虽治慢惊，然无一味息风止痉之品，重在益气补脾，实寓"治病求本"之意。

保童丹 （《鲁府禁方·卷三康集·小儿惊风》）

主治　小儿急慢惊风，痰咳嗽喘满，不进乳食，虫疳积热，膨胀等病，亦皆治之。

组成　陈枳壳 （去瓤，用巴豆七粒，去壳入内，十字缚定，好醋反复煮软，去巴豆，切片焙干，余醋留煮糊） 五对（大者）　三棱 （煨）　莪术 （煨）各五钱　金箔十片　朱砂 （另研）二钱

用法　上为细末，以前醋面糊为丸，如绿豆大，朱砂为衣。小儿未及一周一丸，以上三丸，三岁以下七丸，用薄荷、灯心、金银环同煎汤下。如不能吞者，磨化与服，大效。

方解　"搐始于气"，"治搐之法，贵以宽气为妙，气顺则搐停"（《活幼心书》）。方中枳壳为君，辛行苦降，破气除痞，化痰消积，使"气下则痰喘止，气行则痰满消"（《本草纲目》），为君药。莪术、三棱同入血分、气分，破血逐瘀，行气化积，共作臣药。君臣合用，破气逐瘀之功益著。朱砂、金箔重镇安神，定惊止痉，为佐。全方理气、逐瘀、镇惊、安神之法并用，用治气机不畅，痰瘀食积闭阻所致惊风诸证皆可获效。

紫金锭子 （《原幼心法·附录》）

主治　小儿急慢惊风，大有神效。

组成　人参　茯苓　茯神　辰砂　山药　乳香　赤石脂 （醋火煅七次）　白术各一钱　麝香一钱　金箔 （为衣）

用法　上用末，以糕一两为丸，薄荷汤磨服。

方解　本方以治脾胃气虚，肝旺化风之慢惊风为宜。治宜补气健脾，镇惊止痉。方用人参、茯苓、白术甘温补气，健脾助运以治本，

共为君药。朱砂重镇安神，镇惊止痉；茯神养心安神，二药伍用，安神定惊之力增强，为臣药。山药甘平入脾，益气健脾；赤石脂甘温调中；金箔质重安神；麝香芳香走窜，通窍醒神；乳香辛香行气活血，助麝香开窍启闭，上五味均为佐药。诸药合用，共奏补气健脾、镇惊止痉之功，标本兼顾，以补虚治本为主。

天麻散 《幼科证治准绳·集之二·肝脏部》

主治 小儿急慢惊风，及大人中风涎盛，半身不遂，言语艰涩，不省人事。

组成 半夏七钱　天麻二钱半　甘草（炙）　茯苓　白术各三钱

用法 上，用水一盏，入瓷罐内煮药，令水干，将老姜三钱同煮，候干，为细末。每服一钱五分，姜枣汤调下。

方解 本方主治证是因风痰上扰而致。脾虚不运，聚湿生痰，痰阻清阳；又土虚木横，木贼生风，肝风夹痰上扰清空。治宜化痰息风，健脾祛湿。方中半夏辛温，燥湿化痰，意在治痰；天麻甘平，入肝以平肝息风，旨在治风。二药合用，为化痰息风之常用组合，共为君药。白术甘苦性温，健脾燥湿以治生痰之本，为臣药。君臣配伍，标本同治。茯苓甘淡性平，健脾渗湿，与白术伍用，健脾祛湿之功益著，共杜生痰之源，是为佐药。加老姜同煮，取其宣散水气以消痰，兼制半夏毒性，亦为佐药。使以甘草益气和中，并能调和药性；煎加姜、枣调和脾胃。诸药合用，共奏化痰息风、健脾祛湿之功。其配伍特点是风痰并治，标本兼顾，以化痰息风治标为主，健脾祛湿治本为辅。

真方白丸子 《婴童类萃·上卷·急慢惊风论》

主治 小儿急慢惊风，及麻木、瘫痪、风痰、膈壅之疾。

组成 半夏（汤泡）　南星（洗焙）　白附子（炮）　川乌（炮，去皮脐）　明天麻　全蝎各等分

用法 为末，姜汁打糊为丸，如前用法。小儿惊风，生姜薄荷汤下。

方解 本方是在青州白丸子（《阎氏小儿方论》）基础上加天麻、全蝎

而成，增强平肝息风止痉之功。

清火散惊汤 （《慈幼新书·卷七·惊》）

主治 急惊风。

组成 白芍_{一钱} 白术 栀子 柴胡_{各三分} 茯苓_{二分} 陈皮 甘草 半夏_{各一分}

方解 本方治证是因肝脾不和，内有郁热，引动肝风所致。治宜清热泻火，疏肝健脾。方中栀子苦寒，清热泻火，为君药。柴胡疏肝解郁，条达肝气；白芍益阴养血，柔肝缓急，且防柴胡劫肝阴，二者共为臣药。肝病易于传脾，故以白术、茯苓、甘草健脾益气，以扶土抑木；脾虚生痰，又伍用半夏、陈皮燥湿化痰，上药均为佐药。甘草调和药性兼为使用。

蜜犀丸 （《串雅内编·卷一·截药总治门》）

主治 治半身不遂，口眼㖞斜，语言不利。小儿惊风抽搐等症。

组成 槐花 _(炒) 四两 当归 川乌 元参 _(炒) 各二两 麻黄 茯苓 _(乳拌) 防风 薄荷 甘草_{各一两} 猪牙皂角 _(去皮弦子，炒) 五钱 冰片 _(另研) 五分

用法 先以前十味研细末，后入冰片，和匀蜜丸樱桃大，每服一丸，小儿减半，细嚼清茶送下。

方解 本方治证是因风邪入中肝经，郁而化热，肝风内动所致。治宜清肝泻火，祛风止搐。方中槐花味苦微寒，入肝经以清肝泻火，重用为君。元参苦咸性寒，清热泻火，且能滋阴；与养血活血之当归相伍，以防阴血耗伤，共为臣药。君臣合用，既增清肝泻火之功，又使祛邪不伤正。川乌辛散温通，通关开腠以祛风邪，与麻黄、防风、薄荷诸品伍用，辛散祛风之力增强；茯苓健脾助运；猪牙皂角、冰片味辛气香，尤善开窍醒神。上七味皆为佐药。使以甘草、白蜜，甘缓和中，兼调和药性。全方诸药相合，共奏清肝泻火、祛风止搐之功。

无 名 方

治小儿急慢惊风方（《幼幼新书·卷第九·急慢惊风第一》引《谭氏殊圣》方）

组成 朱砂—钱　金头蜈蚣不计多少　全蝎不拘多少

用法 上件三味为末。每服半字，鼻内嗜之。

治小儿惊风方（《幼幼新书·卷第九·急慢惊风第一》引《保生信效方》方）

组成 芭蕉自然汁

用法 时时呷一两口，甚者服及五升，必愈。

通治小儿急慢惊风，手足搐搦，日数十发，摇头弄舌，百治不效，垂困方（《幼幼新书·卷第九·急慢惊风第一》引《旅舍备用》方）

组成 蛇蜕皮—分　牛黄（研）—钱

用法 上以水一盏，先煎蛇皮至五分，去滓，调牛黄，顿服，五岁以上倍服。

治小儿急慢惊风药方（《幼幼新书·卷第九·急慢惊风第一》引《谭氏殊圣》方）

组成 大天南星—个

用法 剜空，中入干蝎一个、朱砂一豆许在内，却倾上剜下者天南星末在上，以厚面裹，煨黄熟。未得开，留至来日，去面不用，取南星等并刮下面上南星末，同研细。儿小，用冬瓜子二十四个煎汤，调下半钱；儿大，即用水一盏半，药二钱同煎，放温，两次服尽。小儿不入食，每半钱，用冬瓜子汤调下，便进食。人家常服此药，进食。若专治慢惊风，即以乳香代朱砂。二方皆妙。

三十六种治急惊又方 （《幼幼新书·卷第九·急惊风第二》引《石壁经》方）

组成　钩藤　胡黄连　硝石（别研）半钱　甘草（炙）一分

用法　上为末。每服半钱，麦门冬熟水下。

小儿急慢惊风 （《幼科证治准绳·集之二·肝脏部》）

组成　僵蚕三条　辰砂豆大一粒　全蝎一个　珍珠末一撮

用法　上末，取蓬蒿中小虫儿，每一个研作一丸，如麻子大。每一粒，
　　　用乳汁下。

治小儿惊风方 （《幼科证治准绳·集之二·肝脏部》）

组成　全蝎一钱

用法　不去头尾，用薄荷叶裹，炙干，同研为末，作四服，白汤下。

治小儿惊风方 （《幼科证治准绳·集之二·肝脏部》）

组成　僵蚕　蝎梢等分　天雄尖　附子尖共一钱

用法　炮过为末。每调一字，姜汤调下。

治小儿急慢惊风方 （《卫生易简方·卷之十二（小儿）·急慢惊风》）

组成　乳香　甘遂等分为末

用法　每服半钱，乳香汤调下，或童便调亦妙。

治小儿急慢惊风又方 （《卫生易简方·卷之十二（小儿）·急慢惊风》）

组成　牛黄一钱

用法　水研细。先以蛇蜕一分，水一盏，煎半盏，滤去滓，调牛黄服，
　　　五岁以上倍服。

治小儿急慢惊风又方 （《卫生易简方·卷之十二（小儿）·急慢惊风》）

组成　青礞石

用法　磨水灌服。

治小儿急慢惊风又方 《卫生易简方·卷之十二（小儿）·急慢惊风》

组成　大黄　朴硝各二钱

用法　为末。每服一字，温茶清或冷水调下。

方解　本方为阳明腑实热结而设。大黄、芒硝两药相须配伍，泻热通
　　　便，使腑气通行，热势顿解，神志自清。

治小儿惊风至重，身战不省人事方 《仁术便览·卷四·小儿诸病》

组成　朱砂一钱　乌梅肉一个　巴豆（去油）一个　南星一钱　麝香少许

用法　为末，姜汁丸麻子大。每岁一丸，乳汁送下，茶清亦可送下。

尿　频

　　小便频数又称尿频，是指小便次数增多，有急迫感而无疼痛的一种病证。若夜起小便多者，宜补肾固阳；数而少为实热，宜淡渗利湿；数而色黄为虚热，宜滋阴补肾；数而多，色白体羸，为真阳虚，升气少而降气多，须补右肾相火。若小便频数或劳而益甚，属脾气虚弱，宜补中益气。

有 名 方

鸡肠散（《幼幼新书·卷三十·小便数第十》引张涣方）

　主治　治因膀胱有热，服冷药过多，小便不能禁止，或遗尿病。

　组成　鸡肠草—两　牡蛎粉三分　龙骨　麦门冬（去心焙）　白茯苓　桑螵蛸各半两

　用法　上件药捣为粗散。每服一钱，水一小盏，入生姜少许，枣二枚，煎至六分，去滓，温服。量儿大小加减。

　方解　本方主治尿频、遗尿乃由热病，过服苦寒及渗利药物，损伤脾阳，由脾及肾，脾肾虚寒，肾虚不固，封藏失职，膀胱无权制约水道，气化不利而致。治疗当温肾补脾，收涩止溺。方中鸡肠草"主遗尿"（《证类本草》），重用为君。臣以桑螵蛸甘咸，补肾助阳，固缩小便，加强君药固缩止遗之效。茯苓健脾渗湿，麦冬养胃生津，生姜、大枣调和脾胃，四药配伍补脾益胃；牡蛎、龙骨收敛固涩，共为佐药。炙甘草补脾益气，调和诸药，为使药。诸药合用，既可温肾补脾，又能固缩止遗，标本兼顾，但重在收涩，以治标为主。

螵蛸散（《普济方·卷三百八十八·婴孩大小便淋秘门》）

　主治　治小便频数，白浊。

　组成　桑螵蛸（炙盐末）　远志（去心）　石菖蒲　龙骨　人参　茯神　当归

鳖甲（醋煮，一方用龟甲）各一两

用法 上末，夜卧时，人参汤调吞。

方解 本方为治心肾两虚，水火不交之小便频数、尿如米泔及遗尿的常用方剂。治疗当调补心肾，涩精止遗。桑螵蛸"功专收涩"（《本经逢原》），取其补肾涩精止遗，为君药。龙骨涩精止遗，镇心安神；鳖甲滋阴潜阳，补益心肾，共为臣药。桑螵蛸得龙骨，涩精止遗之功著，得鳖甲补肾益精之力显。佐以人参甘温大补元气，当归养血和营，二药配伍益气养血。茯神、石菖蒲、远志宁心安神，交通心肾，亦为佐药。诸药合用，涩补并行，心肾并养，标本同治，共奏调补心肾、涩精止遗之功。诸药为散，以人参汤调下，意在加强益气涩精之效。

病案 余某某，女，5岁。1991年2月3日诊。1月前小腹部被男童踢伤，立即小便失禁。6天后活动则欲解小便，日行20～25次，但夜寐或平坐时不需解溲，夜卧欠安，无尿痛、血尿、腹痛、发热等症。曾服氟哌酸、吡派酸无效。无口渴多尿和遗尿病史。查体：发育营养稍差。下腹部及双肾区无叩击痛。外阴无分泌物，会阴无瘢痕。舌淡苔薄白。小便常规和腹部平片均正常。处方：桑螵蛸、炙龟甲各10g，石菖蒲、当归、茯神、益智仁各6g，远志、台乌各3g，龙骨15g。连服3剂后，尿次减至日10次，寐差。复查小便常规仍正常。再3剂后，告愈。随访半年，未复发。（熊茂扬. 桑螵蛸散治疗儿童外伤性尿频［J］. 四川中医，1992，（3）：26）

鹿角霜丸（《证治准绳·类方·小便不禁》）

主治 治上热下焦寒，小便不禁。

组成 鹿角霜

用法 上用鹿角带顶骨者，不拘多少，锯作挺子，长三寸，洗了用水桶内浸，夏三冬五昼夜，用浸水同入锅内煮之，觉汤少添温汤，日夜不绝，候角酥糜为度，轻漉出，用刀刮去皮，如雪白，放在筛子上，候自干，微火焙之，其汁慢火煎为膏，候角极干，为细末，酒糊和丸如桐子大。每服三四十丸。

方解 本方主治下元虚寒之小便不禁。治疗当温肾祛寒，缩尿止遗。方中鹿角霜一味，味咸性温，可补肾助阳，并具收敛之性，能涩精止遗，标本兼顾。

菟丝子散 (《奇效良方·卷三十六·遗溺失禁门》)

主治　治小便多或不禁。

组成　菟丝子二两（酒浸三日，曝干，别捣为末用）　牡蛎（烧为粉）　附子（炮，去皮脐）　五味子各一两　鸡肶胵中黄皮二两（微炒）　肉苁蓉二两（酒浸炙黄）

用法　上为细末，每服二钱，食前以粥饮调下。

方解　本方主治脾肾虚寒、膀胱失约之小便频数。治疗当温补脾肾，固涩小便。方中菟丝子辛甘平，温肾益精，固精缩尿，标本并治，为君药。臣以肉苁蓉甘温质润，补肾阳，益精血；鸡内金健运脾胃，缩尿止遗。君臣配伍，补肾固涩之功增。附子善补命门之火，温肾助阳；五味子上敛肺气，下滋肾阴，入肾以补肾涩精止遗；煅牡蛎收敛固涩，共为佐药。诸药为散，粥饮调下，取其温养中焦，补脾益肾。诸药合用，标本兼顾，共奏温补脾肾、固涩小便之功。

鹿茸散 (《证治准绳·类方·小便不禁》)

主治　治小便不禁，阴痿脚弱。

组成　鹿茸二两（去毛，酥炙）　韭子（微炒）　羊踯躅[1]（酒拌炒干）　附子（炮）　泽泻　桂心各一两

用法　上为细末，每服二钱，食前粥饮调服。

方解　本方主治肾气不足，下焦虚寒，膀胱失约所致小儿尿频。治宜补肾助阳，缩尿止遗。方中鹿茸甘温咸，秉纯阳之性，具生发之气，能壮肾阳、益精血为君药。附子峻补元阳；韭菜子补肾助阳，兼有收涩之性而能固精缩尿止遗，二药共为臣药，加强鹿茸补肾助阳之功。肉桂温肾散寒；阳虚寒凝，见阴痿脚弱，用羊踯躅祛风除湿，"主风湿藏肌肉里，溅溅麻痹"（《本草蒙筌》）；泽泻清泄相火，使诸温阳之品温而不燥，共为佐药。

---

[1]　羊踯躅：中药闹羊花异名。为杜鹃花科植物羊踯躅的花序。

茯苓丸 《证治准绳·类方·小便不禁》

主治 治心肾俱虚，神志不守，小便淋沥不止。

组成 赤茯苓　白茯苓等分

用法 为细末，以新汲水挼洗，澄去筋脉，控干，复研为末，别取地黄汁与好酒，同于银石器内熬成膏，搜和丸，如弹子大。每服一丸，细嚼，空心用盐酒送下。

方解 本方主治证乃肾虚不摄，心气不足，水火不交所致。肾主水，与膀胱互为表里，肾虚不摄，膀胱失约以致小便淋漓不止；心藏神，心气不足，复因肾精不足，不能上济于心，则心失所养，神志不守。治疗当调补心肾。方中白茯苓甘平，既可宁心安神，又可健脾以助运湿，为君药。赤茯苓"益心气，健中和脾"（《本草再新》），加强白茯苓宁心健脾之功，为臣药。地黄汁滋补肾阴，为佐药。全方心肾两调，但重在宁心安神。

牡蛎丸 《证治准绳·类方·小便不禁》

组成 牡蛎（白者三两，盛瓷器内，更用盐泥四两，盖头铺底，以炭五斤烧半日，取出研）赤白脂三两（捣碎，醋拌匀湿，于生铁铫子内慢火炒令干，二味各研如粉）

用法 上同研匀，酒煮糊丸，如梧子大。每服五十丸，空心盐汤下。

方解 方中煅牡蛎收敛固涩，缩尿止遗为君。臣以赤白脂甘温涩，味涩质重，入于下焦，收敛固涩。盐汤送下，取味咸引药入肾，为佐使药。三药相须为用，重在治标，涩精止遗，用于各种原因所致小儿小便不禁。

白薇散 《证治准绳·类方·小便不禁》

组成 白薇　白蔹　白芍药各等分

用法 上为末，每服二钱，粥饮调下。

方解 本方主治肝经郁热之小便不禁。白薇苦寒，善入血分，有清热凉血、益阴除热之功，为君药。白蔹苦寒清泻，可清热解毒，消痈散结为臣。白芍味酸，收敛肝阴以养血，防肝热伤阴为佐药。诸药合用共奏清肝泻火、止遗缩尿之功。

缩泉丸（《彤园医书（小儿科）·卷之四·淋症门·小儿遗尿》）

主治 小便频数，时时遗出，尺脉虚微者，肾气衰。

组成 炒益智　炒山药　酒炒乌药等分

用法 研末，面糊小丸，盐汤下一钱。

方解 本方为治下元虚寒之小便频数、遗尿的常用方剂。方中益智仁辛温入肾，温补脾肾，固涩精气，缩尿止遗，为君药。乌药调气散寒，除膀胱肾间冷气，止小便数，为臣药。山药补肾健脾，固涩精气，为佐药。三药相合，温中有补，涩中寓行，使下焦得温而寒去，膀胱气化正常，约束有权，则尿频、遗尿自愈。

病案 患儿，女，9岁，学生。于1997年11月18日诊。近1个月来小便次数增多，数分钟或10多分钟即小便1次，甚则小便点滴而下，不能自控，尿少色清，面色苍白无华，形体消瘦，神疲倦怠，懒言，不思饮食，大便溏，舌质淡，苔薄白，脉细弱。辨证系纳运失常，脾气虚弱，中气下陷，日久肾气不固而尿频。治以益气升阳，调补肝肾。处方：黄芪12，党参15g，白术10g，当归8g，陈皮3g，升麻3g，柴胡4g，炙甘草8g，益智仁8g，淮山药8g，台乌药6g。日1剂。第3剂后，尿频症状消失，5剂后纳谷馨，大便正常，精神佳。随访至今未再发作。（傅培鑫. 补中益气汤合缩泉丸治疗小儿神经性尿频52例 [J]. 江西中医药，2000，31（3）：28）

无 名 方

治小儿小便不禁，夜多遗尿方（《济阳纲目·卷三十九·小便不禁》）

组成 益智仁一两（盐水浸一宿，炒干，去壳）

用法 上为末，每用二茶匙，米汤调下。

遗　尿

　　遗尿是指睡中小便自遗，醒后方觉的一种病证，俗称"尿床"，常见于三岁以上的小儿。其发病与肺、脾、肾功能失调有关，多由肾气不足，下元虚寒，或病后体质虚弱，脾肺气虚，或不良习惯所致。治疗原则以温肾固涩、益气固涩、疏肝清热为主。

有 名 方

白术散《《太平圣惠方·卷九十二·小儿遗尿诸方》》

　主治　治小儿遗尿，足寒。

　组成　白术半两　土瓜根半两　牡蛎粉三分

　用法　上件药，捣粗罗为散，每服一钱，以水一小盏，入生姜少许，枣二枚，煎至六分。去滓，量儿大小，分减温服。

　方解　本方主治小儿脾虚遗尿。小儿脏腑娇嫩，形气未充，常因饮食不佳，病后体弱等因素导致脾气亏虚。脾气虚弱，不能散津于肺，则水无所制；气虚下陷，不能固摄则决渎失司，膀胱失约，津液不藏，则见遗尿。治当补脾固摄。方以白术为君，甘苦性温，《本草求真》谓其"脾脏补气健脾第一要药"，于方中补气健脾燥湿，脾健复其统摄之功，湿祛不致下趋。臣以土瓜根"补脾，解胃热，宽中"（《滇南本草》），加强白术健脾之功。牡蛎收敛固涩止遗，缓解症状，为佐药。生姜、大枣健脾胃，调和诸药，为使药。诸药结合，标本兼顾，既可益气健脾以治本，又可固涩止遗以治标，但重在健脾治本。

鸡肶胵散《《幼幼新书·卷三十九·遗尿第五》》

　主治　治小儿遗尿，不可禁止。

　组成　鸡肶胵（炙令黄）六具　桑螵蛸（微炒）三分　甘草（炙微赤，锉）一分　黄

芪　牡蛎（烧为粉）各半两

用法　上件药捣，粗罗为散。每服二钱，以水二小盏，煎至六分去滓，量儿大小分减温服。

方解　本方主治脾虚之遗尿。治宜健脾益气，固涩止遗。鸡肶胵（即鸡内金）甘平，"主小便利，遗溺"（《名医别录》），方用其健运脾胃，固精缩尿止遗，标本兼顾，为君药。黄芪补气健脾，升阳举陷，助君健脾之功；桑螵蛸甘咸，补肾气，缩小便，助君固涩止遗之效，共为臣药。牡蛎收敛固涩止遗；炙甘草补中益气，共为佐药。甘草调和诸药兼为使药。诸药合用，全方共奏益气补脾，固涩止遗之功。

鸡内金散 （《世医得效方·卷七·大方脉杂医科》）

主治　治溺床失禁。

组成　鸡肶胵

用法　上以鸡肶胵一具，并肠净洗，烧为灰。男用雌，女用雄者。研细，每服方寸匕，酒饮调服。

病案　患儿，男，5岁，2006年12月4日初诊。患儿自婴儿期开始尿床，睡中经常遗尿，夜寐较深，不易唤醒，轻则每夜遗尿1～2次，重则3～4次，醒后方知，白天活动过度或睡前喝水着凉时加重。刻诊：神疲乏力，面色㿠白，食欲不振，形体偏瘦，舌淡，苔薄白，脉弱。尿常规、脑电图正常，X线摄片示骶椎发育正常。治疗选取生鸡内金，捡去杂质，沸水烫软2min，捞出，0.1％冷碱水洗净，再以清水反复漂净，低温（50℃）干燥后粉碎，可适量加红糖以矫其土腥味。每日2次，每次5g，开水冲服。2006年12月22日复诊：患儿服药后精神好转，遗尿次数减少，舌脉如前，继服上方。患儿经上法治疗2个月后，遗尿次数减少，4个月后，诸症全无，纳食正常，随访至今未见复发。（柳树英，张丽君. 单用鸡内金治疗遗尿经验浅谈［J］. 中国中医药信息杂志，2009，16（7）：81）

鸡肠散（《世医得效方·卷十二·小方科》）

主治　治肾与膀胱俱虚，冷气乘之，不能约制，故遗尿不禁，或睡里自出。

组成　辣桂　龙骨各二钱半　鸡肠（烧）　牡蛎灰　白茯苓　真桑螵蛸（炒）各半两

用法　上锉散。每服一钱，水一盏，姜二片，枣一枚，煎服。

方解　本方主治证乃下焦虚寒所致。《诸病源候论·遗尿候》云："遗尿者，此由膀胱虚冷，不能约于水故也。"肾气不足，下元虚冷，则膀胱虚寒，不能约束水道，以致遗尿。治疗以温肾祛寒，缩尿止遗立法。方中鸡肠甘温，固精止遗，"主遗溺"（《神农本草经》），为君药。肉桂助阳补火，温肾散寒，为治命门火衰之要药；桑螵蛸甘咸，甘能补益，咸以入肾，性收敛，能补肾气，缩小便，共为臣药。君臣相配，温肾固涩之功增。茯苓补气健脾以充养先天；牡蛎、龙骨收敛固涩，共为佐药。生姜、大枣温中散寒，调和诸药，为使。诸药合用，共奏温肾散寒、缩尿止遗之功，尤宜于遗尿属下焦虚寒、固摄无权者。

病案　患者，女，18 岁，身高 1.45m。1992 年 6 月 8 日初诊。主诉遗尿 18 年，每晚睡中遗尿，少则 2 次，多则 3～4 次，身体消瘦，面色萎黄，畏寒，手足欠温，食欲不振，头发细少而黄，小便多而清长，倦怠乏力，舌质淡，脉沉细迟。证属脾肾阳虚，下元不固，失其水液调节之职。笔者受成都中医学院肖正安教授用鸡肠散治疗小儿遗尿的启发。用药：鸡肠 1 个，肉桂 10g，桑螵蛸 15g，龙骨 15g，牡蛎 15g，茯苓 12g，党参 20g，黄芪 20g，附片 12g，天台乌药 12g，益智仁 15g，覆盆子 15g，补骨脂 15g，芡实 15g，山药 20g。日 1 剂，水煎服。服药 5 剂后，夜尿减至每晚 1～2 次，遗尿 1 次，并能自醒。继服前方 10 剂，食欲大增，精神转佳，遗尿时有发生，守方再服 10 剂而痊愈，随访十年无复发。（张立平. 鸡肠散治愈顽固性遗尿 1 例 [J]. 疑难病杂志，2002，1（1）：16）

鸡肠散（《奇效良方·卷三十六·遗溺失禁门》）

主治　治小便不禁，日夜无度。

组成　黄鸡肠雄者（切破净洗，炙令黄色）四具　黄连（去须）　肉苁蓉（酒浸，切

焙) 赤石脂（别研） 白石脂（别研） 苦参各五两

用法 上为细末，更研匀，每服二钱，食前酒调服，日二夜一。

方解 本方主治肾气虚损，湿热蕴结下焦所致之小便不禁，日夜无度。治当补肾固涩，清热利湿。方用鸡肠为君药，主治"小便数不禁"（《名医别录》）。肉苁蓉味甘能补，甘温助阳，质润滋养，咸以入肾，可温肾阳，益精血；黄连、苦参清热泻火除湿。三药配伍，补肾以扶正，利湿泻热以祛邪，邪正兼顾，共为臣药。赤石脂、白石脂味涩质重，入下焦，收敛固涩，助鸡肠止遗溺之功，为佐药。本方补肾、清利、固涩，标本兼顾，邪正兼顾，尤适用于肾虚湿热下注之小便频数、遗尿。

汤氏鸡肠散 （《保婴撮要·卷八·遗尿》）

主治 治小便不禁，睡中遗出。

组成 鸡肠草一两 牡蛎粉三钱 龙骨（煅） 麦门冬（去心） 白茯苓 桑螵蛸（炙）各半两

用法 上为散，每服一钱，枣水煎。

参芪汤 （《万病回春·卷四·遗溺》）

主治 治气虚遗溺失禁。

组成 人参（去芦） 黄芪（蜜水炒） 茯苓（去皮） 当归（酒洗） 熟地黄 白术（去芦） 陈皮各一钱 升麻 肉桂各五分 益智仁八分 甘草三分

用法 上锉一剂。姜三片、枣一枚，水煎，空心服。

方解 本方主治肾气不足，肺脾气虚，膀胱失约所致遗尿。患儿表现遗尿频多外，可伴见面色㿠白、纳呆乏力、舌淡等证。治以健脾益气，补肾固涩。黄芪、人参甘温，补肺脾之气，为君药。肉桂补火助阳，熟地黄滋补肾阴、填精益髓，两药配伍，温肾益精，补肾气之不足；益智仁辛温，补益之中兼有收涩之性，功能暖肾固精缩尿，三药共为臣药。君臣相配，健脾补肾以治本，固涩止遗以治标。茯苓、白术、甘草健脾益气，当归滋阴养血，四药补气健脾养血，加强君臣补养之力；陈皮理气和胃，使诸药补而不滞；升麻善引清阳之气上升，与黄芪相合，升举清阳，使湿邪不至下流，共为佐药。生姜、大枣健脾胃，调和诸药，为佐使之用。诸药合用，共奏补脾益肾、固涩止遗之效。本方脾肾并补，重在补脾；标本兼顾，重在求本；补中有行，补而不滞。

益智丸 《幼科证治准绳·集二·肝脏部·遗尿》

主治 治脾肾虚热，心气不足，遗尿白浊。

组成 益智仁　茯苓　茯神各等分

用法 上为末，炼蜜丸，桐子大。每服五六十丸，空心，白滚汤下。

方解 本方主治脾肾两虚，心气不足之遗尿、白浊。治当补肾健脾，安神缩尿。方中益智仁辛温，补益之中兼有收涩之性，功能温肾暖脾，固精缩尿，一药标本兼顾，为君药。茯苓、茯神，一则健脾益气，加强益智仁补脾益肾之功；二则宁心安神，为臣药。蜂蜜补脾益气，调和诸药，为佐使。全方共奏补肾健脾、安神缩尿之效。

破故纸散 《幼科证治准绳·集二·肝脏部·遗尿》

主治 治膀胱虚冷，夜间遗尿，或小便不禁。

组成 破故纸

用法 用破故纸为末，每服一钱，热汤调下。

方解 本方主治下焦虚寒之遗尿。小儿稚阳不充，肾阳不足，下元虚冷，不能温养膀胱，致膀胱气化失调，不能约束水道，加之夜来阴寒更甚，则易发生遗尿。治疗当温补肾阳，固涩小便。方用一味破故纸（即补骨脂），入肾经，苦辛温燥兼有涩性，既可补肾助阳，又可缩尿，善"收小儿遗溺"（《玉楸药解》），一药标本兼顾。

加味地黄丸 《婴童类萃·下卷·遗溺论》

主治 治肾虚冷，膀胱遗溺。

组成 白茯苓　山药　山茱萸　熟地黄各一两　丹皮五钱　大附（炮）子五钱　官桂三钱　益智仁六钱

用法 为末，蜜丸。空心、午前，日服二次，盐汤下。

方解 《诸病源候论》指出："夫人有于睡眠不觉尿出者，是其禀质阴气偏盛，阳气偏虚，则肾与膀胱俱冷，不能温制于水，则小便多，或不禁而遗尿。"治疗当温补肾阳，固涩小便。方中附子辛甘大热，峻补元阳，桂枝辛甘而温，乃温通阳气要药，二药相合，补肾阳之虚，助气化之复，共为君药。"善补阳者，必于阴中求阳，则阳得阴助而生化无穷"，故臣以熟地滋阴补肾，山茱萸、山药补肝脾而益精血。君臣相伍，补肾益精，温肾助阳，相得益彰。茯苓健脾益肾，泽泻、丹皮降相火而制虚阳浮动，且茯苓、泽泻可渗湿泻浊，通调水道，助桂枝气化之复；益智仁补益之中兼有收涩之性，《本草拾遗》谓"夜多小便者……有奇验"，共为佐药。本方实乃金匮肾气丸加益智仁而成，诸药合用，阴中求阳，补肾固涩，标本兼顾，如此，肾阳得温，气化复司，遗尿自愈。

病案 周秀荣等报道治疗肾阳不足型小儿遗尿 47 例，以益智仁 6～10g 煎取药汁 10～20ml，送服肾气丸 4～6 丸，早晚各 1 次，空腹服。15 天 1 个疗程。结果第 1 疗程显效者 12 例，有效 30 例，无效 5 例；第 2 疗程，显效 22 例，有效 12 例，无效 1 例；第 3 疗程后，47 例患儿全部显效。（周秀荣，王绪红，钱春阳. 益智仁煎汁送服肾气丸治疗小儿遗尿 47 例 [J]. 咸宁医学院学报，2002，16（2）：1）

破故纸散 （《婴童类萃·下卷·遗溺论》）

主治 治遗溺。

组成 破故纸(炒)一两　白茯苓　益智仁各五钱

用法 为末，每服一钱，米汤下。

方解 本方主治脾肾两虚之遗尿。肾气虚弱，膀胱虚冷，不能制约水道；脾气虚弱，中气不足，膀胱失约，故小便自遗。治疗当温补脾肾，固涩小便。方中补骨脂，补肾助阳，"止小便利"，重用为君。益智仁暖肾补脾，缩尿止遗，加强补骨脂补肾固涩作用，为臣药。茯苓健脾益肾，利水渗湿，为佐药。米汤调下，温养中焦，全方共奏温补脾肾、固涩小便之效。

鸡肶胵散 （《婴童类萃·下卷·遗溺论》）

主治 治小儿尿床。

组成 鸡肶胵 (炙) 一具　鸡肠 (炙干)　猪胞 (炙焦)

用法 共为末。每服一钱，温酒下。男用雌，女用雄。

方解 方中鸡内金甘平，健运脾胃，缩尿止遗，为君药。鸡肠"主遗溺"（《神农本草经》），为臣药。佐以猪胞，入膀胱，"治梦中遗溺"。三味血肉有情之品合用，补脾缩尿之功著，尤宜于中气不足、膀胱失约所致遗尿。

家韭子丸 （《证治准绳·类方·小便不禁》）

主治 少长遗溺及男子虚剧，阳气衰败，小便白浊，夜梦泄精。此药补养元气，进美饮食。

组成 家韭子 (炒) 六两　鹿茸四两 (酥炙)　肉苁蓉 (酒浸)　牛膝 (酒浸)　熟地黄　当归各二两　菟丝子 (酒浸)　巴戟 (去心) 各一两半　杜仲 (炒)　石斛 (去苗)　桂心　干姜各一两

用法 上为末，酒糊丸，如桐子大。每服五十丸，加至百丸，空心食前盐汤、温酒任下。小儿遗尿者，多因胞寒，亦禀受阳气不足也，别作小丸服。

方解 本方通治肾阳不足，膀胱虚冷之遗尿、白浊、遗精、滑泻诸证。治当温补肾阳，固精缩尿。方中韭菜子辛甘温，补肾助阳，兼有收涩之性而能固精缩尿止遗，《本草纲目》载"治小便频数、遗尿"，标本兼顾，重用为君。鹿茸、肉苁蓉甘咸温，为壮肾阳、益精血之要药，加强韭菜子补肾之功，为臣药。巴戟天、肉桂、干姜补肾助阳；当归、石斛、熟地滋阴养血润燥，寓"阴中求阳"之意，并可制约诸温阳药温燥之性；杜仲、牛膝补肝肾，强腰膝；菟丝子平补阴阳之品，功能补肾阳、益肾精以固精缩尿，以上共为佐药。诸药合用，共奏温补肾阳、固精缩尿之功。

固脬丸 （《证治准绳·类方·小便不禁》）

组成 菟丝子二两 (制)　茴香一两　附子 (炮，去皮脐)　桑螵蛸 (炙焦) 各半两　戎盐二钱五分

用法　上为细末，酒煮面糊为丸，如梧子大。每服三十丸，空心米
　　　饮下。

方解　本方主治肾气亏虚之遗尿、小便不禁。小儿稚阴稚阳之体，精
　　　气未充故肾常不足，肾气不足，则闭藏失职，不能约束水道而
　　　发生遗尿。治当补肾固涩。方用菟丝子为君，本品辛以润燥，
　　　甘以补虚，平补阴阳，"专于益精髓，坚筋骨，止遗泄"。桑螵
　　　蛸补肾气，缩小便，为臣。茴香、附子温肾散寒，共为佐药。
　　　戎盐，味咸，引药入肾，为使药。本方补肾固涩，但偏补肾阳，
　　　对肾虚遗尿、小便失禁偏于阳虚者尤宜。

白茯苓散 《证治准绳·类方·小便不禁》

主治　小儿遗尿。

组成　白茯苓　龙骨　干姜（炮）　附子（炮，去皮脐）　续断　桂心　甘草
　　　（炙）各一两　熟地黄　桑螵蛸（微炒）各二两

用法　上锉碎，每服四钱，水一盏，煎六分，食前温服。

阿胶饮 《证治准绳·类方·小便不禁》

主治　治小便遗失。

组成　阿胶（炒）三两　牡蛎（烧粉）　鹿茸（酥炙）　桑螵蛸（酒炙，无则缺之，或
　　　以桑耳代）各等分

用法　上锉散，每服四钱，水一盏，煎七分，空心服。

方解　本方主治肾阳不足、下焦虚寒之小便遗失。治宜温肾固涩。鹿
　　　茸秉纯阳之性，具生发之气，能壮肾阳、益精血，为君药。臣
　　　以阿胶甘平质润，血肉有情之品，可补血滋阴，以取阴中求阳。
　　　桑螵蛸补肾助阳，固精缩尿；煅牡蛎收敛固涩，共为佐药。四
　　　药相合，阴中求阳，标本兼顾，共奏温肾固涩之效。

鹿茸散 《证治准绳·类方·小便不禁》

主治　治肾脏虚，腰脐冷疼，夜遗小便。

组成　鹿茸（去毛，酥炙黄）　乌贼鱼骨（去甲，微炙）各三两　白芍药　当归
　　　桑寄生　龙骨（另研）　人参各一两　桑螵蛸一两半（中劈破，慢火炙黄）

用法　上为细末，入龙骨同研令匀，每服一钱，用温酒调，空心、日

晚、临卧各一服。

方解　本方主治下元虚寒、膀胱失约之遗尿。肾主闭藏，开窍于二阴，职司二便，与膀胱互为表里。若先天不足，或病后肾阳亏虚，不能制约水道，往往导致遗尿。阳虚失温，则见腰脐冷疼。治当温补肾阳，固缩小便。鹿茸甘温补阳、壮元阳、益精血、强筋骨，为君药。人参补脾益气，气血生化有源，补后天以充先天；桑螵蛸补肾助阳，固精缩尿；桑寄生补肝肾，强筋骨，共为臣药。龙骨、海螵蛸温涩收敛，有固精止遗之功；白芍、当归滋阴养血，制鹿茸温燥之性，寓"阴中求阳"之义，共为佐药。全方共奏温补肾阳、固缩小便之功。

泽泻散 (《证治准绳·类方·小便不禁》)

主治　治遗尿，小便涩。

组成　泽泻　牡丹皮　牡蛎 (煅为粉)　鹿茸 (去毛，酥炙)　赤茯苓　桑螵蛸 (微炒)　阿胶 (捣碎，炒黄) 各一两

用法　上为细末，每服二钱，食前酒调服。

桑螵蛸散 (《证治准绳·类方·小便不禁》)

主治　治阳气虚弱，小便频数，或为遗尿。

组成　桑螵蛸三十个 (炒)　鹿茸 (酥炒)　黄芪各三两　牡蛎 (煅)　人参　赤石脂　厚朴各二两

用法　上为末，每服二钱，空心粥饮调服。

方解　桑螵蛸为"肝肾命门药也，功专收涩……遗溺白浊方多用之"(《本经逢原》)，本品既能补肾助阳，又能缩尿止遗，标本兼顾，故重用为君。鹿茸壮肾阳益气以制水；黄芪补脾益气，升举阳气，共为臣药。人参补脾益气助阳；赤白脂、牡蛎收敛固涩；厚朴下气宽中，通畅气机，使补而不腻，涩而不滞，共为佐药。全方脾肾双补，以温肾助阳为主；补涩并行，标本兼顾，使肾阳足，固摄有权；补中有行，补而不腻，涩而不滞。

加味益智散（《彤园医书（小儿科）·卷之四·淋症门·小儿遗尿》）

主治　睡中尿出不自知者，名曰尿床，皆属肾与膀胱虚寒。

组成　益智仁　故纸（俱盐水炒黄）　茯苓各五钱　煅龙骨三钱　炮附子　桂心各二钱

用法　共研极细，盐汤每调一钱，日三服。

无 名 方

治小儿遗尿方（《太平圣惠方·卷九十二·小儿遗尿诸方》）

组成　羊肚系一条（净洗）

用法　上以水盛令满，紧系两头，煮令熟，滤出割开，取其水，渐渐饮之。

治遗尿方（《太平圣惠方·卷九十二·小儿遗尿诸方》）

组成　羊脬一枚

用法　上以水煮令烂熟，空腹，量儿大小，分减食之，不过三顿瘥。

治小儿遗尿方（《幼幼新书·卷三十九·遗尿第五》）

组成　瞿麦　龙胆　皂荚　桂心　石韦各半两　鸡肠草　人参各一两　车前子一两六铢

用法　上八味末之，蜜丸，每食后服如小豆大五丸，日三，加至六七丸。

治遗尿方（《幼幼新书·卷三十九·遗尿第五》）

组成　小豆叶

用法　上以小豆叶捣汁服。

治遗尿方（《幼幼新书·卷三十九·遗尿第五》）

组成　鸡肠

用法　上烧鸡肠末之，浆水服方寸匕，日三。一云面北斗服。

治小儿遗尿方 《幼幼新书·卷三十九·遗尿第五》

组成　小豆　乳汁

用法　上杵小豆末，取乳汁调服之。

治遗尿方 《幼幼新书·卷三十九·遗尿第五》

组成　瞿麦　龙胆　石韦　皂荚(炙)　桂心各二分　鸡肠草　人参各三分　车前子五分　桑螵蛸(炙)十分　肉鸡肠(自死者)十二分

用法　上为末，蜜丸如小豆大。服五丸，日三，至六七丸，食前。

治小儿遗尿 《小儿卫生总微论方·卷十六·五淋论》

组成　瞿麦穗　龙胆草(去芦)　皂荚(去皮弦)　桂心各半两　人参(去芦)一两　鸡肠草一两　车前子一两(炒)　石韦(去毛)半两

用法　上同为末。炼蜜和丸小豆大。每服五丸，食分，日三。

治少小睡中遗尿不自觉方 《奇效良方·卷三十六·遗溺失禁门》

组成　雄鸡肝　桂心各等分

用法　上同捣烂如泥，丸如小豆大，每服十粒，温酒送下，日三服。

治小便遗失方 《奇效良方·卷三十六·遗溺失禁门》

组成　阿胶(炒)　牡蛎(煅)　桑螵蛸(酒炙)　鹿茸(酒炙)各等分

用法　上为细末，糯米糊和丸，如梧桐子大，每服五十丸，空心用盐酒送下。一方治遗尿，小便涩，无桑螵蛸，有桑耳，以水七升，煮取二升，分作二服。一方以粥饮下。

治遗尿及小便多或不禁 《奇效良方·卷三十六·遗溺失禁门》

组成　益智一两(盐水炒)　龙骨四钱(另研)　牡蛎(煅研)半两　川乌(去皮，炒黄色)半两

用法　上为细末，酒煮糊为丸，如梧桐子大，每服五十丸，空心用川萆薢煎汤送下。

治身体虚瘦，夜啼遗溺失禁 《万病回春·卷四·遗溺》

组成　人参八分　白术（麸炒）　山茱（酒蒸，去核）　黄芪（蜜水炒）　白芍（酒炒）各一钱　山药（炒）　酸枣仁（炒）各七分　甘草（炙）四分

用法　上锉一剂。水煎，温服。

治小水频数，此症皆下元气虚所致 《万病回春·卷四·遗溺》

组成　人参五钱　黄柏五钱（酒浸）　益智仁六钱　甘草一钱

用法　上为细末，炼蜜为丸，梧桐子大。五更、临卧每服五十丸，滚水下，酒亦可。

疗小儿睡中遗尿不自觉 《幼科证治准绳·集二·肝脏部·遗尿》

组成　桂末　雄鸡肝等分

用法　捣丸如小豆大。温水下，日三服。

治遗尿方 《幼科折肱·下卷·小便闭》

组成　鸡肶皮一具　鸡肠一具（烧）　猪胞（炙焦，男用雌，女用雄）

用法　为末，酒调服。

紫　癜

　　紫癜以血液溢于皮肤、黏膜之下，出现瘀点瘀斑，压之不退色为其临床特征。本病病在血分为主，有虚实之分。病因为外感风热之邪，湿热夹毒蕴阻于肌表血分，迫血妄行，外溢皮肤孔窍。若小儿先天禀赋不足，或疾病迁延日久，耗气伤阴，均可致气虚阴伤，病情转为虚实夹杂。气虚则统摄无权，气不摄血，血液不循常道而溢于脉外；阴虚火炎，血随火动，渗于脉外，可致紫癜反复发作。故本病早期多为风热伤络，热迫血行，属实证，治疗以清热凉血为主；后期由实转虚，或虚实并见，多为气虚失摄，阴虚火炎，治疗以益气摄血、滋阴降火为主。

有 名 方

羚羊角散（《外科正宗·卷之四·杂疮毒门·葡萄疫第一百二十五》）

主治　小儿葡萄疫初起。

组成　羚羊角　防风　麦冬　玄参　知母　黄芩　牛子各八分　甘草二分

用法　水二盅，淡竹叶十片，煎六分，食远服。

方解　本方证乃感四时不正之气，郁于皮肤，发为斑毒，形如青紫葡萄。初起治以清热凉血，滋阴解毒，祛风透邪。方用羚羊角为君，凉血解毒，善治温病发斑。热伤营阴，以麦冬清心养阴生津，知母清热泻火生津，玄参滋阴降火解毒，三药共用，既可助君药凉血解毒，又可甘寒养阴护津，共为臣药。君臣相配，咸寒与甘寒并用，邪正兼顾。佐以黄芩、淡竹叶清热泻火；葡萄疫初起，以防风祛风解表，牛蒡子透疹解毒，使邪尤有透发之机。使以甘草调和诸药。全方祛邪扶正兼顾，共奏清热凉血、滋阴解毒、祛风透邪之功。

胃脾汤 （《外科正宗·卷之四·杂疮毒门·葡萄疫第一百二十五》）

主治　小儿葡萄疫，邪传入胃。

组成　白术　茯神　陈皮　远志　麦冬　沙参各六分　五味子　甘草各五分

用法　水二盅，煎六分，食远服。虚弱自汗者，去沙参加人参、黄芪各五分。

方解　本方证病机乃"热蕴于胃，伤及血阴"（《伤寒指掌》），治以清养胃阴。本方君以麦冬、沙参滋养胃阴，兼清胃热。胃气盛则邪不易内传，故臣以白术健脾和胃，茯神健脾宁神。佐以五味子与白术配伍益气敛阴；陈皮理气和胃，使脾胃健运，且滋而不腻，补而不滞。甘草补脾和中，调和诸药，用为佐使。全方共奏清热滋阴、健脾养胃之功。

山栀子汤 （一名地骨皮散）（《普济方·卷第四百三·婴孩痘疹门》）

主治　麸疹及斑毒状如蚊蚤所啮。

组成　山栀子仁　白鲜皮　赤芍药　升麻各一两　寒水石　甘草各半两

用法　上为末，入紫草、薄荷各少许，煎服。量儿大小为剂。

方解　山栀子仁泻火除烦，凉血解毒，泻三焦气血热毒，用为君药。升麻解表透疹，清热解毒；紫草清热凉血，解毒透疹；赤芍凉血散瘀，助紫草清热凉血、散瘀化斑之力，用治血热毒盛，斑疹紫黑，三味共为臣药。白鲜皮清热燥湿，解毒止痒，为治皮肤风疹疥癣要药；薄荷质轻宣散，能宣毒透疹；本证火热毒盛，故用寒水石以助栀子清热泻火，共为佐药。使以甘草益气和中，防诸寒凉之品伤中，并可调和诸药。

柳青散 （《疡科捷径·卷下·小儿杂症·葡萄疫》）

主治　葡萄疫。

组成　川连二钱　川柏四钱　梅片一钱　薄荷五钱　淡芩二钱　儿茶四钱　白芷一钱　甘草五分　青黛二钱五分

用法　上为细末吹之。

方解　本证皮肤斑毒，因邪热入营，肌肉、腠理受其燔灼而外发于皮肤，斑色青紫如葡萄。法当"去其阳明之邪，清其血分之热"

（《医方经验汇编》）。方中青黛咸寒，有清热解毒、凉血消斑之效，善"泻肝胆，散郁火，治温毒发斑"（《本经逢原》），为君药。黄芩、黄连、黄柏苦寒，清泻三焦火毒，合青黛则清热泻火之力极强，为臣药。薄荷宣毒透疹；白芷宣散阳明之邪；梅片（冰片）辛凉散热，"疗小儿痘陷，散郁火"（《本草纲目》），此三味于苦寒降泄之中又有宣透之性，是清中有透。儿茶降火凉血止血，治"小儿热疮，湿烂诸疮"（《本草正》）。上四味既辛散邪热，又助君药清热凉血，共为佐药。甘草调和诸药为使。诸药相合，气血两清，清中有透，共奏清热凉血、解毒透邪之功。

汗　证

　　汗证是指由于阴阳失调、营卫不和、腠理开阖不利而引起汗出过多或出汗时间及颜色异常的病证。小儿汗证常见于2～6岁体质虚弱者，故多属虚证。一般分为盗汗与自汗两种类型。睡中汗出，醒即汗止者，称盗汗；不分寤寐，无故汗出者，称自汗。小儿不论盗汗、自汗多为表虚不固，营卫不和，气阴两虚或脾胃积热所致。治疗以补虚为大法，气虚不固者益气固表，营卫不和者调和营卫，气阴两虚者益气滋阴，脾胃积热者清热健脾。

有 名 方

三物黄连粉方（《备急千金要方·卷第五·少小婴孺方》）

主治　治少小盗汗。

组成　黄连　牡蛎　贝母各十八铢

用法　上以粉一升，合捣下筛，以粉身良。

方解　食积停滞，生湿蕴热，湿热熏蒸，腠理开泄则见汗出。治宜清热燥湿，敛阴止汗。方中黄连苦寒，清热燥湿，尤长于清脾胃湿热，为君药。牡蛎粉功专固涩止汗，为臣药。贝母，"《别录》止烦、热、渴、出汗，皆泄降除热"（《本草正》），取其清热之力；入米粉（为糯米粉），取其黏腻之性，外用收敛止汗，共为佐药。诸药相合，共奏清热燥湿、敛阴止汗之功，捣粉扑身，局部获效。

二物茯苓粉散（《备急千金要方·卷第五·少小婴孺方》）

主治　少小头汗。

组成　茯苓　牡蛎各四两

用法　上治下筛，以粉八两，合捣为筛，有热辄以粉，汗即自止。

方解　方中茯苓甘淡，《神农本草经》谓其主"心下热结，寒热烦满，咳逆，口焦舌干，利小便"，长于清心利水。牡蛎、米粉外用，取其收敛止汗之功。三药相合，清心利水，固涩止汗，用于小儿心经有热所致头汗、烦渴者较为适宜。

香瓜丸（《小儿药证直诀·卷下·诸方》）

主治　遍身汗出。

组成　大黄瓜（黄色者，去瓤）一个　川大黄（湿纸裹煨至纸焦）　胡黄连　柴胡（去芦）　鳖甲（醋炙黄）　芦荟　青皮　黄柏　黄连各等分

用法　上除黄瓜外同为细末，将黄瓜割去头，填入诸药至满，却盖口，用杖子插定，慢火内煨熟，面糊丸如绿豆大。每服三二丸，食后，冷浆水或新水下。大者五七丸至十丸。

方解　本方主治脾胃湿热熏蒸，外泄肌表所致盗汗，治当清泻脾胃。方以香瓜为君，甘寒入胃以清热利水。黄连、黄柏苦寒，清热燥湿，善除胃肠湿热，加强黄瓜清热利湿之功，用为臣。佐以大黄、芦荟苦寒降泄，通便泄热，荡涤湿热，引邪下行；青皮、陈皮燥湿行气宽中，畅中焦之气，以气化湿化。津汗同源，汗出较多，则阴血暗伤，伍以胡黄连，既能助连、柏以清热燥湿，又能退虚热；鳖甲咸寒，直入阴分，滋阴退虚热。柴胡升发脾胃清阳，亦为佐药。诸药配伍，共奏清泻脾胃湿热之功。

病案　张氏三子病，岁大者，汗遍身；次者，上至顶，下至胸；小者，但额有汗。众医以麦煎散，治之不效。钱曰：大者与香瓜丸；次者与益黄散；小者与石膏汤。各五日而愈。（宋·钱乙．小儿药证直诀［M］．北京：人民卫生出版社，1955：24）

黄芪散（《小儿药证直诀·卷下·诸方》）

主治　虚热盗汗。

组成　牡蛎（煅）　黄芪　生地黄各等分

用法　上为末，煎服，无时。

方解　本方证多由气阴两虚所致。治宜敛阴止汗，益气滋阴。方中煅牡蛎咸涩微寒，善于敛阴潜阳，固涩止汗，是为君药。黄芪味甘微温，益气实卫，固表止汗，为臣药。生地黄甘寒，滋阴养

血，与黄芪相伍，益气养阴，为佐药。诸药合用，突显敛阴止汗、益气滋阴之功。

虎杖散 《《小儿药证直诀·卷下·诸方》》

主治 实热盗汗。

组成 虎杖

用法 上用虎杖锉，水煎服，量多少与之，无时。

犀角饮子 《《幼幼新书·卷二十·盗汗第四》》

主治 治小儿盗汗，体热瘦瘁，多惊。

组成 犀角十八铢 茯苓一两 麦门冬一两半 甘草（炙）半两 白术（炮）六钱

用法 上五味㕮咀，以水九合，煎取四合，分服。加龙齿一两佳。

方解 本方治疗小儿盗汗属气阴两虚者。小儿素体气阴两虚，或久病、重病之后失于调养，气阴亏虚，气虚不能敛阴，阴虚虚火内扰，迫津外泄则见盗汗。汗为心液，汗出较多，心阴暗耗，虚火内生，则小儿心烦多惊。气阴不足，形体失养而体热瘦瘁。治当清热定惊，益气养阴。方中犀角（水牛角代）为君，苦咸性寒，清心解毒，凉血定惊，缓解小儿身热，多惊等症，重在治标。麦门冬甘寒，滋阴生津，兼清虚热，为臣药。茯苓、白术健脾益气，与麦冬相合，气阴双补，重在治本，为佐药。炙甘草既健脾和中，助苓、术健脾之功，又调和诸药，为佐使之用。龙齿质地重坠，清热镇惊，助君药清热定惊。诸药合用，共成清热定惊、益气养阴之剂。本方标本兼顾，清热定惊以治标，益气养阴生津以治本，以治标为主。

犀角散 《《幼幼新书·卷二十·盗汗第四》》

主治 治小儿盗汗，体热咽干。

组成 犀角（屑） 茯苓 麦门冬（去心，焙） 黄芪（锉） 人参（去芦头）各半两 甘草一分（炙微赤，锉）

用法 上件药捣，粗罗为散，每服一钱。以水一小盏，煎至五分，去滓，不计时候温服。量儿大小以意分减。

方解　本方主治气阴两虚、虚热内生之盗汗咽干等证。治宜滋阴清热，健脾益气。君以麦门冬甘寒，养阴生津，兼清虚热。臣以人参、黄芪，一则益气实卫，固表止汗；一则健脾和中，脾健则气血化生有源，与麦冬相合以气阴并补。茯苓、炙甘草益气健脾，加强黄芪、人参补气之功；汗出较多，暗伤心阴，虚热内生，配伍咸寒之犀角（水牛角代）清心安神，均为佐药。甘草调和药性，兼为使药。

黄芪散（《幼幼新书·卷二十·盗汗第四》）

主治　治小儿体热盗汗，心烦，不欲乳食。

组成　黄芪（锉）　朱砂（细研、水飞过）各半两　龙脑一钱（细研）　人参（去芦头）　川升麻　川大黄（锉，微炒）　甘草（炙微赤，锉）　天竺黄一分　牡蛎粉一分

用法　上件药捣，细罗为散。不计时候煎竹叶汤调下半钱。量儿大小加减服之。

方解　本方治证是因脾气亏虚，清阳下陷，阴火上乘，蒸津外泄所致。治宜益气升阳，清热安神，固表止汗。方中黄芪甘温，善入脾肺，补中益气，固表止汗，升阳举陷，切中病机，是为君药。阴火上乘，蒸津外泄，内扰心神，臣以朱砂甘寒质重之品，专入心经，重镇安神，清心除烦。人参、炙甘草补脾和中，助君补中益气之功。升麻升阳举陷，与参、芪相合，以升提下陷之中气。天竺黄、龙脑（即冰片）、竹叶清心除烦，大黄清热泻火、导热下行，四药共助朱砂清热安神。牡蛎重镇安神，敛阴止汗，以上均为佐药。炙甘草调和药性，且防方中苦寒重镇之品伤及胃气，兼为使药。诸药相合使气虚得补，气陷能升，阴火可除，心神自安，则盗汗、心烦诸证即止。

龙骨散（《幼幼新书·卷二十·盗汗第四》）

主治　治小儿夜后常有盗汗，黄瘦。

组成　白龙骨　牡蛎粉　黄芪（锉）　人参（去芦头）　熟干地黄　甘草（炙微赤，锉）　麻黄根各半两　麦门冬一两（去心，焙）

用法　上件药捣，粗罗为散。每服一钱，以水一小盏，煎至五分，去

滓，不计时候温服。量儿大小以意加减。

方解　本方主治盗汗由气阴亏虚所致，但阴虚热扰，迫津外泄为主。治当收敛止汗为要，兼顾益气养阴。方选龙骨味涩能敛，收敛固涩；牡蛎咸涩微寒，敛阴潜阳，收敛止汗，二者相合，收涩止汗之功彰显，共为君。麦冬甘寒柔润，养阴生津，兼清虚热；黄芪补气健脾，固表止汗，两药相伍，共奏养阴益气之效，是为臣。佐以麻黄根，功专固表止汗，助龙骨、牡蛎止汗；熟地黄滋阴养血，人参、炙甘草益气和中，三药相合，助麦冬、黄芪以养阴益气。炙甘草调和药性，兼为使。诸药合用，收敛止汗，益气养阴，标本兼顾，以治标止汗为主。

粉身牡蛎散（《幼幼新书·卷二十·盗汗第四》）

主治　治小儿盗汗不止。

组成　牡蛎粉　麻黄根　赤石脂各一两

用法　上件药捣，细罗为散。入米粉二合拌令匀，每日及夜间常扑之。

方解　牡蛎粉《海药本草》载其"止盗汗，去烦热"，于方中敛阴潜阳，收涩止汗，为君。麻黄根甘平性涩，为止汗之专药，为臣。赤石脂、米粉（为糯米粉）皆可收敛止汗，为佐。方中四药为粉扑撒汗处，皆有止汗作用，重在治标。

沉香黄芪散（《幼幼新书·卷二十·盗汗第四》引张涣方）

主治　调益营卫，治肌瘦盗汗方。

组成　绵黄芪（锉）　当归（洗，焙干）　沉香　赤芍药　人参（去芦头）各一两
　　　桂心　木香各半两

用法　上件捣，罗为细末。每服一大钱，水一小盏，入生姜二片，枣二枚，煎六分，去滓；放温服，食后。

方解　本方主治盗汗多由小儿素体脾胃虚寒，化源匮乏，或病后正气未复，营卫失和而致。治以温养气血，调益营卫。方中黄芪甘温纯阳，入脾可益气健脾以补虚，入肺则实卫固表以止汗；沉香辛苦微温，入脾胃经，温中散寒，健运脾阳，二者相合，益气温阳，共为君。臣以人参善补脾气，协黄芪补气之力尤著；当归养血和营。君臣相合，调和阴阳，化生气血。佐以肉桂补

火助阳，赤芍活血散瘀，木香理气醒脾，使全方补而不滞。用法中少加生姜、大枣，补脾和胃，调和营卫，为佐使。

沉香鳖甲丹 （《幼幼新书·卷二十·盗汗第四》引张涣方）

主治　治潮热盗汗方。

组成　鳖甲（童子小便浸一宿，去裙襕，酥炙黄）　绵黄芪（锉）　草龙胆　当归（洗，焙干）　沉香各一两　川大黄（炮）　川黄连各半两

用法　上件捣，罗为细末，炼蜜和丸黍米大。每服十粒，用麦门冬去心煎汤下。量儿大小加减。

苁蓉丹 （《幼幼新书·卷二十·盗汗第四》引张涣方）

主治　治血少肌瘦盗汗方。

组成　肉苁蓉（酒浸一宿，刮去皱皮，令干）　鳖甲（涂醋炙黄，或去裙襕）各一两　绵黄芪（锉）　何首乌　当归各半两

用法　上件捣，罗为细末，炼蜜丸如黍米大。每服十粒，温米饮下，食前。量儿大小加减。

方解　本方主治阴虚血少所致肌瘦盗汗。"治病必求于本"，故以滋阴养血为法。肉苁蓉甘咸而温，有"补命门相火，滋润五脏……峻补精血"（《本草从新》）之效，方中用之，补益精血，且能补肾助阳，阳生阴长，为君药。臣以鳖甲滋阴潜阳，退热除蒸。君臣合用，彰显滋阴养血之功。佐以当归、何首乌，长于补血；黄芪尤善补脾益气，助气血生化之源。炼蜜和丸，补脾益气，甘缓和中，为佐使。

升麻汤 （《幼幼新书·卷二十·盗汗第四》引张涣方）

主治　治肌热盗汗方。

组成　川升麻　绵黄芪（锉）　人参（去芦头）各一两　熟干地黄半两

用法　以上捣，罗为细末。次用天竺黄、牡蛎粉（展半两，研匀），上件同拌匀。每服半钱至一钱，煎竹叶汤调下。

方解　本方治疗因脾胃气虚、清阳下陷、郁遏不达而致发热盗汗证。治宜益气升阳，固表止汗。方中黄芪补中益气，升举清阳，固

表止汗；升麻升阳举陷，两药相合，益气升阳之功著，俱为君药。臣以人参补气健脾，与黄芪合用，补益中气之功大增。"血汗同源"，汗出太过，阴血易耗，故用甘温之熟地益阴养血，协黄芪、人参以补气养血，亦为臣药。牡蛎敛阴止汗；汗出较多，损伤心阴，虚热内生，伍以天竺黄、竹叶清心安神，共为佐药。诸药合用，标本兼顾，使气虚得补，气陷能升，则发热汗出诸症可除。

龙胆丸 《幼幼新书·卷二十·盗汗第四》

主治 治盗汗睡着常出，若待日久，渐加黄瘦方。

组成 龙胆草　防风各等分

用法 上为末，以蜜为丸。每服十丸，蜜水下，不拘时候。

白龙散 《幼幼新书·卷二十·盗汗第四》

主治 治小儿夜多盗汗。

组成 龙骨半两　麝香少许

用法 上同研为细末。每服半钱，冷水调下。

人参黄芪散 《幼幼新书·卷二十·盗汗第四》

主治 治身热肌瘦，自汗盗汗，服之大妙方。

组成 人参　绵黄芪　白茯苓　山药　百合　甘草（炙）各一两

用法 上为细末。每服二钱，浓煎麦门冬汤点服，不以时候。小儿服一钱，频服甚妙。

方解 人参、黄芪皆甘温入脾，益气补脾，相须为君。人参另能生津，黄芪尤可固表止汗。山药甘平，补脾益气，滋养脾阴；百合甘而微寒，养阴生津兼以清热，共为臣。麦冬甘寒柔润，滋养胃阴兼清胃热，与百合同用则养阴生津之功增；茯苓既助参、芪、药健脾益气，又淡渗利湿，使参、芪补而不滞，并防麦冬滋腻太过，皆为佐。炙甘草健脾益气，调和药性，为佐使。诸药合用，益气养阴，气充表固，阴足阳潜，则汗出自止，实乃治本之剂。

柴胡饮子 （《幼幼新书·卷二十·盗汗第四》）

主治 治小儿肌热盗汗，不思饮食。

组成 柴胡（去苗） 青蒿 嫩桃枝 嫩柳枝（各阴干取） 地骨皮 甘草（炙）各二两

用法 上等分细锉，每服二钱。入乌梅一个，拍破，小麦四十九粒，水一盏，煎七分。食后、临卧温服。

方解 本方证是为小儿体虚复感风邪，失治误治，邪气入里化热，耗伤阴血，以致虚火内生。治宜祛风散邪，退热除蒸。方中柴胡辛散祛风，解散肌热，是为君药。地骨皮甘寒清润，长于退虚热，疗骨蒸；青蒿辛香透散，善清透邪热，二药共退虚热，合用为臣。佐以桃枝活血通络，寓"治风先治血，血行而风自灭"之意；柳枝祛风散邪，以助柴胡祛散风邪；乌梅收涩止汗，且与柴胡相伍，散收相合，祛邪不伤阴，敛阴不恋邪，相反相成，亦为佐药。汗出易致心之气阴不足，故用小麦益心气，养心阴，止虚汗，为佐使之用。炙甘草调和药性为使。

止汗牡蛎散 （《幼幼新书·卷二十·盗汗第四》）

主治 治卧即盗汗，风虚头痛，怔悸恍惚，口干羸瘦方。

组成 牡蛎（煅赤） 白术 防风各三两

用法 上同为细末，每服一平钱，温酒或米饮调下。止汗立验。

方解 本方证乃体虚卫外不固，又复心阳不潜所致。治宜敛阴止汗，益气固表。方中煅牡蛎咸涩微寒，敛阴潜阳，固涩止汗，煅之其敛汗之力更著，故为君药。白术健脾益气，使气旺表实而汗不外泄，外邪亦难内侵，为臣药。两药相合，益气固表，敛阴止汗。佐以防风走表而散风御邪，与白术相配，补中寓散。合而成方，补敛并用，兼潜心阳，又补中寓散，共收敛阴止汗、益气固表之功。

麻黄散 （《幼幼新书·卷二十·盗汗第四》）

主治 治小儿胃热盗汗，及衣厚伤温汗出方。

组成 麻黄根一分（焙） 麦麸半两（炒黄黑色）

用法 上为细末，每服半钱至一钱，猪耳煎汤调下。

重汤丸 (《幼幼新书·卷二十·盗汗第四》)

主治 治小儿骨热盗汗。

组成 胡黄连一分　柴胡半两　天竺黄三分

用法 上为末，炼蜜为丸如鸡头大。麦门冬汤化下。

方解 本方治证是因阴虚热扰所致。治宜清虚热，退骨蒸。方中柴胡解肌散热，为君药。臣以胡黄连，"从阴分以清伏热于里"（《成方便读》）。热扰心神，故佐以天竺黄，清心安神。本有阴虚，复因汗出致阴津耗伤加剧，故又佐以麦冬，养阴清虚热。

当归六黄汤 (《幼幼新书·卷二十·盗汗第四》)

主治 治血虚盗汗，内热晡热者。

组成 当归　熟地各五分　生地黄（炒）三钱　黄连（炒黑）　黄柏（炒黑）　黄芩（炒黑）各三分　黄芪（炒）五分

用法 上水煎服。

方解 本方所治阴血亏虚，虚火内扰之盗汗。治宜滋阴泻火，固表止汗。方中当归养血增液；生地、熟地入肾以滋补肾阴，三药合用使阴血充则水能制火，培本清源，共为君。黄连为臣，清泻心火，合用黄芩、黄柏泻火以除烦，清热以坚阴。君臣相合，育阴养血，清热除烦，热清则火不内扰，阴坚则汗不外泄。汗出过多，亦可损伤阳气，以致卫虚不固，故佐用黄芪，一以益气实卫以固表，一以固未定之阴，且与当归、熟地相合以益气养血。本方养血育阴与泻火除热并进，养阴以治本，泻火以治标，标本兼顾；益气固表与育阴泻火相配，使营阴内守，卫外固密，盗汗发热诸症自愈。

病案 杨某某，男，5岁，1979年7月24日初诊。反复浮肿、尿少已有5个月，曾在某医院住院治疗，诊断为肾病综合征，经用青霉素、强的松、环磷酰胺等治疗后，水肿消失，唯夜间盗汗不止，枕巾、头发均湿透，伴心烦急躁，睡眠不实，有时腰痛，大便干燥，溲黄短少，舌红苔薄黄，脉弦细数。阴虚内热，热迫汗泄，治宜滋阴清热。方用当归六黄汤加味：当归10g，生黄芪15g，生熟地各10g，山萸肉10g，五味子10g，茯苓10g，黄芩6g，黄柏6g，黄连3g，白芍10g，锻牡蛎30g，淮山药10g，

儿科常见病通治方精义·汗证

焦三仙各 10g。服药 5 剂，盗汗明显减轻。又服 5 剂，盗汗消失。（沙海汶．当归六黄汤加减治疗儿科盗汗举例［J］．中医杂志，1984，（6）：54.）

柴胡人参散 （《小儿卫生总微论方·卷十五·诸汗论》）

主治 治自汗、盗汗。

组成 柴胡（去芦） 人参（去芦） 白术 白茯苓 青皮（去瓤） 桔梗（去芦） 麦门冬（去心） 川芎 白芍药 甘草（炙） 桑白皮 升麻

用法 上等分为末，每服一钱，水一盏，煎至七分，温服，食后。

方解 方中人参为补脾气之要药；柴胡解肌透邪，并能行气，二药合用，益气解表并行，共为君。臣以白术、茯苓、炙甘草，与人参相伍，取四君子汤之义，补气健脾；升麻协柴胡以解表散邪。佐以白芍养血益营，敛阴止汗；麦冬养阴生津兼清虚热；川芎、青皮辛散行气活血以调畅气血，与柴胡合用，解表逐邪；风邪袭表，肺失宣肃，又佐用桔梗开宣肺气，桑白皮泻肺利水。炙甘草调和药性，兼为使药。综观全方，益气养血，解表散邪，对小儿脾胃虚弱、气血不足、卫外不固、风邪外袭、腠理疏松所致自汗及盗汗证尤宜。

柴胡黄连膏 （《小儿卫生总微论方·卷十五·诸汗论》）

主治 治盗汗潮热往来。

组成 柴胡（去苗） 胡黄连等分为末

用法 炼蜜和膏丸鸡头子大，每一二丸，银器中用酒少许化开，入水五分，重汤煮二三十沸，放温服，无时。

牡蛎粉 （《小儿卫生总微论方·卷十五·诸汗论》）

主治 治诸汗。

组成 牡蛎粉二两 麻黄根一两 蛇床子 干姜各半两

用法 上同为细末，用如上法。

方解 盗汗虽多因阴虚，但亦有阳虚所致。阳虚不能固守阴津，阴液外泄则见汗出。如《杂病证治准绳》论："阳衰则卫虚，所虚之卫行阴，当瞑目之时，则更无气以固其表，故腠理开津液泄而为汗。"阳虚又多关乎脾肾，故治以固涩止汗为主，辅以温肾暖脾。方以牡蛎粉为君，咸涩微寒，敛阴潜阳，固涩止汗。臣以麻黄根功专止汗。君臣配伍，以增收敛止汗之功。佐以蛇床子辛苦性温，入肾以温肾壮阳；干姜辛温，入中焦以温暖脾胃，振奋脾阳。四药合用，以成固涩止汗、温肾暖脾之剂，标本兼顾，而以治标止汗为要，兼顾助阳以治本。

犀角饮子 《小儿卫生总微论方·卷十五·诸汗论》

主治 治小儿脏热多汗。

组成 犀角屑三分 茯神（去心内木） 龙齿各一两 麦门冬（去心）一两半 甘草半两 白术一分

用法 上为末，每服一钱，水一盏，煎至七分，去滓温服。无时。

方解 本方治证是因心经有热而致，治宜清心养阴。方中犀角（水牛角代）咸寒，归心、肝经，清心解毒定惊，为君药。臣用麦门冬养阴生津，兼清心热。心经有热，扰乱心神，而汗出亦致心之阴血耗伤，神失所养，故佐以质重之生龙齿，功专镇惊安神；茯神益心脾而宁心安神。小儿脾常不足，又佐用白术健脾益气，且能固表止汗。甘草益气和中，调和药性，为佐使。

益黄散 《婴童百问·卷一·肝脏第八问》

主治 治小儿吐泻，脾虚不食，米谷不化，困倦力少，滑肠夜起，并疳虚盗汗，并治涎唾不收，颔下常湿，名曰滞颐。

组成 陈皮（去白）一两 丁香二钱（一方用木香） 诃子（炮，去核） 青皮（去瓤） 甘草（炙）各五钱

用法 上为末，每服二钱，水一盏，煎三分，食前服。

方解 本方证是由脾胃虚弱、温运无力、食积停滞所致。食滞胃脘，郁而化热，积热内生，迫津外泄可见盗汗。"治病求本"，当以温运脾胃，消积化滞为要。方中陈皮辛行温通，温运脾胃，为君药。青皮辛散温通，既助陈皮温运脾胃，又能消积化滞，为臣药。丁香温中散寒，降逆止呕；诃子酸涩性收，善能涩肠止泻，《本经逢原》谓之"煨熟固脾止泻"。二药合用，以消患儿

吐泻之症，共为佐药。炙甘草健脾和中以培补中土，兼以调和药性，为佐使。纵观全方，虽无一味止汗之品，然诸药合用，温运脾胃，消积化滞，使脾虚得补，运化复常，食积得消，其汗自止，实为治本之法。

犀角饮（《婴童百问·卷一·肝脏第八问》）

主治 治小儿骨蒸潮热、盗汗肌瘦。

组成 犀角（镑碎）一两　鳖甲（炙酥）一两　柴胡（去芦）一两　知母（去毛，炒）一两　地骨皮一两　胡黄连一两　大黄半两　桃枝半两

用法 上咬咀，每三岁一钱，水一盏，煎三分，去滓温服。

方解 本方主治阴血亏虚，虚热内扰之证。本有阴血不足，加之热在血分，耗血伤阴尤甚，治当清热凉血为主，兼以养阴。方中犀角（水牛角代）苦咸性寒，清热凉血，为君药。胡黄连苦寒，"独入血分而清热"（《药品化义》），且能退虚热，除骨蒸；地骨皮清肝肾之虚热，除有汗之骨蒸，亦入血分清热凉血，二药合用助君清热凉血，共为臣。阴血耗伤，故伍以知母、鳖甲滋阴清热；大黄清热泻火凉血，桃枝活血解毒，合用清血分热；柴胡解肌除热，以上俱为佐药。

鳖甲饮（《婴童百问·卷六·潮热第五十七问》）

主治 治小儿骨蒸，潮热盗汗，咳嗽多渴，心躁多惊，面黄消瘦。

组成 鳖甲（酥炙）一两　地骨皮一两　秦艽一两　柴胡一两　枳壳（麸炒）一两　知母（去毛）一两　当归一两

用法 上咬咀，三岁一钱，水半盏，桃柳枝各三寸，乌梅一个，煎三分，去滓服无时。

方解 本方治疗小儿外感风邪，传里化热，耗损阴血，虚火内扰所致骨蒸潮热盗汗诸证。治宜滋阴养血，清热除蒸。方中鳖甲咸寒，滋阴退热，引药入阴分；秦艽辛散祛风泄热，益阴气，退虚热，除骨蒸，两药合用，滋阴清热并行，共为君。柴胡解肌退热；地骨皮养阴清虚热，退骨蒸，二药清泄凉降，退虚热，共为臣。风邪入里化热而损伤阴血，故佐以当归养血和血，知母清热滋阴，二药合用共培阴血亏虚之本。风邪外袭，侵及经络，易阻

滞气机，又佐用枳壳理气宽中，与柴胡相伍，一升一降，畅通气机。汗出伤阴，方中柴胡、秦艽之类辛散有伤阴之患，故用法中少加酸敛之乌梅，收涩止汗，敛肺止咳，与解表透邪药相伍，散收相合，祛邪不伤阴，敛阴不恋邪，相反相成。另加桃枝活血通络，柳枝祛风散邪，祛在表余邪，上三味亦为佐药。

灵犀饮 （《婴童百问·卷六·潮热第五十七问》）

主治 治小儿骨蒸潮热，盗汗咳嗽，多渴萎黄，消瘦腹急气粗。

组成 犀角（水牛角代，镑屑）半两　胡黄连半两　茯苓（去皮）一两　人参（去芦）一两　川芎一两　秦艽一两　甘草—两　羌活—两　柴胡—两　桔梗—两　地骨皮—两

用法 上咬咀，三岁一钱，水半盏，乌梅、竹叶少许煎服。

羚角散 （《婴童百问·卷六·潮热第五十七问》）

主治 治小儿骨蒸肌瘦，颊赤口干，日夜潮热，夜有盗汗，五心烦热，四肢困倦，饮食虽多，不生肌肉，及大病瘥后，余毒不解，或伤寒病后，因食羊肉，体热不除。

组成 地骨皮　秦艽　人参（去芦）　羚羊角（镑屑）　大黄（蒸）　麦门冬　枳壳　柴胡　白茯苓　赤芍药　桑白皮　鳖甲（酥炙黄）各一两

用法 上锉，每服二钱，水一盏，入青蒿少许煎，温服食后。

方解 本方证是由肝肾两虚，阴血不足，风邪乘虚入里化热所致。治宜滋阴养血，退热除蒸。方中鳖甲直入阴分，滋阴清热，尤善退热除蒸；秦艽祛风清热，养血退热，除骨蒸，两药配伍，滋阴清热之功显，共为君。柴胡辛散苦泄，微寒退热；地骨皮甘寒清润，善清肝肾之虚热，除有汗之骨蒸，二药清泄凉降退虚热，共为臣。佐以羚羊角、赤芍、大黄清热凉血；桑白皮清热利水；麦冬养阴生津清虚热；人参、茯苓健脾和中；枳壳理气宽中，与柴胡合用，升降相合，使气机通畅；用法中加青蒿清透虚热，亦为佐。

青蒿散 《婴童百问·卷六·潮热第五十七问》

主治 治小儿、室女肌瘦潮热。

组成 青蒿三钱　甘草一寸　小麦五十粒　乌梅一个

用法 上㕮咀，河水一碗，煎至三分，去滓服。

方解 方中青蒿苦辛而寒，其气芳香，清虚热并透伏热从外而解，为君药。"汗为心之液"，汗出过多易致心之气阴耗伤，故选甘凉之小麦养气阴，退虚热，止虚汗，为臣。乌梅敛阴止汗，为佐。甘草与乌梅合用，酸甘化阴以滋养阴液，另调和药性，为佐使。本方标本兼顾，重在清透伏热、敛阴止汗以治标，兼顾滋养阴液以治本，收清透伏热、敛阴止汗之效，尤适于小儿阴液亏虚、伏热内扰所致盗汗。

团参汤 《婴童百问·卷九·痳证第八十七问》

主治 治小儿虚汗盗汗，或心血液盛，亦发为汗，此药收敛心气。

组成 新罗人参　川当归各五钱

用法 上锉散，用猪心一个，切三片，每服二钱，猪心一片，水一盏，煎六分，食前两次服。

方解 本方主治心之气血亏虚，津液妄泄所致虚汗盗汗，治宜益气养血宁心。方中人参补益心气，宁心安神，为君。当归甘温质润，长于补血，为臣。君臣相伍，气血并补。用法中加用猪心养心安神镇惊，是为佐。

白术散 《幼科证治准绳·集一·心脏部三》

主治 治自汗、盗汗。

组成 白术三两　小麦一合（炒）

用法 用水一盅半，煮干去麦为末。以绵黄芪煎汤，量儿大小调服。忌萝卜辛辣炙爆之类，乳母尤忌。

方解 本方证之自汗、盗汗是由脾胃虚弱所致，治宜健脾益气、固表止汗。方中白术益气健脾，固表止汗，标本兼顾，重用为君。"汗为心之液"，汗出太过，易致心之气阴耗伤，故臣以小麦益心气，养心阴，除烦热，止虚汗。以黄芪煎汤，取其善补脾肺之气，使脾气旺则土能生金，肺气足则表固卫实，与君药合用，培土生金、固表止汗之功显，为佐。小麦主入心经，兼为引经药。

黄芪汤 《婴童类萃·卷下·盗汗自汗论》

主治 治自汗、盗汗。

组成 黄芪一钱 茯苓 熟地 麻黄根 天冬 防风 当归各七分 甘草五分 五味 官桂各三分 牡蛎一钱二分（煅） 生姜三片 枣一枚 浮小麦百粒

用法 水煎。

方解 本方主治气血两虚所致自汗、盗汗，治宜益气养血、敛阴止汗。方中黄芪益气健脾，固表止汗，为君。臣以牡蛎敛阴潜阳，固涩止汗，煅用其效尤著，与黄芪相伍，为益气固表、敛阴止汗之常用组合。茯苓健脾益气，宁心安神，合黄芪健脾之功显著；伍以熟地、当归、天冬滋阴养血；麻黄根功专止汗，浮小麦养心敛液、固表止汗，五味子益气生津、收敛止汗，三味功用，收敛止汗之力佳；另用肉桂少许与补气生血之药相伍，有鼓舞气血生长之意；气虚卫外不固易感风邪，故用辛散之防风以走表祛风，与黄芪同用相反相成，祛邪而不伤正，固表而不留邪，以上共为佐药。生姜、大枣同煎，意在调补脾胃，化生气血；甘草补气和中，兼调和药性，为佐使。

大建中汤 《婴童类萃·卷下·盗汗自汗论》

主治 治虚热盗汗，怔忡惊悸，四肢倦怠，气促。

组成 黄芪一钱（蜜炒） 远志肉 当归各八分 泽泻 白芍 人参 甘草（炙） 酸枣仁（炒） 龙骨（煅研）各五分

用法 水煎。

方解 本方所治诸证皆由心脾气血两虚而致，阴血亏虚，阳气失于涵养，虚阳外浮可见虚热盗汗，治宜益气健脾与养血安神兼顾。方中黄芪补气健脾，固表止汗；当归补血养心，共为君药。人参补益脾胃，宁心安神，助黄芪益气补脾之功；白芍功擅养血敛阴，与当归相合则滋阴养血之功增，共为臣药。气血不足，

:

心失所养，伍以酸枣仁、远志、龙骨宁心安神定志，酸枣仁另能收敛止汗，与龙骨相合，收敛止汗之力著；泽泻渗湿泄浊，与诸补益之品相合，补而不滞，俱为佐药。炙甘草补气和中，调和药性，为使。本方心脾同治，重在治脾，使脾旺则气血生化有源，故方以"建中"名之，兼顾气血，重在补气，使气旺而血生。

团参饮子（《婴童类萃·卷下·盗汗自汗论》）

主治 治小儿惊热盗汗。

组成 人参一钱　黄芪二钱　当归一钱五分

用法 加猪心一片，水煎。

无 名 方

治小儿盗汗方（《幼幼新书·卷二十·盗汗第四》）

组成 麻黄根　干姜各一两　雷丸　粱米各二两

用法 上件药捣，罗为末，日三四度以粉其身，汗即自止。

小儿一切虚热，夜卧有汗方（《幼幼新书·卷二十·盗汗第四》引《庄氏家传》方）

组成 黄芩　甘草　芍药各一两

用法 上为末，每服一钱，蜜汤调下。

治小儿盗汗方（《幼幼新书·卷二十·盗汗第四》）

组成 麻黄根三分　故扇灰二分

用法 上为末，乳汁或饮服三分匕，日三服。大人方寸匕，日三丸。

治小儿盗汗方（《幼幼新书·卷二十·盗汗第四》引《延年》方）

组成 麻黄根　雷丸　牡蛎（熬）各三两　甘草三两（炙）　干姜一两　粱米一升

用法　上六味，捣粉以粉身，汗即止。

治小儿盗汗，潮热往来方 《幼幼新书·卷二十·盗汗第四》引孙尚药方）

组成　南蕃胡黄连　柴胡各等分

用法　上捣，罗极细，炼蜜和丸如鸡头大。每服二丸至三丸，银器中用酒少许化开，更入水五分，重汤煮三二十沸，放温，食后和滓服。

治小儿盗汗方 （《幼幼新书·卷二十·盗汗第四》引陈藏器方）

组成　牡蛎

用法　上用牡蛎煅赤，捣为粉，粉身汗止。

五迟五软

　　五迟指立迟、行迟、发迟、齿迟、语迟，五软指头项软、口软、手软、脚软、肌肉软。两者均属于小儿发育障碍及成长不足的疾患，又称"胎弱"、"胎怯"。

　　立迟、行迟、齿迟，均属肝肾不足；发迟多由气血两亏，发为血之余，肾之苗，肾气不充，血虚失养，则见发迟；语言是智慧的表现，为心所主，心气不足，则智力不发达，言语迟缓，表现为语迟。五迟兼见筋骨痿弱、倦怠喜卧、面色不华、全身无力等症者，多属肝肾不足，治宜补肾养肝；若兼见智力不全、精神呆滞、肌肤苍白、食欲不振等症者，则为心血不足，治宜补心养血。

　　五软有属于先天因素者，亦有由于后天调护不当所致。临床治疗多补益肝肾或补益脾胃为主，固其本源则气血充盛，乃属治本之法。

有 名 方

柴胡饮子 《颅囟经·卷下·杂症》

主治　治小儿行迟，小儿自小伤抱，脚纤细无力，行止不得。或骨热疳痨，肌肉消瘦。

组成　柴胡　鳖甲（米醋涂炙）　知母　桔梗　枳壳（麸炒，去瓤）　玄参　升麻

用法　上药等分并细锉，每日煎时，三岁以下，取药半两，水五合，煎二合去滓，分两服，空心食前、后各一服。忌毒物。饮后用澡浴方（见下）。

方解　肝肾精血不足，不能营注于筋骨，则筋骨不健，而见小儿行迟。方中用柴胡为君，《滇南本草》谓其可治"痹痿"，善升举脾胃清阳之气，《本草纲目》亦载其可治"五疳羸热"。臣以炙鳖甲，《本草汇言》云其"解劳热骨蒸之药也"，功善滋阴潜阳，退热

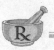

除蒸；知母，《用药法象》言其可"泻无根之肾火，疗有汗之骨蒸，止虚劳之热，滋化源之阴"，善入肾经而能滋肾阴、泻肾火、退骨蒸，二药合用，滋阴退热之力尤甚。玄参甘寒质润，清热泻火，滋阴润燥；桔梗、枳壳宣降气机；升麻轻清升散，增柴胡升举脾胃清阳之力。

澡浴方 (《颅囟经·卷下·杂症》)

主治 治小儿行迟，小儿自小伤抱，脚纤细无力，行止不得。或骨热疳痨，肌肉消瘦。

组成 苦参　茯苓皮　苍术　桑白皮　白矾各半两　葱白少许

用法 药剉细，每浴时取一两，沸水二升，浸药后通温，与儿浴之。避风于温处妙。

方解 本方用苦参清热燥湿；茯苓皮健脾利水；苍术燥湿健脾；桑白皮利水消肿，《药性论》载其可"利水道，消水气，虚劳客热，内补不足"；白矾性燥酸涩，解毒燥湿；又以葱白少许，辛散温通，宣通阳气，温散寒凝，散结通络。全方诸药配伍，健脾祛湿、宣通经络之力显著，外用澡浴，与上方内服相配合，疗效更佳。

生干地黄丸 (《幼幼新书·卷第六·行迟第十六》引《圣惠》方)

主治 治小儿十岁以来，血脉不流，筋脉缓弱，脚膝无力，不能行步。

组成 生干地黄　当归(剉，微炒)　防风(去芦头)　酸枣仁(微炒)　赤茯苓　黄芪(剉)　川芎　羚羊角　羌活　甘草(炙微赤，剉)　桂心

用法 上件药各等分捣，罗为末，炼蜜和丸如绿豆大。食前以温酒下十丸，更量儿大小加减服之。

方解 先天禀赋不足，肝肾亏损，后天失养，气血虚弱，则致筋脉缓弱，脚膝无力，不能行步。治宜滋养肝肾、健脾补虚。方用生地黄，《神农本草经》言其"主填骨髓，长肌肉，除痹"，《珍珠囊》谓其善"补肾水真阴"，清热养阴生津效力显著，用为君药。配当归甘温质润，和血补血；川芎活血行气，祛风通络止痛；酸枣仁养血润燥，《名医别录》还载其可"坚筋骨"，以上三药，均可入肝经，养肝血，调肝气，坚筋骨，共为臣。又佐

以黄芪、炙甘草益气健脾，培补后天，化生气血；羌活、防风疏风散邪，通络止痛；赤茯苓清热健脾利湿；羚羊角平肝息风，散血解毒；桂心辛散温通，行气血，运经脉，散寒止痛。炙甘草又可调和诸药，用以为使。全方配伍，共奏滋养肝肾、健脾补虚之功。

羚羊角丸 （《幼幼新书·卷第六·行迟第十六》引《圣惠》方）

主治　治小儿五六岁不能行者，骨气虚，筋脉弱。

组成　羚羊角屑　虎胫骨（涂醋，炙令黄）　生干地黄　酸枣仁（微炒）　白茯苓以上各半两　桂心　防风（去芦头）　当归（锉，微炒）　黄芪以上各一分

用法　上件药捣，罗为末，炼蜜和丸如绿豆大。每于食前，以温酒破研五丸服之。

五参浴汤 （《幼幼新书·卷第六·行迟第十六》引《婴孺》方）

主治　治小儿不生肌肉，又三岁不能行，往来寒热如大瘠，数发不能灸刺。

组成　大黄　黄芩　黄连　沙参　元参　紫参　苦参　厚朴（炙）　附子（炮）　芍药以上各二两　硝石三两　丹参一两　雷丸五十个

用法　上以黍米淘汁三升，同煎令三沸，适寒温浴了。当卧汗出，余汁更浴，煎同上法。甚者加猪蹄一具良，更添水。

方解　本方以五参入药，沙参能"治一切阴虚火炎"，具有养阴生津之效；元参滋阴降火；紫参即拳参，苦寒入肝，镇惊息风；苦参清热燥湿；丹参，《日华子本草》言其能"养血定志，通理关节，生肌长肉"，《本草便读》又言"丹参功同四物，能祛瘀以生新"，以上五参合用，既可滋阴养血，又能燥湿通络、镇惊息风，恰合病情。又伍以黄芩、黄连清热燥湿，泻火解毒；大黄、硝石荡涤积滞，软坚润燥；厚朴、雷丸行气消积除满；芍药养血敛阴。在诸多寒凉药物之中，又佐以一味炮附子，辛甘温煦，峻补元阳，气雄性悍，走而不守，温经通络，逐经络中风寒湿邪，与其他药物配伍，防止凉遏太过。用时更可加猪蹄，《随息居饮食谱》曰其能"填肾精而健腰膝"，增强滋阴填精、补肾健

骨之力。

续命丹 《幼幼新书·卷第六·行迟第十六》

主治 治大人、小儿锉骨行步艰难，脚足无力，并皆治之。

组成 防风　乳香　蔓荆子（炒）　牛膝　麻黄　羚羊角屑　酸枣仁　草乌头（去皮）　没药　白术　茯苓各一分　天麻（酒煮）　胡麻（炒）　当归　续断各半两　川乌头（去皮）　黄芪各四钱　蒺藜半分

用法 上件以法制合为细末，炼蜜为丹，小弹子大。每服一粒，用葱酒细嚼，一日三五服。

方解 本方用续断、牛膝补益肝肾，强筋健骨，为君药。臣以当归养血活血；黄芪、白术、茯苓补养后天，健脾生肌，化生气血。佐以防风、蔓荆子、麻黄疏风散邪，胜湿止痛；乳香、没药活血行气，消肿生肌；酸枣仁、胡麻滋阴润燥，养血安神；草乌、川乌辛散温通，祛风除湿，散寒止痛；羚羊角、天麻平肝息风，通络止痉；蒺藜辛散苦泄，祛风活血散结，《神农本草经》言"久服长肌肉"。全方诸药配伍，滋补肝肾，益气健脾，又兼疏风活血、通络止痛之效。

左经丸 《幼幼新书·卷第六·行迟第十六》引《良方》方

主治 小儿筋骨诸疾，手足不随，不能行步运动。

组成 草乌头（肉白者，生，去皮脐）　木鳖（去壳，别研）　白胶香　五灵脂各三两半　当归一两　斑蝥（去翅足，少醋煮熟）二百个

用法 上为末，用黑豆去皮，生杵粉一斤，醋煮糊为丸，鸡头大。每服一丸，酒磨下。筋骨疾但不曾针灸伤筋络者，四五丸必效。

方解 本方以草乌头为君，《长沙药解》谓"乌头，温燥下行，其性疏利迅速，开通关腠，驱逐寒湿之力甚捷"，尤善祛风湿、温经散寒止痛。臣以斑蝥破血逐瘀，消肿散结；木鳖消肿散结，疏通经络。佐以白胶香，《本草求原》谓其可"治中风、腰痛、行痹、痿厥"，与五灵脂配伍，具有活血化瘀止痛之功；当归养血活血。全方诸药配伍，共奏温经止痛、活血祛瘀之效。

病案 予至嘉兴，有一里巷儿年十岁，双足不能行，以一丸分三服，服之尽，四五丸，遂得行。自此大为人之所知，其效甚著。

（宋·刘昉. 幼幼新书［M］. 北京：人民卫生出版社，1987：
158）

虎骨散 （《幼科证治准绳·集之九·肺脏部肾脏部》）

主治 治行迟。

组成 虎胫骨（酒炙） 生干地黄 酸枣仁（酒浸，去皮，炒香） 辣桂（去皮）
白茯苓（去皮） 防风（去芦叉） 当归（去芦） 川芎 牛膝（酒浸，去
芦）各等分

用法 上为极细末，每服一钱半，以粥饮调，次入好酒二滴，再调，
食前服，日二。一方用炼蜜丸，如黍米大，木瓜汤下。

《三因》五加皮散 （《幼科证治准绳·集之九·肺脏部肾脏部》）

主治 小儿三岁不能行者，由受气不足，体力虚怯，腰脊脚膝筋骨软，
足故不能行。

组成 真五加皮

用法 为末，粥饮调，次入好酒少许，每服一栗壳许，日三服，效。
一方，五加皮二钱半，木瓜一钱二分半，为极细末。用粥饮入
酒二滴，调服。

方解 五加皮，《名医别录》言其主"两脚疼痹风弱，五缓，虚羸，补
中益精，坚筋骨"，本方仅用此一味，功专祛风湿、补肝肾、强
筋骨。亦可与木瓜配伍，加强舒筋活络、祛湿除痹之功。

虎骨丸 （《婴童类萃·下卷·行迟论》）

主治 治脚软行迟。

组成 虎胫骨 生地黄 酸枣仁 白茯苓 黄芪 防风 山药各二钱
官桂二钱 当归四钱

用法 为末，蜜丸，木瓜汤下。

菖蒲丸 （《幼幼新书·卷第六·语迟第十七》引《圣惠》方）

主治 小儿五六岁不语者，为心气不足，舌本无力，发转不得。亦云
风冷伤于少阴之经，是以舌难发于五音，故至时不语。

组成　菖蒲　人参（去芦头）　黄连（去须）以上各半两　麦门冬（去心，焙）　天门冬（去心焙）各一两　赤石脂　丹参各三分

用法　上件药捣，罗为末，炼蜜和丸如绿豆大。每服以温水研下五丸。量儿大小，不计时候，加减服之。

方解　心之声为言，心气虚弱，神窍不利，则届年龄而不能言语，治宜开心窍、补心气、安心神。方中配伍石菖蒲，入心经，开心窍，益心智，安心神，聪耳明目，《神农本草经》载其主"开心孔，补五脏，通九窍，明耳目，出音声"，为君药。臣以人参，补益心气，安神益智。又伍以麦门冬、天门冬养阴润燥生津，《本草汇言》载麦冬乃"清心润肺之药，主心气不足"；黄连清泻心火；丹参活血祛瘀、养血安神；赤石脂甘温调中、祛湿生肌，共为佐药。全方诸药配伍，共奏开心窍、补心气、安心神之功。

病案　患儿，女，6岁，1990年8月21日就诊。因散发性脑炎后言语不灵，反应迟钝，表情呆滞，伸舌流涎，识数困难，面白，舌淡苔少，脉沉无力，指纹淡紫。诊为心肾不足型，治疗养心益气、补血安神。用六味地黄丸合菖蒲丸（石菖蒲、人参、丹参、天门冬、麦门冬、赤石脂）。服药1月后，言语较前流畅，神佳。继服3个月痊愈。（顾明明，张玲. 六味地黄丸加减治疗小儿脑机能障碍3例［J］. 实用中医药杂志，2004，20（3）：152）

芍药散 （《幼幼新书·卷第六·语迟第十七》引《圣惠》方）

主治　治小儿心气不足，舌本无力，令儿语迟。

组成　赤芍药一两　黄芪（锉）三分　犀角（水牛角代，屑）　槟榔　甘草（炙微赤，锉）以上各半两

用法　上件药捣，粗罗为末。每服一钱，以水一小盏，煎至五分去滓。量儿大小，不计时候，分减温服。

菖蒲汤丹 （《幼幼新书·卷第六·语迟第十七》引张涣方）

主治　治数岁不能语。

组成　菖蒲（九节者）一寸　远志（去心）　桂心以上各一两　酸枣仁　黄芪　人参（去芦）　黄连（去须）以上各半两

用法　上件捣，罗为细末，炼蜜和如鸡头大。每服一粒至二粒，煎生姜汤下，不拘时候。

方解　心气不足，濡养不及，则数岁不能语。方以石菖蒲为君药，主入心经，开心窍，益心智，安心神。人参补益心气，安神益智；黄芪补气健脾，化生气血，二药合用，则心脾同治，气血兼顾，共为臣药。又配伍远志安神益智，祛痰开窍，《神农本草经》言其"补不足，利九窍，益智慧，耳目聪明"；酸枣仁滋补心肝之阴，养血安神。在以上补益气血之品中，又配以补火助阳之桂心，辛散温通，能行气血，通经脉，使诸药补而不滞。黄连清热燥湿，泻火解毒，又可监制诸温性药物温燥伤阴之弊，相反相成。以上均为佐药。用时以生姜汤调下，加强健胃和中之力，既可增加气血之生化，又可协助桂心辛散温通，补中有行，补不壅滞。

调元散（《活幼心书·卷下·信效方》）

主治　主禀受元气不足，颅囟间解，肌肉消瘦，腹大如肿，致语迟行迟，手足如痫，神色昏慢，齿生迟者，服之有效。

组成　干山药（去黑皮）五钱　人参（去芦）　白茯苓（去皮）　茯神（去皮木根）白术　白芍药　熟干地黄（酒洗）　当归（酒洗）　黄芪（蜜水涂炙）八味各二钱半　川芎　甘草（炙）二味各二钱　石菖蒲二钱

用法　上为㕮咀，每服二钱，水一盏，姜二片，枣一枚，煎七分，无时温服。如婴孩幼嫩，与乳母同服。

方解　小儿先天禀赋不足，加之后天失养，气血虚弱，则肌肉消瘦，发育迟缓，治宜气血双补。方中用四君子汤（人参、白茯苓、白术、炙甘草）益气健脾；四物汤（熟干地黄、白芍药、当归、川芎）养血活血，以上两方相合，双补气血。又配伍黄芪益气健脾，使气血生化有源；山药，《神农本草经》谓其能"补中，益气力，长肌肉"，滋养肺脾肾，生津润燥；茯神健脾安神；石菖蒲开窍益智。用时又加生姜、大枣，意在温运和中，养血健脾，与以上诸药配伍，共奏气血双补之功。

菖蒲丸 (《幼科类萃·卷二十七·杂证门·语迟证治》)

主治 小儿受胎，其母卒有惊邪，邪气乘心，故儿感受母气，心不守舍，舌木不通，四五岁大不能言。

组成 人参 石菖蒲 麦门冬 (去心) 川芎 远志 (取用姜制炒) 当归各二钱 滴乳香 朱砂各为另研

用法 上末，炼蜜丸麻子大，每服十丸，粳米饮下。

方解 小儿胎受母气，又兼禀赋不足，最易致心肾不交之证，治宜开窍养神、交通心肾。方用石菖蒲开心窍，益心智，安心神，聪耳明目，为君药。臣以人参大补元气，补脾养心，安神益智；远志安神益智，祛痰开窍，与石菖蒲相伍，有交通心肾之功。配伍麦门冬养阴润燥生津，《本草汇言》载麦冬乃"清心润肺之药，主心气不足"；川芎辛散温通，活血行气，祛风通络止痛；当归甘温质润，为补血圣药；乳香活血行气止痛；朱砂重镇安神，以上各药共为佐药。粳米味甘性平，入脾胃益气补中，化生气血，又可兼具调和诸药之职，用以为使。全方诸药配伍，共奏开窍养神、交通心肾之功。

肾气丸 (《婴童类萃·下卷·语迟论》)

主治 语迟。

组成 山药 山茱萸 (肉) 茯苓 熟地 泽泻 丹参 石菖蒲 天门冬 麦冬 牡丹皮

用法 等分为末，天麦二冬捣蜜丸，朱砂三钱为衣。每服灯心汤下，日服二三次。

方解 小儿语迟，多源于禀赋不足，心气虚弱，治宜培补先天，补心安神。方中用六味地黄丸滋肾填精，补先天之本；丹参入心经，活血祛瘀，养血安神；石菖蒲开窍益智安神；天门冬、麦冬养阴润燥生津，"主心气不足"（《本草汇言》）。用时以朱砂为衣，增强重镇安神作用，又服灯心汤下，清心利水，与滋阴药配伍使之补而不滞。全方诸药相合，共奏滋肾填精、补心安神之功。

芎黄散（《保幼新编·齿久不生附发久不生》）

主治　齿久不生。

组成　川芎　生地黄　当归　山药　白芍药各一两　沉香五钱　甘草三钱

用法　为末，白汤调下，将干末擦齿上，日二次。

方解　齿为骨之余，肾主骨生髓，故小儿齿久不生，多责之于先天肾气不足，肾精失于充养所致，治宜补肾填精为主。方中用生地黄养阴生津，《神农本草经》言其"主填骨髓，长肌肉，除痹"，《珍珠囊》谓其善"补肾水真阴"；与川芎配伍，滋补之中兼有辛散温通之效，补而不滞，共为君药。臣以当归、白芍，补血敛阴，因精血同源，滋补阴血亦可协助生地黄填补肾精，充养齿髓。又佐以山药补脾养胃，补肾涩精，《神农本草经》谓其有"补中，益气力，长肌肉"之力；沉香，《本草通玄》谓其"温而不燥，行而不泄，扶脾而运行不倦，达肾而导火归元，有降气之功，无破气之害，洵为良品"，既可与川芎合用，监制补肾养阴药滋腻阴柔壅滞之弊，又能引领诸滋阴补血之品下达于肾，加强补肾之功。炙甘草调和诸药，用为使药。全方诸药配伍，共奏补肾填精之效。

芎黄散（《幼科证治准绳·集之九·肺脏部肾脏部》引汤氏方）

主治　治小儿齿不生。

组成　大川芎　生地黄各半两　山药　当归　甘草（炙）各一分

用法　上焙，为末，热汤调服。或时以药末擦齿龈。

方解　此方即《保幼新编》芎黄散去白芍、沉香而成。

芎地汤（《幼科汇诀直解·卷之二·五软》）

主治　肾气不足，髓不强，不能充齿之齿迟。

组成　当归　川芎　熟地　白芍　山药　甘草

用法　上等分为末，用温水调服，或时以末擦齿根，齿即生也。

方解　本方在四物汤（当归、川芎、熟地、白芍）养血活血的基础上，配伍山药补脾养胃，补肾涩精，化生气血，充养齿髓；甘草益气和中，调和药物。全方配伍，重在补血填精、健脾补肾，对于肾气虚弱、禀赋不足之齿迟用之适宜。

一物楸叶方 (《幼幼新书·卷第六·发不生第七》引《千金》方)

主治 治少小头不生发。

组成 楸叶

用法 捣取汁，敷上立生。

方解 楸叶，《本草纲目》谓其有"拔毒排脓之力"，功善消肿拔毒、排脓生肌，尤善治疗小儿头上疮或白秃之发不生。

苁蓉丸 (《保幼新编·齿久不生附发久不生》)

主治 发久不生。

组成 当归　生地　肉苁蓉　白芍药各一两　胡粉五分

用法 蜜丸黍米大，每十丸，黑豆汤吞下，兼作饼敷头。

方解 小儿发久不生，多责之于精血不足、机体失养。方中以肉苁蓉为君，味甘能补，甘温助阳，质润滋养，咸以入肾，为补肾阳、益精血之良药。生地黄清热凉血，养阴生津，《珍珠囊》谓其善"补肾水真阴"，为臣药。佐以当归、白芍养血补血。铅粉消积杀虫，解毒生肌，《药性论》云其"治积聚不消，炒焦止小儿疳痢"，亦用为佐药。全方诸药配伍，共奏补肾养血之功。

六味地黄丸 (《寿世保元·卷八·诸疳》)

主治 咳嗽吐血，或咽喉燥痛，口舌疮裂，或禀赋不足，肢体瘦弱，解颅鹤节，五迟五软，或畏明下窜，或早近女色，精血亏耗，五脏齐损，凡属肝肾诸虚不足之症。

组成 怀生地黄 (酒浸，砂锅内，瓷碗盛，蒸至极黑，捣碎，入石臼，捣如泥成膏) 八两　山茱萸 (酒蒸，去核取肉)　干山药各四两　牡丹皮 (去骨)　白茯苓 (去皮)　福泽泻 (去毛) 各三两

用法 上忌铁器，为细末，和地黄膏，加炼蜜为丸，如梧子大。每服三五十丸，空心，白滚水下。

方解 肝主筋藏血，肾主骨生髓，肝肾不足则发育迟缓，又兼见阴亏虚火上炎之象，阴虚为本，火动为标，治以滋补肝肾之法，亦

即王冰所说"壮水之主，以制阳光"。方中重用熟地黄味甘纯阴，主入肾经，长于滋阴补肾、填精益髓，为君药。山茱萸酸温，主入肝经，滋养肝肾，益血养阴；山药甘平，主入脾经，健脾补虚，涩精固肾，补后天以养先天，二药共用为臣。君臣配伍，肝脾肾三脏并补，但以补肾阴为主。肾为水脏，肾元虚馁每致水浊内停，故又佐以泽泻泄肾利湿，并防熟地滋腻恋邪；阴虚阳失所制，故以丹皮清泻相火，并制山茱萸之温；茯苓甘淡性平，健脾利湿，既助泽泻以泻肾浊，又增强山药健运脾胃之功。三药配伍，祛邪为主，并称三泻。全方六味药物相合，三补三泻，以补为主，补而不滞，滋而不腻，补不碍邪，泻不伤正，邪正兼顾，相反相成，滋阴益肾之力相得益彰。

病案 ①患儿，男，2岁，1990年3月11日就诊。其母患甲亢，妊娠期间曾服治疗甲亢药物。患儿毛发稀疏，反应迟钝，四肢痿废，尤以下肢为著，坐立艰难，言语障碍，神乏面白，唇舌淡，苔薄白，脉沉细，指纹淡紫。诊为脑发育不全，脾肾亏损型。治宜补肾健脾。用六味地黄丸加人参、鹿茸、枸杞、川断、砂仁、莲子。每日1剂，水煎服。连服15剂后面色红润。继服6个月后能坐立，食欲佳，二目有神，能说简单词语，可在扶持下步行20余步。（顾明明，张玲. 六味地黄丸加减治疗小儿脑机能障碍3例［J］. 实用中医药杂志，2004，20（3）：152）

②一小儿五岁，禀父腿软，不便于行，早丧天真，年至十七，毕姻后，腿软头囟自觉开大，喜其自谨，寓居道舍，遂朝服补中益气汤，夕用地黄丸料加五味子、鹿茸煎服，年余而健。（明·薛己. 保婴撮要［M］. 北京：人民卫生出版社，1983：86）

苁蓉丸（《幼科证治大全·八十六发迟》引《入门》方）

主治 小儿发迟，乃血气不能荣束。

组成 苁蓉　川芎　当归　熟地　芍药各等分　胡粉减半

用法 上为极细末，蜜丸如黍米大。每服五六丸，黑豆煎汤下，仍磨化抹头上。

方解 此方即《保幼新编》苁蓉丸加川芎而成。

生筋散（《幼幼新书·卷第二十六·痞后天柱倒第十四》引汉东王先生《家宝》方）

主治　小儿久患痞疾，体虚，久不进饮食，患来日久。诸候退，只是天柱骨倒，医者不识，谓之五软候。

组成　木鳖子三个　蓖麻子三十个

用法　上各取肉，同研。每用一钱许，津唾调贴，急抱措项上，令热贴之。

方解　小儿久病体虚，气血不足，筋骨经脉失于濡养，故可见五软之证。方中用木鳖子疏利经络，通痹疗瘘；蓖麻子通下泻滞。二药合用，通利之功显著，意在疏利经络、筋骨、气血。

贴头起项膏（《幼幼新书·卷第二十六·痞后天柱倒第十四》引《吉氏家传》方）

主治　治小儿痞热胆冷，头项软倒方。

组成　川乌（末）　肉桂（末）　芸苔子　天南星　蓖麻子各一钱　黄丹（炒）一钱匕

用法　上大蒜一颗，煨熟去皮，乳钵内研和药细。每用一钱，入米醋和匀，贴项上一日许。

方解　方用川乌辛热升散苦燥，祛风除湿，温经散寒止痛，《长沙药解》云"乌头，温燥下行，其性疏利迅速，开通关腠，驱逐寒湿之力甚捷"；肉桂，《汤液本草》载"补命门不足，益火消阴"，辛甘大热，补火助阳，益阳消阴，善去痼冷沉寒，二药合用，温阳散寒之力尤著，共为君药。臣以芸苔子破气行血，蓖麻子泻下通滞，与君药配伍，制约其温燥之性。佐以天南星性温而燥，燥湿化痰；铅丹辛寒拔毒，化腐生肌，收湿止痒。此为外用方，全方诸药配伍，共奏温阳散寒、化痰祛湿、行血通滞之功。

天柱丸（《世医得效方·卷第十二·小方科》）

主治　治风气颈垂软，头不得正，或去前，或去后。

组成　蛇含石（煅七次，用醋淬七次）大一块　川郁金末少许

用法　上碾细，又入钵内研极细，和前药末，入少麝香和匀，用雪白

大米饭丸，龙眼大。每服一丸，荆芥汤化下。或又入生姜汁一二滴，或用金银薄荷汤，早晨不拘时下。风热项软，合用凉肝丸。

方解 方中重用蛇含石安神镇惊，止血定痛，《唐本草》载其"主心痛疰忤，难产，小儿惊痫"；配伍郁金辛散苦泄，解郁开窍，且性寒入心经，能清心热，善用于痰浊蒙蔽心窍之证，对于痰浊上蒙惊痫或神昏所致颈软尤为适宜。

五加皮散（《世医得效方·卷第十二·小方科》）

主治 治颈软。

组成 五加皮

用法 为末，酒调，涂敷颈骨上。

方解 本方单用五加皮一药，祛风湿，补肝肾，强筋骨，《名医别录》言其主"两脚疼痹风弱，五缓，虚羸，补中益精，坚筋骨"，临床适用于肝肾不足、风湿内侵之颈软证。

小鹿茸丸（《普济方·卷四百一·婴孩杂病门·五硬五软》引《医方集成》方）

主治 治胎中受热，遍身筋软。

组成 鹿茸　川牛膝　苁蓉　木瓜　杜仲　菟丝子　当归　熟地黄　天麻　青盐各等分

用法 上为末，用蜜丸盐汤温酒化下，皆可。

方解 患儿先天禀赋不足，肾气亏虚，故致筋软。治宜补肾填精，强筋健骨。方用鹿茸补肾阳，益精血，强筋骨，《本草纲目》谓其可"生精补髓，养血益阳，强筋健骨"，为君药。肉苁蓉、菟丝子、杜仲补肾阳，益精血，强壮筋骨，扶正固本，共为臣药。佐以熟地黄、当归滋阴养血，填精益髓；木瓜味酸入肝，益筋和血，祛湿除痹；川牛膝补益肝肾，强筋健骨，活血祛瘀；天麻"利腰膝，强筋力"（《开宝本草》），疗"诸风麻痹不仁"（《用药法象》）。青盐又可引方中药物直达肾经，用以为使。全方诸药配伍，共奏补肾填精、强筋健骨之功。

泻肝丸 （《婴童百问·卷之三·项软第二十五问》）

主治 项软，卒暴如此者，只是肝经有热者；肝热生风，眼目上视，搐搦急惊可服；亦退热疏风。又名泻青丸。

组成 当归　龙胆草　川芎　栀子仁　大黄（煨）　羌活　防风各等分

用法 上为末，蜜丸如芡实大，朱砂竹叶汤化下。

方解 肝经有热，灼伤肝血，筋脉失养，治宜清泻肝热，养血柔筋。方中用龙胆草为君，清泻肝胆实火，清利下焦湿热。栀子仁通泄三焦，清热燥湿；大黄苦寒燥湿，荡涤邪热，加强君药清泻肝热之力，共为臣药。佐以当归、川芎养血活血，行气止痛；羌活、防风疏散邪气，火郁发之，与苦寒沉降之品同用，既可协助清解肝胆热邪，又使得降中有升，以升制降，以升助降，相反相成。用时朱砂竹叶汤化下，其中朱砂镇心安神；竹叶甘淡渗利，清心利水，给邪以出路，用以为使。全方诸药配伍，共奏清泻肝热、养血柔筋之功。

橘连丸 （《婴童百问·卷之三·五软第二十六问》）

主治 治瘦。久服消食和气，长肌肉，治肌肉软。

组成 广陈皮　黄连（去须）各一两

用法 上为末，别研入麝半钱，用猪胆七个，分药入胆内，将水煮，候临热，以针微扎破，以熟为度，取出以粟米粥和丸，如绿豆大。每服二三十丸，米饮下，量大小与之无时。

方解 方中用陈皮、黄连等量配伍，陈皮辛行温通，有行气止痛、健脾和中之功，尤善疏理气机，调畅中焦而使之升降有序；黄连清热燥湿，厚肠止泻。二药配伍，尤适用于湿热壅滞中焦，气机阻滞，影响脾胃运化功能所致之肌肉软。服时又需研入麝香，意在取其辛温走窜，加强行血中瘀滞、开经络之壅遏之功。

凉肝丸 （《医学入门·外集卷五·小儿门》）

主治 五软，肝胆伏热，面红唇红肌热者；兼治痘后目赤肿痛。

组成 防风三钱　人参　赤茯苓各一钱半　黄芩　芜蔚子　黑参　大黄

　　　知母各一两

用法　为末，蜜丸绿豆大。量儿大小，食后茶清下。

方解　患儿肝胆伏热，耗伤精血，亦致五软。治宜清泻肝胆湿热，滋阴降火。方中重用黄芩入少阳经，清热燥湿；大黄苦寒燥湿，荡涤邪热，共为君药。配伍玄参、知母寒凉质润，滋阴降火润燥，与君药配伍，清泻之中兼以滋补阴血，既可补充热邪灼伤之精血；又可防止黄芩、大黄苦寒之品燥伤阴液，标本兼顾，相反相成，用为臣药。佐以茺蔚子"补中益气，通血脉，填精髓"（《日用本草》）；防风疏风散邪，发散郁火；人参大补元气，安神益智；赤茯苓清热健脾利湿。茶清，性寒沉降，清热渗利，可使肝胆伏热从小便而解，给邪以出路。全方诸药配伍，共奏清泻肝胆湿热、滋阴降火之功。

薏苡丸 （《医学入门·外集卷五·小儿门》）

主治　手软，无力以动也，所受肝弱，两手筋缩不能舒伸。

组成　薏苡仁　当归　秦艽　酸枣仁　防风　羌活各一两

用法　为末，蜜丸芡实大。每一丸至二丸，麝香、荆芥煎汤化下。

方解　若小儿先天禀赋虚弱，肾精不足，肝血亦虚，肝主筋，肝血虚则筋脉失养，外邪更易乘虚而入。治宜疏风散邪，养血舒筋。方用薏苡仁淡渗甘补，《神农本草经》载其"主筋急拘挛，不可屈伸"，《本草纲目》亦言"薏苡仁，阳明药也，能健脾益胃"，既可健脾补中，又能舒筋脉，缓和拘挛，用为君药。臣以秦艽、防风、羌活辛散祛风，胜湿止痛。又配伍当归养血和血，酸枣仁养血安神，则肝血得充，筋脉和利，共为佐药。用时又以麝香、荆芥煎汤化下，其中麝香辛温行散，开通走窜，有很强的开窍通闭之效，又能行血中瘀滞，开经络之壅遏；荆芥增强风药疏散之力。全方诸药配伍，共奏疏风散邪、养血舒筋之效。

海桐散 （《医学入门·外集卷五·小儿门》）

主治　脚趾蜷缩无力，不能展伸者。

组成　海桐皮　牡丹皮　当归　熟地　牛膝各二分　山茱萸　补骨脂各一分

用法　葱煎服。

方解　肾主骨生髓，小儿先天禀赋不足，肾精亏虚，筋骨经络失于濡养，故可见足软之证。治宜补肾填精，通络健骨。方用海桐皮辛散祛风，通络止痛，《海药本草》言其"主腰脚不遂，顽痹，腿膝疼痛"，《本草纲目》亦载其有"行经络"之功，用为君药。臣以熟地滋阴养血，填精益髓；当归补血和血，二药配伍，精血并补，补而不滞。又配伍补骨脂壮肾阳，暖脾阳，"壮火益土之要药也"（《本草经疏》）；山茱萸酸微温质润，补益肝肾，既能益精，又可助阳，为平补阴阳之要药，《药性论》谓其能"补肾气，添精髓"，与以上滋阴药配伍，阳中求阴，使肾精得充而生化无穷；牛膝，《神农本草经》言其"主寒湿痿痹，四肢拘挛，腰痛不可屈伸"，补益肝肾，强筋健骨，活血祛瘀；牡丹皮性味苦辛寒，入血分而善于清透阴分伏热，且辛行苦泄，有活血祛瘀之功，此二药与滋腻阴柔之品合用，补中寓通，补而不滞，以上各药共用为佐。临用时以葱煎服，取其辛散温通、宣通阳气之功，可使阳气上下顺接、内外通畅，引领方中药物直达病所，用以为使。全方诸药配伍，共奏补肾填精、通络健骨之功。

健骨散 （《保幼新编·五软》）

主治　头项软、脚软、手软、身软、口软。

组成　白僵蚕（去嘴炒，为末）五分或一钱　薄荷（泡）

用法　酒调下三次。

方解　方用薄荷，质轻宣散，疏散外邪；白僵蚕，味辛行散，祛风化痰，通络息风，二药配伍，辛散通行之力显著，共奏祛风散邪、化痰通络之效。

肥儿丸 （《幼科折衷·下卷·小儿出生诸症》）

主治　小儿五软。

组成　苍术（米泔浸，炒）一两　厚朴（姜汁炒）一两　山楂肉一两　黄连（姜汁炒）一两　陈皮（去白）一两　甘草（炙）五钱　神曲（炒）一两　麦芽一两　白术（炒）八钱　山药一两　半夏（制）一两　木香六钱　砂仁（炒）六钱　莲肉（去心）二两　胡黄连五钱　银柴胡五钱　白茯苓一两　使君子肉

一两

用法　上为末，蜜丸如绿豆大，陈皮汤服。

方解　本方用平胃散（苍术、厚朴、陈皮、炙甘草）为主，燥湿运脾，行气和胃；又配以白术、茯苓、山药健脾祛湿；山楂、神曲、麦芽消食和胃；木香、砂仁行气导滞；黄连、半夏辛开苦降，散结消痞；胡黄连、银柴胡清退虚热；莲肉补脾益肾养心，《神农本草经》载其"补中，养神，益气力"；使君子健脾消疳驱虫。全方诸药配伍，共奏健脾祛湿、行气和胃之功，临床适用于后天失养、脾胃虚弱之小儿五软之证。

扶元丸 （《儿科要略·第三章·儿科特征·第五节弱证》）

主治　治小儿先天不足，后天羸弱。

组成　人参　白术（土炒）　茯苓　熟地　茯神　黄芪（蜜炙）　山药（炒）　炙甘草　当归　白芍　川芎　石菖蒲各等分

用法　姜枣水煎服。

方解　本方通治五软。以四君子汤（人参、白术、茯苓、炙甘草）益气健脾，四物汤（熟地、当归、白芍、川芎）养血活血，气血双补。又配伍黄芪、山药、生姜、大枣补脾养胃，化生气血，补后天以充养先天；茯神健脾安神；石菖蒲开窍醒神，化湿和胃，宁神益智。全方诸药配伍，重在健脾助运、气血双补，故对于后天羸弱、气血乏源、机体失养之证尤为适宜。

补中益气汤 （《保婴撮要·卷三·五软》）

主治　治中气虚弱，体疲食少，或发热烦渴等症；五软。

组成　人参　黄芪各八分　白术　甘草　陈皮各五分　升麻　柴胡各二分　当归一钱

用法　上姜枣水煎，空心午前服。

方解　脾为营卫气血生化之源，脾旺则正气自充，脾虚则气血乏源，机体失养。治宜健脾益气。方中重用黄芪，甘温入脾肺经，补中气，益肺气，实卫固表，为君药。人参大补元气，白术健脾燥湿，助黄芪补中益气，用为臣药。当归养血和营，陈皮理气醒脾，升麻、柴胡升举脾胃清阳之气，正如张元素谓"补脾胃之药，非此为引，不能取效"，共为佐药。炙甘草既可加强益气健脾之功，又可调和药物，用为佐使。全方诸药配伍，共奏益气健脾之效。

病案　一小儿九岁，因吐泻后，项软面白，手足并冷，脉微细，饮食喜热。余先用六君子汤加肉桂五剂，未应，更加炮姜四剂，诸症稍愈，面色未复，尺脉未起，佐以八味丸，月余面色微黄，稍有胃气矣。再用前药，又月余，饮食略增，热亦大减。乃朝用补中益气汤，食前用八味丸。又月余元气渐复，饮食举首如常。又月余而肌肉充盛，诸病悉愈。（明·薛己. 保婴撮要[M]. 北京：人民卫生出版社，1983：84）

四味丸（《幼科折衷·下卷·小儿出生诸症》）

主治　小儿五软。

组成　白术　茯苓　胡黄连　芦荟

方解　小儿先天禀赋不足，加之后天脾胃失养，筋骨失于濡养，即致五软之证。方以白术、茯苓益气健脾祛湿，培补后天之本；胡黄连退虚热，除疳热，清湿热，正如《本经逢原》所云"胡黄连，苦寒而降，大伐脏腑骨髓邪热，除小儿疳热积气之峻药"；芦荟苦寒降泄，清肝火，除烦热。以上四药配伍，健脾之中兼以祛湿泻热，补气而不壅滞，祛邪又不伤正，标本兼顾，相反相成。

祛风退热散（《幼科汇诀直解·卷之二·五软》）

主治　真气虚弱，客邪入腑，传于筋骨之项软垂下无力。

组成　羌活　防风　细辛　黄芩　白芷　薄荷　当归　川芎　甘草

用法　白水煎服。

方解　"正气存内，邪不可干；邪之所凑，其气必虚"，若正气虚弱，外邪即可乘虚而入，郁于筋骨经脉则肢体软垂无力。治宜疏散外邪，畅通经络。方用羌活、防风、细辛、白芷、薄荷等辛散之品，疏散外邪，透邪外出；黄芩清热燥湿；当归、川芎养血活血，行气祛风止痛，体现"治风先治血，血行风自灭"之意；又以甘草调和诸药。全方诸药配伍，共奏疏风散邪、通利经络之功。

六君子汤 《幼科汇诀直解·卷之二·五软》

主治 久吐、久泻、久病而软者。

组成 人参　白术　白茯苓　陈皮　法半夏　甘草

用法 加肉桂。手软者，加薏仁米、当归、秦艽、枣仁、防风、羌活、荆芥各等分，姜、枣引。

方解 患儿若久吐久泻，则阴精耗损，机体失于濡养，故可见五软之证。方以四君子汤（人参、白术、白茯苓、甘草）益气健脾，加陈皮、半夏燥湿健脾，理气和胃；又加肉桂，取其温补先天之阳以助后天阳气之功。若手软者，加薏仁米、秦艽、防风、羌活、荆芥、当归、枣仁等，既可加强疏散邪气、通利经络之力，又可使诸补虚之品补而不滞。全方配伍，共奏益气健脾、化生气血之功。

右归丸 《金匮启钥（幼科）·卷三·五硬五软论》

主治 五软。

组成 菟丝　山药　枸杞　熟地　鹿胶　肉桂　附子

用法 上研末，蜜丸。白汤下。

方解 肾为水火之脏，元气所聚，肾阳为一身阳气之根本。若小儿先天禀赋不足，肾阳虚弱，甚或火不生土，则精髓不充，气血不化，机体失养，而致五软。治宜"益火之原，以培右肾之元阳"（《景岳全书·新方八阵》）。方用肉桂、附子辛热入肾，功擅温壮元阳，补命门之火，共为君药。臣以鹿角胶甘咸微温，补肾温阳，益精养血；菟丝子补肝肾，强腰膝。伍以熟地、山药、枸杞甘润滋补，既滋阴益肾，填精补髓，又养肝补脾，与温阳药配伍，有"阴中求阳"之功，用为佐药。诸药合用，补肾之中兼顾养肝益脾，使肾精得他脏之化育而虚损易复；温阳之中参以滋阴填精，则阳气得阴精之滋养而生化无穷，共奏温阳益肾、填精补血之效。

儿科常见病通治方精义·五迟五软

左归丸 《金匮启钥（幼科）·卷三·五硬五软论》

主治 五软。

组成 熟地　山药　枸杞　枣皮　牛膝　菟丝　龟胶　鹿胶

用法 上研末，蜜丸。白汤。

方解 左归丸为纯甘补阴之剂。本方所治病机为真阴肾水不足，精髓亏损。方中重用熟地，滋肾益精，以填真阴，张景岳谓其"能补五脏之真阴……诸经之阴血虚者，非熟地不可……阴虚而神散者，非熟地之守不足以聚之；阴虚而火升者，非熟地不足以缓之"，故重用以为君药。龟鹿二胶，为血肉有情之品，功善峻补精髓，龟胶偏于补阴，鹿胶偏于补阳，在补阴之中配用补阳药，体现了"阳中求阴"的治疗法则，二药共为臣药。佐以山茱萸滋补肝肾，涩精敛汗；山药补脾益阴，滋肾固精；枸杞补肾益精，养肝明目；菟丝子平补肝肾，固肾涩精；牛膝益肝肾，强腰膝，健筋骨。全方诸药配伍，共奏滋阴补肾、填精益髓之功，为峻补真阴、纯甘壮水之代表方剂。

补肾地黄丸 （《彤园医书（小儿科）·卷之二·神病门·五软》）

主治 谓头项软曲无力，两手两足软曲无力，口唇软薄无力，皮宽不长，肌肉软弱无力。

组成 法制熟地二两　炒枣皮即山萸肉　炒山药　茯苓各一两　酒洗牛膝八钱　酥炙鹿茸　丹皮　泽泻各五钱

用法 共研极细，炼蜜为小丸。盐汤送下一二钱，日三服，常服此丸补其先天。

方解 此五者皆因禀受不足，气血不充，故骨脉不强，筋肉痿弱。治宜补精气，久服后方自效。方用六味地黄丸（熟地、炒枣皮、炒山药、茯苓、丹皮、泽泻）滋补肝肾之阴，填精益髓，充养先天之本。又配伍鹿茸"生精补髓，养血益阳，强筋健骨"（《本草纲目》）；牛膝补益肝肾，强筋健骨。全方以大量滋阴药为主，配伍小量温阳之品，阴阳互求，共补肾气。

无 名 方

疗小儿三岁不能行方 （《幼幼新书·卷第六·行迟第十六》引《元和纪用经》方）

组成 真五加皮

用法 上末之，粥饮滴酒少许，调一粟壳许，日三服。有风骨节不利者尤相宜。经以四味饮、黑散、紫丸、至圣散、蜀脂饮、麝香丸并此五加皮药七方，谓之育婴七宝。紫阳道士一名《保子七圣至宝方》，专为一书者，此方是也。

治五六岁不行方 （《幼幼新书·卷第六·行迟第十六》引《吉氏家传》方）

组成 石斛　牛膝　鹿茸（酥炙）　茯苓　菟丝子各一分　黄芪二分

用法 上件为末，蜜丸桐子大。每服四丸，加减，温水下。

小儿行迟，四五岁不能行方 （《慈幼便览·头缝不合》）

组成 五加皮五钱　牛膝（酒炒）　木瓜各二钱五分

用法 共研末，每用一钱，米饮调下效。

治小儿四五岁不语方 （《备急千金要方·卷五·少小婴孺方》）

组成 赤小豆

用法 酒和敷舌下。

治小儿不语方 （《幼幼新书·卷第六·语迟第十七》引《张氏家传》方）

组成 酸枣仁　柏子仁各半两　郁李仁　人参各一两

用法 上为细末，蜜煮糊为丸如梧桐子大。小儿每服十丸。若是气虚之人，只使郁李仁、人参二件。

治小儿头不生发方 （《幼幼新书·卷第六·发不生第七》引《千金》方）

组成　烧鲫鱼灰末

用法　以酱汁和敷之。

治小儿发迟方 （《幼科证治大全·八十六发迟》引《永类》方）

组成　陈香薷二两

用法　上水一盏，煎汁三分，入猪脂半两，和匀，日日涂之。

治项软方 （《世医得效方·卷第十二·小方科》）

组成　附子（生用，去皮脐）　天南星（切）各等分

用法　用生姜自然汁调贴项软处。

治小儿口软，心神不足，不能言语方 （《幼科折衷·下卷·小儿出生诸症》）

组成　人参　石菖蒲　麦冬　远志　川芎　当归各二钱　乳香　朱砂各一钱

用法　蜜丸。

治手软者，两手筋缩不能屈伸方 （《幼科折衷·下卷·小儿出生诸症》）

组成　薏苡仁　当归　秦艽　枣仁　防风　羌活　荆芥

用法　为末，芡实汤下。

解　颅

"解"，即解开之意；"颅"，是指头骨，解颅即据小儿头骨解开不合而命名。《保婴撮要·解颅、囟填、囟陷》指出："肾气怯则脑髓虚而囟不合。"肾气亏损，髓脑不充，为解颅主要病因，补肾益髓为常用治法。另有肾虚肝亢、脾虚水泛、热毒壅滞等证，治宜益肾平肝、扶脾利水、清热通络，每多见效。

有 名 方

半夏熨方（《备急千金要方·卷五·少小婴孺方》）

主治　治小儿脑长，解颅不合，羸瘦色黄，至四五岁不能行。

组成　半夏　生姜　川芎各一升　细辛三两　桂心一尺　乌头十枚

用法　上六味㕮咀，以醇苦酒五升渍之，晬时，煮三沸，绞去滓，以绵一片浸药中，适寒温以熨囟上，冷更温之，复熨如前，朝暮各三四熨乃止，二十日可愈。

方解　小儿先天不足，后天失调，真阳不能温煦脾土，脾虚不能制水，水湿不化，久积成痰，水湿痰浊乘虚上泛于脑，故颅骨解开。治宜温阳散寒，祛湿化痰。方用桂心为君，辛甘大热，《汤液本草》言其善"补命门不足"，其补火助阳，益阳消阴，作用温和持久，为治命门火衰之要药。臣以细辛、乌头辛温发散，芳香透达，以祛风除湿，通阳散结，加强君药桂心温助阳气之力。半夏、生姜辛散温通，燥湿化痰；又伍川芎通达气血，在温阳之中兼具辛散通行，共为佐药。用时以醇苦酒渍之外用，苦酒多具辛散上行之力，可引领诸药上达巅顶，用以为使。全方合用，温阳散寒，祛湿化痰，又能通行气血，煎汤外熨，直达颅骨，取效更速。

生蟹足敷方 （《备急千金要方·卷五·少小婴孺方》）

主治 治小儿解颅。

组成 生蟹足 白蔹各半两

用法 上二味，捣末，以乳汁和，敷颅上，立愈。

方解 外感时邪，热毒壅遏，炼液成痰，上攻于脑，以致脑络阻塞不通，气血运行不利，故头颅扩大，开解不合。治宜清热通络。方用生蟹足破血通络；白蔹清热解毒，二药等量配伍，共奏清热通络之效。以乳汁调和，更增解毒清热之力。

三物细辛敷方 （《备急千金要方·卷五·少小婴孺方》）

主治 治小儿解颅。

组成 细辛 桂心各半两 干姜十八铢

用法 上三味为末，以乳汁和敷颅上，干复敷之，儿面赤即愈。

方解 小儿先天真阳不足，火不生土，则脾失健运，湿聚为痰，上泛清空而成解颅。治宜温补先后天之阳。方用桂心为君，补火助阳，重在温先天之阳；干姜为臣，温补脾阳，意在补后天之阳，二药配伍，以先天补后天，以后天滋先天，先后天之阳同补。又佐以细辛，温阳之中兼有散寒之力。乳汁和敷，又有补脾益胃、益气养血之效，兼具阴中求阳之意。

白及散 （《太平圣惠方·卷八十二·治小儿解颅诸方》）

主治 治小儿颅骨开。

组成 白及一分 细辛一分 防风（去芦头）一分 柏子仁一分

用法 上件药，捣细罗为散，以乳汁调涂儿颅骨上，日二用之。

方解 解颅一症，亦有因外感时邪或外受挫伤所致者，治宜消肿止痛为主。方用白及为君，其性寒凉苦泄，《神农本草经》载其"主痈肿恶疮败疽"，能消散痈肿，促进裂口愈合。配伍细辛、防风辛散温通，祛风止痛，共为臣药。又佐以柏子仁，《本草纲目》谓其善"养心气，安魂定魄，益智宁神"，主入心经，具养心安神之效。乳汁调涂，更增清热解毒之力。

牛黄丸 (《圣济总录·卷一六七·小儿解颅》)

主治 治小儿脑长喜摇头，解颅。

组成 牛黄　漆花　甘草 (炙, 锉)　白术　防风 (去叉)　钟乳粉　生干地黄 (焙) 各一分

用法 上七味，捣罗为末，用犬脑髓为丸，如麻子大，每服二丸至三丸，温水下，早晨日午晚后各一服，更量儿大小，以意加减。

封囟散 (《圣济总录·卷一六七·小儿解颅》)

主治 治小儿解颅，囟门开解。

组成 柏子仁 (炒)　细辛 (去苗叶)　防风 (去叉)　白及各一两　草乌头 (炮) 半两

用法 上五味，捣罗为细散，乳汁调，涂囟开处。

方解 此方是在《太平圣惠方》白及散的基础上加草乌半两而成。

合囟散 (《圣济总录·卷一六七·小儿解颅》)

主治 治小儿囟开不合。

组成 防风 (去叉)　白及　柏子仁各一两

用法 上三味，捣罗为散，用乳汁调少许，涂囟上，以合为度。

方解 此方是在《太平圣惠方》白及散的基础上减细辛而成。

防风丸 (《圣济总录·卷一六七·小儿解颅》)

主治 治小儿解颅，脑缝开不合。

组成 防风 (去叉)　钟乳粉　牛黄研　白术各半两　熟干地黄 (焙)　甘草 (炙) 各三分

用法 上六味，捣罗为末，炼蜜丸如梧桐子大，每服二丸，温水化下，随岁数加减服。

方解 患儿肾虚，水不胜火，火气上蒸，其髓则热，髓热则解而分开。或因肾虚水不涵木，木亢则风生，风水上泛，故囟门应合而不合，或合而复又开解，逐渐膨大而成解颅。所谓"至高之巅，惟风可到"。治宜祛风平肝，益肾健脾。方中用防风为君，质松而润，祛风之力较强，《药类法象》载其为"治风通用"之品。臣以牛黄清热凉肝，化痰息风，与防风配伍，加强祛风平肝之

力。又配伍钟乳粉，《本草纲目》载"其气慓疾，令阳气暴充，饮食倍进，而形体壮盛"，有壮元阳、补虚损之力；白术健脾益气，燥湿化痰；熟地黄补血养阴，填精益髓，三药配伍，阴阳并补，气血兼顾，先后天相互资助以治肾虚，共为佐药。炙甘草益气和中，调和诸药，用以为使。

地黄丸 （《小儿药证直诀·卷下·诸方》）

主治 治肾怯失音，囟开不合，神不足，目中白睛多，面色㿠白等方。

组成 熟地黄八钱 山萸肉 干山药各四钱 泽泻 牡丹皮 白茯苓（去皮）各三钱

用法 上为末，炼蜜丸，如梧子大，空心，温水化下三丸。

方解 肾为先天之本，主骨生髓，而脑为髓海，若小儿胎气怯弱，肾气亏损，不能养骨生髓，故脑髓不充，头颅开解而不合。治宜补肾益髓。方中重用熟地黄，味甘纯阴，主入肾经，长于滋阴补肾，填精益髓，为君。山萸肉酸温，主入肝经，滋养肝肾，秘涩精气，益血以生阴精；山药甘平，主入脾经，"健脾补虚，涩精固肾"（《景岳全书》），补后天以充先天，共为臣药。君臣相协，滋阴益肾之力相得益彰，又兼具养肝补脾之效。但以补肾阴为主，补其不足以治本。肾为水脏，肾元虚馁每致水浊内停，故又以泽泻泄肾利湿，并防熟地之滋腻恋邪；阴虚阳失所制，故以丹皮清泻相火，并制山萸肉之温；茯苓淡渗脾湿，既助泽泻以泻肾浊，又助山药之健运以充养后天之本。以上三药相合，一则渗湿浊，清虚热，平其偏胜以除由肾虚而生之病理产物；二则制约滋补药之副作用，使补而不滞，滋而不腻，涩不恋邪，均为佐药。全方配合，三补三泻，以补为主，寓泻于补，补不碍邪，泻不伤正，相辅相成，共成通补开合之剂。

狗脑丸方 （《幼幼新书·卷第六·解颅第一》引《婴孺》方）

主治 治小儿解颅囟大，身羸汗出，肺胀咳上气，三五岁不行。

组成 甘草（炙） 地黄各三分 防风 白术各二分 钟乳粉 牛黄各二铢

用法 上为末，狗脑丸如小豆大。二岁饮服七丸，日再稍加之。

玉乳丹方 （《幼幼新书·卷第六·解颅第一》引张涣方）

主治 婴儿头骨应合而不合，头缝开解，名曰解颅。

组成 钟乳粉（依古法制炼者） 柏子仁（别研） 熟干地黄（依法蒸焙者） 当归（洗，焙干）各半两 防风（锉） 补骨脂（净，炼炒）各一两 或加黄芪、茯苓

用法 上件除别研者碾为细末，次入钟乳粉等拌匀，炼蜜和如黍米大。每服十粒，煎茴香汤下，乳食前。

方解 先天肾元大亏，肾主脑髓，肾亏则脑髓不足，故囟为之开解。治宜补肾壮阳，填精益髓。方用钟乳粉壮元阳，补虚损；补骨脂补肾助阳，壮火益土，共为君药。臣以当归，气温味甘，能补血和血；熟地黄滋阴补血，填精益髓，与君药配伍，阴阳并补，共助肾气。佐以柏子仁滋润肾阴；防风祛风平肝；或加黄芪、茯苓健脾益气。用时煎茴香汤下，更增暖肾散寒之力。

磁石丸 （《幼幼新书·卷第六·解颅第一》引《万全方》方）

主治 治小儿解颅囟大，身有痼热，头汗出，腹胀咳嗽，上气肩息，胫寒足交，三岁不行皆治之。

组成 磁石（火煅，醋淬七遍，细研，飞过） 防风（去芦头） 熟干地黄 牛黄（研入） 甘草（炙） 干漆（炒令烟出）以上各一分

用法 上捣，罗为末，入研了药，更同研匀，以犬脑髓和丸如麻子大。每服三丸，粥饮下，早晨、午间、日晚各一服。量儿大小以意加减。

参苓散 （《幼幼新书·卷第六·解颅第一》）

主治 治解颅。

组成 人参 茯苓 白附子（炮） 羌活 甘草（炙） 芍药 白术（水煮）各一分 犀角屑 京芎 藿香后三味减一半

用法 上为末。每服半钱，水一盏，用少金银同薄荷三叶煎至三分，温服，通惊气。

方解 患儿先天不足累及后天，或久病脾胃受损，均可导致脾胃虚弱，运化乏力，气血乏源，肝失血养，乘虚克脾，脾虚肝旺，风水

上泛，故见解颅。方用四君子汤（人参、白术、茯苓、炙甘草）益气健脾，藿香芳香化湿，"祛除阴霾湿邪，而助脾胃正气"（《本草正义》）；芍药、川芎补血活血，柔肝调气；羌活辛散祛风；薄荷疏肝行气；白附子祛风化痰，解毒定惊；犀角（水牛角代）泻火解毒。

补肾地黄丸 （《活幼心书·卷下·信效方》）

主治 治禀赋不足，肾气虚弱，骨髓枯竭，囟大头缝不合，体瘦语迟，行步多艰，齿生缓者。

组成 干山药（去黑皮） 山茱萸（酒浸润蒸透，去核取皮为用） 熟干地黄（酒洗，焙干）三味各五钱 鹿茸（蜜涂炒，酒亦好） 川牛膝（酒洗，焙）二味各四钱 牡丹根皮（净洗） 白茯苓（去皮）二味各三钱 泽泻（去粗皮）二钱

用法 上件锉焙为末，炼蜜丸，作麻仁大，每服十五丸或二十五丸至三十五丸，空心温盐汤下，温酒亦佳。

方解 小儿禀赋不足，肾气虚弱，不能主骨生髓，治宜滋补肝肾，填精益髓，强壮筋骨。方用六味地黄丸滋补肝肾，填精益髓；配伍五加皮、川牛膝补肝肾，强筋骨；鹿茸，《本草纲目》谓其能"生精补髓，养血益阳，强筋健骨"，与方中其他药物相合，一方面加强益精血、强筋骨之效，另一方面又可温补肾阳，与他药配伍，阳中求阴，又可微微生火，以生肾气。此方是在《小儿药证直诀》地黄丸的基础上加鹿茸、川牛膝而成。鹿茸甘温补阳，甘咸滋肾，禀纯阳之性，具生发之气，善壮肾阳、益精血；川牛膝既能补肝肾，强筋骨，又可活血通经。二药伍入地黄丸方中，滋肾阴，助肾阳，畅利血脉，阴阳互求，阴阳并补，尤适用于肾虚解颅之证。

柏子仁散 （《婴童百问·卷之四·解颅第三十二问》）

主治 治小儿囟开不合。

组成 防风一两半 柏子仁一两

用法 上末，乳汁调涂囟门上。

方解 肾虚则肝亢，肝亢则风生，风水上泛，则头颅增大，囟开不合。治宜益肾平肝。防风既能疏散外风，又可平息内风；柏子仁，

《本草纲目》言其能"润肾燥"，功专滋阴润燥。二药配伍，既可平肝，又能益肾，尤适于肾虚肝亢所致小儿囟开不合之证。

人参地黄丸 《万病回春·卷七·小儿杂病》

主治 治小儿颅囟开解、头缝不合。

组成 人参二钱　怀熟地四钱　嫩鹿茸　干山药　白茯苓（去皮）　牡丹皮　山茱萸（去核）各二钱

用法 上为细末，炼蜜为丸，如芡实大。用人参煎汤研化，食远服。

方解 此方是在《小儿药证直诀》地黄丸的基础上减泽泻，加人参、鹿茸而成。人参，《本草汇言》载其为"补气生血，助精养神之药也"，既为补脾要药，又善补益肾气，与鹿茸配伍，加强补肾壮阳之力。二药与地黄丸诸药合用，补肾气，滋肾阴，温肾阳，对于先天肾虚解颅之证尤为适宜。

天南星散 《幼科证治准绳·集之九·肺脏部肾脏部》

主治 治囟开不合，鼻塞不通。

组成 天南星大者

用法 微泡，去皮为细末，米醋涂调绯帛上，贴囟上，炙，手频熨之，立效。

方解 患儿先天不足，后天失养，脾胃虚弱，湿痰上泛，而致囟开不合，鼻塞不通，脾虚亦可致肝木乘脾，木亢生风，亦发解颅。故治宜祛湿化痰息风。方中独用一味天南星，性温而燥，归肝脾经，有燥湿化痰、祛风止痉之效。米醋涂调，更增辛散上行、畅达气血之功，可引领天南星直达巅顶而取效。

调元散 《活幼心书·卷下·信效方》

主治 主禀受元气不足，颅囟间解，肌肉消瘦，腹大如肿，致语迟行迟，手足如痫，神色昏慢，齿生迟者，服之有效。

组成 干山药（去黑皮）五钱　人参（去芦）　白茯苓（去皮）　茯神（去皮木根）　白术　白芍药　熟干地黄（酒洗）　当归（酒洗）　黄芪（蜜水涂炙）八味各二钱半　川芎　甘草（炙）二味各二钱　石菖蒲二钱

用法 上为㕮咀，每服二钱，水一盏，姜二片，枣一枚，煎七分，无
时温服。如婴孩幼嫩，与乳母同服。

方解 参见本书"五迟五软"一节。

封囟散 （《幼科证治准绳·集之九·肺脏部肾脏部》）

主治 治囟开不合，头缝开张，囟开崎陷，咳嗽鼻塞。

组成 柏子仁　防风　天南星各四两

用法 上为细末，每用一钱，以猪胆汁调匀，稀稠得所，摊在绯绢帛
上，看囟子大小剪贴。一日一换，不得令干，时时以汤润动。

方解 此方为《婴童百问》柏子仁散合《幼科证治准绳》天南星散而
成，适用于肾虚肝亢而兼痰湿之解颅。

加味四君子汤 （《婴童类萃·下卷·解颅论》）

主治 治寒证解颅囟陷。

组成 人参　白术　茯苓　甘草（炙）　熟地　鹿茸（酥炙）　山茱萸　枸
杞子　诃子（煨）　丁香三分　山药各一钱

用法 生姜三片，枣一枚，水煎。手足厥，加附子三分。

方解 小儿先天亏损，肾精匮乏，阳气不足，髓脑不充，亦失温煦，
故可见解颅囟陷之症。治宜温阳益气。方用四君子汤（人参、
白术、茯苓、炙甘草）益气健脾；六味地黄丸减三泻（熟地、
山药、山茱萸）加枸杞子以滋阴补肾，填精益髓；鹿茸、丁香
温肾助阳；诃子具有收敛之性，《长沙药解》强调"酸以益其收
敛，使逆者自降而陷者自升"，且方中煨用，可减缓其苦降之
弊。生姜、大枣补脾和中，调和诸药。若手足厥者，更加附子
以温阳散寒。全方诸药配伍，温阳滋阴兼顾，益气收敛并用，
对于阳虚解颅之证尤为适宜。

地黄丸 （《婴童类萃·下卷·解颅论》）

主治 治气虚解颅。

组成 鹿茸（酥炙）　山药　茯苓　人参　熟地　山茱萸各一两　牡丹皮
官桂各五钱

用法　为末，蜜丸。清米汤下，日服两三次。

方解　此方是在《小儿药证直诀》地黄丸的基础上减泽泻，加人参、鹿茸、官桂而成，亦即《万病回春》人参地黄丸加官桂而成。肉桂辛甘大热，功善补火助阳，《本草求真》谓其"大补命门之火，益阳治阴"。与人参地黄丸诸药配伍，补肾气、滋肾阴之中更增温补肾阳之力，阳中求阴，阴中求阳，阴阳互根，阴阳互求，对肾气亏虚之解颅尤宜。

无 名 方

治小儿解颅方 （《备急千金要方·卷五·少小婴孺方》）

组成　蛇蜕皮

用法　末之，和猪颊车中髓，敷顶上。日三四度。

治小儿解颅方 （《备急千金要方·卷五·少小婴孺方》）

组成　猪牙颊车髓

用法　敷囟上。

治小儿囟开不合方 （《备急千金要方·卷五·少小婴孺方》）

组成　防风一两半　柏子仁二分　白及一两

用法　上三味，末之，以乳和敷囟上，十日知，二十日愈，日一。

治囟开不合、鼻塞不通方 （《小儿药证直诀·卷下·诸方》）

组成　天南星大者

用法　微炮，去皮，为细末，淡醋调，涂绯帛上，贴囟上，火炙，手频熨之。

治解颅方一 （《本草纲目·小儿出生诸病》）

组成　防风

用法　同白及、柏子仁末，乳和。

治解颅方四（《本草纲目·小儿出生诸病》）

　　组成　漆花　榔榆皮　蟹螯灰

　　用法　同白及末。

治小儿解颅，或因病后忽然囟门宽大，头缝四破方（《幼幼集成·卷四·头项囟证治》）

　　组成　鹿茸　防风　白及　柏子仁各五钱

　　用法　共为末，乳汁调作饼，贴囟门上，一日一换，以合为度。

虫　病

　　小儿虫病由寄生在人体的各种虫类所引起，包括蛔虫、蛲虫、钩虫等。小儿饮食不节，脾胃失于健运，或因机体失养所致。轻者可无症状，或时有绕脐疼痛，饮食不振，日渐消瘦；重者面黄形瘦，脐腹疼痛，时作时止，精神萎靡，睡眠不佳，嗜食异物，大便时下虫体等。治以安蛔驱虫，消积止痛，调理脾胃。虫证日久，又宜消补兼施。

有 名 方

雷丸散（《圣济总录·卷一百七十九·小儿诸虫》）

　　主治　治小儿三虫。

　　组成　雷丸（微煨过）　川芎各半两

　　用法　上二味，捣罗为散。一二岁儿每服半钱匕，五六岁儿一钱匕，用米饮调下，空心服之，日三。

　　方解　本方通治小儿三虫：蛲虫、绦虫、蛔虫。雷丸苦寒，"主杀三虫"（《神农本草经》），对多种肠道寄生虫均有驱杀作用，为君药。川芎行气活血止痛，其气芳香走窜，能升能降，可调一切气，因虫动之气乱可调之，为臣药。佐以米饮调养脾胃。三药相伍，既杀虫行气，又消积养胃，邪正兼顾。

麝香散（《圣济总录·卷一百七十九·小儿诸虫》）

　　主治　治小儿诸虫，但是疳虫并疗。

　　组成　麝香（研）一分　夜明砂一两

　　用法　上二味，研为散，每服半钱匕，葱白汤调下。

抵圣汤 《《圣济总录·卷一百七十九·小儿诸虫》》

主治 治小儿诸虫，定疼痛。

组成 楝实（大者）二两　白芜荑半两

用法 上二味，粗捣筛。每服一钱匕，水一盏，煎取四分，去滓放冷，临发时服。

方解 虫居体内，起伏无常，虫动则发，虫静则止，腹痛时发时止。治当驱虫止痛。方中楝实（即金铃子）苦寒有毒，既能驱杀肠道寄生虫，又可行气止痛，标本兼顾，为君药。芜荑辛苦温，辛行苦下，杀虫止痛，为臣药。两药相合，寒温并用，驱虫杀虫祛致病之因，行气止痛缓解症状。

鹤虱散 《《圣济总录·卷一百七十九·小儿诸虫》》

主治 治小儿虫痛，面好伏地，口吐清水。

组成 鹤虱（炒）　苦楝根各一分　槟榔（锉）一枚　牵牛子（炒）一分　使君子（去皮）十枚

用法 上五味，捣为细散。每服半钱匕，米饮调下。

白芜荑散 《《圣济总录·卷一百七十九·小儿诸虫》》

主治 治小儿寸白虫。

组成 白芜荑一两半　狼牙草①一两　白蔹半两

用法 三味，捣罗为散。每服一钱匕，以苦酒二合，空腹调下，立瘥。

方解 小儿寸白虫，即绦虫，当以杀虫消积为治。方中白芜荑，消积杀虫，治小儿虫积，可"逐寸白"（《名医别录》），用为君药。狼牙草苦涩凉，功可杀虫，为驱杀绦虫要药，用为臣药。白蔹苦甘辛凉，清热解毒，散结止痛，能清湿热而通壅滞，用为佐药。以苦酒调下，其酸性亦可制蛔。

千金散 《《圣济总录·卷一百七十九·小儿诸虫》》

主治 小儿疳蛔动心痛，面伏地卧，口吐清水痰涎。

组成 白槟榔（锉）一钱　紫楝根（锉）　石榴根皮（锉）　鹤虱（炒令烟出）

---

① 狼牙草：中药马棘异名。为豆科木篮属植物马棘的根或全株。

儿科常见病通治方精义·虫病

芦荟（研）各半两

用法　上五味，捣研为散。空心热茶调下一钱匕，更看儿大小加减。

方解　小儿蛔疳，虫动则发作心痛，口吐清水痰涎，治宜杀虫伏蛔止痛。方用白槟榔"消水谷，除痰癖，止心痛，杀三虫"（《本草新编》），为君药。芦荟苦寒，"寒能除热，苦能泄热燥湿，苦能杀虫，至苦至寒，故为除热杀虫之要药"（《本草经疏》），杀虫消疳，泻下排虫，为臣药。楝根"疗蛔虫"（《名医别录》）；石榴根皮"主蛔虫"（《本草拾遗》）；鹤虱"杀五脏虫"（《日华子本草》），三味助君臣杀虫驱蛔之功，为佐药。本方集五味常用驱虫药于一方，直接祛除致病之因。

槟榔散 （《圣济总录·卷一百七十九·小儿诸虫》）

主治　小儿虫痛频发，面青呕吐冷痰，渐至肌瘦。

组成　槟榔（锉）一枚　酸石榴皮（锉）　苦楝根（锉）　陈橘皮（汤浸，去白，焙）各一分

用法　上四味，捣为散。每服半钱匕，米饮调下，食前服。

方解　虫居肠中，扰动不安，气机失和，腹痛频作。胃气失和，则呕吐；脾胃运化失常，日久渐至肌瘦。治宜驱虫止痛，理气醒脾。方中槟榔为君药，辛苦温，杀虫缓泻，行气止痛，"杀三虫，疗寸白"（《名医别录》）。酸石榴皮酸涩温，"主蛔虫"（《本草拾遗》）；苦楝根杀虫，"疗蛔虫，利大肠"（《名医别录》），二味助君药杀虫之功，为臣药。虫居体内，气机失和，脾胃失运，佐以辛苦温之陈橘皮，理气调中，醒脾和胃，使气机通畅，腹痛缓解，脾胃健运则运化有权，且《名医别录》谓之亦可"去寸白虫"。全方驱虫为主，辅以理气醒脾之品，标本兼顾，则虫痛不致频发。

化虫散 （《圣济总录·卷一百七十九·小儿诸虫》）

主治　小儿虫痛不可忍。

组成　白丁香一钱　槟榔（锉）一枚　雷丸一钱

用法　上三味，捣为细散，每服一字，或半钱匕，米饮调下，奶食后服。

赤石脂丸《圣济总录·卷一百七十九·小儿诸虫》

主治　治小儿胃虚虫动。

组成　赤石脂（细研）二钱　肉豆蔻（烧存性）一枚　橡实五枚　莨菪子（淘去浮者，满五橡实中）

用法　上四味，将橡实并莨菪一处，炒令黑色，与赤石脂、豆蔻同捣，罗为末。入蟾酥少许，用面糊和丸，如黄米大，每服五丸，米饮下，虫痛煎苦楝根汤下，小儿泄泻频服良。

方解　本方主治小儿胃虚有虫，常自下利，治宜驱虫消食，健胃止泻。方中赤石脂甘酸涩温，涩肠止泻，"治泻痢，养脾气，壮筋骨，补虚损"（《日华子本草》），用为君药。肉豆蔻温中涩肠，行气消食，为理脾开胃、消宿食、止泄泻之要药，可"调中，下气，止泻痢，开胃，消食"（《日华子本草》）；橡实解毒固脱，收敛涩肠，"主下痢，厚肠胃，肥健人"（《唐本草》）。二药相合，则涩肠厚肠胃之功增强，用为臣药。莨菪子苦辛温有毒，止痛亦善治水泻、赤白痢，"热炒止冷痢"（《药性论》）；蟾酥甘辛温，可解毒消肿，止痛消积，可治小儿疳积；苦楝根杀蛔虫，利大肠；米饮下则可养胃护正，上四味共用为佐药。全方邪正兼顾，对胃虚有虫者，可行驱虫消食、涩肠止泻、健胃行气之功。

干漆散《圣济总录·卷一百七十九·小儿诸虫》

主治　小儿疳虫腹痛。

组成　干漆（炒烟出）一钱　使君子（取肉）十四枚　楝木皮（东边皮厚者曝干，去粗皮）一两　芜荑一钱半

用法　上四味，捣为散。每服半钱匕，量儿大小加减，砂糖熟水调下。

干漆散《圣济总录·卷一百七十九·小儿诸虫》

主治　小儿胃虚虫动吐逆。

组成　干漆（烧出烟）一两

用法　上一味，捣罗为散。每服半钱匕，煎葱白汤调下，立效。

儿科常见病通治方精义·虫病

芜荑丸 (《小儿药证直诀·卷下·诸方》)

主治 胃寒虫痛。

组成 白芜荑（去扇，秤） 干漆（炒）各等分

用法 上为细末，每服一字，五分或一钱，米饮调下，发时服。

方解 方中白芜荑为治虫积要药，可"散腹中气痛，又杀中恶虫毒"（《食疗本草》），用为君药。干漆辛苦温，能"杀三虫"（《药性本草》）以治虫积腹痛，为臣药。米饮调下，顾护脾胃，驱虫不伤正。全方药简力专，功专杀虫，虫去腹痛缓解，两药皆辛温之品，用于虫痛属寒者尤宜。

安虫丸 (《小儿药证直诀·卷下·诸方》)

主治 治上中二焦虚，或胃寒虫动及痛。又名苦楝丸方。

组成 干漆（杵碎，炒烟尽）三分 雄黄 巴豆霜一钱

用法 上为细末，面糊丸，黍米大。量儿大小与服，取东行石榴根煎汤下，痛者煎苦楝根汤下。或芜荑汤下五七丸至三二十丸，发时服。

方解 中焦虚寒之虫证，治宜温中安蛔。方用干漆辛温，"性毒而杀虫"（《本草纲目》），治虫积腹痛，为君药。石榴根驱虫，"疗蛔虫、寸白"（《名医别录》），为臣药。雄黄辛温，"杀百虫毒"（《神农本草经》）；巴豆霜辛热，通肠杀虫，可排除虫体，共用为佐。石榴根皮，或苦楝皮，或芜荑汤送下，增强驱虫杀虫之功。全方选药以温热为主，共奏温蛔安蛔之功。但本方选药多有毒之品，所以用量要适度，不可连续服用，药后注意调护。

大胡黄连丸 (《小儿药证直诀·卷下·诸方》)

主治 一切疳，腹胀，虫动，好吃泥土生米，不思饮食，多睡，嗞啀，脏腑或秘或泻，肌肤黄瘦，毛焦发黄，饮水，五心烦热。能杀虫，消胀进食，兼治疮癣。

组成 胡黄连 黄连 苦楝子各一两 白芜荑（去扇）半两（秋初）三分 芦荟（另研） 干蟾（头烧存性，另研）各一分 麝香（另研）一钱 青黛（另研）一两半

用法 上先将前四味为细末，猪胆汁和为剂，每一胡桃大，入巴豆仁

一枚，置其中，用油单一重裹之，蒸熟，去巴豆，用米一升许蒸米熟为度，入后四味为丸。如难丸，少入面糊丸，麻子大。每服十丸、十五丸，清米饮下，食后、临卧、日进三两服。

方解 胡黄连"苦寒而降，大伐脏腑骨髓邪热，除妇人胎蒸、小儿疳热积气之峻药"（《本经逢原》），功可退虚热，消疳热，为君。黄连苦寒，清热燥湿，泻火解毒，"杀小儿疳虫"（《药性论》）；青黛咸寒，清肝凉血，"解小儿疳热、消瘦，杀虫"（《药性论》），二味助君消疳热，为臣。苦楝子、白芜荑、芦荟驱虫消积；干蟾可解毒消积，消肿止痛，治小儿疳积；麝香辛香行散，散结止痛，"去三虫"（《神农本草经》）；巴豆仁辛热，杀虫通肠；猪胆汁苦寒清热，"主骨热劳极，小儿五疳"（《本草图经》）。上七味共为佐药。最后佐以清米饮调养脾胃。全方既消疳积，又清疳热，且清热解毒之力显著，兼治疮癣。

使君子散 （《幼幼新书·卷第三十一·蛔虫第二》引《吉氏家传》方）

主治 取小儿蛔虫。

组成 使君子_{不计多少}

用法 火上炒干为细末。每服半钱，大者一钱，五更空心饭饮下。

方解 使君子味甘气香而不苦，性温入脾胃经，既有良好的驱杀蛔虫作用，又具滑利肠道之性，为传统的驱蛔良药。炒后气香如花生，小儿易于服用。

病案 廖某某，男，12 岁。粪检蛔虫卵（＋＋），鞭虫卵（少），钩虫卵（极少），经常有腹痛、善饥等症状，给予使君子肉 12g，分 2 次服，连服 2 天，药后约半小时出现呃逆，没有做任何处理，1h 后自行消失。第 2 天排蛔虫 3 条，第 3 天排虫 4 条。1 周后粪检复查蛔虫卵（＋），鞭虫卵（少），钩虫卵（极少）。（陈景义，谢进泉，谢集玲. 使君子治疗蛔虫病 194 例小结 [J]. 新中医，1982，（9）：32）

鹤虱散 （《幼幼新书·卷第三十一·蛔虫第二》引《圣惠》方）

主治 治小儿多吐蛔虫。

组成 鹤虱　川大黄（锉碎，微炒）各一分　川朴硝_{半两}

用法 上药捣，粗罗为散。都以水一大盏，煎至七分，去滓。三岁儿温服半合，日三服。量儿大小以意加减。

方解 鹤虱苦辛，"主蛔、蛲虫"（《新修本草》），为君药。大黄、朴硝苦寒，泻热通便，使虫体下行而排出，为臣药。君臣相合，既可峻下蛔虫，又可导热下行，湿热蕴结之蛔虫证尤为适宜。

使君子丸 （《幼幼新书·卷第二十六·蛔疳第十一》）

主治 疳蛔出虫。

组成 使君子 雄黄 熊胆各一分 牛黄 蟾酥 麝各一钱

用法 研，软饭丸如麻子。疳极者，桃柳汤浴，粥饮调三丸。

方解 蛔虫日久之疳疾，治以驱蛔解毒。使君子甘润气香，既杀虫消积，补脾健胃，又具和缓的滑利通肠之性，善治虫积腹痛，为君药。雄黄辛温有毒，解毒杀虫，"杀百虫毒"（《神农本草经》），治虫积腹痛；蟾酥甘辛温，有毒，解毒消积，消肿止痛，治小儿疳积风虫，二者合用杀虫解毒，为臣药。麝辛香行散，散结止痛，可"去三虫"（《神农本草经》）；熊胆苦寒，合甘凉之牛黄，增强清热解毒之效，均用为佐药。全方解毒杀虫力强，使蛔虫速出。

槟榔散 （《幼幼新书·卷第三十一·蛔虫第二》引《圣惠》方）

主治 小儿蛔虫咬心疼痛。

组成 槟榔 酸石榴根各三分 狼牙草 赤芍药 川朴硝各半两

用法 上件药捣，粗罗为散。每服一钱，以水一小盏，煎至五分，去滓，不计时候。量儿大小分减温服。

方解 小儿虫痛，治以驱虫止痛，调畅气血。方中槟榔驱蛔杀蛔，且可行气导滞，促进虫体排除，为君药。酸石榴根"主蛔虫"（《本草拾遗》），狼牙草清热杀虫，二药助君药驱蛔杀蛔之功，为臣。芒硝泻下软坚，破虫积，增强槟榔泻下导滞以排除虫体；赤芍"主邪气腹痛"，与槟榔配伍调畅气血，气血通畅，腹痛缓解，两味共为佐药。五药配伍，驱虫、泻下、行气活血并用，共奏驱虫止痛之功。

槟榔散 （《幼幼新书·卷第三十一·蛔虫第二》引《圣惠》方）

主治　治小儿蛔虫攻脏腑疼痛。

组成　槟榔　苦楝根皮（锉）　东引石榴根皮（锉）各半两　麝香一钱（细研）

用法　上件药捣，细罗为散，入研了药令匀。五岁儿每服以热茶调下半钱。量儿大小以意加减。

槟榔散 （《幼幼新书·卷第三十一·寸白虫第四》引《圣惠》方）

主治　治小儿寸白虫久不愈。

组成　槟榔（为末）二枚　猪牙皂角（烧）三枚　苦楝子（为末）五枚

用法　上件药同研为散。每服空心，煎苦楝根白皮汤调下半钱。三两服后虫皆自下。量儿大小加减服之。

槟榔丸 （《幼幼新书·卷第三十一·寸白虫第四》引丁时发方）

主治　治小儿寸白虫久不瘥。

组成　槟榔（为末）二枚　猪牙皂角（烧）三条　苦楝子（为末）五个　石榴根（二七茎，烧一碗）一握

用法　上件为末，每服半钱，苦楝根白皮汤调下三两服，取虫。大小加减。

丁在藏干漆散 （《幼幼新书·卷第二十六·蛔疳第十一》）

主治　小儿疳蛔咬心痛方。

组成　狗脊　干漆　大麻仁　鹤虱以上各等分

用法　上为细末，炒香。每服一钱，精羊肉汤调下。

方解　小儿疳蛔咬心痛，治宜驱虫止痛，补虚消疳。干漆辛苦温，有杀虫作用，能"杀虫消散，逐胃肠一切有形之积滞"（《本草经疏》），治虫积腹痛，为君药。鹤虱"杀五脏虫"（《日华子本草》），为臣药。狗脊苦甘温，苦能燥湿，甘能益血，温能养气，是补而能走之药，补肝肾，强腰脊，且"黑色者杀虫更效"（《本草纲目拾遗》）；大麻仁甘平，润燥滑肠通便；羊肉汤能补虚劳，祛寒冷，温补气血，开胃健力，三者合用为佐。全方温补通润，驱虫消积与温补虚弱兼顾，使虫去正复。

蟾酥丸 （《幼幼新书·卷第二十六·蛔疳第十一》引《圣惠》方）

主治 治小儿蛔疳，虫毒腹胀，青筋急满，日渐枯瘦，食物不着肌肉，或时下蛔虫，或时腹内多痛。

组成 蟾酥 麝香 五灵脂 巴豆（去皮心，研，纸裹，压去油）各一分

用法 上件药，同研令极细，用酒半盏，同入铫子内，以慢火熬，不住手搅，候堪丸，即丸如黄米大。每服以陈橘皮汤下三丸，空心及晚后服之。随儿大小以意加减。

方解 小儿蛔疳，蛔虫扰乱气机则腹胀腹痛，虫毒侵耗气血，肌肉失养，则日渐枯瘦。治以驱虫解毒，健脾消积。方用蟾酥甘辛温有毒，解毒消肿，止痛消积，"治小儿疳瘦"（《药性本草》），为君药。小儿蛔疳，应重视健运脾胃，脾健则虫不易生，故以陈皮理气健脾，调中开胃，正如东垣所谓"如欲调气健脾者，橘皮之功居其首焉"，为臣药。麝香辛温辛香行散，散结止痛，可"去三虫"（《神农本草经》）；五灵脂"除小儿疳蛔"（《本草蒙筌》）；巴豆辛热，通肠杀虫，少用尚可消积除疳。上三味用为佐药。全方相合，既驱虫解毒，又健脾消积，使虫去则急满诸症自愈，脾胃健运，则虫不易生。

化虫丸 （《幼幼新书·卷第二十六·蛔疳第十一》引《家宝》方）

主治 小儿蛔虫，搅刺腹肚疼痛。

组成 芜荑 川鹤虱各一分 槟榔二钱

用法 上为末，用獭猪胆为丸，如大麻子大。每服三岁五丸，五七岁十丸，陈米吞下，一日三服。

胜丸子 （《幼幼新书·卷第三十一·虫动第一》引《谭氏殊圣方》方）

主治 小儿虫咬痛攒心，昼夜连声忍不禁。

组成 胡黄连（末）半钱 芦荟 脑麝各一字 牛黄半字 四味并研

用法 上为末，以熊胆和丸如豆大。每服三五丸，生米泔汁研下。忌一切毒物。

方解 小儿虫证作痛，治宜杀虫解毒，消积止痛。方中芦荟苦寒，杀虫泻下，可"杀三虫"（《开宝本草》），并能清肝泻火，为君药。

胡黄连苦寒，功可清热燥湿，泻火解毒，为臣药。脑麝（麝香）辛香行散，散结止痛，"去三虫"（《神农本草经》）；牛黄清热解毒；熊胆解毒杀虫，亦治蛔虫痛证，用为佐药。全方共奏杀虫解毒、清热消积之功，尤适于小儿肝火胃热之虫积腹痛。

胜金散 （《幼幼新书·卷第三十一·虫动第一》引《谭氏殊圣方》方）

主治 小儿九虫或虫咬心痛，口吐清水，面色青黄，手足逆冷，或吐利下虫及虫蚀下部，生疳䘌疮，或五痔，蜃虫。

组成 黑狗脊（去毛） 白芜荑（去轮皮）各一两

用法 上为末。每服一钱，煎淡肉汤调下，食前。如下部生疮、痔，以生油调涂疮上甚效。

七宝丹 （《幼幼新书·卷第二十六·蛔疳第十一》）

主治 蛔疳。

组成 青皮（去瓤） 干姜（麸炒） 木香（面裹，炮赤） 巴豆（净肉，米醋一碗，煮干，水洗去油） 肉豆蔻（生） 槟榔 肉桂（去粗皮，不见火）各一两 硇砂（汤澄，慢火熬如煎盐，纸盖收飞者）半两

用法 细末，面糊丸如梧子，朱砂衣。空心服一、二、三粒。欲消食，食后服。

方解 蛔疳，治宜驱蛔消积，行气止痛。方中木香、槟榔行气导滞，杀虫消积，调理脾胃气机，共为君药。青皮、肉豆蔻温中消食，行气化滞止痛，涩肠止泻，用为臣药。干姜、肉桂温暖脾胃，散寒止痛；巴豆通下杀虫，少用能消积；硇砂消积软坚，破瘀散结，可治气滞血瘀，痰饮食积之块痛；朱砂重镇安神，清心解毒，上四味用为佐药。全方除能驱蛔消积外，既振奋脾胃阳气，又善调理脾胃气机，对蛔虫证日久疳积者可谓标本兼顾。

贯众丸 （《幼幼新书·卷第三十一·虫动第一》引《婴孺》方）

主治 九虫。

组成 贯众（炒）五分 藋芦（炒）十二分 狼牙子 芜荑（炒）各四分 石蚕 雷丸 蜀漆 僵蚕 厚朴（炙）各三分

用法 为末，蜜丸梧子大。夜卧、晨起以苦酒浆服七丸，日进三服，以知为度。

方解 方中贯众主白虫，僵蚕主弱虫，藋芦主长虫，狼牙子主胃虫，芜荑主肉虫，石蚕主蛔虫，雷丸主赤虫，蜀漆主肉虫，厚朴主肺虫。

黄金散 （《幼幼新书·卷第三十一·虫动第一》引张涣方）

主治 吐利后虫动。

组成 干漆一两　白芜荑半两　肉豆蔻半两

用法 以上捣，罗为细末，次用水磨精明雄黄三分（细研），上件都研令极细，拌匀，每服半钱，煎葱白汤，入生油一点同调下，须调令匀熟。药冷，即再温。动，乳煎。

方解 虫动吐利者，治宜杀虫解毒、开胃止泻。方中重用辛苦温之干漆杀虫，能"杀三虫"（《药性本草》），治虫积腹痛，为君药。白芜荑"去三虫，化食"（《神农本草经》）；雄黄解毒杀虫，其性"辛能散结滞，温能通行气血，辛温相合而杀虫"（《本草经疏》），二味共用为臣药。肉豆蔻温中涩肠、行气消食，为理脾开胃、消宿食、止泄泻之要药；葱白解毒杀虫，用为佐药。诸药相合，共奏杀虫解毒、开胃止泻之功。

补胃膏 （《幼幼新书·卷第三十一·虫动第一》引张涣方）

主治 有虫心腹痛甚，不可忍者。

组成 高良姜（微炮）　肉桂（刮去皮）各一两　肉豆蔻　干漆（烧存性）　乌梅肉（炒干）各半两

用法 上件捣，罗为细末，炼蜜和丸如鸡头大。每服一粒至二粒，米饮化下，乳食前。

方解 虫证心腹痛剧，治宜杀虫止痛。方中高良姜辛热，温胃散寒，消食止痛；肉桂散寒止痛，两药相合，温胃止痛力倍增，共用为君。干漆杀虫，可治虫积腹痛；合安蛔止痛之乌梅肉以杀虫止痛，共为臣。肉豆蔻温中行气，消食止痛，助君药理脾开胃、消宿食，用为佐药。蜜补中解毒，调和诸药，用为佐使。全方暖胃止痛力显著，又可杀虫，对中焦有寒、虫积心腹痛剧者，可标本兼顾。

乌梅丹 （《幼幼新书·卷第三十一·虫动第一》引张涣方）

主治 久痢虫动及伤寒蛔厥，并宜服之。

组成 乌梅肉（炒焦）一百枚 川黄连三两 当归（洗，焙干） 干姜各二两 附子（炮制，去皮脐） 细辛 桂心（去皮） 人参（去芦头） 蜀椒（拣去闭目、双仁者，炒香熟出汗） 黄柏各一两

用法 上件捣，罗为细末，炼蜜和于石臼中，捣一二百下，如黍米大。每服十粒，米饮下。量儿大小加减。

方解 久痢虫动及伤寒蛔厥，治以温脏安蛔。方中重用乌梅肉为君，酸能收敛，制约蛔虫蠕动以安蛔止痛。臣以辛温之蜀椒、细辛，辛可伏蛔，温能化寒，能伏蛔温脏，且蜀椒可直接杀虫。苦寒之黄连、黄柏，苦可下蛔，寒可清胃热；辛热之附子、干姜、桂心，温脏以祛肠寒而制蛔；病久气血受损，以人参、当归补气养血，合桂心养血通脉以治手足厥冷，上七味用为佐。使以蜜甘缓和中，既可峻驱蛔虫，又可巩固药效。全方酸辛苦并进，寒热并用，邪正兼顾，温脏安蛔，则蛔厥可愈，且温清补涩并用，邪正兼顾，也可治久痢。

病案 患者，男，8岁，学生。1986年4月10日入院。自述阵发性腹痛5天，以脐上为甚，日痛数次伴呕吐胃内容物，吐出物2次伴有蛔虫共5条。经当地卫生所处理未效而来院治疗。无畏寒发热，痛止时可进食少许食物，二便调。检查：体温37.3℃，呼吸24次/min，脉搏98次/min，精神疲惫，形体消瘦，痛苦面容，检查合作，心肺正常，腹部无膨胀，肝于锁骨中线右肋缘下1cm触及，质软，脾未触及，上腹部可触及索状包块，有压痛，无反跳痛，肠鸣音正常，舌淡红，苔白少津，脉弦数。大便化验蛔虫卵（＋＋＋），血象：WBC 13×10^9/L，诊断为肠蛔虫症。处方：乌梅15g，白药10g，川楝子10g，细辛3g，使君子10g，甘草6g，1剂/天，连服2剂，第1天滴林格氏液500ml，维持液500ml，服完第1剂后腹痛缓解，无呕吐，思饮食，于左下腹可触及索状包块，服完第2剂当晚排除蛔虫5条，诸证消失。方转健脾药为主：党参15g，白术10g，茯苓10g，

陈皮5g，怀山药15g，扁豆10g，甘草5g。服3剂后，精神食欲倍增，体温正常，白细胞计数正常，病告痊愈出院。[蒋宪才. 乌梅丸（汤）加减治疗肠蛔虫症32例 [J]. 广西医学，2006，28（12）：2010]

夺命丹 《幼幼新书·卷第三十一·虫动第一》引张涣方)

主治 治小儿虫动不止，攻心危困。

组成 狼牙草　萹竹　苦参各一两　雷丸　鹤虱　薏苡仁各半两

用法 上件捣，罗为细末，糯米饭和丸如黍米大。每服十粒，取生地黄汁下。量儿大小加减。

方解 小儿虫动，治宜杀虫消积解毒；攻心危困，又急宜滋阴养心。方中生地黄清热生津，滋养心之阴血，用为君。苦参清热燥湿，祛风杀虫，"杀疳虫"（《日华子本草》）；萹竹苦寒清热利尿，可"杀三虫"（《神农本草经》）；狼牙草解毒杀虫，共用为臣药。雷丸杀虫消积；鹤虱杀虫，亦能清热解毒，健脾和胃；薏苡仁健脾渗湿，"亦杀蛔虫"（《本草正》），上三味杀虫又和脾胃，共用为佐药。全方相合，既杀虫解毒、健运脾胃，又滋养心之阴血，虫动攻心者服之可愈。

七圣散 《幼幼新书·卷第三十一·虫动第一》引《庄氏家传》方)

主治 虫动，叫哭不已。

组成 筒子干漆 (杵碎，炒烟尽)　五灵脂等分

用法 上为末，每服一钱半。水八分，连根葱七茎，煎至六分，去滓温服。量儿大小加减。

生干地黄散 《幼幼新书·卷第三十一·蛔虫第二》引《圣惠》方)

主治 小儿蛔虫咬心痛。

组成 生干地黄　鹤虱　酸石榴根 (锉)　槟榔各半两　苦楝根 (锉) 一分

用法 上件药捣，细罗为散。三四岁儿空心，以热茶调下半钱。午后再服，取虫下为度。量儿大小以意加减。

方解 小儿蛔虫疼痛，治宜杀虫止痛。方中生地苦甘寒，功可滋阴清

热生津,"填骨髓,长肌肉"(《神农本草经》),虫证疳积瘦弱者可得濡养,用为君药。鹤虱苦辛伏蛔,可杀虫,清热解毒,健脾和胃;酸石榴根涩肠驱虫,"主蛔虫"(《本草拾遗》),可治虫积腹痛,二者合用为臣药。槟榔驱虫消积,下气行水,善治虫积,合苦楝根杀虫消积,用为佐药。全方杀虫止痛之功显著,又能强健脾胃、滋阴清热,杀虫而不伤正。

苦楝根散 (《幼幼新书·卷第三十一·蛔虫第二》引《圣惠》方)

主治 小儿腹脏有蛔虫。

组成 苦楝根 鹤虱 薏苡根(锉) 槟榔 牵牛子(微炒)各一两 糯米(微炒)一分

用法 上件药捣,细罗为散。三岁儿每服以粥饮调下半钱,日三服。看儿大小临时加减。

方解 小儿腹脏有蛔虫,治宜杀虫消积。苦楝根苦寒有毒,可杀虫疗癣,"疗蛔虫,利大肠"(《名医别录》),为君药。鹤虱苦辛而伏蛔,可杀虫,清热解毒,健脾和胃,"主蛔、蛲虫"(《唐本草》),助君药杀虫为臣药。槟榔、牵牛子驱虫,消积通便;薏苡根清热利湿,又能驱虫,善治蛔虫;糯米养胃护中,用为佐药。全方杀虫消积,消中寓养。

桃仁散 (《幼幼新书·卷第三十一·蛔虫第二》引《圣惠》方)

主治 小儿蛔虫咬心痛。

组成 桃仁(汤浸,去皮尖,双仁,麸炒) 木香 狗脊 白芜荑 狼牙草 苦楝根皮(锉) 鹤虱 槟榔各半两

用法 上件药捣,细罗为散。三岁儿每服煎苦楝根汤调下半钱,日三四服。量儿大小临时加减。

方解 小儿蛔虫咬心痛,治宜杀虫止痛。方中桃仁活血化瘀,润肠通便,其"味苦而辛,故又能杀小虫也"(《本草经疏》),为君药。槟榔苦辛温,驱虫消积,下气行水,善治虫积;木香调中行气,善行脾胃气机,兼以健脾消食,二者相合,杀虫消积,行气止痛功著,用为臣药。白芜荑苦辛温,杀虫消积,可"去三虫,化食"(《神农本草经》),治虫积腹痛;苦楝根皮苦寒有毒,清

热燥湿杀虫，可治蛔虫、蛲虫；鹤虱苦辛而伏蛔，可杀虫，清热解毒，健脾和胃，"主蛔、蛲虫"（《唐本草》）；狼牙草功可杀虫；狗脊苦能燥湿，甘能益血，温能养气，补而能走，补肝肾，强腰脊，且"黑色者杀虫更效"（《本草纲目拾遗》），上五味用为佐药。全方集众多杀虫消积、行气止痛药于一方，善治小儿蛔虫咬心痛。

麝香散 （《幼幼新书·卷第三十一·蛔虫第二》引《圣惠》方）

主治 小儿蛔虫咬心痛，或吐清水。

组成 麝香（研入）一钱　草薢　苦楝根（锉）各一两

用法 上件药捣，细罗为散。以獭猪胆三枚，取汁和令匀。曝干后，却研为末。每服以芜荑汤调下半钱。看儿大小以意增减。

碧金散 （《幼幼新书·卷第三十一·寸白虫第四》引张涣方）

主治 治小儿大便虫下及生寸白虫。

组成 苦楝根（微炙，锉）一两　猪牙皂角（烧灰）三挺　鹤虱　槟榔　使君子仁（捣，罗为细末）各半两　次用好青黛（细研）半两　麝香（细研）一分

用法 上件同拌匀。每服一字，煎淡猪肉汤下，不拘时候。

青黛散 （《幼幼新书·卷第三十一·寸白虫第四》引《圣惠》方）

主治 治小儿寸白虫连年不除，面无颜色，体瘦少力。

组成 青黛　鹤虱各一分　槟榔一枚　苦楝根（微炙，锉）一两

用法 上件药捣，细罗为散。每服时先吃淡肉脯少许，后以粥饮调下半钱。量儿大小加减服之，日二三服。

青黛丸 （《幼幼新书·卷第二十六·蛔疳第十一》）

主治 蛔疳兼诸疾。

组成 青黛　朱砂　芦荟　胡黄连　鹤虱各一分

用法 末，猪胆汁丸如绿豆。空心，汤下三丸，有虫下。

方解 青黛咸寒，清肝凉血，"解小儿疳热、消瘦，杀虫"（《药性论》），用为君药。芦荟苦寒，杀虫消疳，泻下清肝，可"杀三

虫"（《开宝本草》）；胡黄连清热燥湿，泻火解毒，"苦寒而降，大伐脏腑骨髓邪热，除妇人胎蒸、小儿疳热积气之峻药"（《本经逢原》），善退虚热，消疳热，二味相合，助君药解疳热，杀虫消疳，用为臣药。鹤虱苦辛而伏蛔，可杀虫，清热解毒，健脾和胃，"主蛔、蛲虫"（《唐本草》）；朱砂甘寒清心镇惊，安神解毒，亦"杀虫毒"（《本草正》）；猪胆汁苦寒清热，"主小儿五疳"（《本草图经》），上三味共为佐药。全方善消疳热，治蛔疳诸疾。

抵圣散 （《幼幼新书·卷第三十一·虫动第一》引《孔氏家传》方）

主治 小儿杀虫定痛。

组成 苦楝肉二两 白芜荑半两

用法 上为末。水一盏，末一钱，煎服二分，放冷，待发时服之。

香雷散 （《幼幼新书·卷第三十一·虫动第一》引张涣方）

主治 治虫动啼叫不止。

组成 雷丸 鹤虱 苦楝根 淡芜荑各半两

用法 上件捣，罗为细末。每服一字半钱，用生精猪肉淡汤调下，不拘时候。

槟榔散 （《小儿卫生总微论方·卷十三·诸虫论》）

主治 治寸白蛲蛔诸虫。

组成 槟榔一个 木香一钱

用法 上同为末，每用一钱，煎楝根白皮汤调下。如楝根赤者不堪用，用即害人，须在月初四五日间，至五更头，先嚼肉脯一小片，只咽其汁，少顷服药。至日午前虫下，勿登厕，但用盆子，或在净地上，庶见取下虫多少也，一服永绝根本。且食粥一二日，不须服补药。忌生冷硬物五七日佳。

方解 本方善治肠道多种寄生虫，如寸白（绦虫）、蛲虫、蛔虫。虫居体内，扰动不安，气机失调，治宜驱虫杀虫，兼以调畅气机，诸虫去，气机畅，则腹痛缓解。槟榔对蛔虫、绦虫、蛲虫等多种肠道寄生虫均有驱杀作用，善行脾胃之气，兼能泻下通便而排除虫体，为方中君药。木香助槟榔行气止痛，为臣药。苦楝皮苦寒有毒，以助槟榔杀虫之功，为佐药。三药相合，驱杀肠中诸虫，调畅气机，缓下通便，相辅相成，虫去痛止。

龙胆汤 （《小儿卫生总微论方·卷十三·诸虫论》）

主治 治蛔虫攻心，其痛如刺，吐出清水。

组成 龙胆草一两（锉碎）

用法 以水二盏，煮取一盏，去滓，隔宿不食，至五更头顿服，量大小与。

方解 蛔虫证，应杀蛔。用一味龙胆草清热燥湿，泻肝定惊，可"杀蛊毒"（《神农本草经》），"去肠中小虫"（《名医别录》），亦能"除胃热，平蛔虫，盖蛔得苦即安而"（《药品化义》），尤适于湿热蕴结及肝胃有热之蛔虫病。

三角散 （《小儿卫生总微论方·卷十三·诸虫论》）

主治 治蛔虫攻心，其痛如刺，吐出清水。

组成 于七月七日采蒺藜子不拘多少

用法 阴干为散。每服半钱或一钱，饮服日三，量大小加减，无时。

乳香丸 （《小儿卫生总微论方·卷十三·诸虫论》）

主治 治虫动心腹疼痛。

组成 乳香末 青皮（去瓤，炒黄为末）各一分 槐花半合（炒末） 风化石灰（研细）半两

用法 上为末匀细，每服半钱，槐花汤调下，无时。

方解 虫动心腹疼痛，治以行气止痛，破结杀虫。方用乳香末辛香温通走散，活血止痛，消肿生肌，而其香窜之性，为治心腹痛之要药，故用为君。青皮辛散温通，苦泄下行，疏肝破气，散结消滞，助君行滞而止痛，用为臣。槐花苦微寒，清肝泻火，善清泄血分之热，"杀腹脏虫"（《日华子本草》）；风化石灰辛苦涩，杀虫解毒，"杀痔虫"（《神农本草经》），二药合用杀虫，用为佐药。全方行气止痛之功显著，配合杀虫之品，使虫伏痛止。

楝皮汁 （《小儿卫生总微论方·卷十三·诸虫论》）

主治 治虫动心腹疼痛。

组成 楝根皮

用法 削去外苍皮不用，只用白者，以煮浓汁，量大小与服。

报道 用苦楝皮煎剂灌肠治疗蛔虫肠梗阻患者 50 例，年龄 1～12 岁，47 例排虫而愈，3 例虽未排虫，但症状在灌肠后 48h 内消失，治疗效果良好，且方法简便，药物易得价廉，患儿免于手术痛苦，恢复快。（方佛安，周伯金. 苦楝皮煎剂治疗小儿蛔虫肠梗阻 50 例. 中级医刊，1964，（3）：186）

猬皮散 （《小儿卫生总微论方·卷十三·诸虫论》）

主治 治蛲虫耗损气血，已成痔者。

组成 猬皮（烧灰）一两　鳖甲（酥炙黄，去裙襕）一两　蛇蜕皮（烧灰）一两　露蜂房（烧灰）半两

用法 上为细末，入麝香末一钱拌匀，每服半钱，米饮调下，无时。

方解 蛲虫内居，损伤脾胃，日久气血不足而成痔，治宜杀虫消痔，滋阴解毒。方中猬皮苦甘平，凉血解毒止痛，"主五痔"（《神农本草经》），用为君。蛇蜕皮咸甘平，祛风定惊，解毒退翳，"善能杀虫，故主肠痔虫毒恶疮"（《本草经疏》）；蛲虫耗损气血，且已成痔，故以鳖甲滋阴潜阳，退热除蒸，软坚散结，"去痔核"（《神农本草经》）且"杀虫，而又补至阴之水"（《本草新编》），用为臣药。露蜂房甘平，杀虫止痛，攻毒祛风，"以毒攻毒，兼杀虫"（《本草纲目》），又"主肠痔"（《神农本草经》）；麝香辛温辛香行散，散结止痛，可"去三虫"（《本经》），共用为佐。全方共奏杀虫消痔、滋阴解毒之效。

棕榈散 （《小儿卫生总微论方·卷十三·诸虫论》）

主治 治蛲虫耗损气血，已成痔者。

组成 棕榈（烧灰）一两　荆芥穗一两　侧柏（炙黄）一两　牛膝（去芦）半两　枳壳（去瓤，麸炒黄）半两　黄芪半两

用法 上为细末，每服半钱，米饮调下，乳食前。

方解　虫证日久，气血不足而成痔，"痔者皆因脏腑本虚，外伤风湿，内蕴热毒……以致气血下坠，结聚肛门，宿滞不散，而冲突为痔"（《丹溪心法》），治以补气消痔，凉血止血，祛风行血，宽肠利气。方中棕榈苦涩平，收涩止血以治痔疮便血，用为君药。荆芥穗辛散气香，散瘀搜风，消疮止血，治"生疮、痔漏"（《本草纲目》）；侧柏苦涩寒，最清血分，凉血止血，祛风湿，散肿毒，亦"杀五脏虫"（《本草图经》），用为臣药。枳壳宽肠利气以治肠风便血，麸炒后能缓和其辛燥耗血之性；牛膝散恶血，引血下行，补益肝肾，且"能引诸药下行"（《本草衍义补遗》）；虫证日久，气血耗伤，故以甘温之黄芪补气生血；米饮调服，则和胃护正，上四味均用为佐药。诸药相配，针对虚实夹杂之病机，可补气消痔，凉血止血，祛风行血，宽肠利气，邪正兼顾。

使君子丸 （《婴童百问·卷之九·蛔虫第八十五问》）

主治　蛔虫，小儿五疳，脾胃不和，心腹膨胀，时复疗痛，不进饮食，渐至羸瘦，并宜服之。

组成　白芍药　厚朴（制）　陈皮（去白）　川芎　甘草各二钱半　使君子肉（汤浸，去黑皮）一两

用法　上为末，炼蜜丸如芡实大，每服一丸，陈米饮化下。

方解　使君子杀虫，消积健脾，为"补脾健胃之要药，不苦不辛，而能杀疳蛔，此所以为小儿上药也"（《本草经疏》），为君药。厚朴行气消积，陈皮理气调中，二者相合，行气消胀除满，助脾胃健运，为臣药。佐以白芍药养血和营，缓中止痛；川芎活血行气止痛。四药相合，畅气血，调脾胃，止疼痛。甘草益气和中，调和诸药，为佐使。全方既杀虫消积，又健运脾胃，调理气血，使邪去正复，脾胃调和，饮食如常。

槟榔散 （《婴童百问·卷之九·蛔虫第八十五问》）

主治　蛔虫，肾疳宣露候良方，去虫后服此。

组成　木香　槟榔　人参　黄连　甘草（炙）各等分

用法　上为末，每一钱，小者五分，熟水调服。

方解　蛔痔证，凡欲服补药及治诸病，皆须去诸虫，治宜行气消积，清养脾胃。君以槟榔行气消积，驱虫泻下。木香调中行气，善行脾胃气机，兼以健脾消食，用为臣药。君臣相合，倍增行气消积，调畅脾胃之功。人参益气健脾，驱虫不伤正，脾健虫不易生；黄连清胃燥湿以健胃，共为佐药。甘草益气和中，调和诸药，用为佐使。本方消补兼施，邪正兼顾，共奏行气消积、清养脾胃之功。

使君子丸 《《活幼心书·卷下·信效方》》

主治　腹内诸虫作痛，口吐清水。

组成　使君子肉（薄切，屋瓦焙干）　槟榔　酸石榴根皮（东向者佳，净洗，锉，焙）　大黄（半生半炮）四味各七钱半

用法　上除槟榔锉晒不过火，余三味再焙，同槟榔为末，砂糖水煮面糊，丸麻仁大，每服三十丸至五十丸，淡猪肉汁空心下，或鸡肉汁亦好。

方解　腹内诸虫，虫积作痛，治宜杀虫消积。方中使君子肉杀虫消积，缓泻通便，善治虫积腹痛，为君药。槟榔为臣药，杀虫消积，下气通腑，与使君子配伍，驱杀蛔虫，使虫体排除。酸石榴皮"主蛔虫"（《本草拾遗》）；大黄通下结滞，合使君子、槟榔通便以助虫体排除，为佐药。猪（鸡）肉汤送服，一则方便小儿服药，二则补养脾胃，祛邪不伤正。全方杀虫消积与泻下通便导滞合用，可荡涤虫体，使虫消痛止。

病案　傅某，男，9岁。1983年9月12日初诊。1年来经常腹痛，以脐周围明显，近日夜卧不安，时有磨牙，饮食异常，渐渐消瘦，面有虫斑，舌苔薄白，以往有便蛔虫史。粪便蛔虫卵（＋＋）。用使君子汤：使君子肉（微炒）、苦楝根皮、陈皮各9g，槟榔15g，木香、枳壳各6g，大黄6g（后下），甘草3g。1剂，24h后，1次排除蛔虫20多条，患儿无不适。两周后复查，脐腹疼痛消失，饮食增进，夜眠安宁，粪便蛔虫卵（－）。（林宝珊.使君子汤治疗小儿蛔虫病30例［J］.陕西中医，1988，9（10）：462）

芦荟丸 《活幼心书·卷下·信效方》

主治 五疳八痢蛇虫，脏腑虚弱，身体瘦悴，头发焦疏，腹胀青筋，小便白浊，渴水无度，洞泄不时，谷食难化，遍身疮疥，神色干燥。

组成 南木香 丁香二味各二钱半 诃子（去核取肉） 肉豆蔻二味各半两 使君子肉 芦荟二味各四钱 枣肉（薄切，用屋瓦盛，慢火焙干）一两

用法 上除使君子肉薄切，于乳钵内极细杵，仍将前南木香等四味，湿面裹煨，至香熟取出。地上候冷，去面锉焙，同枣肉、芦荟为细末，再入乳钵，同使君子肉杵匀，炼蜜丸，作麻仁大。每服三十丸至五十丸，温米汤空心送下，儿小米汤化服。

方解 小儿五疳八痢蛇虫，因脏腑虚弱，生虫感毒，遂见气机阻滞之腹胀青筋，小便白浊；脾胃失调，饮食不消之洞泄，谷食难化；机体失养之身体瘦悴，头发焦疏，证属邪盛正虚。治宜止痢除虫，养胃壮气，长肌健力。方中芦荟泻下，清肝，杀虫，"主小儿诸疳热"（《海药本草》），"疗五疳，杀三虫"（《本草经疏》），用为君。使君子为补脾健胃之要药，"主小儿五疳，小便白浊，疗泻痢"（《开宝本草》），用为臣。木香、丁香温中暖胃，行气止痛，健脾消食；诃子、肉豆蔻温中行气，涩肠止泻，上四味用为佐。枣肉益气养血，补脾和胃，再加蜜、米汤调胃护中，调和诸药，共为佐使。全方消补兼施，共奏止痢除虫、养胃壮气、长肌健力之功。

使君子散 《普济方·卷三百九十九·婴孩诸疳诸虫》

主治 小儿饮食不调，恣食肥腻，虫作疼痛，唇青白，呕吐痰沫，发歇往来。

组成 使君子（炮去壳）二十枚 芜荑（锉，研）半两 槟榔一钱 大腹子二枚

用法 上件为细末，次入芜荑仁同研匀，每服一钱至二钱，煮猪肉汤调下。

槟榔散 《普济方·卷三百九十九·婴孩诸疳诸虫》

主治 治虫痛。

组成 槟榔 贯众 石菖蒲 木香 甘草各一两

用法　上咬咀，用水一盏煎服。

方解　虫痛，治以驱虫止痛。方用槟榔辛苦温，既能杀虫，又能行气导滞，泻下通便，以利驱除虫体，善治虫证，为君药。贯众苦微寒，清热解毒，"杀三虫"（《神农本草经》），助槟榔杀虫，为臣药。脾胃虫积，气机不畅而腹痛发作，以苦辛温之木香，调中宣滞，行气止痛；石菖蒲辛温香，开胃宽中，且"杀诸虫"（《药性本草》），二药相合，使脾胃气行积消，为佐药。甘草益气和中，调和诸药，为佐使。全方共奏驱虫止痛、行气消积之功。

茴香丸 （《普济方·卷三百九十九·婴孩诸疳诸虫》）

主治　治虫积气痛。

组成　陈皮　茱萸　三棱　莪术　丁香　枳壳 (炒)　茴香 (炒)　槟榔 (炒，去巴)　神曲　麦芽各等分　使君子一百个

用法　上为末，醋糊为丸绿豆大，空心饭饮吞下，或姜汤吞下，亦可。

化虫丸 （《普济方·卷三百九十九·婴孩诸疳诸虫》）

主治　治小儿好食炭土，不长肌肤，五心烦热，鼻赤齿摇。

组成　芜荑　黄连　神曲　蘖麦　乌梅 (以上各微炒)　陈皮 (去白) 各等分

用法　上为末，面糊丸黍米大，空心米饮下，肥猪汁尤佳。量儿大小下一二十丸。

方解　小儿虫积之异食，消瘦，疳热，治以驱虫清热，消食和胃。方中芜荑为治虫积要药，可"散腹中气痛，又杀中恶虫毒"（《食疗本草》），"治冷痢心气，杀虫止痛，又治孩子疳泻"（《海药本草》），故用为君药。黄连苦寒，清疳热，燥湿解毒，"杀小儿疳虫"（《药性论》）；乌梅味酸，安蛔止痛，治"蛔厥吐利"（《本草纲目》），二味助君药驱虫消积清疳热，共用为臣。陈皮理气调中；神曲、蘖麦消食和胃，化水谷宿食，三味共安脾胃，用为佐。

小儿香煎丸 （《普济方·卷三百九十九·婴孩诸疳诸虫》）

主治 小儿虫动腹痛，啼叫，口吐涎沫。

组成 乳香　沉香各一钱　肉豆蔻（煨）一个　百草霜　木香　丁香各一钱　巴豆（出油如霜）一十四粒

用法 上为末，煮酒封头蜡和丸如绿豆大，每服三五丸，淡生姜汤送下。如患肚痛不止，服之大效，常服以通为度。

方解 小儿虫动腹痛，啼叫，口吐涎沫，治宜杀虫止痛、调气降逆。方中乳香调气活血，追毒，"定诸经之痛"（《珍珠囊》）；沉香降气温中，暖肾纳气，治"心腹痛"（《日华子本草》），二药相合，定痛力著，合用为君。木香调中行气，善行脾胃气机，兼以健脾消食；丁香辛温，温中降逆，补肾助阳，可"杀虫，止心腹痛"（《海药本草》），二药相合，助君调气降逆止痛，亦可杀虫，用为臣。肉豆蔻辛苦温，温中涩肠，行气消食；百草霜止血消积，"主消化积滞，今人下食药中多用之"（《本草图经》）；巴豆辛热有毒，通下杀虫，少用能消积，均用为佐。生姜和胃降逆，解药毒，用为佐使。本方辛香行气止痛力显著，共奏杀虫止痛、调气降逆之功。肚痛不止，服之大效，常服则通。

楝根汤 （《普济方·卷三百九十九·婴孩诸疳诸虫》）

主治 治小儿蛔虫攻心痛。

组成 楝根皮（有子者）　酸石榴根　槐根（切碎，用东引者）各一握

用法 上以水三盏，煎取一盏，去滓，空心顿服。以药盏合之，即泻虫出，仰之即吐虫出，神验。量儿大小加减。

香苏散 （《普济方·卷三百九十九·婴孩诸疳诸虫》）

主治 诸虫腹痛，疳食气积，肚紧痞气。

组成 紫苏　香附各二两　陈皮（制）一两　甘草（炙）半两

用法 上㕮咀，姜葱煎热服。

方解 诸虫腹痛，疳食气积，治宜行气消痞，健脾和胃。紫苏宽中理气，"乃治气之神药"（《本草汇言》）；香附理气解郁，"调血中之气，开郁，宽中，消食"（《滇南本草》），合用为君。陈皮理

气止痛，健脾和中，用为臣。佐以葱解毒散结，"能通上下阳气"；姜、甘草和胃止呕，调和诸药，兼为佐使。全方发散行气之功显著，使气行积消，脾胃调和，腹痛缓解。

贯众酒方 《育婴家秘·卷之四·虫痛》

主治 取寸白诸虫。

组成 贯众

用法 隔夜取贯众煮酒收起，至次日五更，将炙肉一块，与儿衔口中，勿令吞下。虫闻肉香，其头向上，却取去肉，以使君子肉三个，煨令香熟，与儿嚼烂，同轻粉数厘吞下，少顷以贯众酒下雄黄解毒丸三五七粒，则泄下皆虫也。

万应丸 《育婴家秘·卷之四·虫痛》

主治 下诸虫。

组成 槟榔（末）五钱　大黄（末）八钱　黑牵牛（头末）四两　皂角（不蛀者）十皮　苦楝根白皮一斤

用法 将前三味末和匀，用皂角捶碎，与苦楝根皮二味，水一大碗熬成膏，入药末捣丸，小豆大，用沉香、白雷丸、木香三味各研细末为衣（先用沉香衣，次用雷丸衣，后用木香衣），每三丸，五更，砂糖水送下。

五灵脂散 《鸡峰普济方·卷第二十·小儿》

主治 治小儿虫咬心痛欲绝。

组成 五灵脂末二钱　白矾半钱

用法 上同研为细末，每服一二钱，水一盏煎至五分，温服，当吐出虫。

治中丸 《名家方选·小儿病·虫症》

主治 小儿虫积。

组成 鸡胆　大黄等分

用法 上二味，细末糊丸，白汤送下。

无 名 方

治小儿羸瘦有蛔虫方 《备急千金要方·卷五·少小婴孺方》

组成　藋芦二两

用法　以水一升，米二合，煮取米熟，去滓与服之。

治小儿羸瘦有蛔虫又方 《备急千金要方·卷五·少小婴孺方》

组成　萹蓄三两

用法　水一升，煮取四合，分服之。捣汁服亦佳。

治小儿羸瘦有蛔虫又方 《备急千金要方·卷五·少小婴孺方》

组成　东引吴茱萸根白皮四两　桃白皮三两

用法　上二味咬咀，以酒一升二合，渍之一宿。渐与服，取瘥。

治小儿羸瘦有蛔虫又方 《备急千金要方·卷五·少小婴孺方》

组成　猪膏

用法　服之。（一云：治蛲虫。）

治小儿羸瘦有蛔虫又方 《备急千金要方·卷五·少小婴孺方》

组成　槐子

用法　捣槐子，内下部中，瘥为度。（一云：治蛲虫。）

治小儿羸瘦有蛔虫又方 《备急千金要方·卷五·少小婴孺方》

组成　楝实一枚

用法　内孔中。（一云：治蛲虫。）

治小儿寸白虫方 《备急千金要方·卷五·少小婴孺方》

组成　东行石榴根一把

用法　水一升，煮取三合，分服。

治小儿寸白虫又方 《备急千金要方·卷五·少小婴孺方》

组成　桃叶

用法　捣绞取汁服之。

治小儿羸瘦，有蛔虫方 《千金翼方·卷第十一·小儿》

组成　藋芦五两　黍米泔二升

用法　上二味，切，以内泔中，以水三升五合，煮取二升。五岁儿服
　　　五合，日三服。儿大者服一升。

治小儿诸虫，化虫方 《幼幼新书·卷第三十一·虫动第一》引《庄氏家传》方）

组成　芜荑　鹤虱（炒）各一分　槟榔（重二钱）一枚

用法　上件为末，猪胆为丸。每服七粒至十粒，陈米饮下。大小加减。

治孩儿蛔虫方 《幼幼新书·卷第三十一·蛔虫第二》引姚和众方）

组成　葶苈子一分

用法　生为末，以水三合煎。取一合，一日服尽。

治小儿蛔虫啮心腹痛方 《幼幼新书·卷第三十一·蛔虫第二》引《兵部手集》方）

组成　鹤虱

用法　细研，以肥猪肉汁下。五岁一服二分，虫出便止。余药以意增减。

治小儿蛔虫方 《幼幼新书·卷第三十一·蛔虫第二》引陶隐居方）

组成　薏苡仁取根

用法　煮汁糜食之，甚香而去蛔虫，大效。

治小儿疳蛔咬心，心腹胀满，黄瘦，亦下寸白虫方 《幼幼新书·卷第三十一·蛔虫第二》引《图经》方）

组成　醋林子

用法　单捣为末，酒调一钱匕，服之甚效。

治小儿蛔虫攻脏腑疗痛又方 （《幼幼新书·卷第三十一·蛔虫第二》引《圣惠》方）

组成　醋　石榴根（入土五寸，东引者）半两　槟榔一枚

用法　上件药切碎，以水一大盏，煎取七分，去滓。入粟米半合煮稀粥，空心与食，虫下快利，立瘥。量儿大小加减服之。

治小儿蛔虫方 （《幼幼新书·卷第三十一·蛔虫第二》引《万全》方）

组成　鹤虱　使君子各一两

用法　上为末。每服煎肥猪肉汁调下半钱，其虫便出。

治小儿蛔虫疗刺，心腹疼痛方 （《幼幼新书·卷第三十一·蛔虫第二》引丁时发方）

组成　石榴皮一两

用法　以水一大盏，煎四分，去滓，分作二服。

治小儿蛲虫又方 （《幼幼新书·卷第三十一·蛲虫第三》引《圣惠》方）

组成　槐实末

用法　每用少许，内下部中。

治小儿蛲虫又方 （《幼幼新书·卷第三十一·蛲虫第三》引《圣惠》方）

组成　苦楝实末

用法　每用少许，内下部中。

治小儿寸白虫久不愈又方 （《幼幼新书·卷第三十一·寸白虫第四》引《圣惠》方）

组成　鹤虱　雷丸　使君子各三分　巴豆（去皮心，研，纸裹压去油）十枚

用法　上件药捣，罗为末，以糯米饭和丸如绿豆大。每服以砂糖水下三丸。量儿大小加减服之。

治蛔动心痛方（《小儿卫生总微论方·卷十三·诸虫论》）

组成　槟榔

用法　生为末，用东引石榴根煮汤调下，量大小与服，或半钱一钱。治寸白虫神效，上旬空心食前服之。

病案　扶某，女，13岁。经县医院确诊为胆道蛔虫病并发感染，治疗3天无效。诊见剑突下反复绞痛，有时放射至肩部，坐立不安，时有呕逆，大便不下已3天。舌苔白干，脉沉伏。用槟榔500g，炒黄研末，每次10g，加白糖10g，以川楝煎冲服，每日3次。另用槟榔粉30g，冰片10g，白糖20g，以川楝煎调成糊状，外敷剧痛处，每天换药1次。2天后剧痛明显减轻，仍坚持原法，第3天更衣，排除蛔虫10多条，诸恙全清。1年后追访，一切正常。用此法治疗7例，皆获良效。（曾立昆. 槟榔内服外敷治疗胆道蛔虫病 [J]. 浙江中医杂志，1995，(7)：330）

治小儿虫证，腹痛啼哭，如口角青者方（《普济方·卷三百九十九·婴孩诸疳诸虫》）

组成　白芜荑　槟榔各一两

用法　蒸饼为丸，每服二十丸，熟水下。

治小儿虫（《普济方·卷三百九十九·婴孩诸疳诸虫》引《经效良方》方）

组成　石榴皮　桑白皮　椿皮　苦楝根皮等分

用法　为末，水煎服。

治小儿虫犯，肚腹疼痛，或呕吐或泻方（《滇南本草·第二卷·姜味草》）

组成　姜味草五分

用法　点酒服，疼止后，服下虫散下虫。

治小儿虫积方（《经验良方全集·卷二·小儿杂症》）

组成　榧子二三斤

用法　陆续吃完即愈。

治小儿虫方（《脉因证治·卷四·六十三小儿证》）

组成 胡黄连 川连 芜荑 山楂 神曲 青陈皮 芦荟

用法 和丸。

口　疮

　　小儿口疮以齿龈、舌体、两颊、上腭等处出现黄白色溃疡，疼痛流涎，或伴发热为特征。若溃疡面积较大，上覆糜腐，称为口糜；溃疡只发生在口唇两侧，称为燕口疮。本病可见于任何年龄的小儿，但以婴幼儿较为常见，多由风热乘脾、心脾积热、虚火上炎所致。辨证可分虚实两端，实证起病急，病程短，口腔溃烂及疼痛较重，局部有灼热感，或伴发热；虚证起病缓，病程长，口腔溃烂及疼痛较轻。实证治以清热解毒，泻心脾积热；虚证治以滋阴降火，引火归元，并可配合外治法取效。

有 名 方

蔷薇汤 （《千金翼方·卷第十一·口病第五》）

主治　治积年口疮不瘥。

组成　蔷薇根一升

用法　上一味，以水七升，煮取三升，去滓，含之，久久极即吐之，定更含，少少入咽亦佳。夜未睡以前亦含之，三日不瘥，更令含之，瘥为度。

方解　蔷薇根甘涩性平，功能清热利湿祛风，活血解毒。《日华子本草》称其："治热毒风，痈疽恶疮，牙齿痛……恶疮疥癣，小儿疳虫肚痛。"煮汤反复含咽，清热解毒以疗口疮。

蔷薇丸 （《千金翼方·卷第十一·口病第五》）

主治　治口中疮，身体有热气痱瘰。

组成　蔷薇根一两　黄芩一两　鼠李根一两　当归一两　葛根一两　白蔹一两
　　　　瓜蒌根二两　石龙芮一两　黄柏一两　黄芪一两　芍药一两　续断一两
　　　　黄连一两

用法　上一十三味末之，炼蜜和丸如梧子大，十丸，日三服。

龙胆丸 《《太平圣惠方·卷第九十·治小儿口疮诸方》》

主治 治小儿口疮，多睡，吐乳。

组成 龙胆（去芦头）一分　川大黄（锉碎，微炒）一分　人参（去芦头）半两　栀子仁半两　川朴硝半两　茵陈一分　郁李仁（汤浸，去皮，微炒）半两

用法 上捣罗为末，炼蜜和丸如绿豆大。一二岁儿以温水研下三丸，看儿稍大临时加之。

方解 龙胆草大苦大寒，《药性论》谓其能"治时疾热黄，口疮"，然其苦寒伤中，不易入口，故少用以清热燥湿解毒为君。栀子仁苦寒泻火，通利三焦，引热下行从小便而解，具清上彻下之功，为臣药。茵陈清利湿热，川大黄、朴硝泻热通便，郁李仁润肠通便，四者共为佐药。小儿脾常不足，方中苦寒峻下之品易于伤中，故伍以人参补脾和中，邪正兼顾，祛邪不伤正，亦为佐药。蜂蜜调和药性为使。综观全方，清实火、利湿热为主，健脾益气为辅，邪正兼顾，照顾小儿易寒易热、易虚易实的病理特点。

黄连散 《《太平圣惠方·卷第九十·治小儿口疮诸方》》

主治 治小儿口疮，心热烦闷。

组成 黄连（去须）三分　大青　川升麻三分　桑根白皮（锉）半两　甘草（炒微赤，锉）半两

用法 上捣，粗罗为散。每服一钱，以水一小盏，煎至五分，去滓放温，量儿大小分减服之。若与奶母服，即加栀子、黄芩各半两，每服三钱，以水一中盏，煎至六分，去滓，每于食后温服。

方解 舌为心之苗，心火上炎，熏蒸口腔，损伤肌膜而生疮；心火亢盛，扰及心神则见心热烦闷，治当清心泻热。君以黄连苦寒泻心火。臣以升麻升阳散火，与黄连外散内清，以除上焦蕴热。大青叶清解心胃火毒，既走气分，又入血分，清热兼凉血；桑根白皮泻肺利水，导热下行，共为佐。炙甘草调和药性为使。全方苦降辛散并用，使亢盛之火外散内清得解。

大青汤 《《圣济总录·卷第一百八十·小儿口疮》》

主治 治小儿口疮。

组成 大青三分　黄连（去须）三分

用法　上二味，粗捣筛，每服半钱匕。以水半盏，煎至二分，去滓食
　　　后服。

方解　"小儿口疮者，由血气盛实，心脾蕴热，熏发上焦"（《圣济总
　　　录》），治当清泻心脾积热。方中黄连、大青叶二药皆善清泻心
　　　胃实火热毒，相须配伍，其泻火之功著。

地黄汤 《圣济总录·卷第一百八十·小儿口疮》

主治　治小儿口疮。

组成　生地黄汁　桑根白皮汁各一合

用法　上二味，入蜜半合，同煎十余沸。每服二分，日三。

黄柏膏 《圣济总录·卷第一百八十·小儿口疮》

主治　治小儿口疮。

组成　黄柏（去粗皮）一分　大豆一合

用法　上二味，粗捣筛，以水一盏，煎至二合，去滓，重煎如饧，入
　　　少许龙脑研和，涂敷。

方解　本方为治疗小儿口疮的外用方剂。君以苦寒之黄柏，清热燥湿，
　　　泻火解毒，《名医别录》谓其可疗"目热赤痛，口疮"。龙脑
　　　（即冰片）外用清热解毒，生肌敛疮，为臣。大豆活血解毒利
　　　水，《神农本草经》载其"涂痈肿"，为佐。三药相合，清热解
　　　毒之功佳，对实火或湿热循经上炎所致小儿口疮尤宜。

蛇蜕拭方 《圣济总录·卷第一百八十·小儿口疮》

主治　治小儿口疮。

组成　蛇蜕

用法　上取蛇蜕，水渍令湿软，拭口内疮，一两度即瘥。

方解　蛇蜕甘咸平，《本草纲目》载其"祛风杀虫，敷小儿重舌，重
　　　腭，唇紧……漏疮肿毒，煮汤洗诸恶虫伤"，《分类草药性》亦
　　　言其"治眼胀头风，煅研涂疮，汤火伤，收湿疮干水，治疮
　　　疾"。

蟾蜍散 （《圣济总录·卷第一百八十·小儿口疮》）

主治 治小儿口疮。

组成 蟾蜍（炙令焦）一枚

用法 上一味，捣罗为散，每用一字，敷疮上。

方解 蟾蜍辛凉，《四民月令》载其"治恶疮疽"，本方以烧灰敷疮，局部起效，然有毒之品，中病即止。

牛膝酒 （《圣济总录·卷第一百八十·小儿口疮》）

主治 治小儿口疮。

组成 牛膝（切）一两

用法 上以清酒二盏，煎至七分，去滓，分温三服，日二，以瘥为度。

方解 牛膝味苦善降泄，能导热下行，以降上炎之火，故可用治心胃实火上炎之实证口疮。此外，其补益肝肾，引火下行，亦可用治肝肾不足、虚火上浮所致之虚证口疮。

蚕蛾散 （《圣济总录·卷第一百八十·小儿口疮》）

主治 治小儿口疮。

组成 晚蚕蛾一两

用法 上捣罗为散，每用一字，敷口疮，日三两次。

升麻散 （《幼幼新书·卷三十四·口疮第一》）

主治 治小儿口疮多时，气臭，生虫子。

组成 川升麻 黄芩 藁本 甘草（生用） 生干地黄 五倍子各一分 皂荚 诃梨勒皮 夏枯草（以上三味烧灰）各半两

用法 上件药捣，细罗为散。候儿睡时，即干掺于疮上，神效。

方解 本方系治疗小儿口疮多时不愈，口气臭之外用方。诸症皆由胃火盛而致，治当清胃热，凉胃血，消疮疡为要。方中升麻清热解毒，尤善清解阳明之火；黄芩苦寒清热泻火解毒，善清中上焦之实热，共为君药，外散内清，以除实热。夏枯草苦寒清火散结消肿；藁本辛温散，善达巅顶，有止痛作用；皂荚祛风杀虫疗疮，共为臣药，助君药清热疗疮。胃热日久则阴血受损，故以甘寒之生干地黄凉血滋阴生津；五倍子治"口疮，以末掺之"（《本草衍义》）；诃梨勒皮即诃子，烧灰收敛作用强，善治"口疮经久不愈"（《本草汇言》），均为佐药。甘草生用清热解毒，调和药性为佐使。

晚蚕蛾散 （《幼幼新书·卷三十四·口疮第一》）

主治 治小儿百日以上，二三岁以来患口疮。

组成 晚蚕蛾（微炒）一分　麝香半分

用法 上件药都细研为散。每用少许，掺于疮上，日再用之。

方解 晚蚕蛾咸温，功能补肝益肾壮阳，外用可治创伤、溃疡及烫伤，《日华子本草》称其"治暴风，金疮，冻疮，汤火疮，并灭疮瘢"。麝香辛香行散，活血散结，消肿止痛，治疮疡肿毒，内服、外用均有良效。

紫金霜 （《幼幼新书·卷三十四·口疮第一》引《博济方》方）

主治 治大人小儿口疮。

组成 黄柏（涂蜜，慢火炙令紫色）如两指大二片　　诃子（烧过，盏子盖少时）一枚　麝香　腻粉各少许

用法 上件药捣，罗为末。每服二字许，掺于舌上立瘥。

方解 方中黄柏苦寒，清热燥湿，泻火解毒，为君药。麝香辛香行散，活血散结，消肿止痛，为臣药。佐以诃子敛疮；腻粉（即轻粉）清热解毒疗疮。诸药为末，掺于舌上，共奏清热解毒敛疮之效，对实火或湿热郁蒸所致口疮尤宜。

保生丸 （《幼幼新书·卷三十四·口疮第一》）

主治 小儿心脏不清凉，客壅伤神饶口疮。

组成 大黄　黄柏（为末，别研）宣连各一分半　丁香一钱　麝香一字　金箔五片（以水银结砂子）

用法 上并细研，枣肉为丸如皂子大，温水化下一粒。

方解 方中黄连清心泻火，为君药。大黄泻热通腑，引热下行；黄柏清热泻火解毒，为臣药。金箔清心镇惊安神；麝香活血散结止痛；丁香温中行气止痛，防止诸寒凉之品伤及中阳，共为佐药。

大枣益气和中，调和诸药，为使药。诸药清心泻火解毒，行气活血止痛，对心经火热、气血壅滞之小儿口疮尤宜。

黄连含汤方 《幼幼新书·卷三十四·口疮第一》

主治 治小儿口疮如月蚀状，赤黑似瘤，有窍如有虫，吮之有血。

组成 黄连 矾石 细辛各二分 藜芦一分（炙）

用法 上以水三升，煮二合，未食含满口，冬可暖之，儿大解语，可用含之，但以绵揾拭疮上。

方解 本方用治小儿口疮如月蚀状，乃邪热炽盛所致，热毒熏蒸，疮色赤黑，迫血妄行，则吮之出血。君药黄连苦寒清热，泻火解毒。臣药矾石解毒燥湿，外用止血。佐以细辛通利九窍，功专止痛；藜芦清热解毒杀虫。

青液散 《幼幼新书·卷三十四·口疮第一》

主治 治小儿、婴孺鹅口、重舌及口疮。

组成 青黛一钱 脑子少许

用法 上研为末，每用少许敷舌上。

方解 君药青黛清热泻火，凉血解毒，外敷治疮疡。臣药脑子（即冰片）气芳烈，外用清热消肿，生肌敛疮。二药为末外敷局部治小儿口疮属实热或胎热内蕴所致者尤佳。

金粉散 《幼幼新书·卷三十四·口疮第一》

主治 治小儿无故生口疮，不下乳食。

组成 黄柏 天南星

用法 上等分末，酽醋调，涂两足心。

方解 《灵枢经》曰："病在上者，下取之……病在头者，取之足。"方用苦寒之黄柏清热泻火，燥湿解毒；天南星外用清热散结，消肿止痛，两药等分为末，涂贴足心，以引火下行，用于实火或湿热循经而发口疮，方法简便易行，尤宜小儿口疮苦于服药者。

青黛散 （《幼幼新书·卷三十四·口疮第一》）

主治 治小儿口疮。

组成 青黛　甘草（生用）　黄连　香白芷　密陀僧（醋烧，别研）各等分

用法 上为末，每用掺口内。

方解 青黛外用解毒消肿为君。黄连清热燥湿，泻火解毒，为臣。密陀僧疗诸疮，引热下行；湿热实火凝滞气血，损伤血分，易致血瘀肉腐成脓，故佐以香白芷燥湿消肿排脓，活血生肌止痛，共为佐。甘草生用清热解毒，调和药性，为使。诸药合用，清热解毒、消肿止痛之效佳，掺于口内，药力直接作用于患处，以收速效。

两蜜散 （《幼幼新书·卷三十四·口疮第一》）

主治 治小儿口疮方。

组成 密陀僧

用法 上用密陀僧不以多少末之，每用一字，蜜调涂唇上，儿舔之尽，口疮便安。

升麻散 （《幼幼新书·卷三十四·口疮第一》）

主治 治小儿口疮。

组成 升麻　黄连各半两

用法 上为末，干掺。

方解 黄连苦寒，清热泻火解毒，善清中焦之热；升麻寒以清热解毒，善治口齿诸疾，辛以发散郁火，寓"火郁发之"之意。两药升降并用，泻火无凉遏之弊，升散无升焰之虞，清胃泻热之功著。外用为末，干掺于口中，以局部获效。

保命散 （《幼幼新书·卷三十四·口疮第一》）

组成 白矾（煅）一钱　马牙硝五钱　朱砂一钱

用法 上为极细末，每用一字，取白鹅粪以水搅取汁调涂。

胡黄连散 （《幼幼新书·卷三十四·口疮第一》）

主治　治小儿口糜。

组成　胡黄连五钱　细辛　宣黄连各三钱　藿香一钱

用法　上四味为末，每用半钱，干掺口内，频漱吐之。

方解　《杂病源流犀烛》指出："心脾有热，亦口糜。"治当清泻心脾积热。黄连苦寒，清泻心脾之热，为君。胡黄连苦寒，《本草正义》谓其"盖苦降直坠，导热下趋，最为迅疾，且不致久留中州，妨碍脾胃冲和之气耳"，助黄连清热泻火，为臣。小儿稚阴稚阳之体，苦寒太过易遏制脾胃，藿香味辛性温，芳香化湿醒脾；细辛辛香走窜，通利九窍，《本草纲目》载"细辛，辛温能散，口疮、喉痹、齿诸病用之者，取其能散浮热，亦火郁则发之之义也"，二药与黄连、胡黄连相配，使寒凉不致太过，且有火郁发之之意，为佐使。四药为末，干掺口内频漱吐之，使药力直达病所，药效更捷也。

绿袍散 （《幼幼新书·卷三十四·口疮第一》）

主治　治老幼口疮多时不效者。

组成　黄柏四两　甘草（炙）二两　青黛一两

用法　上先杵二味为末，入青黛同研匀，每用半钱干掺口内，忌醋、酱、盐一二日。

方解　本方为治疗老幼口疮久不效之外用方。口疮多时不愈，乃素体阴虚，虚火上炎所致，如《杂病源流犀烛》谓"阴亏火泛，亦口糜"。方中黄柏苦寒燥湿清热，泻火解毒疗疮，长于清相火，退虚热，为君。口疮久不愈，邪入血络，臣以青黛清热凉血，活血消肿。炙甘草健脾和中，防热邪及苦寒之品伤中，为佐使。全方旨在滋阴清热，干掺口内以直达病所，使热去阴复则疮愈。

立效饮 （《幼幼新书·卷三十四·口疮第一》）

主治　主口内、牙根、舌上、发疮作痛，致语言饮食不便。

组成　净黄连一两　北细辛（去叶）二钱半　玄明粉二钱

用法　上细锉，或晒或焙，为末，仍同玄明粉乳钵内杵匀。每用一字，干点患处。或以一钱，新汲井水调涂疮上。儿小者畏苦不肯点咽，用蜜水调敷患处，令其自化。

方解　黄连清泻中上二焦实火，重用为君。玄明粉泻热通便通腑，引热下行，为臣。佐以细辛芳香走窜，散郁火，通窍止痛，并防君臣苦寒凉过伤胃之弊。三药相伍，直折火热，泻热通便，邪有出路，则诸症可愈。

黄金散 （《幼幼新书·卷三十四·口疮第一》）

主治　解口内舌上疮毒及治痘疮后目生翳膜。

组成　黄柏（去粗皮，用生蜜润透，烈日晒干，再涂蜜晒几十数次）　粉草各一两

用法　上锉研为细末。治口疮，用药末干点患处，或用麦门冬熟水调点舌上，令其自化。

地黄膏 （《幼幼新书·卷三十四·口疮第一》）

主治　治口内舌上生疮作痛，饮食难进，昼夜烦啼。

组成　山栀仁　绿豆粉各一两半　粉草六钱

用法　上或晒或焙，为末，用生地黄烂杵取汁一两半，好蜜一两半，以薄瓦器盛，在铜铫中水煮成膏，稠糊相似，候冷，亭分入前药末，同在乳钵内再杵匀，丸芡实大。每以一丸至二丸，麦门冬熟水无时化服。儿大者每用一丸，纳口内含化，或以新汲水调点舌上。

方解　栀子仁清心泻火，导热下行，清上彻下，为君。生地清心凉血滋阴，为臣，与栀子配伍，清热不伤阴，滋阴不敛邪。佐以绿豆清热解毒。炙甘草、蜂蜜益气和中，防栀子、生地寒凉伤中，并调和诸药，为佐使。本方配伍特点是清热与养阴之品配伍，清热不伤阴，泻火不伐胃，滋阴不恋邪，适于小儿稚阴稚阳、易虚易实、病变迅速的生理病理特点。

清热消毒散 （《幼科证治准绳·集三·心脏部一》）

主治　治实热口舌生疮及一切疮疡肿痛，形病俱实者。

组成　黄连（炒）　山栀（炒）　连翘　当归各五分　川芎　芍药（炒）　生地

黄各六分　金银花一钱　甘草二分

用法　上，水煎服，婴儿母同服。

方解　黄连清热解毒，泻心火及中焦火；炒山栀通泻三焦火，利小便以导热下行，二药合而为君。金银花、连翘清热解毒，散上焦风热，与苦寒之黄连、栀子相配，共奏疏散风热、清热解毒之功，为臣。实热内盛及大量苦寒之品均易伤及阴血，故配伍生地清热凉血滋阴，当归养血补虚；胃为多气多血之腑，胃热血分有热，伍以赤芍清热凉血，散瘀止痛；川芎辛温活血行气止痛，与黄连、栀子苦寒之品相配，寒凉而无凝血之弊，共为佐。甘草清热解毒，调和药性为使。全方清热兼养阴血，使热清而无耗血伤血之虑，凉血兼以散血，使热清血止而无留瘀之弊。

醸乳方 （《麻科活人全书·卷四·口疮第八十》）

组成　木通　泽泻　猪苓　生地黄　赤茯苓　天花粉　连翘　黄芩　西茵陈　甘草梢

用法　灯心引，水煎。上药，候乳母食后，令捏去宿乳服之。服后，令乳母仰卧，使药味传贯于乳，再令乳母略去乳汁少许，然后以乳哺儿，仍以此药与儿同服。

方解　本方治疗胎热内蕴所致口疮，《婴童类萃》讨论此病病机及治法时指出："或暑月耽胎，冬月拥炉，胎中内蕴热毒，所以生下而生重舌、木舌、鹅口、疳疮、茧唇，并诸风疮、疥癣、赤游丹毒种种胎毒，皆母不洁故也……若要儿安，先调其母，母即乳也。"黄芩苦寒燥湿，泻火解毒；连翘清热解毒，消痈散结，共为君。木通、泽泻、猪苓、赤茯苓、茵陈清热利湿通淋，使热从小便而解，为臣。生地、天花粉滋阴凉血，养阴生津，使清热利湿而不伤阴，为佐。甘草清热解毒和中为使。全方利水不伤阴，滋阴不敛邪，使内热清、湿热去、阴液复，则口疮自解。

秘本洗心散 （《麻科活人全书·卷四·口疮第八十》）

主治　专治口舌生疮。

组成　当归　生地黄　木通　黄连　大黄　薄荷叶　麻黄茸各等分

用法　灯心引，水煎服。

方解　舌为心之苗，火邪熏蒸于上，则见口舌生疮；心与小肠相表里，心热移于小肠，则小便黄赤，尿时刺痛。治当泻心火，利小便，导热下行使蕴热从小便而解。木通入心与小肠，味苦性寒，清心降火，利水通淋，黄连清心泻火，共为君。生地甘凉而润，清心热而凉血滋阴，当归养血滋阴，为臣，与君药配合，利水不伤阴，补阴不敛邪，祛邪不伤正。大黄清热泻火，使热从大便而解；薄荷叶轻清宣散，清热利咽；麻黄茸辛温发散，开宣肺气发汗，寓热随汗出，有"火郁发之"之意，与木通相配使邪从汗便而解，使邪有出路，共为佐。使以灯心为引，清热除烦，利尿通淋，有引热下行之意。诸药合用，心火得降，小肠火得熄，则小便清，口疮解。本方清中有散，降中有升，寒凉而不致冰伏，升散而不助火焰，祛邪而不伤正。

清胃散 （《儿科要略·第三章·儿科特征》）

主治　治脾胃湿热，中脘作痛，唇口肿痛，齿龈溃烂，痛引头脑，或恶寒发热，饮冷作渴，口舌生疮，或满面发热大痛，喜寒恶热，小儿重舌马牙，吐舌流涎。

组成　升麻五分　生地黄（酒洗）　当归（酒洗）各四分　川黄连（炒）　丹皮各三分

用法　研为细末，清水煎至一半，去滓，候冷，细细呷之。如痛未止，可量加石膏。

方解　足阳明胃经循鼻入上齿，分布于耳前、前额，并绕口唇，脾胃湿热，湿热循经上攻则唇口肿痛，齿龈溃烂，口舌生疮，重舌马牙；足阳明胃经循发际上额颅，故痛引头脑，或满面发热大痛，喜寒恶热。治当清热泻火，燥湿解毒。君药黄连清热燥湿，泻火解毒，祛中焦湿热。臣药升麻清热解毒，升而能散，可宣达郁遏之火，有"火郁发之"之意。二者相伍则上炎之火得降，内郁之热得散。胃腑有热，易入血分，以丹皮凉血清热；热盛阴血受损，以生地凉血滋阴，当归养血活血，三药为佐。升麻兼以引经为使。

病案　患者，男，1岁6个月，1999年10月22日初诊。患儿因烦哭2天伴拒食来诊。患儿于就诊前2天无明显诱因哭闹不安，并拒食，涎多，大便干，未引起家长重视，今晨起发现患儿口腔内溃烂，并有发热，遂来诊。查体：患儿精神欠佳，烦躁哭闹，体温 38.5℃，涎多，口腔及舌面可见数个溃疡，周边红赤，溃疡面灰白，咽红，喉核无肿大，心肺腹均无异常。舌质红，苔黄，指纹浮紫过风关。证属脾胃积热，治宜泻脾清热、凉血止痛。药用黄连 6g，生地黄 9g，牡丹皮 6g，当归 6g，升麻 6g，射干 9g，生石膏（包煎）9g，甘草 3g。水煎 2 次，兑匀取汁 100ml，频频口服，每日 1 剂。服上药 4 剂后，10 月 26 日复诊，患儿再未烦哭，纳食增，再未发热，口腔溃疡全部修复愈合，精神好转，大便调，舌质仍红，苔薄黄少津液，指纹浮红近风关。继以泻白散加玉竹、沙参 3 剂，调理而愈。（石宗珂. 新加清胃散治疗小儿口疮 [J]. 中国中医药信息杂志，2005，12（9）：59）

无 名 方

治大人、小儿口疮方 （《幼幼新书·卷三十四·口疮第一》引《张氏家传》方）

组成　柴胡　吴茱萸

用法　上件各等分为细末，每用一钱，好醋调涂脚心，男左女右。

主小儿口疮通白及风疳疮蚀透者 （《幼幼新书·卷三十四·口疮第一》引《宫气方》方）

组成　白僵蚕

用法　上以白僵蚕炒令黄色，拭去蚕上黄肉毛，为末，用蜜和，敷之立效。

治小儿久患口疮不瘥，宜用此方 （《幼幼新书·卷三十四·口疮第一》）

组成　虾蟆（涂酥，炙微黄）　笋灰各半两　白矾（灰）　黄柏（锉）　黄连（去须）　晚蚕蛾（微炒）　川升麻各一分　蜗牛（去壳，微炒）三七枚

用法　上件药捣，细罗为散。每取少许，以白蜜和如膏，涂于疮上，
　　　日三用之。

治口疮方 （《幼幼新书·卷三十四·口疮第一》）

组成　麝香　梧桐律　晚蚕蛾（微炒）　黄柏（末）各一分　朱砂半分

用法　上件药都细研为散，每夜临卧时，于疮上薄贴之，不过三夜瘥。

治小儿口疮方 （《幼幼新书·卷三十四·口疮第一》引《朱氏家传》方）

组成　赤芍药　川大黄　宣连各等分

用法　上件为末，以獖猪胆调涂囟门上，一日换两次。

治口疮方 （《幼幼新书·卷三十四·口疮第一》）

组成　腊月猪脂—斤　蜜二升　甘草（炙）如指大三寸

用法　上三味合煎相得，含如枣大，稍稍咽之，日三。

治口疮方 （《幼幼新书·卷三十四·口疮第一》）

组成　矾石　醋

用法　上用矾石如鸡子大，置醋中，涂儿足下，二七遍愈。

治小儿一切口疮，止疼痛方 （《幼幼新书·卷三十四·口疮第一》）

组成　没石子（微火炙令虚胀）三分　甘草—分

用法　上件药捣，细罗为散，每于疮上薄掺，盖令遍。

治口疮方 （《幼幼新书·卷三十四·口疮第一》）

组成　铜绿（细研）一钱　白芷（末）半两

用法　上件药相合研匀，日三度掺贴于疮上。

钱乙治小儿口疮方 （《幼幼新书·卷三十四·口疮第一》）

组成　天南星

用法　上用大天南星去皮，只取中心如龙眼大为细末，醋调涂足心。

治奶下儿子口疮方 《幼幼新书·卷三十四·口疮第一》引《王氏手集》方

组成　乌头尖七个　天南星一个

用法　上二味为末，以地磨生姜汁调，于男左女右脚心内涂之，不过三两次立愈。

治小儿口疮烂方 《幼幼新书·卷三十四·口疮第一》

组成　羊乳汁　黄连

用法　上以羊乳汁浸黄连，著口中，三上愈。

治口疮方 《幼幼新书·卷三十四·口疮第一》

组成　羊脂　薏苡根各二两

用法　上煎熟，去滓，鸡翎涂疮上。

治小儿口疮方 《幼幼新书·卷三十四·口疮第一》

组成　芍药　当归　黄连

用法　上等分，乳汁浸，涂口中。

鹅 口 疮

　　鹅口疮以口腔、齿龈、舌上满布白屑，状如鹅口为特征，因其色白如雪片，又名"雪口"。多见于初生儿、早产儿，以及久病体虚婴儿。鹅口疮一症，古代医籍记载甚多，《外科正宗·鹅口疮》曰："鹅口疮皆心脾二经胎热上攻致满口皆生白斑雪片，甚则咽间叠叠肿起，致难乳哺，多生啼叫。"病因有虚实之分，实证为胎热内蕴，口腔不洁，感受秽浊之邪，蕴积于心脾；虚证多由胎禀不足病后失调，久泻久利，气阴损耗，虚火循经上炎而致。实证治宜清热泻火，虚证宜益气养阴，并用外治方药涂拭患处。

有 名 方

牛黄散（《圣济总录·卷第一百六十七·小儿鹅口》）

　　主治　治小儿鹅口，不能饮乳。

　　组成　牛黄一分

　　用法　上一味为末，用竹沥调匀，沥在儿口中。

　　方解　方取牛黄一药，性凉，为清热解毒之良药，常用于咽喉肿痛口舌生疮等症。用时研末，以甘寒滑利、清热降火之竹沥调匀滴于儿口，以增其效。

地黄膏（《幼幼新书·卷第五·初生有重生第八》引《惠眼观证》方）

　　主治　治初生儿鹅口、重舌、重腭。

　　组成　郁金（皂荚水煮干，切细，焙干用）　豆粉各半两　甘草（炙）一分　马牙硝（研）一钱

　　用法　上用生地黄汁及蜂糖对合，入盏内约二分许，熬成膏，和成药。每服两皂子大，香熟水含化，或鹅翎扫涂口内亦得。

　　方解　郁金清心解郁；大豆粉清热解毒，健脾宽中，共为君。生地清

热养阴生津，马牙硝少用一钱，助君清热解毒，共为臣。佐以甘草、蜂蜜，益气缓急和中，且味甘甜，利于小儿服用。

朱砂膏 （《幼幼新书·卷第八·惊热第三》引《惠眼观证》方）

主治 治襁褓内牙儿等因惊风后，余涎响及初生下，患鹅口、重舌腭，心热夜啼，发病搐搦，项背强直，痰涎壅并目带上翻，进退无时。

组成 朱砂（好者，别研） 硼砂（通飞者，研）各半两 甘草（炙）一分 牙硝（煅过，少分生，别研）一两半 麝香（研） 龙脑（研）各一字

用法 上先研朱砂四五百转，又别研硼砂同前数，入诸药再研，出，方研脑子，再入诸药末，滚合滴水，研成膏，摊一宿，以油纸单内。每服皂丸大，更加减吃。若更滚涎，用鸡子清化下，常服甘草汤。

方解 舌为心之苗，胎热内蕴或惊风后，痰热壅于心经而上炎于舌，发为鹅口、重舌；心经有热见烦躁夜啼，痰火内陷心肝则抽搐、项背强直，治当清心消痰，镇惊安神。朱砂清心火，安心神，又可解毒，为君。硼砂甘咸性凉，清热消痰，为臣。二药合用，则心火清，热毒解，痰涎消，心神安。牙硝助朱砂清热解毒消肿；龙脑（即冰片）、麝香芳香开窍醒神，活血消肿止痛，共为佐。甘草清热解毒，调和药性为使。本方重用质重矿石类药，清心热，消痰涎；轻用芳香走窜之品，开心窍，行药力。

茅先生夺命散 （《幼幼新书·卷第九·急慢惊风第一》）

主治 治天吊、脐风、客忤、卒死、撮口、鹅口、木舌、喉痹、疰腮、风壅。

组成 铜青 朱砂各二钱 腻粉半钱 蝎尾（去刺）一十四个 麝香少许

用法 上件为末，每服一字半钱，用薄荷腊茶清调下。

方解 铜青酸涩微寒，入肝经，解毒祛腐，为君。朱砂、腻粉（即轻粉），助君清热解毒消疮，为臣。佐以麝香消肿止痛；蝎尾祛风散结止痛。薄荷疏肝解郁，利咽消肿，清心火，并有引药上行之意，为佐使。然方中大部分药物均有毒，不易久服。

水雄散 （《幼幼新书·卷第三十四·口疮第一》）

主治 治小儿鹅口、马牙、重舌、木舌。

组成 雄黄一钱　硼砂一钱　甘草末五分　冰片一分

用法 为末擦口内。

方解 本方为治疗小儿鹅口、重舌、木舌的通治外用方。雄黄味苦性温有毒，为治疮解毒之要药，又可杀虫燥湿祛痰，为君药。硼砂清热解毒，消肿防腐，外用治咽喉肿痛，口舌生疮，为臣。佐以冰片芳香散郁火，清热消肿止痛。使以甘草清热解毒，调和药性。全方为末擦口内，立可见效。

泻脾饮 （《丹台玉案·卷之六·重舌鹅口·立方》）

主治 治鹅口。

组成 山栀　石膏　黄连各八分　生地　黄芩　白茯苓各七分　灯心十茎

用法 徐徐灌之即愈。

方解 黄连味苦性寒，直清心火，栀子苦寒泻火，引热下行，合为君药。臣以石膏、黄芩清热泻火。佐以生地滋阴清热凉血；白茯苓健脾渗湿。灯心草清热泻火通淋，引心经之热下行，为佐使。本方以清泻为主，辅以凉血滋阴，则苦寒无燥伤阴血之虑，佐以甘润健脾之品，使泻脾而不伤正。

病案 孙某某，男，出生 20 天，2004 年 11 月 14 日就诊，起病 5 天，乳食难进，满口白屑，呼吸急促，声嘶，时而躁扰，时而昏迷，小便赤黄，指纹紫暗，已住院治疗 4 天，未能起效。拟清心泻火，解毒利咽为法。方药：黄连 2g，石膏碎粒 10g，茯苓 6g，银花 8g，竹叶 4g，条芩 6g，生地 6g，杏仁 6g，射干 5g，灯心引，2 付。用法：每日 1 剂，水煎 2 次，冷后频服，同时以黄连、甘草擦拭患处，再涂上冰硼散。二诊，患儿明显好转，白屑基本脱落，乳食进，上方去生地、射干、竹叶加党参、白术、石斛，2 付而愈。（刘文，邵培敏，王云霞. 清热泻脾散治疗鹅口疮的临床观察 [J]. 职业与健康，2005，21（9）：1385）

凉心散 《《丹台玉案·卷之六·重舌鹅口·立方》》

主治 重舌鹅口，并治口疳。

组成 青黛 硼砂 黄连(人乳拌晒) 人中白(煅过)各二钱 风化硝 黄柏各一钱 冰片二分

用法 上为极细末吹之。

方解 青黛清热泻火，凉血解毒；黄连泻心火，解热毒，合而为君。臣以硼砂清热消肿，人中白清热降火。佐以黄柏清热解毒燥湿；风化硝清热解毒消肿；冰片活血消肿止痛且能散郁火。诸药相合，功在清心火、解热毒，故名为凉心散。

驱腐丹 《《寿世保元·卷八·初生杂症论·鹅口》》

主治 口糜鹅口。

组成 五倍子(去蛀，打碎，炒黑色) 硼砂各二钱

用法 共研细末，略吹少许，不可过多。

方解 硼砂清热解毒，消肿止痛，为治疗口疮诸疾之常用要药。五倍子酸涩性寒，外用能解毒敛疮，《本草衍义》云其能治"口疮"。二药合用，共奏清热解毒敛疮之功。

大连翘饮 《《小儿推拿广意·卷下·附方·胎毒门》》

主治 治胎中受热，生下遍体赤色，大小便不利及重舌、木舌、鹅口、疮疡等症。

组成 柴胡 防风 荆芥 连翘 木通 滑石 车前 瞿麦 蝉蜕 赤芍 甘草各一钱 黄芩 山栀各五分

用法 上锉细，每服二钱，加紫草煎温服，热甚加大黄，更详证加减。

方解 君药连翘清心火，解热毒，散肿结，疏风热，为"疮家圣药"。黄芩、山栀泻三焦火；荆芥、防风辛温解表透邪；柴胡清泄肝胆之火；木通、滑石、车前、瞿麦清热利湿通淋，使热从小便而解，共为臣。蝉蜕、赤芍、紫草清热凉血消斑，为佐。甘草清热解毒为使。全方使用大量清热解毒泻火之药，使表里内外之火得清，辅以利尿通淋、凉血消斑，则胎热去，小便通，诸症得解。

冰硼散（《外科心法要诀·卷五·口部·鹅口疮》）

主治　鹅口满口白斑点，甚则咽喉叠肿疼。

组成　冰片五分　硼砂　元明粉各五钱　朱砂六分

用法　共研极细末，用少许搽于疮处。如咽喉肿痛，以芦筒吹之立效。

方解　君药硼砂外用治咽喉肿痛，口舌生疮效佳。臣以冰片散火解毒消肿。佐以朱砂解毒防腐；元明粉润燥消肿。

病案　患儿，男，10 个月，2006 年 4 月 3 日初诊。患儿于近一周以来饮食欠佳，甚则拒食，啼哭，大便干结，小便黄。检查可见口腔内舌上及两颊黏膜有白色膜状物，相互融合，周围绕以少许红晕，白膜不宜拭去。舌质红，苔滑。诊断：鹅口疮。治疗方法：外敷吴茱萸于涌泉穴，口腔外用冰硼散。3 天后复查，小儿饮食正常，检查口腔内症状完全消失。（陈晓红．吴茱萸与冰硼散外用治疗婴幼儿鹅口疮 30 例 [J]．山西中医学院学报，2008，9（2）：42）

沆瀣丹（《幼幼集成·胎病论》）

主治　治小儿一切胎毒、胎热、胎黄、面赤目闭、鹅口、口疮、重舌、木舌、喉闭、乳蛾、浑身壮热、小便黄赤、大便闭结、麻疹、斑、瘰、游风、癣疥、流丹、瘾疹、痰食、风热、痄腮、面肿，十种火丹，诸般风搐。

组成　杭川芎（酒洗）九钱　锦壮黄（酒蒸）九钱　厚黄芩（酒炒）九钱　厚川柏（酒炒）九钱　黑牵牛（炒，取头末）六钱　薄荷叶四钱五分　滑石粉（水飞）六钱　尖槟榔（童便洗，晒）七钱五分　陈枳壳（麸炒，净）四钱五分　净连翘（除去心、隔，取净）六钱　京赤芍（炒）六钱

用法　上十一味依方炮制和匀，焙燥研极细末，炼蜜为丸如芡实大。月内之儿每服一丸，稍大者二丸，俱用茶汤化服。乳母切忌油腻。但觉微有泄泻，则药力行，病即减矣，如不泄再服之。重病每日三服，以愈为度。

方解　本方所治诸证皆由因素有胎毒内蕴，又感风温毒邪，蕴于心脾，循经上炎则发鹅口疮、口疮诸症；积于肺脾，发于皮肤，而见麻疹、斑癣等；壅阻于少阳经脉，则为痄腮、面肿等；毒邪熏蒸肝胆，胆汁外泄，而见胎毒、胎黄，治当清热泻火，凉血解

毒。黄芩清泻上焦之热；黄柏清泻下焦之热；大黄泻火通便，荡涤中焦燥热，使邪热从大便而出，三药相合，通泻三焦火热，使热清毒解，共为君。川芎活血祛瘀，行气止痛；赤芍清热凉血，散瘀消肿；薄荷、连翘清疏上焦，解热于上，兼有"火郁发之"之意，共为臣。佐以滑石清热利水渗湿；牵牛子泻下攻积逐水；槟榔利水行气，消积导滞，三药与大黄相伍，引热毒从二便分消，使邪有出路；枳壳行气散壅滞。蜂蜜调和诸药，缓和大黄、牵牛之峻下为使。

白砂灵丹 （《幼科概论·脐风症论》）

主治 治小儿急惊风，大惊猝恐，痰火壅闭，四肢绝逆，脐风撮口，鹅口木舌，伤风霍乱，上吐下泻，腹痛头疼，中暑受热，不省人事，或斜视天吊，反引抽搐等症。

组成 生半夏二两　生贝母一两五钱　西牛黄四分五厘　真硼砂五钱　原寸香四分五厘　梅冰片四分五厘　原蟾酥五钱

用法 以上七味药，共研细末，过极细重罗，瓶装不可泄气。闻服兼可，闻用少许，服用四厘。

方解 本方所治诸证皆由痰湿火热为患。痰火上蒙清窍，发为惊风、脐风、撮口，重症见不省人事，斜视天吊，反引抽搐；痰火循经上炎口舌，发为鹅口、木舌；湿热伤于脾胃，而见上吐下泻，腹痛，发为霍乱等诸证。半夏生用燥湿化痰，贝母生用清热化痰，合而为君，共奏清热化痰燥湿之功以治本。西牛黄清热解毒，息风止痉，开窍化痰；硼砂外用清热解毒消肿防腐；蟾酥解毒消肿止痛，三药助君清热化痰、解毒消肿，俱用为臣。原寸香（即麝香）、冰片芳香开窍醒神，活血散结，消肿止痛，共为佐使。

五福化毒丹 （《济世神验良方·幼科门》）

主治 治一切胎毒上攻，口舌生疮，重舌，木舌，马牙，鹅口及遍身疮疖，赤游惊，咽疮，痈肿等证。

组成 桔梗（去芦皮，微炒）　玄参（去芦，洗，焙）各六两　白茯苓（去皮）五两　牙硝　人参　青黛各二两　甘草（去皮，炒）一两半　麝香五分

用法　炼蜜丸如芡实，每服一丸，蜜调化下。

方解　胎热内蕴，又感受秽浊之邪，蕴积于心脾，口为脾之窍，舌为心之苗，脾脉络于舌，故见口舌生疮、重舌、鹅口疮；热毒之邪壅于咽喉则为牙疳；发于皮肤则遍身疮疖，治当清热解毒为主。重用玄参清热解毒，滋阴利咽，为君。桔梗解毒利咽；青黛清热解毒，凉血止血；麝香活血散结，消肿止痛；芒硝清热软坚，均为臣。茯苓、人参、甘草健脾益气，防苦寒之品耗气太过，为佐。桔梗又可引药上行，兼为使药。

牛黄散 《疡医大全·卷十四·唇口部·鹅口疮门主方》

主治　小儿口中百病，鹅口、口疮、重腭，不能吮乳及咽喉肿塞，一切热毒。

组成　牛黄　冰片　硼砂　辰砂(研)各一分　雄黄　青黛各二分　牙硝一分半　黄连末八分　黄柏末八分

用法　上共入乳钵内研匀，每用少许，敷入口内。

方解　患儿素有胎热，又感邪毒，发为鹅口、口疮、咽喉肿痛等，治当清热解毒为主。君药牛黄清热解毒，开窍化痰，外用治咽喉肿痛、口疮痈肿等症。硼砂外用清热解毒，消肿防腐；冰片芳香开窍醒神，活血消肿止痛，共为臣。佐以黄连清心火，黄柏解热毒，雄黄解毒敛疮，青黛凉血解毒，辰砂清热解毒，牙硝解毒消肿。全方功专清热解毒、消肿止痛，共研为末，敷入口内，可获立效。

火炭母汤 《婴儿论·辨初生脉证并治第一》

主治　治儿鹅口、乳蛾。

组成　火炭母一钱　大黄　芒硝各三分　桔梗五分　甘草二分

用法　上五味，以水一升，煮四味，取七合，去滓，内芒硝，搅调分温服。

方解　火炭母清热利湿，凉血解毒为君。桔梗清热解毒，利咽消肿；大黄、芒硝清热泻火，软坚散结，使热从大便而解，共为臣。佐以甘草清热解毒，桔梗载药上行，兼为使药。

无名方

治小儿燕口鹅口，两吻生疮方 （《外台秘要·卷第三十五·小儿鹅口燕口方六首》）

组成　发灰

用法　以猪脂和涂之。

疗小儿鹅口并噤方 （《外台秘要·卷第三十五·小儿口噤方四首》）

组成　矾石（烧末）　朱砂（末）各半分

用法　上二味和，研令极细，敷儿舌上，日三，以乱发洗舌上垢，频频令净，即瘥。

治小儿鹅口方 （《证类本草·卷第三·马牙硝》）

组成　马牙硝

用法　细研，于舌上掺之，日三五度。

小儿鹅口方 （《证类本草·卷第十三·桑根白皮》）

组成　桑白皮汁　胡粉

用法　两药相和敷之。

小儿鹅口不乳方 （《证类本草·卷第十九·禽上·丹雄鸡》）

组成　鸡胵黄皮

用法　烧末，乳和服。

小儿鹅口不能饮乳方 （《证类本草·卷第二十五·黍米》）

组成　黍米汁

用法　敷之。

小儿鹅口不乳方（《证类本草·卷第二十五·丹黍米》）

　　组成　丹黍米汁

　　用法　敷上。

小儿口生白疮如鹅口疮方（《本草纲目·主治第四卷·百病主治药·口舌》）

　　组成　贝母

　　用法　为末，入蜜抹之，日五六上。

小儿鹅口方（《本草纲目·主治第四卷·百病主治药·口舌》）

　　组成　白及（乳调）　燕脂（乳调）　黍米（嚼）　赤小豆（醋调）

　　用法　并涂。

虚口疮及鹅口方（《本草纲目·主治第四卷·百病主治药·口舌》）

　　组成　桂

　　用法　同姜汁涂。

小儿鹅口方（《本草纲目·主治第四卷·百病主治药·口舌》）

　　组成　朴硝　青黛

　　用法　共为末，擦。

小儿鹅口方（《本草纲目·主治第四卷·百病主治药·口舌》）

　　组成　朴硝　寒水石

　　用法　共为末，擦。

小儿鹅口方（《本草纲目·主治第四卷·百病主治药·口舌》）

　　组成　朴硝　朱砂少许

　　用法　擦。

漱鹅口方（《本草纲目·主治第四卷·百病主治药·口舌》）

　　组成　白矾

　　用法　漱口。

小儿鹅口方 （《本草纲目·主治第四卷·百病主治药·口舌》）

组成　白矾　朱砂

用法　敷。

小儿鹅口方 （《本草纲目·主治第四卷·百病主治药·口舌》）

组成　白矾　黄丹

用法　掺入研末，敷。

小儿口疮，白屑如鹅口方 （《本草纲目·草部第十七卷·草之六·虎掌》引《集效》方）

组成　生天南星（去皮脐）

用法　研末，醋调涂足心，男左女右。

小儿鹅口重舌方 （《本草纲目·木部第三十六卷·木之三·柘》引《千金方》方）

组成　柘根五斤（锉）

用法　水五升，煮二升，去滓，煎取五合，频涂之。无根，弓材亦可。

治鹅口口生白点方 （《外治寿世方·卷四·儿科·口生白点》）

组成　马兰头

用法　捣汁，抹之。

治口破牙疳鹅口方 （《经验丹方汇编·咽喉诸证》）

组成　滑石一钱　辰砂三钱　冰片二分

用法　研末掺患处。

治鹅口疳方 （《验方新编·卷十·小儿科杂治·口生白点》）

组成　甘草　黄连等分

用法　煎汤，以绸裹指拭去。

病案　赵某，女，出生91天。2005年12月30日初诊。其母代诉：7个月的早产儿，出生后一直体弱多病，时常感冒或腹泻，常用抗生素治疗。近 3 日来，口腔黏膜白屑堆积，不能吮乳，常用西药龙胆紫涂口，白屑退而又生，大便干燥，小便短黄，面赤唇红，舌红苔白腻，指纹紫。证属鹅口疮。予黄连 1g，生甘草 0.6g，开水浸泡取汁，分次频喂。药后口腔白屑日渐减少，2 日后诸症均消失。（马希贵. 黄连甘草饮在儿科之妙用 [J]. 河北中医，2007，29（4）：325）

治鹅口疳方 《验方新编·卷十·小儿科杂治·口生白点》

组成　槟榔

用法　烧枯研末点之。

治初生小儿两腮肿硬、口舌生疮、马牙、重舌、木舌、蛇舌、吐舌及口不开、不食乳等症方 《验方新编·卷十·小儿科杂治·口生白点》

组成　芙蓉花或叶或皮或根

用法　用捶极融烂，用鸡蛋二个和匀，煮熟候冷，敷心口并肚脐，用布扎紧，屡试如神。

治鹅口方 《验方新编·卷十·小儿科杂治·口生白点》

组成　生香附　生半夏各二钱

用法　研末，生鸡蛋白调作饼，贴两足心，一周时即愈。

治鹅口方 《验方新编·卷十·小儿科杂治·口生白点》

组成　吴茱萸四钱

用法　好醋调敷两足心。

病案　患儿李某，男，6 个月，口腔黏膜及舌黏膜布满白色糜点，有的融合成片状，诊断为小儿鹅口疮。用吴茱萸 30g，烘干研成细末，加醋适量调成糊状，外敷脚心处（涌泉穴），用纱布覆盖并包扎固定，每 1～2 天换药 1 次。3 天后病变的白色黏膜开始脱落，5 天后口腔黏膜及舌黏膜逐渐恢复正常。（王小玲，陈玉芹. 吴茱萸外用治疗小儿鹅口疮 [J]. 中国民间疗法，2004，12（9）：24）

《山海草函》治鹅口疮方 （《本草纲目拾遗·卷八·诸蔬部·糟茄》）

组成 糟茄

用法 烧灰存性，敷。

滞　颐

　　滞颐又称口角流涎，俗称流口水，出《诸病源候论》。指小儿口角流涎，浸渍两颐，是小儿脾胃运化功能失职所引起的一种常见证候，多因脾胃虚寒，不能收摄，或脾胃湿热，上蒸于口而成。脾胃虚寒者，涎清，面白唇淡，治宜温补脾胃。脾胃湿热者，涎稠，口渴烦躁，治宜清热利湿。

有　名　方

牛蒡子散《太平圣惠方·卷第八十九·治小儿多涎诸方》

主治　治小儿心脾壅热，多涎。

组成　牛蒡子　栀子仁　甘草（炙微赤，锉）　川硝　郁金以上各半两　枳壳一分（麸炒微黄，去瓤）

用法　上件药捣细罗为散，入龙脑半钱，同研令匀，不计时候，用薄荷温水调下半钱。量儿大小，加减服之。

方解　本方治疗心脾蕴热所致小儿多涎。如《太平圣惠方》卷八十九云："儿多涎者，风热壅结，在于脾脏，积聚成涎也。若涎多，即乳食不下，涎沫结实，而生壮热也。"治宜清心泻脾。牛蒡子辛苦性寒，升浮之中寓有清降之性，能内解热毒，外散风热，为方中君药。栀子苦寒清降，清泻三焦火邪，清利湿热；芒硝咸寒，清热泻下攻积，通导大便，二药相合，前后分消，引热下行，助牛蒡子清泻心脾邪热之功，共为臣药。龙脑（即冰片）、郁金辛苦寒，清心泻热；枳壳行气开郁，寓有"火郁发之"之义，为佐药。炙甘草调和诸药，为使。

温脾丹《幼幼新书·卷第六·滞颐》引张涣方

主治　小儿有多涎，常留在两口角，此由脾胃有冷，流出渍于颐下，乃名滞颐之病。

组成　半夏—两（用生姜六两同捣细，炒令黄）　丁香　木香各一两　白术　干姜　青橘皮各半两

用法　上件捣，罗为细末，炼蜜和丸如黍米大。每服十粒，米饮下，量儿大小加减。

方解　半夏味辛性温而燥，《医学启源》载"大和胃气，除胃寒……燥胃湿"，与生姜同捣，既增强其温胃化饮之效，又可制约其毒性，实寓仲师小半夏汤之意，燥湿化痰，降逆和胃为方中君药。丁香、干姜温脾胃，化阴凝，以达温中散寒、扶阳抑阴之效，为臣药。白术健脾益气燥湿，木香、青橘皮醒脾和胃、理气燥湿，助君除湿运脾以健中州，共为佐药。六药相合，共奏温中燥湿之功，用治小儿多涎因于中虚失运、水湿内停者。

温胃散（《幼幼新书·卷第六·滞颐》引张涣方）

主治　治脾冷流涎。

组成　半夏（白矾水浸，炒黄）　人参（去芦头）　肉豆蔻　白术　干姜　甘草（炙）各半两　丁香—两

用法　上件捣，罗为细末，每服一钱，水八分一盏，入生姜二片，煎五分，去滓温服，食前。

方解　涎为脾之液，中焦脾胃虚寒，不能收摄津液，故见流涎不止，涎液清稀。治宜温中摄涎，益气健脾。丁香辛温，入脾胃经，"主温脾胃"（《本草经疏》），重用为君。臣以干姜，直入脾胃，温中祛寒，振奋脾阳；人参补气健脾，益气温阳。肉豆蔻辛香温燥，温中醒脾；白术甘苦性温，健脾益气燥湿；半夏辛温，燥湿和胃；生姜温胃散寒，和中降逆，解半夏之毒，四药为佐。甘草益气和中，调和诸药，为使。诸药相合，脾阳复，脾气充，水湿运化正常，涎唾固摄有权而病瘥。

益黄散（《婴童百问·卷之五·滞颐第四十二问》）

主治　滞颐。

组成　陈皮（去白）一两　丁香二钱　诃子（炮，去核）　青皮（去瓤）　甘草（炙）各五钱

用法　上为末，每服二钱，水一盏，煎三分，食前服。

方解　脾为太阴湿土，居中州主运化，脾气摄津，其性喜燥恶湿，水湿内停中焦，则脾运不健，气机失和，进则不能收摄而致口角津涎自出。治当祛湿健脾，收摄涎唾。陈皮辛苦温燥，《本草纲目》载其"疗呕哕反胃嘈杂，时吐清水"，方中重用以健脾和中，燥湿行气，为君药。臣以诃子酸涩性收，固摄涎唾；炙甘草益气健脾以助脾运。丁香温脾和中；青皮理气和中，取气化湿化之义，为佐药。炙甘草调和诸药，兼以为使。诸药相伍，标本兼顾，祛湿健脾，收摄涎唾，湿去脾健，涎唾固摄，诸证自愈。

牛蒡丹 （《幼科证治准绳·集八·脾脏部》）

主治　滞颐。

组成　牛蒡子一两　郁金　川朴硝　枳壳（麸炒，去瓤）　皂子（炒黄）各半两

用法　上件捣，罗为细末，用生姜汁打白面糊和如黍米大。每服十粒，煎人参汤吞下，量儿大小加减。

姜术散 （《慈幼新书·卷二·杂症·颐》）

主治　滞颐者，脾胃虚冷，涎流出而渍于颐间，不能收约。

组成　半夏　木香各五钱　川白姜　白术　青皮　陈皮各二钱五分

用法　糕糊丸，麻子大，一岁十丸，米饮下。

八仙糕 （《慈幼新书·卷二·杂症·颐》）

主治　滞颐。

组成　人参五钱　苡仁　芡实　山药　茯苓　莲肉各四两　白米粉五升　白洋糖任用

用法　糕糊丸，麻子大，一岁十丸，米饮下。

方解　"小儿多涎，由脾气不足，不能四布津液而成"（《证治准绳》），治宜健脾祛湿，补气摄涎。茯苓甘淡，为健脾助运，利水渗湿之要药；薏苡仁甘淡微寒，健脾利湿，二味相合，益气健脾渗湿之功著，脾气健则有化湿之功，湿浊去则脾复健运，共为君。山药甘平，《神农本草经》谓其"补中益气力"，为平补脾胃之

品；人参甘温，补中益气，二药助君益气健脾，共为臣。莲子肉、芡实甘平而涩，健脾开胃，又具收摄之功，为佐。方用米粉蒸糕为丸，入白洋糖，米汤送下，既增强益气健脾之功，又利于小儿服用。全方以补益脾胃之食材为主组成，将食疗和药疗巧妙结合，舒缓而益，充分照顾小儿"脾常不足"之生理病理特点，值得借鉴。

弄　舌

　　舌微伸出，旋即收口或伸出舔唇上下和口角左右，称为"弄舌"。弄舌见于热性病多属心脾实热，治宜清心脾之热。小儿先天不足，脾胃气虚，大脑发育不全也可出现吐弄舌，但舌色淡白，多呈虚象，治宜补虚。

有 名 方

泻黄散（《小儿药证直诀·卷下·诸方》）

　主治　治脾热弄舌。

　组成　藿香叶七钱　山栀子仁一钱　石膏五钱　甘草三两　防风（去芦，切，焙）四两

　用法　上锉，蜜酒炒微香，碾为末，水煎温服。

　方解　本方主治小儿心脾积热所致弄舌。患儿除见弄舌外，可见发热、哭闹不安、舌红等症。治宜清泻心脾积热。方中君以石膏清泻脾热，除烦生津。臣以栀子仁清心泻火除烦，并能引热下行，从小便而解。本方证由心脾积热，若只投以苦寒清泻，则积热抑遏不升，故于清热之中配以防风升散之品，火郁发之，以使寒凉而不致冰伏，升散而不助焰；藿香化湿醒脾，振奋脾胃气机，共为佐药。甘草清热和中，用蜜和酒调服，可缓调中上二焦，使泻脾而不伤脾，皆为佐使。本方清泻为主，辅以升散，清中有散，降中有升，寒凉而不致冰伏，升散而不助火焰。

当归散（《幼幼新书·卷七》）

　主治　治小儿胎寒聚唾，弄舌躯啼，反张怒惊。

　组成　黄芪　细辛　当归　黄芩　龙骨　桂心各二分　芍药四分

　用法　上为末，乳汁调服一大豆许。日进三服，夜一服。

　方解　本方所治弄舌、惊啼诸证由胎寒而致。如《诸病源候论》云：

"小儿在胎时，其母将养取冷过度，冷气入胞，伤儿肠胃，故儿生之后，冷气犹在胃肠之间。其状儿肠胃冷不能消乳哺，或腹胀，或时谷利，令儿颜色素㿠，时啼者，是胎寒故也。"治当温中阳，散阴寒。黄芪甘温，补脾益气；当归养血活血，共为君。桂枝温阳散寒；倍用芍药养血益阴，缓急止痛，二药为臣，调和阴阳，化生气血。细辛助桂枝温阳散寒止痛；龙骨镇惊安神，平肝潜阳，以防脾虚肝乘，引动内风；黄芩清热泻火，防桂枝、细辛诸药温燥太甚，以上共为佐药。上药为末，乳汁调服，更宜于小儿服用。

东垣清胃散 《保婴撮要·卷十一·热毒口疮》

主治 治胃经有热，牙齿作痛，或饮冷作渴，口舌生疮，或唇口肿痛，燉连头面，或重舌马牙，吐舌流涎。若因服克伐之剂，脾胃虚热，口舌生疮，或弄舌流涎，或呕吐困睡，大便不实者。

组成 升麻五分　生地黄四分　黄连　牡丹皮各三分　当归梢四分

用法 上水煎服，婴儿母亦服。

方解 本方通治胃中积热所致小儿弄舌、重舌、马牙等口齿诸疾。方中选用苦寒之黄连，以清泻胃中积热；升麻清热解毒，善治口齿诸疾，且升而能散，寓"火郁发之"之义，与黄连配伍，升降并用，可宣达郁遏之伏火。黄连得升麻，则泻火而无凉遏之弊；升麻得黄连则散火而无升焰之虞，共为君药。胃为多气多血之腑，胃热则血热，血热易伤阴血，又伍生地凉血滋阴，丹皮凉血清热，共为臣药。当归养血活血，以助消肿止痛，用为佐药。全方共奏清胃凉血之功。

加味犀角汤 《痘疹心法要诀·卷四·痘中杂证》

主治 舌为心苗，内通五脏，毒热举发，舌先受之，或赤或紫或黑或肿，舒舌，弄舌，种种不一，要皆热留于心而使然也。治宜清热为主。

组成 荆芥　防风　牛蒡子（炒）　生甘草　桔梗　升麻　犀角　麦冬（去心）　栀子　黄连　石膏（煅）

用法 水煎服。

方解 本方通治心脾积热，循经上行所致之小儿弄舌、吐舌等证。治当清心泻火解毒。犀角（水牛角代）咸寒，"泻肝凉心，清胃解毒"（《本草纲目》）；黄连苦寒，清热泻火之中，尤善清泻心经实火、胃中积热，共为君药。臣以栀子清泻三焦火邪，泻心火而除烦；石膏清热泻火，除烦止渴；升麻清热解毒，有"火郁发之"之义。荆芥、防风、牛蒡子散风，助升麻宣达郁遏伏火；麦冬清心除烦，益胃生津，共为佐药。桔梗诸药之舟楫，引药上行；生甘草清热解毒，调和诸药，共为佐使。诸药合用共奏清热泻火解毒之功。本方以清心泻热为主，辅以升阳散火，苦寒得升散而不凉遏，升散辅苦寒则不升焰。

白术散 （《儿科醒·热论第六·附方》）

主治 治脾胃气虚，作渴饮汤，或因吐泻，津液亏损，烦渴引饮，或脾胃虚弱，腹胀泻渴。弄舌流涎，手足指冷，宜服之，和胃气，生津液。

组成 人参 白术（炒） 藿香叶 木香 甘草 白茯苓各一两 干葛二两

用法 上为末，每服二钱，水煎。

方解 本方主治脾胃气虚所致小儿弄舌，治当益气和中健脾。方以人参为君，甘温益气，健脾养胃。白术苦温，健脾燥湿，加强益气助运之力；茯苓甘淡，健脾渗湿，苓、术合用则健脾祛湿之功更著，共为臣。葛根轻扬升散，入脾胃经，既能清透邪热又能升发清阳，鼓舞脾胃之气上升；木香辛温善通行脾胃滞气，使补而不滞，共为佐药。甘草益气和中，调和诸药，用为佐使。

眼 青 盲

眼青盲系指眼外观正常而逐渐失明的病证，见《肘后备急方·卷六》，类今之视神经萎缩。本病多因肝肾亏衰，精血虚少，目窍失养所致。《诸病源候论·卷二十八》："青盲者，谓眼本无异，瞳子黑白分明，直不见物耳。"《证治准绳·杂病》更谓："瞳神不大不小，无缺无损，仔细视之，瞳神内并无些少别样气色，俨然与好人一般，只是自看不见。"治宜滋补肝肾，益精养血明目。

有 名 方

神明白膏（《备急千金要方·卷七·风毒脚气方·诸膏第五》）

主治 治百病。中风恶气及头面诸病，青盲风目烂眦管翳、耳聋鼻塞、龋齿齿根挺痛及痈痔疮癣疥等方。

组成 吴茱萸　川椒　川芎　白术　前胡　白芷各一升　附子三十铢　桂心　当归　细辛各二两

用法 上十味㕮咀，醇苦酒于铜器中，淹浸诸药，一宿以成。煎猪膏十斤，炭火上煎三沸，三上三下，白芷色黄为候。病在腹内，温酒服，如弹丸，一枚，日三。目痛取如黍米纳两眦中，以目向风，无风可以扇扇之。诸疮痔龋齿耳鼻百病主之，皆以膏敷，病在皮肤炙手摩病上，日三。

方解 本方证因肝肾虚寒，精血不足，目失濡养所致。治以温暖肝肾为要。方中吴茱萸辛散苦泄，性热祛寒，主入肝经，既散肝经之寒邪，又疏肝气之郁滞，用以为君。附子、肉桂补火助阳，散寒止痛，以助君药之功，共为臣药。佐用川椒、川芎、白芷、细辛散寒止痛；白术益气健脾；当归养血活血；前胡"治伤寒寒热，推陈致新，明目益精"（《名医别录》）。煎加猪膏甘微寒，补虚润燥，为使药。

硫黄丸 《外台秘要·卷十六·肝劳虚寒方五首》

主治 疗肝劳寒，眩忘，咳唾，忧恚，内伤，面离色，目青盲。

组成 硫黄 干姜 吴茱萸 人参 当归 防风各七分 礜石（泥裹烧半日）乌头（炮）各八分 桂心 天雄（炮）甘草（炙）各六分 蜀椒（汗）皂荚（炙，去皮子）枳实（炙）各五分 细辛 甘菊花各四分

用法 上十六味捣筛，白蜜和为丸如梧子，初服二十丸，加至三十丸，日再，温清酒进之。忌猪肉、冷水、生葱、生菜、海藻、菘菜。

方解 本方主治目青盲属肝肾虚寒者。多由寒邪伤人，稽久不去，或寒邪客于足厥阴经，日久不解，内传肝肾二脏，损伤肝肾阳气而致。方中硫黄乃纯阳之品，入肾大补命门之火而助元阳，是为君药。吴茱萸温肾暖肝散寒；肉桂、乌头、天雄补肾助阳，共为臣药，君臣相伍，温肾暖肝之功著。细辛、干姜、蜀椒辛散温通散寒；礜石"明目……益肝气"（《名医别录》）；防风主"风邪，目盲无所见"（《神农本草经》）；皂荚开窍通闭明目；人参、甘草益气健脾，气血生化之源充足，上荣于木，且与诸温热药同用，温补结合，以虚寒兼顾；当归养血和血，与人参、甘草配伍气血双补，配伍破气除痞之枳实以调畅气血，以上共为佐药。方选诸多温热之品，有耗伤阴血之弊，故又佐用菊花微寒清热，兼以明目，用为反佐。甘草调和诸药，兼以为使。

珍珠煎 《外台秘要·卷十六·肝劳虚寒方五首》

主治 疗肝气虚寒，眼青盲不见物。

组成 珍珠四分（研）白蜜二合 鲤鱼胆一枚

用法 上三味和合，微火上煎两沸，绵裹纳眼中，眼汁当自出，药歇更为之。

方解 本方证乃因肝火上炎引起。理当清肝明目为法。方用珍珠咸寒入肝以清肝明目，为君药。臣以鲤鱼胆苦寒，清泻肝火以明目。伍以白蜜甘缓和中，防寒凉药伤及胃气，为佐药。三药相合，共奏清肝明目之功，药液滴入眼中，局部用药，效力尤佳。

黄牛肝散 《外台秘要·卷二十一·青盲及盲方六首》

主治 疗青盲积年方。

组成 黄牛肝一具 土瓜根三两 羚羊角屑三升 蕤仁三两 细辛六两 车前子一升

用法 上六味药，合肝于瓶中，春夏之月封之十五日，冬月封之二十日，出曝干，捣下筛，酒服方寸匕。忌肉、鱼、五辛、生菜等。

方解 肝经风热上攻，郁闭玄府，目失所养遂致青盲。积年不愈，肝血耗伤尤重，故当以补养肝血为要，辅以清泻肝热。方用黄牛肝"助肝血，明目"（《本草蒙筌》），为君药。臣以蕤仁清肝泄热，养肝明目。佐以羚羊角、车前子、土瓜根清肝泻热。然青盲积年，窍道闭塞，所补肝血恐难上达于目，故重用芳香走窜之细辛"明目，利九窍"（《神农本草经》），使窍道通畅则肝血自能上行濡养于目。全方合用，共奏补肝养血、清热通窍之功。

补肝散 《外台秘要·卷二十一·青盲及盲方六首》

主治 疗肝脏，病眼青盲，内或生障，恶风赤痛。

组成 干姜六分 甘遂三分 桂心 茯苓 附子（炮） 黄连 甘草（炙） 当归 干漆（熬） 贝齿（烧） 猪苓 白术各五分 干地黄八分 丹参六分 防风七分 黄芪六分

用法 上十六味为散，酒服方寸匕，日三服。忌海藻、菘菜、生菜、猪肉、冷水、桃李、雀肉等。

调肝散 《外台秘要·卷二十一·青盲及盲方六首》

主治 疗肝气之少，面目青，眼中眵泪，不见光明。

组成 细辛 柏实各二两 蕤仁 甘草（炙）各一两 羊肝一具（去脂膜，炙干）

用法 上五味捣为散，以酒服方寸匕甚良。忌同前。

方解 本方主治肝肾不足、精血亏虚不能上荣于目所致青盲，治宜补养肝肾以明目。方用羊肝血肉有情之品以养肝明目，为君药。柏实（即柏子仁）甘平入肾，滋肾益精，为臣药。君臣相伍，补肝肾，益精血，精血充，则目有所养。蕤仁养肝明目；细辛通窍明目，为佐药。炙甘草调和药性，为使药。诸药相合，共奏补肝、滋肾、明目之功。

必效蔓荆子散 《外台秘要·卷二十一·青盲及盲方六首》

主治　主青盲瞳子不坏者，治十得九方。

组成　蔓荆子六升

用法　蒸之，看气遍合甑下，以釜中热汤淋之，即曝干，如是三度讫，捣筛，清酒服二方寸匕，渐至加三匕，阴雨日勿合，散坏，百日克愈神效。

方解　蔓荆子辛苦微寒，入肝经，意在疏散肝经风热以明目。如《药品化义》云："脑鸣、目泪、目昏，皆血热风淫所致，以此凉之。"

明目地肤子散 《太平圣惠方·卷三十三·治眼青盲诸方》

主治　治眼青盲。

组成　地肤子一两　石决明一两（半捣，细研，水飞过）　羚羊角屑一两半　川芎䓖　车前子　酸枣仁（微炒）各一两

用法　上件药，捣，细罗为散，每服一钱，以黑豆汤调下，不计时候服。

方解　方用羚羊角清热凉肝，"主明目"（《神农本草经》），为君。石决明清肝明目，滋养肝阴，"主目障翳痛，青盲"（《名医别录》）；地肤子清热利湿明目，引热下行，共为臣。车前子善清肝热而明目；酸枣仁养血补肝；川芎调肝血而疏肝气，与酸枣仁配伍，具养血调肝之妙，俱为佐药。诸药合用，共奏清肝明目之功。

明目柏叶丸 《太平圣惠方·卷三十三·治眼青盲诸方》

主治　治青盲。

组成　柏叶一两（微炙）　夜明砂一两（以糯米炒令黄）

用法　上件药，捣罗为末，用牛胆汁拌和，丸如梧桐子大。每夜临卧时，以竹叶汤下二十丸。至五更初，以粥饮下二十丸。

方解　侧柏叶苦寒"平肝热"（《医林纂要》），为君。臣以夜明砂，乃肝经血分药，使人入夜目明。牛胆汁清肝明目，以之和丸，加

强本方清肝明目之效，为佐药。三药相合，共奏清肝明目之效。

神效决明散（《太平圣惠方·卷三十三·治眼青盲诸方》）

主治　治积年失明，成青盲。

组成　决明子_{三两}　蔓荆子_{三两（蒸三炊久每度晒干）}

用法　上件药，捣细罗为散，每于食后，以温水调下二钱。

方解　决明子甘而微寒，主入肝经，清肝明目，《神农本草经》谓之善"治青盲，目淫肤赤白膜，眼赤痛泪出，久服益精光"，用以为君。以蔓荆子与之配伍，以增强决明子清肝明目之功，为臣药。二者合用，共奏清肝明目之功。

决明散（《博济方·卷三·目疾》）

主治　治青盲眼，夫五脏六腑之精气，皆上注于目，若脏虚，有风邪痰饮乘之，有热则赤痛，无热则内生障，盖脏腑血气不荣盛于目。故外状不异，而只不见物，或加有痰热，则生翳如蝇翅状，覆在睛上。

组成　石决明　草决明　青葙子　井泉石　蛇蜕　细辛　甘草_{以上各等分}

用法　上七味，修事皆不得犯铁器，仍须用木臼中，杵细，杵罗，然后用獖猪肝一具，去胆膜，净洗，沥干后，用竹刀子，随肝竖切，作缝子。将上件药末，平秤一两，逐缝子掺入药末，毕后将麻线仔细扎缚了，却入生绢袋内牢缚定，用上锅子，或瓦石锅亦得入，淘米，浓米泔煮之，更入青竹叶一握、枸杞根一握、黑豆三合同煮，肝熟为度，取出候冷，仍先饱吃，食后，方用竹刀子逐片切吃，旋呷原汁，送下。吃尽后，更吃豆无妨，久患者不过三两具，见效。切记合药时，须洁净敬信，不得犯铁器服，未有不验也。

方解　"肝受血而能视"，若肝经有热，损伤阴血，或素体肝血亏虚，又受外邪，内外相引，而致肝经有热，肝血不足，肝血不足无以上荣，肝经有热上扰清窍，则发为青盲。治宜清肝泄热，养血明目。方中石决明咸寒入肝，功善清泄肝热，又兼有滋养肝阴之效，对血虚肝热之青盲尤为适宜，故为君药。臣以草决明、青葙子清泄肝热以明目退翳；用法中加猪肝以补肝养血明目。

君臣相配，既能清泄肝经之热，又能补益肝之阴血。蛇蜕入肝经，明目退翳消障；细辛通利窍道；井泉石甘而大寒，主在清热，善"疗小儿热疳，雀目，青盲"（《证类本草》）。用法中亦入枸杞、黑豆滋补肝肾，益精明目，以助猪肝之效；竹叶清热泻火，通利小便以导热下行，以上共为佐药。甘草益气和中，调和诸药，为佐使药。

羊子肝散 《幼幼新书·卷三十三·青盲第七》

主治 治小儿青盲不见物。

组成 蕤仁（汤浸，去皮） 防风（去芦头） 香豉（炒黄色）各一分 井泉石半两（细研）

用法 上件药捣，细罗为散。用羊子肝一片，并药同研令烂。四五岁儿分作二服，以新汲水下。甚者不过三四服，随儿大小以意加减。

方解 方选羊肝为君，甘苦而凉，养血补肝明目。臣以蕤仁甘而微寒，既能疏散风热，又可养肝明目。佐用防风、香豉以增疏风散热之功；井泉石味甘气大寒，清热善"疗小儿热疳，雀目，青盲"（《证类本草》）。五药合用，共奏养肝明目、疏风散热之功。

菊花散 《幼幼新书·卷三十三·青盲第七》

主治 治小儿青盲及雀目。

组成 甘菊花 寒水石各一分 牯牛胆 雌鸡肝各一枚（并阴干）

用法 上件药捣，细罗为散。取猪肝血调下半钱，不过三五服验，兼退翳，自然见物。更量儿大小以意加减。

方解 方选菊花为君，辛苦微寒，入肝经，能清泄肝热以明目。臣以牯牛胆，苦寒入肝以清肝明目。佐以寒水石清热泻火。三药配伍，使肝火得清，热邪得泄，是为致病之因而设。另火热邪气易灼伤肝之阴血，故又佐以鸡肝、猪肝血，味甘性温，补肝养血明目。诸药同用，以奏清肝明目、补养肝血之功。

犀角饮子 《幼幼新书·卷三十三·青盲第七》

主治 治小儿青盲。

组成 犀角 防风 黄芩 芍药各一两 羚羊角 知母各二两 人参一两半

用法　上为末。每服一钱，水一盏煎至五分，食后，去滓温服之。

方解　小儿肝常有余，神气怯弱，感邪嚣张，易入里化热而引动肝风。肝风内动，郁闭玄府，目失涵养而致青盲。治当清肝明目，息风定惊。方中犀角（水牛角代）咸苦性寒，入肝经以清肝解毒定惊；羚羊角咸寒，主入肝经，善清肝明目，息风定惊，共为君药。知母、黄芩苦寒以清热泻火，加强君药清热之力，为臣药。佐以白芍益阴养血，补肝以柔肝，息风止痉；防风搜肝风，散伏火；人参益气扶正，攻补兼施。

救睛丸（《审视瑶函·卷三·运气原证》）

主治　青盲有翳。

组成　当归身　苍术（泔水炒）　荆芥穗　蝉蜕（去头足翅）　草决明（炒）　川芎（酒炒）　苏薄荷　甘草　谷精珠　枳壳（炒）　木贼草各等分

用法　上为细末，炼蜜为丸，如弹子大。每服一丸，食后茶清化下。

方解　方中谷精珠轻浮升散，善疏散风热，明目退翳，用以为君。臣以蝉蜕、薄荷、木贼草，皆味辛性凉之品，与君药配伍，疏风散热、明目退翳之功益著。荆芥穗、川芎、苍术辛散祛风，川芎另能活血行气，配伍枳壳理气宽胸，使全方行气活血通脉之功增强；苍术燥湿明目；草决明清肝明目；当归身以养血为要，肝血充足则目得濡养，以上均为佐药。甘草、蜂蜜益气和中，调和药性，为佐使药。诸药合用，疏散风热、行气活血以奏明目退翳之效。

无 名 方

疗青盲方（《外台秘要·卷二十一·青盲及盲方六首》引《深师》方）

组成　猪胆一枚

用法　猪胆一枚一味微火煎之，可丸如黍米，内眼中食顷良。

治眼青盲，不见物，多泪，宜点此方 《太平圣惠方·卷三十三·治眼青盲诸方》

组成 雄黄—两（细研） 细辛—两 干姜—分（炮，裂，锉） 黄连—两（去须）
葳仁三十枚（汤浸，去赤皮）

用法 上件药，捣筛为散，入雄黄，拌令匀，以蜜二两和内。于瓷瓶中油单密盖，于饭甑内蒸一炊久，新绵滤过，以瓷盒子内盛，每夜卧时，取如麻子大点之。

治小儿青盲，茫茫不见物方 《幼幼新书·卷三十三·青盲第七》

组成 珍珠半两（研如粉） 白蜜—合 鲤鱼胆—枚

用法 上件药相和，煎一两沸，候冷点眼中，当泪出，药歇即效。

耳 疮

耳疮系症见一耳或两耳生疮，焮红肿痛，或破流脓水。《诸病源候论·卷二十九》："足少阴为肾之经，其气通于耳。其经虚，风热乘之，随脉入于耳，与血气相搏，故耳生疮。"又《太平圣惠方·卷八十九》指出："疮生于两耳，时差时发，亦有浓汁，如此，是风湿搏于血气所生。"本病主要由肝、胆、三焦湿热上冲所致，故治宜泻火、解毒、止痛。

有 名 方

黄连胡粉膏散 （《外台秘要·卷三十六·小儿月蚀耳疮方三首》）

主治　疗小儿头疮月蚀、口边肥疮、蜗疮悉瘥。

组成　黄连二两　胡粉　水银（研末）各一两

用法　上三味捣为散，相和水银研令相得，以敷疮上，纵黄汁引成疮，亦以粉之，即瘥。

方解　本方治疗湿热上冲之头疮等外用方。方中黄连大苦大寒，功能燥湿解毒，又清热消肿，为君药。胡粉辛、甘、寒，有毒，功能解毒消疮；水银有毒，外用攻毒去腐，杀虫止痒，共为臣药。三药研为末敷疮上，共奏燥湿清热、解毒消肿之功，使诸疮悉瘥。

白矾散 （《太平圣惠方·卷八十九·治小儿耳疮诸方》）

主治　治小儿耳疮及头疮、口边肥疮、蜗疮。

组成　白矾一两（烧灰）　蛇床子一两

用法　上件药，同细研为散，干糁于疮上，立效。

方解　本方为治疗湿热上冲之耳疮、头疮等外用方。方中蛇床子祛风杀虫、燥湿止痒，为君药，《本草正义》谓其"外疡湿热痛痒，浸淫诸疮，可作汤洗，可为末敷，收效甚捷"。白矾解毒杀虫，燥湿止痒，为臣。二者相须为用，共奏祛风燥湿止痒之功。局部外用可获良效。

立效散 《幼科证治准绳·集三·心脏部一》

主治 治鬓疮、耳疮及一切疮疥。

组成 定粉 (末) 松香 (末) 黄柏 (末) 黄连 (末) 枯矾 (末) 各一两

用法 上，各另为末，用清油、烛油、调搽。

方解 本方治疗湿热上冲之鬓疮、耳疮及一切疮疥等。方中黄连、黄柏清热燥湿解毒为君。定粉有毒，解毒杀虫燥湿止痒；枯矾有毒，解毒杀虫燥湿止痒；松香祛风燥湿，生肌止痛。诸药为末，清油调搽患处，功能除湿散热、敛疮止痒，而见立效，故方名立效散。

无 名 方

治小儿耳内生疮，汁出方 《太平圣惠方·卷八十九·治小儿耳疮诸方》

组成 白矾灰一分 麝香一字

用法 上件药，同研令细，少少掺于耳中。

方解 本方治疗湿热熏蒸上冲于耳，日久湿浊渐积，气血凝聚致耳内生疮诸证。方中白矾酸涩性寒，有解毒杀虫、燥湿止痒、清热消痰之功，烧灰收敛作用更强，外用为君。臣以麝香辛香走窜，活血消肿。二药为末，功擅燥湿消肿，少用掺于耳中即效。

治小儿因筑槛损耳，耳内有疮，汁出不止方 《太平圣惠方·卷八十九·治小儿耳疮诸方》

组成 胡桃

用法 上取胡桃，捣肉取油，用滴耳内，即止。

方解 胡桃油可治疗疥癣，冻疮，聤耳，《现代实用中药》称其"外用于皮肤病，疥癣，冻疮，腋臭等"，滴入耳内，功能活血消痈、解毒敛疮，则汁止痛消。

治小儿面疮方 （《集验方·卷十一·治小儿头面疮及耳疮方》）

组成 丹茱萸叶

用法 以东流水煮，以浴良。

治小儿疳肥，疮多生头上，浸淫久不瘥，及耳疮等方 （《幼幼新书·卷二十五·疳肥第八》引《谭氏殊圣》方）

组成 石碌①　白芷各一分

用法 上以生甘草水洗疮，敷药自愈。

治小儿耳疮方 （《幼幼新书·卷三十三·耳疮第十四》）

组成 马骨灰

用法 上烧马骨灰敷之。

治小儿耳上生疮方 （《幼幼新书·卷三十三·耳疮第十四》引《谭氏殊圣》方）

组成 柏子叶　轻粉　麝香

用法 上柏子叶不以多少，瓦上焙干，碾成细末。用轻粉、麝香不拘多少，同和匀。如疮干时，用生油调涂，如疮湿时干掺。

耳疮方 （《古今医统大全·卷九十·幼幼汇集（下）·诸疮癣疥候》）

组成 黄连　蛇床子各一钱　轻粉一字

用法 为末，搽疮或吹入耳。

方解 本方治疗湿热毒邪侵袭上冲之耳疮。方中黄连苦寒，外用功能燥湿清热、解毒消肿，为君药。蛇床子辛苦温，祛风杀虫、燥湿止痒为臣。轻粉辛寒有毒，外用杀虫攻毒敛疮，《本草拾遗》载其"通大肠，转小儿疳并瘰疬，杀疮疥癣虫及鼻上酒皶，风疮瘙痒"，为佐药。三药配伍，既除热毒，又燥湿敛疮，标本兼顾，邪去正安，耳疮自当痊愈。

---

① 石碌：中药绿青异名，也称石绿。为碳酸盐类矿物孔雀石的矿石。

鼻　塞

鼻塞指鼻腔阻塞，多兼呼吸不利，并可影响嗅觉。《类证治裁·鼻口症论治》："肺感风寒，则鼻塞声重，参苏饮、羌活汤；若风热壅肺，亦致嚏涕声重，宜疏散，菊花茶调散；肺火盛鼻，宜清解，黄连清肺饮；鼻塞甚者，往往不闻香臭，荜澄茄丸。"鼻塞多属外感所致，故一般在解表、驱寒、祛风、清肺等治法后，均可缓解。

有 名 方

丹参膏 （《圣济总录·卷第一百八十·小儿鼻齆塞》）

主治　小儿鼻塞不通利。

组成　丹参　细辛 （去苗叶）　川芎䓖　当归 （锉，焙）　桂 （去粗皮）　防风 （去叉） 各一两　蜀椒 （去目并闭口者，炒出汗）　干姜 （炮） 各半两

用法　上八味，锉如麻豆大。猪脂五两，羊髓五两，与药相和，入铫子内，慢火熬，候药黄色，取下绞去滓，贮瓷器中，每以大豆许，纳鼻中，日三。

方解　方中细辛辛温，辛香走窜，散风寒通鼻窍；白芷辛温而燥，芳香上达，解表散寒，善通鼻窍，相伍为君药。防风性微温，功善解表祛风；丹参、当归、川芎活血行气；桂心、胡椒、干姜温中散寒，共为臣药。木通泻火行水，可利小便，引邪外出，有佐使之用。诸药合用，共奏散寒通窍之功。

白芷膏 （《圣济总录·卷第一百八十·小儿鼻齆塞》）

主治　治小儿囟气虚肿，鼻塞不通。

组成　白芷　细辛 （去苗叶）　木通 （锉）　当归 （切，焙） 各半两

用法　上四味，锉如麻豆大，以羊髓四两，与药同入铫子内，慢火熬。候白芷黄成膏，绞去滓。贮瓷器中，每用少许，敷囟上，兼纳鼻中。

方解　方中白芷辛温散温通，解表散寒，尤善通鼻窍，用为君药。细辛辛香走窜，祛散风寒，宣通鼻窍，助白芷散寒通窍，为臣药。当归补血活血，可助风邪外散；木通善"治鼻塞"（《日华子本草》），且苦寒降泄，与甘润羊髓同用，制约白芷、细辛的温燥之性，共为佐药。诸药合用，共奏散寒通窍之功。

细辛膏（《圣济总录·卷第一百八十·小儿鼻䪼塞》）

主治　治小儿鼻塞不通。

组成　细辛（去苗叶）　木通（锉）　辛夷各一分　杏仁（汤浸，去皮尖，双仁，炒）半两

用法　上四味，锉如麻豆大，以羊髓猪脂各三合，同药入铫子内，慢火熬候色黄，绞去滓。瓷器中贮之，涂鼻内。

龙脑散（《圣济总录·卷第一百八十·小儿鼻䪼塞》）

主治　治小儿鼻䪼不闻香臭。

组成　龙脑（研）一字　瓜蒂十四枚　赤小豆七粒　黄连（去须）半钱

用法　上四味，先以三味为细散，入研者药和匀。临卧粟米许，吹入鼻中，少顷有清水出。

方解　本方所治小儿鼻䪼不闻香臭属痰热壅肺、闭塞鼻窍者。冰片辛苦微寒，《本草纲目》载"疗喉痹、脑痛、鼻瘜…通诸窍，散郁火"，于方中清热泻火开窍，用为君药。黄连清热泻火，加强君药泻火之功，为臣药。瓜蒂"去胸腔痰涎，头目湿气"（《本草纲目》），赤小豆祛湿除烦满，两药虽为催吐常用药物，但搐鼻方中亦多用之，取其涌泄之性，以达通鼻窍目的。四药为散，吹入鼻中，通过局部吸收，发挥疗效。

木香膏（《圣济总录·卷第一百八十·小儿鼻䪼塞》）

主治　小儿鼻塞不通，不能乳。

组成　木香　零陵香①各一两

---

　①　零陵香：中药名。又名熏草、燕草、蕙草、香草。为报春花科植物灵香草的带根全草。辛甘温，祛风寒，辟秽浊。

用法　上二味为细末，用醯醐三合，与药末，同入铫子内。煎成膏，
　　　用涂头上，及鼻中，如小豆许，日再。

方解　方中零陵香气香上达，性温辛散，入肺经，可宣肺通窍，散寒
　　　解表，"能治鼻中息肉、鼻齆"（《药性论》），用为君药。木香辛
　　　香温通，"为调诸气要药"（《药品化义》），疏利肺气，助君药通
　　　鼻窍，为臣药。两药合用，共奏散寒通窍之功。本方为膏，纳
　　　鼻中，直接作用于局部，更利于药效的发挥。

细辛散 （《圣济总录·卷第一百八十·小儿鼻齆塞》）

主治　治小儿鼻塞生肉。

组成　细辛（去苗叶）　木通（锉）各一两

用法　上二味，为细散，以绵缠裹大豆许，纳鼻中，日再。

豆角膏 （《幼幼新书·卷十四·伤寒第八》）

主治　治伤寒鼻塞，贴囟。

组成　赤豆　皂角（炙过）等分

用法　上为末，以葱油调贴之。

方解　皂角辛温性窜，善于通窍开闭，《神农本草经》载其"利九窍"，
　　　《本草纲目》亦云"通肺及大肠气"，能"通上下诸窍"，用为君
　　　药。赤豆甘酸平，利水消肿，清热解毒，引邪外出，乃"行水
　　　通气健脾之剂"（《医学入门》），用为臣药。两药相合，通利气
　　　机，宣通鼻窍。本方用法比较特殊，两药为末，以葱油调贴于
　　　囟门，通过局部吸收而发挥疗效。

太医局润肺散 （《幼幼新书·卷十六·寒嗽第九》）

主治　治小儿寒壅相交，肺气不利，咳嗽喘急，语声不出，痰涎壅塞，
　　　胸膈烦满，鼻塞清涕，咽喉干痛。

组成　麻黄（去根节）　人参（去芦头）各二两　贝母（去心，麸炒黄）　杏仁（汤
　　　浸，去皮尖，焙令干，麸炒黄）各二两半　甘草（炙，锉）一两　陈橘皮（汤浸，
　　　去白）一分　桔梗　阿胶（炒令黄）各半两

用法　上件同杵，罗为细末。每服一钱，水八分，煎六分，去滓温服，

食后。

方解　鼻为肺窍，咽乃肺系，寒燥束肺，肺气不宣，津液不布，致鼻塞咽干。治当辛温发表，理肺化痰。方中麻黄苦辛性温，善开腠发汗，祛风散寒，祛在表寒燥之邪；又为"肺经专药"（《本草纲目》），轻宣肺气，开肺气之郁闭而止咳喘，用以为君。杏仁味苦，肃降肺气而平喘咳；桔梗开宣肺气，利咽止咳，共为臣药。君臣相配，宣降相因，恢复肺宣发肃降之功。贝母润肺化痰止咳；陈皮燥湿消痰，理气行滞，既可缓解胸膈烦满，又利于消除痰涎，即"气顺痰消"之义；燥邪伤肺易耗气伤阴，"损其肺者，益其气"，土为金之母，方用人参益气生津，合甘草以培土生金；阿胶养阴润肺，肺得滋润，则治节有权，同为佐药。甘草又兼调和药性为使。全方宣降润补并用，燥解痰消，肺气调和，诸症得愈。

太医局华盖散（《幼幼新书·卷十六·寒嗽第九》）

主治　治小儿肺感寒邪，咳嗽上气，胸膈烦满，项背拘急，声重鼻塞，头昏目眩，痰气不利，呀呷有声。

组成　紫苏子（隔纸炒）　麻黄（去根节，汤浴过）　杏仁（去皮尖，炒）　桑白皮（蜜炙）　赤茯苓（去皮）　陈皮（去白）各半两　甘草（炙）一分

用法　上七味为末，每服一钱，水一小盏，煎至五分，去滓，温服。

方解　方中麻黄苦辛性温，解表散寒，宣肺平喘，为君。苏子、杏仁降利肺气，化痰平喘，为臣。君臣相配，一以宣肺为主，一以降肺为主，宣通肺气而化痰平喘。桑白皮泻肺利水平喘，增强君臣宣降肺气、止咳平喘之力；茯苓健脾渗湿以杜生痰之源；陈皮理气燥湿化痰，取"气顺则痰消"之意，共为佐药。甘草调和药性，为使药。全方解表与祛痰并用，以除风寒痰湿；宣肺与降肺同用，复肺升降之功，既有助于表邪之宣散，又可通鼻窍，止咳喘。

泻脑散（《幼幼新书·卷二十四·瘖疾吹鼻第五》）

主治　治小儿一切瘖，鼻塞壅闷。

组成　谷精草（烧灰）　细辛　芦荟　瓜蒂各一分

用法　上件药捣，细罗为散。每用黄米大，吹在鼻内，当出恶物为效。

方解　方中谷精草体轻升浮，疏散风热，为君药。细辛辛香走窜，功善散风邪，通鼻窍，为治鼻渊、鼻塞之良药；瓜蒂苦寒，涌吐风痰，清热除湿，引邪外出，与细辛配伍，"治鼻不闻臭香"（《汤液本草》），共为臣药。芦荟味苦性寒，杀虫疗疳，"主吹鼻杀脑疳，除鼻痒"（《药性论》），为佐药。诸药相合，共奏祛风热、通鼻窍、疗疳积之功。

葱涎膏 （《幼幼新书·卷二十四·疳疾吹鼻第五》）

主治　治生三五日鼻塞气急，饮乳之时啼叫不止。

组成　葱叶　猪牙皂角（为末，去皮）各七条

用法　上烂研，用皂角末成膏，贴在囟门上瘥。

方解　方中猪牙皂辛开温通，通窍开闭，搜风杀虫；葱叶味辛性温，可祛风发表，通阳解毒。两药相合共奏散寒通窍之功，于风寒犯肺、壅闭鼻窍所致之鼻塞气急尤为适宜。

川芎膏 （《幼幼新书·卷二十四·疳疾吹鼻第五》）

主治　治小儿外感风寒，肺气壅闭而鼻塞。

组成　正川芎三钱　北细辛一钱　小藁本一钱　香白芷三钱　炙甘草三钱
　　　梅花片　当门子　光杏仁（去皮尖）各一钱

用法　共为末，炼蜜为丸龙眼核大。每服一丸，灯心汤化服。

方解　方中川芎辛散走窜，上行头目，旁通络脉，既可疏散周身风邪，又能活血行气而止痛，为君。白芷辛散温通，既祛风解表散寒，助君以祛致病之因，又可宣通鼻窍，为臣。藁本祛风散寒止痛，细辛散寒止痛，加强川芎、白芷祛风散寒之效；当门子（即麝香）气味芳香，善于走窜，具有很好的开窍通闭之功，《本草纲目》载其"能通诸窍之不利"，冰片味辛气香，"通诸窍"（《本草纲目》），与白芷相配，通窍之功著；杏仁宣通肺气，五药共为佐药。甘草调和诸药，为使药。上药合用，共奏辛温通窍、宣肺解表之功。

细辛散 《《幼幼新书·卷二十四·瘑疾吹鼻第五》》

主治 治小儿风寒所袭，鼻流清涕。

组成 官拣参　信前胡　北细辛　北防风　正川芎　炙甘草各等分

用法 共为末。每服一钱，姜、葱汤调服。

方解 细辛辛散温通，芳香透达，功善解表散寒，祛风通窍，"鼻塞者，鼻齆者多用之"（《本经疏证》），为君。防风发表散风，川芎上行头目，行气活血并能祛风，助细辛祛风解表散寒之功，共为臣。前胡疏散风邪，宣发肺气；人参益气扶正，一以祛邪外出，一则散中有补，不致耗伤真元，共为佐。甘草益气和中，调和诸药，为使。诸药相合，共奏祛风解表、散寒通窍之效。

万金膏 《《幼幼新书·卷二十四·瘑疾吹鼻第五》》

主治 治小儿风热侵肺，鼻齆不闻香臭。

组成 川羌活　正川芎　北细辛　淮木通　净麻黄　石菖蒲各一钱

用法 共为末，每服一钱，以蜜和匀，姜汤化服。

方解 石菖蒲芳香走窜，"利九窍"，为君药。细辛解表散寒，祛风通窍；川芎辛散走窜，上行头目，祛风行气，气机宣畅，有助于通鼻窍，共为臣药。羌活气味雄烈，祛风解表；麻黄解表散邪，开宣肺气；木通苦寒，清热利水，引邪外出，功善"治鼻塞"、"齆鼻息肉"（《日华子本草》），共为佐药。诸药合用，祛风通窍之力较强，但清热之功不足。

丽泽通气散 《《幼幼新书·卷二十四·瘑疾吹鼻第五》》

主治 治小儿鼻塞、鼻涕、鼻齆。

组成 川羌活　川独活　漂苍术　北防风　绿升麻　荆芥穗　粉干葛　香白芷　正川芎　淮木通各二钱　净麻黄　北细辛　炙甘草各五分　生姜三片　大枣三枚

用法 水煎，食后服。

方解 方中细辛、白芷解表散寒，温通鼻窍，针对病因和主症，用以为君。臣以羌活、独活、麻黄、苍术祛风散寒，以助君药之功。防风、荆芥、升麻、葛根发表散邪；川芎行气活血，与君臣相配使气血通畅，风祛寒散，即"治风先治血，血行风自灭"；木通善"治鼻塞"（《日华子本草》），且苦寒降泄，制约君臣诸药得过于温燥和升散，使升中有降，共为佐药。生姜、大枣调和营卫，甘草调和药性，用以为使。本方集诸辛散疏风通窍药于一方，少佐苦寒沉降之木通，既使风寒祛，鼻窍通，又无过分升散之虞，共奏祛风散寒通窍之功。

通关散 （《幼幼新书·卷二十四·痟疾吹鼻第五》）

主治 治乳子鼻塞，不能吮乳。

组成 香附子　正川芎　荆芥穗　直僵蚕　北细辛　猪牙皂以上各五钱

用法 共为细末，以葱白捣成膏，每用药末五钱，与葱膏和匀，摊软帛上。临卧烘热，贴儿囟门上，早晨取去。

方解 方中细辛辛香透达，散风邪，通鼻窍，为君药。臣以皂角辛温性窜，"通上下诸窍"（《本草纲目》）；荆芥轻扬上浮，疏散风邪。君臣相配，祛风通窍之功著。川芎、香附行气活血，气血通畅，以助通窍；僵蚕味辛行散，祛风通络，共为佐药。葱白解表散寒，宣通阳气，以为佐使。诸药相伍，共奏祛风解表通窍之功。上药为膏贴于囟门，通过局部吸收以达愈病目的。

摩顶膏 （《幼幼新书·卷二十四·痟疾吹鼻第五》）

主治 治小儿鼻塞、脑闷、吃奶不得。

组成 羊髓　野猪脂各三两　细辛　白芷　木通　当归（锉，微炒）各三分

用法 上件药锉碎。先下脂髓于铛中，入诸药，以慢火煎，候白芷色焦黄药成。以绵滤去滓，于瓷盒内盛令凝。每用以少许涂顶门上摩之，兼以少许入鼻内，立效（只用猪脂）。

方解 白芷辛温而燥，芳香上达，解表散寒，善通鼻窍；细辛辛香走窜，既散风寒，又通鼻窍，共为君药。当归补血活血，助风邪外散，"取治风先治血，血行风自灭"之意，为臣药。木通善"治鼻塞"（《日华子本草》），且苦寒降泄，与甘润羊髓、猪脂相伍，制约细辛、白芷温燥之性，俱为佐药。诸药合用，共奏散寒通窍之功。

辛夷膏 （《幼幼新书·卷二十四·痟疾吹鼻第五》引张涣方）

主治 治鼻塞病。

组成 辛夷叶一两（洗，焙干） 细辛 木通 香白芷 木香各半两

用法 以上捣罗为细末，次用杏仁一分（汤浸，去皮尖，研），上件用羊髓、猪脂各二两，同诸药相和于石器中，慢火熬成膏，赤黄色，放冷。入脑、麝各一钱，拌匀。每用少许涂鼻中，若乳下婴儿，奶母吹看儿囟，鼻塞者囟上涂。

方解 辛夷辛温发散，芳香通窍，其性上达，可散风寒，通鼻窍，为治鼻塞流涕之要药，用为君药。细辛、白芷既解表散寒，又宣通鼻窍，加强君药解表通窍之功，共为臣药。麝香气味芳香，善于走窜，开窍通闭；冰片味辛气香，善"通诸窍"（《本草纲目》）；木香辛香温通，疏利气机，杏仁宣通肺气；木通善"治鼻塞"（《日华子本草》），且苦寒降泄，制约君臣诸药的辛散温燥之性，以上共为佐药。诸药合用，共奏解表散寒、宣肺通窍之功。

木香膏 （《幼幼新书·卷二十四·痟疾吹鼻第五》）

主治 治小儿鼻塞不通、吃乳不得。

组成 木香 零陵香各半两 细辛三分

用法 上件药捣，罗为末，用醒醐三合与药相和，入铫子内，慢火煎令极香，绞去滓，取瓷盒中。日三四度，取少许涂头上及鼻中。

清肺饮 （《活幼新书·卷下·信效方》）

主治 治肺受风邪客热，嗽声不断，气促喘闷，痰壅鼻塞，流涕失音，及解时行疹毒豆疮，涎多咳嗽，咽痛烦渴。

组成 人参（去芦）半两 柴胡（净洗）二两 杏仁（汤泡，去皮尖） 桔梗（锉，炒） 赤芍药 荆芥 枳壳（同前制） 桑白皮（锉，炒） 北五味 麻黄（同前制） 半夏（同前制）九味各一两 旋覆花五钱 甘草一两半

用法 上件㕮咀，每服二钱，水一盏，姜二片，葱一根，煎七分，无时温服。或入薄荷同煎。

方解 方中柴胡苦辛微寒，解肌退热并能舒畅气机，为君药。麻黄宣

肺平喘，发表散邪；杏仁肃降肺气，止咳平喘；桑白皮清泻肺
热，下气平喘；桔梗开宣肺气，"通鼻中窒塞"（《本草蒙筌》），
四药相合，宣降相因，共为臣药。半夏、旋覆花降肺化痰，荆
芥疏风解表，五味子收敛肺气，芍药和营泄热，枳壳行气宽胸，
俱为佐药。方中人参一则扶助正气以祛邪外出，二则散中有补，
不致耗伤真元，亦为佐药。甘草益气和中，调和诸药；姜、葱、
薄荷为引，襄助解表之力，皆属佐使之品。诸药合用，共奏疏
风清热、宣利肺气、化痰通窍之功，俾风热得以疏散，肺气恢
复宣降，痰浊得化而诸症自愈。

薄荷散 （《婴童百问·卷四·鼻病第三十六问》）

主治 治乳下婴儿鼻塞不通，及治夹惊伤寒，极热变蒸。

组成 薄荷叶半两　羌活　全蝎　甘草　麻黄（去节）　僵蚕（炒，去丝嘴）
天竺黄　白附子各一钱半

用法 上为末，薄荷汤下。热极生风，加竹沥少许与服。一方有柴胡、
台芎、桔梗、茯苓，无全蝎、僵蚕、天竺黄、白附子。

方解 薄荷轻浮升扬，芳香通窍，疏散风热，"头疼、目疼、鼻渊、鼻
塞……一切风火郁热之疾，皆能治之"（《医学衷中参西录》），为
君药。麻黄辛散苦泄，开宣肺气，解表散邪；羌活辛温发散，解
表祛风，加强薄荷散风疏表之力，共为臣药。风热袭肺，肺失清
肃，灼津成痰，佐以天竺黄清热化痰；僵蚕、全蝎、白附子祛风
通络，化痰散结。诸药合用，共奏祛风清热、宣肺通窍之功。

无 名 方

治鼻不利香膏方 （《千金翼方·卷第十一·小儿》）

组成 当归　薰草①（一方用木香）　通草　细辛　菰仁各三分　川芎劳　白
芷各半两　羊髓四两

---

① 薰草：中药名称，即零陵香。

用法 上八味，切，合煎微火上，三上三下，以白芷色黄膏成，去滓。取如小豆大，内鼻中，日三。大热鼻中赤烂者，以黄芩、栀子代当归、细辛。

治小儿鼻塞不通，涕出方 （《幼幼新书·卷二十四·瘠疾吹鼻第五》）

组成 杏仁（汤浸，去皮尖）半两　蜀椒　附子（炮，去皮脐）　细辛各六铢

用法 上四味咬咀。以醋五合渍药一宿，明旦以猪脂五合煎，令附子色黄膏成，去滓，待冷以涂絮导鼻孔中，日再，兼摩顶（《千金翼》附子、细辛各一分半，以胡椒代蜀椒）。

疗老小鼻塞，常有清涕出方 （《幼幼新书·卷二十四·瘠疾吹鼻第五》）

组成 杏仁　附子各二分　细辛一分

用法 上三味切，以苦酒拌，用猪脂五两煎成膏，去滓。以点鼻中即通。又以摩囟上佳。

刘氏疗小儿鼻塞不通，吃乳不得方 （《幼幼新书·卷二十四·瘠疾吹鼻第五》）

组成 醍醐三合　青木香　零陵香各四分

用法 上三味切，和煎成膏。取少许以膏和捻为丸。或以膏涂儿头上及塞鼻中，以通佳。

治鼻塞方 （《幼幼新书·卷二十四·瘠疾吹鼻第五》）

组成 羊髓三两　薰草一两（锉）

用法 上件药于铫中，慢火上熬成膏。去滓，入瓷器内贮之。日三四上，以膏摩背。

治小儿冷风拍着囟门，致鼻塞不通，宜以此方涂之 （《幼幼新书·卷二十四·瘠疾吹鼻第五》）

组成 麻油二合　细辛（末）一两

用法 上件药以油煎令微黑色。入蜡半两，消后令凝。每日三度，薄薄涂于囟上。

治小儿鼻齆及塞不通方 《幼幼新书·卷二十四·痄疾吹鼻第五》

组成　杏仁　韭　葶苈子各四分

用法　上杵和，弹丸大。用摩足踵，干即易，尽三丸。右齆摩左踵，左齆摩右踵。

治小儿鼻塞不通方 《幼幼新书·卷二十四·痄疾吹鼻第五》引《婴孺》方

组成　细辛　丹参　防风　桂心　川芎各三两　当归半两　椒　干姜各半分

用法　上以羊髓五两煎前件药，三上三下，去滓。取一豆内鼻中。

治小儿鼻塞，不得饮乳方 《幼幼新书·卷二十四·痄疾吹鼻第五》

组成　通草一分　杏仁　白前各半分　橘皮一分

用法　上麻油煎，三上三下成。爪甲沥鼻中。

治囟开不合、鼻塞不通方 《幼幼新书·卷二十四·痄疾吹鼻第五》

组成　天南星大者一枚

用法　上以天南星大者一枚，微炮为末。以淡醋调，涂绯帛上，以贴囟上，炙热手频熨之。

治小儿鼻塞方 《幼幼新书·卷二十四·痄疾吹鼻第五》

组成　槐叶

用法　上以槐叶为末，用乳母唾调，厚涂囟上。

疖　肿

　　疖肿指痈疽根盘小而局限之轻症者，又名热疖、石疖，俗称疖子，出《刘涓子鬼遗方·卷四》。《备急千金要方·卷二十二之痈疽第二》："凡肿，根广一寸已下名疖，一寸已上名小痈，如豆粒大者名疱子。"夏日炎热多痱子，或局部化脓小肿点者为热疖，皆因热毒蕴结，或外受暑热之邪而发，症见疖肿肿势局限，色红，热痛轻微，根基浅在，脓出即愈。治宜清热解毒、活血化瘀，可内外兼治。

有 名 方

大黄散（《幼幼新书·卷三十六·疖第五》）

主治　治小儿初生疮疖五脏壅。

组成　川大黄（锉碎，微炒）　川升麻　黄芩各半两　栀子仁　甘草（生用）各一分

用法　上件药捣，粗罗为散。每服一钱，以水一小盏煎至五分，去滓放温，量儿大小，分减服之，以利为度。

方解　胎热内蕴，壅于肌肤则生疮疖，五脏不通，大便秘结。方中大黄苦寒，《本草新编》称其"性甚速，走而不守，善荡涤积滞，调中化食，通利水谷，推陈致新，导瘀血，滚痰涎，破癥结，散坚聚，止疼痛，败痈疽热毒，消肿胀，俱各如神"，方中用以清热泻火，凉血解毒，并攻积滞使热从大便而解，为君药。升麻善清热解毒，散郁火；栀子仁善泄三焦之火，并有利水之效，使热从小便而解；黄芩善清上焦之火，三药共助君药清热解毒泻火，为臣。甘草生用清热解毒，调和药性为佐使。全方共奏清热解毒之功，使内热除，则疮疖愈。然本方苦寒，不宜久服，以大便通利为度。

犀角丸（《幼幼新书·卷三十六·疖第五》）

主治　治小儿热毒气壅，外攻皮肤生疖，赤肿㿾痛，或时烦热少得睡卧。

组成　犀角（屑）　川升麻　黄芩　元参　黄芪（锉）　人参（去芦头）　坐拿①各半两　皂荚（去皮涂酥，炙令黄焦，去子用）　川大黄（锉碎，微炒）各一两

用法　上件药捣，罗为末，炼蜜和捣三五百杵，丸如麻子大。每服以生甘草汤下七丸。量儿大小加减服之。

方解　方中犀角（水牛角代）咸凉，清热凉血解毒为君。大黄、黄芩、升麻清热解毒凉血，元参清热凉血养阴，共为臣药。佐以黄芪、人参补气健脾，防热毒更伤气血，以助清热；坐拿、皂荚消肿解毒。生甘草汤下，以其清热解毒之功，调和药性为使药。全方功专清热解毒，兼补气健脾，祛邪不伤正。

地黄丸（《幼幼新书·卷三十六·疖第五》）

主治　治小儿虚热消疮疖。

组成　生干地黄　川大黄（锉碎，微炒）各一两　桂心　王不留行　赤茯苓　赤芍药各半两　甘草一分（生用）

用法　上件药捣，罗为末，炼蜜和丸如绿豆大。每服以热水下七丸。量儿大小加减服之。

方解　方中生干地黄养阴凉血，清热解毒为君。川大黄微炒，泻下之性减而解毒之功存，助地黄清热解毒消疮，为臣药。佐以赤芍助君清热凉血解毒；王不留行功专走窜活血；赤茯苓健脾利湿安神；桂心温通心气，以扶阳气。生甘草，清热解毒，兼调和诸药，为佐使。诸药合用，阴血得养，虚热得清，疮疖得消。

硝石散（《幼幼新书·卷三十六·疖第五》）

主治　治小儿疮疖初生，热气始结，痛疼妨闷，涂之便令内消。

组成　硝石　紫檀香（锉）　白蔹　川大黄各半两　白药　甜葶苈（生用）　莽草各一分

---

①　坐拿：蔓草类植物坐拿草的苗。辛热，有毒。主治跌打损伤、风痹，亦壮盘骨。

用法 上件药捣，细罗为散。以浆水和，稀稠得所，用竹篦子涂于肿上，干即易之，以热退肿消为度。

乳香膏（《幼幼新书·卷三十六·疖第五》引张涣方）

主治 贴诸疮痛疖等。

组成 乳香一两（研） 腻粉 松脂 密陀僧各半两（研） 生地黄（取汁）半合

用法 上件拌匀，用好油一两、黄蜡二两，炼熟，下诸药熬成膏，入麝香一钱，取出阴一宿。每用看疮疖大小煎贴之，摊膏药贴之，日一两次换。

天乌散贴方（《婴童百问·卷十·痈毒肿疖第九十三问》）

主治 痈毒肿疖。

组成 天南星 赤小豆 草乌 黄柏

用法 上等分为末，生姜自然汁，调贴患处。用米醋调尤佳。

方解 方中天南星味辛燥而烈，有毒，燥湿化痰，散结消肿，《本草纲目》指出："虎掌天南星，味辛而麻，故能治风散血；气温而燥，故能胜湿除涎；性紧而毒，故能攻积拔肿而治口㖞舌糜。"草乌辛热有毒，有开顽痰、消阴肿、除湿止痛之功，二者合用，共为方中君药，以燥湿开痰，散结消肿。且为治阴疮之要药，杨清叟谓："凡风寒湿痹，骨内冷痛，及损伤入骨，年久发痛，或一切阴疽肿毒，并宜草乌头、南星等分……未破者能内消，久溃者能去黑烂。二药性味辛烈，能破恶块，逐寒热，遇冷即消，遇热即溃。"黄柏苦寒清热燥湿，解毒疗疮为臣。赤小豆清热解毒消肿，生姜化痰消肿，并解药毒为佐使。全方合用共奏燥湿化痰、消肿止痛之功，对漫肿无头之疖肿尤为适宜。

漏芦散（《婴童百问·卷十·痈毒肿疖第九十三问》）

主治 治小儿痈疮及丹毒疮疖。

组成 漏芦 麻黄（去根节） 芒硝 连翘 黄芩 川升麻 甘草各二钱半 川大黄一两（炒） 白蔹七钱半

用法 上锉散，每服二钱，水一盏，煎五分，去滓，量大小加减，不拘时候，加减温服。可加羌活、荆芥、川芎、防风、枳壳。

方解　小儿痛疮之形成，乃由"热气乘之，热胜于寒，则血肉腐败，化为脓，脓溃之后，其疮不瘥"（《诸病源候论·卷五十》）。肺与大肠相表里，热毒壅肺，肺气不宣，大肠升降失司，升而不降，以致便秘。故方用大黄苦寒之性，清热凉血，泻火解毒，并有荡涤肠胃、推陈致新、通利水道之功，使热随大便而解；漏芦苦咸寒，清热解毒消痈肿，兼有软坚之效；《本经逢原》称其"为消毒排脓杀虫要药……使邪从下而出也"，二者清热泻火解毒，共为君药。连翘乃疮家圣药，清热解毒，消肿散结；黄芩清热燥湿，泻火解毒，善清上焦之热；芒硝咸寒泻火软坚；白蔹清热解毒散结，共为臣药。肺主皮毛，热毒壅肺，肺气不宣则生疮痈，麻黄辛散温通，发汗解表，使热从表而解，配伍大量苦寒之中，既有宣肺之功，又有防苦寒太过之意。升麻清热解毒，发表透疹，兼有"火郁发之"之意，为佐药。甘草清热解毒，和中以顾护胃气，调和药性为使药。本方大剂苦寒之中配伍辛温发散之品，清宣降并用，共奏清热解毒、消痈散结之功。

玄参剂 （《婴童百问·卷十·痈毒肿疖第九十三问》）

主治　解诸般热，消疮疖。

组成　生地黄　玄参各一两　大黄（煨）半两

用法　上为末，炼蜜丸桐子大，每服一丸，煎灯心竹叶汤化下，入砂糖少许，亦可加羌活、川芎、赤芍药、连翘、防风。

方解　玄参滋阴清热解毒，用于热毒疮疖又阴血渐亏者，为方中君药。生地清热滋阴以助君药，大黄泻火解毒，二药合用，助君解热消疮，滋阴养血，合为臣药。灯心、竹叶清热解毒通淋，使热从小便而解，俱为佐使之药。酌配疮家圣药连翘解毒消疮，防风、羌活散风消肿，川芎、赤芍活血消肿。诸药配伍共奏清热、泻火、解毒、滋阴之功。

五福化毒丹 （《婴童百问·卷十·痈毒肿疖第九十三问》）

主治　治小儿蕴积毒热，惊惕狂躁，颊赤咽干，口舌生疮，夜卧不宁，谵言烦躁，头面身体多生疮疖。

组成　玄参　桔梗各二两　茯苓二两半　人参　牙硝　青黛各一两　甘草七
　　　钱半　麝香一字　金箔　银箔各十片为衣

用法　上为末，炼蜜丸和剂，如芡实大，每服一丸，薄荷汤下，不拘
　　　时。及治疮疹后余毒上攻，口齿涎血臭气，以生地黄汁化下一
　　　丸，及用鸡翎刷在口内。

方解　参见本书"鹅口疮"一节。

青露散 《婴童百问·卷十·痈毒肿疖第九十三问》

主治　治背疽，一切恶疮，围药不胤开。

组成　白及　白蔹　白薇　白芷　白鲜皮　朴硝　青黛　黄柏　大黄
　　　天花粉　青露叶（即芙蓉叶）　老龙皮（即老松木皮）各等分

用法　上为细末，生姜自然汁调涂，留小孔，如干再用生姜汁润。

惊毒掩子 《婴童百问·卷十·痈毒肿疖第九十三问》

主治　治疮疖初发，掩上即退，已成速破。治诸般疮疖，去脓收疮口。

组成　葱根七个　木鳖七个　白芷三个　巴豆十四个　黄丹二两　油四两

用法　上先用油入前四味，武火熬，用柳木篦搅，以白芷焦黑为度，
　　　用绵滤去滓。再入铫，用文火熬，却入黄丹，熬令紫黑色，成
　　　膏为度。

惊毒诸般肿痛掩子 《婴童百问·卷十·痈毒肿疖第九十三问》

主治　热毒疮疡。

组成　蒲黄　大黄　黄柏　真粉　连翘　白芷　白及　白蔹　牡蛎
　　　丹参各等分

用法　上为末，水调涂肿处。

凉膈散 《婴童百问·卷十·痈毒肿疖第九十三问》

主治　治小儿脏腑积热，烦躁多渴，头昏唇焦，咽燥舌肿，赤目鼻衄，
　　　颔颊结硬，口舌生疮，痰实不利，涕唾稠黏，睡卧不宁，谵语
　　　狂妄，肠胃燥结，便溺赤涩，一切风肿，并宜服之。

组成　川大黄　朴硝　甘草（炙）各一两　连翘二两　栀子仁　黄芩　薄荷

叶（去土）各半两

用法　上锉散，每服二钱，水一盏，入竹叶七片，蜜少许，煎四分，食后温服，大小加减。

方解　方中重用连翘清热解毒，以清除上焦无形之邪热，功专量重，为君。黄芩清胸膈郁热；山栀通泻三焦，引火下行；大黄、芒硝泻火通便，以荡有形之热于中，共为臣。薄荷、竹叶轻清疏散，以解上焦之热，体现"火郁发之"之义为佐。使以甘草、白蜜，甘以缓之，既能缓和硝、黄峻泻之力，又能藉其缓行之功彻底清上中二焦之火。综观全方，既有连翘、黄芩、栀子、薄荷、竹叶疏解清泄胸膈邪热于上；更用调胃承气汤（大黄、芒硝、甘草）通便导滞，荡热于中，使上焦之热得以清解，中焦之实由下而去。是以清上与泄下并行，但泻下是为清泄胸膈郁积而设，所谓"以泻代清"，其意在此。

无 名 方

治小儿疮疖焮热方（《幼幼新书·卷三十六·疖第五》）

组成　半夏末

用法　上取半夏末以水调涂之，干即更涂。

麻　疹

　　麻疹是一种急性出疹性传染病，为麻毒时邪，从口鼻而入，侵犯肺脾所致。肺主皮毛，开窍于鼻，毒邪犯肺，早期表现为肺卫症状，为疹前期；脾主肌肉和四肢，麻毒邪入气分，皮疹出现全身达于四肢末端，属正气驱邪外泄，为出疹期；疹透之后，邪随疹泄，热去津伤，为疹回期。疹前期，治宜发表解肌透疹；出疹期，治宜清热透疹；疹回期，治宜益气扶正，滋阴清热。麻疹以外透为顺，内传为逆，正气虚亏不能托邪外泄，或因邪盛化火内陷，均可导致麻疹透发不畅，或产生杂证。如麻毒内归于肺，闭阻肺络，则发为咳喘，治兼宣肺平喘；麻毒内炽，上攻咽喉，可发为喉痹，法当清利咽喉；麻毒逆传心肝，则神识昏迷，惊厥谵妄等，又宜祛风解痉、开窍醒神；麻毒内灼阳明，循经上炎，发为口疮，法重清热泻火；麻毒移于大肠，大肠传导失司，可致腹泻，治宜宽肠利气；热传营血，迫血妄行，则引起鼻衄等，治宜清热凉血。

有 名 方

消毒散（《太平惠民和剂局方·卷之十·治小儿诸疾》）

　主治　小儿疮疹已出，未能匀透，及毒气壅遏，虽出不快，壮热狂躁，咽膈壅塞，睡卧不安，大便秘涩，及治大人、小儿上膈壅热，咽喉肿痛，胸膈不利。

　组成　牛蒡子（炒）六两　荆芥穗一两　甘草（炙）二两

　用法　上为粗末。每服一盏，用水一盏，煎七分，去滓温服，食后，小儿量力少少与之。如治疮疹，若大便利者，不宜服之。

　方解　方中重用牛蒡子疏风清热，解毒透疹，利咽散肿，"主治咽喉不利，诸毒热壅……时行疹子"（《药品化义》），为君药。荆芥穗"散风热，清头目，利咽喉，消疮肿"（《本草纲目》），助君药祛风透疹，为臣药。炙甘草调和诸药为使。全方药简力专，共奏清热透疹、解毒利咽之功，用于麻疹初起，首犯肺卫，肺气不宣者。

发毒散 (《圣济总录·卷第一百六十九·小儿疮疹》)

主治　小儿疮疹出迟。

组成　地龙 (去土)　防风 (去叉)

用法　上二味等分，捣罗为细散，每服一字匕，用酒水各少许调下，不拘时候。

方解　麻为阳毒，以透为顺，小儿疮疹迟迟不出，治宜祛风透疹。方中地龙性走窜，清热解毒通络，可"疗温病大热，狂言，主天行诸热，小儿热病癫痫"(《本草拾遗》)，为君。防风为治风通用药，升发能散，使风疏疹透，用为臣。二者等量并用，解毒、通络、祛风甚著，共达透疹之效。

青黛散 (《圣济总录·卷第一百六十九·小儿疮疹》)

主治　小儿疮疹不出。

组成　青黛 (靛儿者) 不拘多少

用法　上一味研为散，每服半钱匕，新汲水调服。

方解　小儿疮疹不出，因热毒迫血者，治以清热凉血解毒。青黛咸寒，清热解毒，凉血散肿，用治"瘟疫热毒，发斑"(《本草求真》)，方用一味青黛为散，新汲水调服即可奏效。

夺命煎 (《圣济总录·卷第一百六十九·小儿疮疹》)

主治　小儿疮疹毒气出不快，及触犯秽气黑色。

组成　牛蒡子 (黑熟者)

用法　上一味，用八月九月内采，不计多少，沙盆内研，生绢绞取汁，银石器内，慢火熬成煎，盛在瓷器内，勿令透风，煎杏胶汤，化一皂子大与服，如人行二十里，更进一服。其疮自然红色，毒气便慢，杏胶只于七月内收。

定命散 （《圣济总录·卷第一百六十九·小儿疮疹》）

主治 小儿疮疹，毒气不出，或出后干黑色，服此药发出毒气。

组成 丹砂（研）半两　龙脑（研）　乳香（研）　马牙硝（研）　甘草（为末）各二钱

用法 上五味，再同研匀，用十二月新獖猪血半升，同研匀，取青竹筒长二尺，留两头。截开一头作窍，注药在内，黄蜡塞定，以油绢紧裹封，勿令透气，埋地坑中，至一百五日取出，水洗挂风中，四十九日，劈开取药，研为细散，每服半钱匕，新水调下。

方解 小儿疮疹，毒气壅聚，治宜发毒透疹。方中丹砂甘寒清热解毒，可"解胎毒痘毒"（《本草纲目》），为君药。龙脑（即冰片）清热解毒，"疗小儿痘陷，散郁火"（《本草纲目》）；马牙硝清热泻火通便，共为臣药。乳香辛香温通走散，活血行气，与诸清热解毒药配伍，以治热壅血瘀毒聚之候，用为佐药。甘草调和诸药为使。全方清热解毒之效显著，又配伍温通辛散之品，对毒气壅聚之疮疹，可达发毒透疹之功。

紫雪汤 （《圣济总录·卷第一百六十九·小儿疮疹》）

主治 小儿疮疹倒靥。

组成 紫草茸①　地龙（去土）等分

用法 上二味为粗末，每服二钱匕，用水酒共七分，煎至四分，去滓温服。

丁香散 （《圣济总录·卷第一百六十九·小儿疮疹》）

主治 小儿疮疹倒靥黑色及出不快。

组成 丁香　鹿肉（干者）各半两　紫草一分

用法 上三味，捣为细散，每服二钱匕，酒一盏，入麝香少许，同煎至半盏，放冷灌之。如人行三二里再服。立发红色。

方解 本方用治小儿阳气亏虚不能托邪外泄，致麻疹透发不畅，内陷

---

① 紫草茸：出《本经逢原》，为紫胶虫科昆虫紫胶虫在树枝上所分泌的胶质。《中药志》："治斑疹不透，麻疹不出。"

血分，甚则倒靥。治宜益气温阳，清热凉血并行。方中丁香温中暖肾为君。臣以鹿肉"补脾胃，益气血，补助命火"（《医林纂要》），君臣相合，益气温阳，扶助正气以托邪外泄。紫草苦寒，《本草图经》谓"治伤寒时疾，发疮疹不出者，以此作药，使其发出"，少量伍用以清内陷血分之麻毒；麝香辛香行散，助麻毒外透，共为佐药。四药相合，既可温阳益气扶正，又可凉血透疹，邪正兼顾。

百祥丸（《小儿药证直诀·卷下·诸方》）

主治 疮疹倒靥黑陷。

组成 红牙大戟不以多少

用法 阴干，浆水煮软去骨，日中曝干，复内汁中煮，汁尽焙干为末，水丸如粟米大。每服一二十丸，研赤脂、麻汤下，吐利同，无时。

方解 本方用治疮疹属热毒里实者。《小儿药证直诀》指出疮疹"有大热者，当利小便"，方用红芽大戟一味，苦寒，泻下逐水，导热毒下行，邪有出路，以"治隐疹风及风毒脚肿"（《本草图经》）。

病案 睦亲宅一大王病疮疹，始用一李医，又召钱氏，钱留与抱龙丸三服。李以药下之，其疹稠密。钱氏见，大惊曰：若非转下，则为逆病。王曰：李已用药下之。钱曰：疮疹始出，未有他症，不可下也。但当用平和药，频与乳食，不受风冷可也。如疮疹三日不出，或出不快，即微发之。微发不出，即加药。不出，即大发之。如大发后不多，及脉平无证者，即疮本稀，不可更发也。有大热者，当利小便。小热者，当解毒。若出快，勿发勿下，故只用抱龙丸治之。疮痂若起，能食者，大黄丸泻一二行，即止。今先下之，疮疹未能出尽而稠密甚，则难治，此误也。纵得安其病有三，一者疥，二者痈，三者目赤。李不能治，经三日黑陷后，复召钱。曰：幸不发寒而病未困也。遂用百祥丸治之，以牛李膏为助，各一大服。至五日间，疮复红活，七日而愈。若黑者，归肾也。肾旺胜脾，土不克水，故脾虚寒战则难治。所用百祥丸者，以泻膀胱之腑。腑若不实，脏自不盛也。何以不泻肾？曰：肾主虚，不受泻。如二服不效，即加寒

而死矣。（宋·钱乙. 小儿药证直诀［M］. 北京：人民卫生出版社，1955：23）

牛李膏 《《小儿药证直诀·卷下·诸方》》

主治 疮疹倒靥黑陷。

组成 牛李子

用法 上杵汁，石器内，熬膏，每服皂子大，煎杏胶汤化下。

方解 牛李子即鼠李之别名，本品苦甘凉，清热利湿，《神农本草经》谓其"主寒热，瘰疬疮"，《本草纲目》载"治痘疮黑陷"。

甘露饮子 《《小儿药证直诀·卷下·诸方》》

主治 心胃热，咽痛，口舌生疮，并疮疹已发未发，并可服。又治热气上攻，牙龈肿，牙齿动摇。

组成 生干地黄（焙，秤） 熟干地黄（焙，秤） 天门冬 麦门冬（各去心，焙，秤） 枇杷叶（去毛） 黄芩（去心） 石斛（去苗） 枳壳（麸炒，去瓤）甘草（锉，炒） 山茵陈叶

用法 上各等分为粗末，每服二钱，水一盏，煎八分，食后温服。牙齿动摇，牙齿肿热，含嗽渫，并服。

方解 本方所治系麻毒时邪，蕴积心胃，耗伤阴津所致。心火上炎则口舌生疮；阳明主肌肉，胃内热毒薰发则发疮疹；胃热循经上攻则牙齿肿热疼痛；麻为阳毒，化火化热，耗伤阴津，则烦热口干，牙齿动摇。治宜清解养阴。方中生地、熟地共用，则清热凉血，养阴生津，清养并行，为君药。天门冬、麦门冬、石斛相须配伍，清心除烦，养胃生津，为臣。君臣合用，则助阴抑阳，使火降热清阴复。枇杷叶"和胃降气，清热解暑毒"（《本草纲目》）；黄芩清热泻火解毒；山茵陈叶清热祛湿；枳壳行气宽中，使滋腻而不滞。上四味用为佐药。甘草调和诸药为使。本方养阴清热功效显著，用于小儿疮疹回收期，阴虚热盛者最宜。

黄柏膏 (《阎氏小儿方论》)

主治 疮疹已出，用此涂面，次用胡荽酒。

组成 黄柏（去粗皮）一两　甘草四两　新绿豆一两半

用法 上同为细末，生油调，从耳前至眼轮，并厚涂之，日三二次。如早用，疮不上面，纵有亦少。

胡荽酒 (《阎氏小儿方论》)

主治 疮疹。

组成 胡荽（细切）四两

用法 以好酒二盏，煎一两，沸入胡荽再煎，少时用物合定，放冷。上每吸一二口，微喷，从顶至足匀遍，勿喷头面。病人左右常令有胡荽，即能辟去汗气，疮疹快出。

方解 《本草纲目》载："胡荽，辛温香窜，内通心脾，外达四肢，能辟一切不正之气，故痘疮出不爽快者，能发之。"本品辛温香散，发散风寒，透疹外达，煎汤局部熏洗用治风寒束表，疹发不畅或出而复隐者。以酒煎煮，加强辛散之性。

报道 69例患者患者随机分为实验组35例和对照组34例，实验组用新鲜芫荽煎汁擦洗全身，对照组采用常规护理。二组分别每4h测量体温1次和每4h观察皮疹透发的速度和皮疹出齐的时间，有无并发症发生等。结果72h实验组91%皮疹出齐，对照组32%皮疹出齐，实验组72h内体温下降0.5～1℃以上达41%，两组比较有显著性差异。芫荽菜汁对麻疹患者出疹具有较好的辅助透发作用。（盛友爱. 芫荽在麻疹护理中的应用［J］. 临床护理杂志，2009，8（3）：46）

四圣散 (《阎氏小儿方论》)

主治 疮疹出不快及倒靥。

组成 紫草茸　木通（锉）　甘草（锉，炒）　枳壳（麸炒，去瓤秤）　黄芪（切，焙）等分

用法 上同为粗末，每服一钱，水一中盏，煎八分，温服，无时。

方解 疮疹透发不畅，多由正气不足不能托邪外出，邪毒内陷，治宜清热凉血，解毒透疹，兼以益气扶正。方中紫草茸清热凉血，

解毒透疹，《中药志》谓其"治斑疹不透，麻疹不出"，为君药。木通善泻心利水，导热邪下行，为臣药。枳壳行气宽中，"因积血滞于中，不能营养肌表"（《药品化义》）之证亦可用之；黄芪益气扶正，以托毒祛邪，用为佐药。甘草和中，调和诸药，兼为佐使。诸药相合，共奏清热凉血、解毒透疹、益气托毒之功。

蓝根散 （《阎氏小儿方论》）

主治 疮疹出不快及倒靥。

组成 板蓝根一两 甘草（锉，炒）三分

用法 上同细末，每服半钱或一钱。取雄鸡冠血三二点，同温酒少许，食后同调下。

抱龙圆 （《董氏小儿斑疹备急方论》）

主治 一切风热，中暑惊悸，疮疹欲出，多睡，咳嗽，涎盛面赤，手足冷，发温壮，睡中惊，搐搦不宁，脉洪数，头痛，呕吐，小便赤黄。

组成 天南星（剜开里白者，生为末，腊月内取黄牛胆汁和为剂，却入胆内阴干，再为末）半斤 天竺黄（别研）二两 朱砂（研，水飞）二钱 雄黄（研，水飞）半两 麝香（好者，别研）一钱 牛黄（别研）一字

用法 上同研极细，甘草水和圆，鸡头大，窨干。二岁儿，竹叶或薄荷汤化下一圆，不拘时候。一方不用牛黄。

方解 本方通治风热毒盛、痰热内壅所致惊悸疮疹诸证，治宜清热解毒、豁痰开窍、息风止痉、疏风透疹。方中重用胆南星清热化痰，息风定惊，"能解小儿风痰热滞，故治小儿急惊最宜"（《本草求真》），为君。天竺黄助君药清热化痰，凉心定惊，为臣。牛黄清热解毒，息风止痉，豁痰开窍；麝香开窍通闭，醒神回苏；朱砂清热解毒，镇心安神；雄黄攻毒燥湿，祛痰定惊，上四味清热豁痰、息风止痉、解毒开窍之力极强，用为佐。又佐以竹叶或薄荷，二药均轻清上浮，可清热疏风透疹。甘草调和诸药为使。

病案 睦亲宫十太尉病疮疹，众医治之。王曰：疹未出，属何脏腑？

一医言胃大热，一医言伤寒不退，一医言在母腹中有毒，钱氏曰：若言胃热，何以乍凉乍热？若言母腹中有毒，发属何脏也？医曰：在脾胃。钱曰：既在脾胃，何以惊悸？医无对。钱曰：夫胎在腹中，月至六七则已成形，食母秽液，入儿五脏，食至十月，满胃脘中。至生之时，口有不洁，产母以手拭净，则无疾病。俗以黄连汁压之。云：下脐粪及涎秽也。此亦母之不洁，余气入儿脏中。本先因微寒入而成，疮疹未出，五脏皆见病症，内一脏受秽多者，乃出疮疹。初欲病时，先呵欠顿闷惊悸，乍寒乍热，手足冷痹，面腮燥赤，咳嗽时嚏，此五脏证俱也。呵欠顿闷，肝也；时发惊悸，心也；乍凉乍热、手足冷，脾也；面目腮颊赤、嗽嚏，肺也。惟肾无候，以在腑下，不能食秽故也。凡疮疹乃五脏毒，若出归一证，则肝水疱、肺脓疱、心斑、脾疹，惟肾不食毒秽而无诸证。疮黑者属肾，由不慎风冷而不饱，内虚也。又用抱龙圆服愈，其利无他候，故未发出则见五脏证，已出则归一脏也。（宋·钱乙. 小儿药证直诀 [M]. 北京：人民卫生出版社，1955：22）

如圣汤 （《董氏小儿斑疹备急方论》）

主治 咽喉一切疼痛，及疮疹毒攻，咽喉肿痛有疮，不能下乳食。

组成 桔梗（剉） 甘草（生用） 恶实（微炒）各一两 麦门冬（去心）半两

用法 上为细末，每二岁儿服一钱，沸汤点，时时呷服，不以时。

方解 麻毒攻之咽喉肿痛或发疮疹，治宜清热透疹，解毒利咽。方中恶实（即牛蒡子）疏风清热，解毒透疹，利咽散肿，为君药。桔梗宣肺利咽，为臣药。麻为阳邪，易耗伤阴津，佐以麦门冬益胃生津，润肺养阴。生甘草清热解毒，合桔梗利咽祛痰，调和诸药，用为佐使。本方药简力专，清热透疹，解毒利咽，辅以养阴生津之品，邪正兼顾。

宋秦承祖方 （《幼幼新书·卷第十八·疮疹已出未出第五》）

主治 疮疹渐作，身热似伤寒候，只耳尖脚稍冷，或腹痛者，是疮疹。

组成 蝉蜕二十一个

用法 洗去泥，为末。用水一盏，慢火煎至七分，去滓，量大小温服。

如觉疮疹已出，便依前服三五次。若冷服，即有疮痕。若不是疮疹候，误服无害。

方解 疮疹初起身热，治以疏风透疹。蝉蜕甘寒，功可疏散风热，透疹止痒，"水煎壳汁，治小儿出疹不快"（《本草衍义》），单用对小儿疮疹初起者有效。

升麻汤 （《幼幼新书·卷第十八·疮疹已出未出第五》引《养生必用》方）

主治 小儿疮疹始作与伤寒相类，头痛憎寒壮热，疑似之间，先与解肌汤，已发未发皆可服，又名升麻汤。

组成 升麻 白芍药 干葛 甘草（炙）各等分

用法 上为末，每服二钱，水一盏，煎至七分，去滓温服，日三，甚即连夜服。贫家缓急亦可汤点眼，身心烦热即温服，寒多即热服。

方解 疹毒发泄，由肌腠达于肌表，自内向外。小儿疮疹初起，发热恶寒，急须开其肌腠，疏其皮毛，助疹毒外透，使邪有出路。故治宜辛凉解肌，透疹解毒。方中升麻发表透疹，清热解毒，为君药。干葛辛凉，善于发表解肌，透发麻疹，解热生津，为臣药。君臣相须为用，既针对主病主证，又兼顾阴津，防止疹毒耗伤。佐以白芍药敛阴益营，合君臣药透达营卫，且发表不伤阴津。炙甘草调和诸药为使。全方邪正兼顾，共奏解肌透疹之功。

病案 王某某，女，6岁，1959年1月19日初诊。发烧五天，咳嗽，咽肿，背部发现疹形，颔部、颊部亦有少许，食纳不佳，恶心，水入即吐，下利青色，目羞涩，眵多。脉洪数，舌红苔黄腻。显系伏热内郁，治宜清宣。处方：升麻一钱半，粉葛根一钱半，赤芍一钱半，甘草一钱，僵蚕一钱，牛蒡子一钱半，桔梗一钱，苇根五钱，淡竹叶二钱，郁金一钱半，射干八分，银花二钱，葱白（后下）三寸，一剂。1月20日复诊：服药后热减，微汗出，咽肿痛略好转，心烦、吐利均减轻，疹形仍不透。舌正苔减，脉浮数。宜继续清宣。处方：银花藤三钱，连翘二钱，牛蒡子一钱半，桔梗一钱，花粉三钱，白僵蚕二钱，苇根五钱，竹叶二钱，白通草一钱，甘草八分，一剂。1月21日三诊：体

儿科常见病通治方精义·麻疹

温减低，昨日大便一次。因吐泻疹毒下泄，出疹故少。脉尚洪，舌淡苔黄腻。治宜清宣解毒。原方去僵蚕，加桑皮二钱，黄芩八分，瓜蒌仁三钱，桔梗五分，两剂。1月23日四诊：麻疹已退，体温基本正常，但仍咳嗽，心烦，食欲渐增。脉滑数，舌淡苔薄黄腻。治宜清宣肺胃。处方：瓜蒌仁（打）三钱，花粉二钱，麦冬二钱，生桑皮二钱，芦根五钱，川贝母一钱，马兜铃一钱，生石膏三钱，前胡一钱，枇杷叶（炙）二钱，知母一钱，二剂，缓服。1月26日五诊：服药咳减苔退，不烦，食眠俱好转，二便正常，嘱停药，以饮食调养。（中医研究院. 蒲辅周医疗经验 [M]. 北京：人民卫生出版社，1976：255）

安斑散 （《幼幼新书·卷第十八·疮疹已出未出第五》引张涣方）

主治 调理疮疹。

组成 川升麻 赤茯苓 羌活 绵黄芪（锉）各一两 人参（去芦须） 枳壳（麸炒，去瓤） 桔梗 甘草（炙）各半两

用法 上件捣，罗为细末，每服一钱，水一盏，入紫草、薄荷各少许，煎五分，去滓，放温服，量儿大小加减。

方解 方中川升麻发表透疹，清热解毒；羌活祛风解表，除湿止痛。二药相合对疮疹初起，既祛风发表透疹，又清热解毒消疮，共为君药。臣以紫草清热凉血，解毒透疹；薄荷疏散风热，透疹辟秽，助君药凉血解毒透疹。佐以赤茯苓利水渗湿；绵黄芪、人参益气扶正，托疮生肌；枳壳、桔梗宣利胸膈之气；炙甘草和中，调和诸药，兼为佐使。诸药相合，祛风散寒，疏风清热，凉血解毒，益气扶正，配伍全面，可用于疮疹诸期治疗，但应据证加减。

红子汤 （《幼幼新书·卷第十八·疮疹已出未出第五》引张涣方）

主治 平调疮疹。

组成 红花子① 紫草茸各一两 麻黄（去根节） 川升麻各半两

---

① 红花子：出《本草图经》，为菊科植物红花的果实。

用法　上件捣，罗为细末，每服半钱，煎薄荷汤，入酒一滴，同调下。

方解　本方紫草茸清热凉血，解毒消疹，使热毒内清，为君药。红花子活血解毒，善治痘疹不出，为臣。麻黄透毛窍、开腠理，升麻发表解肌透疹，二药相合，使疹毒外出，邪有出路，为佐药。薄荷汤下，加强透疹之功，为佐使药。诸药相合，以清为主，兼能透发，清透并用，适用于麻疹初热及见形期。

快斑散 （《幼幼新书·卷第十八·疮疹已出未出第五》引张涣方）

主治　平调疮疹。

组成　贯众 （拣净，洗，焙干） 赤芍药各一两　甘草 （炮）　川升麻　枳壳 （麸炒，去瓤） 各半两

用法　上件捣，罗为细末，每服一钱，水一小盏，入竹叶七片，煎至五分，去滓温服。量儿大小加减。

方解　方中贯众清热解毒，主"诸毒"（《神农本草经》）；赤芍药清热凉血，祛瘀止痛，可"攻疮痈"（《滇南本草》），二药合用为君，使疹毒内清。臣以川升麻发表透疹，清热解毒，使疹毒外透。枳壳调畅气机，有利疹毒外透内清；竹叶清热除烦利尿，引邪下行，为佐药。甘草调和诸药。全方共奏清热凉血、解肌透疹之功。

紫草如圣散 （《幼幼新书·卷第十八·疮疹已出未出第五》引张涣方）

主治　疮疹初出，急服。吃乳婴儿与乳母兼服之，四五岁已外，只令儿服之。

组成　紫草 （拣净） 二两　陈橘皮 （去白，烤干） 一两

用法　上件捣，罗为细末。每服一大钱，水一盏，入葱白三寸，煎至六分，去滓温服。量儿大小加减。

方解　紫草清热凉血，解毒透疹为君药。《妙选方》云"疮疹气匀即出快"，故臣以陈皮理气，调畅气机。葱白通阳发散，开泄腠理，助疹外透。药仅三味，清热、透疹、理气并行，内清外达，用于麻疹初发之轻证。

紫草木通汤 《幼幼新书·卷第十八·疮疹已出未出第五》引《活人书》方

主治 小儿疮疹。

组成 木通 紫草 人参 茯苓 糯米各等分 甘草（炙）半分

用法 上锉如麻豆大，每服四钱匕，以水一盏半，煎至一盏，去滓温服。

方解 小儿疮疹热，热甚则出，热心主之，此药利心火，以躁脾土，心清则不生他疾，脾平五脏自安也。故以木通通导心火为君。紫草凉血解毒透疹为臣。人参、茯苓、糯米健脾祛湿为佐。甘草调和诸药为使。全方共奏清心调脾之效，心脾平调则疮疹易除。

黄芪散 《幼幼新书·卷第十八·疮疹已出未出第五》引郑愈方

主治 小儿热退疮疹。

组成 黄芪 柴胡 干葛 甘草（炙）各一钱半

用法 上为末，每服一钱，薄荷三叶，水五分，煎至三分，约三呷，空心服。

方解 小儿疮疹热退身凉，邪祛大半，宜重视扶正。治宜益气固表，疏风透疹。方中黄芪补气升阳，益卫固表，托疮生肌，疮疹后期可以其托毒保元，用为君药。柴胡、干葛疏风解热，透疹升阳，为臣药。佐以薄荷疏散风热，透疹辟秽。使以炙甘草调和诸药。本方益气扶正、透疹祛邪兼顾，小儿热退疮疹用之恰当。

快毒丹 《幼幼新书·卷第十八·疮疹出不快第六》引张涣方

主治 小儿疮疹，气匀即出快。

组成 牵牛子 木香各一分 肉豆蔻（去皮）半两 青橘皮（半两炒，半两生）一两

用法 上件捣，罗为细末，滴水和丸如黍米大，每服七粒至十粒，浓煎紫草、葱白汤下，乳前。量儿大小加减。

方解 小儿疮疹不出，气机调畅则易发出，故治宜活血调气，解毒透疹。方中紫草凉血活血透疹，解毒疗疮，"治伤寒时疾，发疮疹不出者，以此作药，使其发出"（《本草图经》），为君药。木香、青橘皮调中宣滞，行气运脾，使气畅则疮疹易出，为臣药。肉

豆蔻温中涩肠，行气消食；牵牛子消积通便，泻下利尿，《神农本草经》谓其可"下气，除风毒"；葱白通阳解毒，能通上下阳气，开泄腠理，三味相合，消食攻积导滞通阳，使气机上下宣通，为佐药。全方解毒透疹疗疮与调气活血兼顾，以调气通阳为特点，可使疮疹易出。

紫金散 （《幼幼新书·卷第十八·疮疹出不快第六》引《九籥卫生》方）

主治 小儿疮疹不快，倒靥。

组成 紫草　蛇蜕（炒焦）　牛李子（炒）各半两

用法 上同为粗末，每服一钱，水七分，煎至四五分，去滓温服。

酒调散 （《幼幼新书·卷第十八·疮疹出不快第六》引《玉诀》方）

主治 发疮疹不出。

组成 牛蒡子（炒）五钱　紫草　麻黄（去节）各五钱　臭椿子（去皮，为末）一钱　当门子（末）一字五粒

用法 上以温酒调下一字半钱。

方解 疮疹不出，宜宣发透疹，解毒疗疮。方中牛蒡子疏风清热，解毒透疹，可"消斑疹毒"（《本草纲目》）；紫草凉血活血透疹，解毒疗疮，"治伤寒时疾，发疮疹不出者，以此作药，使其发出"（《本草图经》），合用为君药。麻黄开皮毛，宣肺气以助君药透疹，为臣药。佐以臭椿子清热燥湿疗疮；当门子（即麝香）辛温芳香，走窜开通，"除一切恶疮"（《本草正》）。诸药相合，宣透之功显著，且可清热凉血，解毒疗疮，疮疹不出者服之则可透发。

神通散 （《幼幼新书·卷第十八·疮疹倒靥第七》引张涣方）

主治 疮疹毒气少，大小便利，倒伏不出。

组成 生干地黄（炒干）　地龙（紧确者，去土，微炒）各一两

用法 以上捣罗为细末，次用好朱砂一两（细研，水飞），上件同拌匀，每服一字，煎胡荽酒少许，同温汤调下。

方解 疮疹毒轻，但倒伏不出，治宜清热凉血，解毒透疹。方中生干

地黄清热凉血，养阴生津；地龙清热息风通络，"主天行诸热"（《本草拾遗》），二者相合，清热凉血之力倍增，共为君药。朱砂助君药清热解毒，用为臣药。胡荽发汗透疹，"疗痧疹，豌豆疮不出，作酒喷之，立出"（《嘉祐补注神农本草》），合酒辛散助行药力，用为佐使。

化毒汤 《小儿卫生总微论方·卷八·疮疹论》

主治 疮疹欲出，浑身壮热，情意不佳，不思饮食，服之即内消。已出，十解六七。全出者，当日须三服，立效。

组成 嫩紫草（去粗梗） 升麻 甘草（炙）各半两

用法 上锉如麻豆，以水二盏，糯米五十粒，同煎至一大盏，去滓放温，量大小三四次与服。

人参散 《小儿卫生总微论方·卷八·疮疹论》

主治 疮疹才觉出便服，令稀少轻可。

组成 人参 白术 贯众 甘草（炙） 羌活（去芦）各等分

用法 上为细末，每服一钱，水一盏，煎至六分，去渣温服，无时。

方解 小儿素体气虚，患疮疹后，难发，治宜补气托毒。方中人参大补元气，扶正以托邪外出，为君药。白术助君益气健脾，为臣药。佐以贯众清热解毒，使疹毒内清；羌活祛风胜湿，解表散寒，使疹毒外透以祛邪。炙甘草益气和中，调和诸药，用为佐使。全方以扶正为主，兼以祛邪，使正气充盛，疹毒内清外透。

小品犀角地黄汤 《小儿卫生总微论方·卷八·疮疹论》

主治 疮疹太甚，解散之。

组成 赤芍药一分半 生地黄四两 牡丹皮（去心）半两 犀角屑（无即以升麻代）半两

用法 上为粗末，每服二钱，水一小盏，煎至六分，去渣温服。有大热如狂者，加黄芩半两。更量大小与服。

方解 疮疹太甚，血热毒甚，治宜清热凉血，解毒散瘀。方以犀角屑（水牛角代）为君，化斑解毒，凉血清心。生地黄清热凉血，养阴生津，助君药凉血，且清热不伤阴，用为臣药。赤芍药、牡丹皮共为佐药，清热凉血，活血散瘀，使血流畅，热毒清。全方药仅四味，清热凉血之功甚好，且清热不伤阴，寒凉不郁遏，使血中热毒清解，疮疹可消。

猪胆醋 《小儿卫生总微论方·卷八·疮疹论》

主治 疮疹内发盛者。

组成 醋（四两） 大猪胆（一个，取汁用）

用法 合煎三四沸，每半合上下，量大小与之，日四五服，无时。

莱菔汁 《小儿卫生总微论方·卷八·疮疹论》

主治 疮疹出不快。

组成 开花萝卜

用法 煎汁，时时与饮。

紫草茸汁 《小儿卫生总微论方·卷八·疮疹论》

主治 疮疹出不快。

组成 紫草茸

用法 水煎汁服。

川芎升麻汤 《小儿卫生总微论方·卷八·疮疹论》

主治 疮疹已出，未能匀遍，或毒气壅遏，虽出不快。此药御风透肌，发疮甚效。

组成 川芎 川升麻 当归（去芦，洗净） 白芍药各半两

用法 上为粗末，每服一钱，水七分盏，煎至五分，去渣温服，不拘时候。

方解 疮疹出而不畅，毒气壅遏，治以透肌发疮。川芎芳香走窜，行气活血祛风；升麻发表透疹，清热解毒，擅长散肌表风邪，二者使热清毒解，气行血调，邪无滞留，共为君药。当归活血养血，助君药辛散活血，用为臣药。白芍药益阴养血，合当归使祛风不伤阴血，用为佐药。四药相合，以御风透疹发疮为主，且祛邪不伤阴血，邪正兼顾。

参黄散 （《杨氏家藏方·卷第十九·小儿下》）

主治 解利小儿疮疹后一切余毒。

组成 大黄（湿纸裹，煨） 黄芩 黑参三味各半两

用法 上件㕮咀。每服一钱，水半盏，煎至三分，去滓温服，乳食后临卧。

方解 小儿疮疹后，余毒未尽，治应清热凉血解毒，使余毒得清。方中大黄苦寒泻火凉血，清热解毒，使热毒下泄，"主小儿寒热时疾"（《药性本草》），为君。黄芩苦寒，清热泻火解毒；玄参清热解毒，滋阴降火，可"解斑毒"（《本草纲目》），善治血热发斑，共为臣。本方苦寒清热而不伤阴，对小儿疮疹后余毒未尽可解利之。

平和饮子 （《普济方·卷四百三·婴孩痘疹门》）

主治 小儿疮疹。

组成 人参 白术（净） 茯苓 甘草 升麻各等分

用法 上为细末，每服一二钱，水煎去滓，温，细细饮之。量岁大小虚实，以意许之。此药治诸疮疼痛，烦渴不宁者，皆可服之。惟小儿疮疹尤佳。

驱毒散 （《普济方·卷四百三·婴孩痘疹门》）

主治 小儿疮疹痘不快。

组成 白花蛇（酒浸一宿，炙黄，去骨为末） 麝香少许

用法 上为末，三岁一字，酒调下，蝉蜕汤亦得，良久便出。

方解 小儿疮疹痘出不畅，治宜祛风攻毒，透疹消疮。方以白花蛇祛风攻毒，能透骨搜风，主"疬疡、斑点及浮风瘾疹"（《药性本草》），为君药。蝉蜕疏散风热，透疹止痒，"治小儿出疹不快"（《本草衍义》），为臣药。麝香辛香通窍，活血散结，善治疮疡肿毒，为佐药。全方药仅三味，功专祛风攻毒，透疹消疮，使疮疹痘易出为快。

儿科常见病通治方精义·麻疹

薄荷散 （《奇效良方·疮疹论卷之六十五·疮疹论药方》）

主治 小儿才觉是疮疹，宜服之。

组成 薄荷叶—两 麻黄（去节） 甘草（炙）半两

用法 上为细末，每服二钱，水一中盏，枣二枚，生姜三片，同煎至六分，去渣放温，日三两次服。此是小儿禀受壅实，毒气甚者宜服。

木星饮子 （《奇效良方·疮疹论卷之六十五·疮疹论药方》）

主治 小儿疮疹不出及出不快。

组成 朱砂—分 郁金半两

用法 上为细末，每服一字或二字，量大小，入龙脑少许，以新汲水茶脚少许同调匀，然后刺猪尾滴三点子入药汁，令服。不过一二时辰，疮子出便红活。小儿无他病，神效。

快斑汤 （《婴童百问·卷之十·疮疹第一百问》）

主治 疮疹不快。

组成 紫草 蝉蜕 人参 白芍药各二钱半 木通—钱 甘草（炙）五分

用法 上锉散，每服三钱，煎服。

方解 疮疹不快，乃正虚无力托毒，治宜清透疹毒，益气扶正。方中紫草凉血透疹，解毒疗疮；蝉蜕疏散风热，透疹止痒，"治小儿出疹不快"（《本草衍义》），二者功擅透疹，共为君药。人参、白芍药益气养血扶正，使正盛邪易出，为臣药。木通清热泻火利湿，通血脉，用为佐药。炙甘草益气和中，调和诸药，用为佐使。全方邪正兼顾，共奏透疹解毒、清热凉血、益气养血扶正之功。

二和散 （《痘治理辨·痘治附方》）

主治 治疮疹，并伤寒冷热不和，阴阳痞结，气不升降。服之调营卫、和冷热、升降气、消食快气。

组成 藿香叶 香附子（炒，去毛）等分

用法 为细末，每服抄一字，温水调下，无时。

方解　疮疹、伤寒冷热不和，阴阳痞结，气不升降者，治以调营卫、和冷热、升降气、消食快气。方中藿香辛而微温，运脾化湿，和胃止呕，解散表邪，"以此调中，治呕吐霍乱；以此快气，除秽恶痞闷。且香能和合五脏，若脾胃不和，用之助胃而进饮食，有醒脾开胃之功。辛能通利九窍，若岚瘴时疫用之，不使外邪内侵，有主持正气之力"（《药品化义》）。香附味辛能散，味苦能降，味甘能和，性平不寒，芳香走窜，理气止痛，善治气结为病。二者等分，调和表里，平和寒热，调畅气机，调理脾胃，使表里不和、寒热不和、气机不畅、饮食不消诸证得愈。

惺惺散 （《医学纲目·卷之三十七·小儿部·心主热·疮疹治法通论》）

主治　小儿风热，疮疹，伤寒，时气，头痛壮热，目涩多睡，咳唾气壅，鼻塞清涕。

组成　白术　桔梗　细辛　瓜蒌根　人参　茯苓　甘草各等分

用法　上咬咀，每服二钱，水一盏，生姜三片，入薄荷三叶，煎至半盏，时时与服。

方解　小儿感受时气风热寒邪，治宜疏风解表，宣肺透疹，益气扶正。方中薄荷疏散风热，清利头目，透疹利咽；细辛祛风散寒，解表通窍。二者合用，疏风解表，透疹利咽通鼻窍，用为君药。桔梗宣肺利膈，止咳利咽；瓜蒌根清热生津，二者合用可助君药宣肺解表清热，用为臣药。方中人参、白术、茯苓、甘草（四君子汤）益气扶正，可助驱邪；生姜亦助解表，俱为佐。甘草兼调和诸药为使。全方邪正兼顾，祛邪不伤气津，共奏疏风解表、宣肺透疹、益气扶正之功。

加味升麻汤 （《古今医鉴·卷之十四·麻疹》）

主治　小儿麻疹表药，或邻家已有疹证，预服。

组成　升麻五钱　玄参五钱　柴胡五钱　黄芩五钱　干葛四钱　赤芍四钱　独活一钱　甘草二钱

用法　每锉三四钱，水煎服。

方解　小儿疮疹初起，或预防麻疹，法当解表透疹，清热凉血。方中升麻发表透疹，清热解毒；干葛发表解肌，透发麻疹，解热生津，二者相须为用，是治疗麻疹初起、透发不畅的常用配伍，合用为君药。柴胡、黄芩外透内清，解表散邪，又清里热；独活助君药解表透邪，为臣药。佐以玄参、赤芍清热养阴，凉血解毒，合葛根则发表清热不伤津。炙甘草和中，调和诸药，兼为佐使。全方邪正兼顾，共奏解表透疹、清热凉血、解毒生津之功。

泻白消毒散 （《幼科证治准绳·集之六·心脏部四·痘疮下》）

主治 麻疹轻者。

组成 桑白皮 地骨皮 (二味自采鲜者) 各三钱 牛蒡子 (炒，研) 荆芥穗各一钱半 桔梗 甘草各一钱 浮萍 (晒干) 二钱

用法 上为粗末。每服三五钱，水一盏，煎六分，滤清服。

方解 麻疹轻证，邪在肺卫，治宜清肺泻热，发表透疹。方中桑白皮、地骨皮清肺泻热，消散浮游之邪以散肺郁之热而奏平喘止嗽、透发麻疹之效，为君药。浮萍、牛蒡子、荆芥穗疏风解表，解毒透疹，为臣药。桔梗助君药宣肺以利透疹，为佐药。甘草调和诸药为使。

黄连解毒汤 （《幼科证治准绳·集之六·心脏部四·痘疮下》）

主治 麻疹初发热，如暄热之时，以此辛寒之药发之。

组成 防风 黄芩 黄连 荆芥穗 知母 石膏 黄柏 (酒炒) 栀子仁 大青 玄参 甘草 桔梗 木通

桂枝解毒汤 （《幼科证治准绳·集之六·心脏部四·痘疮下》）

主治 麻疹初发热，如大寒之时，以此辛温热之药发之。

组成 桂枝 麻黄 (酒炒) 赤芍药 防风 荆芥 羌活 甘草 桔梗 人参 川芎 牛蒡子 生姜

升麻解毒汤 （《幼科证治准绳·集之六·心脏部四·痘疮下》）

主治 麻疹，如时暖时寒，以此辛平之药发之。

组成 升麻 干葛 荆芥穗 人参 柴胡 前胡 牛蒡子 桔梗 防

风　羌活　赤芍药　淡竹叶　连翘　甘草

防风解毒汤 (《幼科证治准绳·集之六·心脏部四·痘疮下》)

主治　麻疹初发热，如温暖之时，以此辛凉之药发之。

组成　防风　薄荷　荆芥　石膏　知母　桔梗　甘草　牛蒡子　连翘　木通　枳壳　淡竹叶

方解　黄连解毒汤、桂枝解毒汤、升麻解毒汤、防风解毒汤四首解毒方，共治麻疹，组方俱有防风、荆芥穗、桔梗辛散宣肺之类，均可发表透疹。因其所治麻疹初起有寒热温凉证候之别，故黄连解毒汤又用黄连、黄芩、黄柏、栀子、大青、玄参、知母、石膏，清热泻火解毒之功较强，为辛寒之方；桂枝解毒汤又用麻黄、羌活、川芎辛温之品解表散寒，为辛温之方；升麻解毒汤则寒温并用，药性不热不寒，为辛平之方；防风解毒汤又配以石膏、知母、木通、淡竹叶、连翘等诸寒凉之品，为辛凉之方。

宣毒发表汤 (《慈幼新书·卷七·麻疹》)

主治　麻疹初热欲出未出。

组成　升麻　粉葛各八分　防风　桔梗　木通各五分　荆芥　薄荷　甘草各三分　前胡　连翘　枳壳　大力子　淡竹叶各六分

用法　夏加黄芩八分，冬加麻黄八分。此方疏风开表，透毒清热宽气，较升麻葛根汤力大而不猛，用广而不杂，最为妙当。

方解　麻疹初起热轻者，治宜辛凉透表。方以升麻清热解毒透疹为君药；葛根、薄荷、大力子（即牛蒡子）辛凉，发表透疹，增强升麻功效，为臣药。防风、荆芥、前胡疏表祛风；连翘清热解毒；桔梗、枳壳、前胡宣降肺气，以助疹毒透散；木通、淡竹叶清热利尿，使热下泄，共为佐药。甘草调和诸药为使。本方以大队疏表透疹之品，疏风开表透疹之功甚强，宜于麻疹初起热轻者。

病案　胡某，女，1.5岁。因发热、咳嗽5天，出疹1天，于2001年5月23日入院，症见发热，咳嗽，伴喷嚏，流涕，目红眵多，大便稀，小便黄。查体：39℃，神清合作，头面、颈项及胸背部皮肤可见粟粒状玫瑰色丘疹，疹眯稀疏，高出皮肤，压之褪色，疹间皮肤正常。双眼结膜充血明显，分泌物较多，两颊黏膜可见麻疹黏膜斑。双肺呼吸音粗，可闻及少许干湿罗音。舌淡红，苔黄，指纹紫达风关。胸片示：右下肺心膈处有一小片状阴影，边缘模糊，余肺野清晰，诊断：支气管肺炎。中药予宣毒发表汤加减（基本方：升麻3g，前胡5g，杏仁6g，葛根3g，薄荷3g，桔梗3g，荆芥3g，防风3g，木通3g，牛子5g，淡竹叶2g，枳壳3g，连翘5g，生甘草2g）。第二天，患儿体温持续39℃左右，但皮疹很快出至臀部及四肢，且疹点密集，第三天皮疹出至手、足心及鼻准，体温逐渐下降，咳嗽减轻。第四天，患儿体温正常，皮疹渐渐隐退，留有棕色色素沉着及糠麸样脱屑，仍有单声咳，干咳少痰，予沙参麦冬汤善其后而治愈。（唐建萍，郑海．宣毒发表汤治疗小儿麻疹60例［J］．实用中医内科杂志，2004，18（6）：532）

化毒清表汤 《慈幼新书·卷七·麻疹》

主治 麻疹已出而红肿过甚。

组成 连翘 花粉 黄芩 黄连 栀子 知母 葛根 元参 大力子 地骨皮各八分 桔梗七分 前胡 木通各六分 甘草 薄荷 防风各三分

用法 渴加麦冬八分，煅石膏二钱。大便涩，加酒炒大黄一钱。此方泻火抑阳养阴，仍兼疏表送毒，诚以势虽炽甚，必求外出，视用黄连解毒合白虎者，其天机活泼，为不侔矣。

方解 麻疹热盛者，治宜清热泻火解毒为主，兼疏表透邪，养阴生津。方中黄芩、黄连、栀子、连翘清热泻火解毒，使疹毒内清；疹毒阳邪，易耗伤阴津，配伍知母、花粉、元参清热生津，滋阴解毒；牛蒡子、薄荷、防风、葛根疏风清热，祛风透疹；地骨皮、木通清泻心肺，凉血利尿；桔梗、前胡宣降肺气；甘草调和诸药。全方清热泻火解毒之力甚强，且能疏表透疹，养阴生津，对疹毒内盛心肺者尤宜。

防风通圣散 （《慈幼新书·卷七·麻疹》）

主治 麻疹之发。

组成 防风　川芎　当归　白芍　大黄　薄荷　麻黄　连翘　石膏　黄芩　桔梗　滑石　甘草　荆芥　白术　山栀

方解 麻疹之发，治以清热解毒，解表通里。方中防风、荆芥、麻黄、薄荷疏风解表透疹；大黄、芒硝通便泻热；石膏、黄芩、连翘、桔梗清解肺胃；山栀、滑石清热利湿，合大黄、芒硝前后分消，使里热从二便而出；以当归、川芎、白芍养血活血；白术健脾燥湿；甘草和中，调和诸药，使清下而不伤中。全方共奏表里双解之效。

天保采薇汤 （《验方新编·卷二十四·外科主治汇方》）

主治 婴儿斑痧、麻疹诸初起及风痰惊搐，用此清解表里。

组成 羌活　独活　柴胡　前胡　枳壳　桔梗　法夏　茯苓　陈皮　甘草　升麻　葛根　川芎　赤芍　藿香叶　厚朴（炒）　苍术（制）等分

用法 姜枣引。或作丸服，姜汤下。

方解 斑痧、麻疹诸初起及风痰惊搐，病因不外风痰湿，治以清解表里，祛痰理气。方中羌活、独活、柴胡、川芎、升麻、葛根祛风除湿解表，行气活血；前胡、枳壳、桔梗宣降肺气，宽利胸膈；藿香叶、苍术散风寒，祛外湿；法夏、厚朴、茯苓、陈皮燥湿理气，健脾化痰；赤芍清里凉血活血；姜、枣合甘草调和脾胃，协调诸药表里兼治之功。

葛根解肌汤 （《张氏医通·卷十五·婴儿门下》）

主治 麻疹初起，发热咳嗽，或乍凉乍热。

组成 葛根　前胡　荆芥　鼠黏子（即牛蒡子）　连翘　赤芍　蝉蜕　木通等分　生甘草减半

用法 水煎热服。

方解 麻疹初起，发热恶寒咳嗽，乃肌表郁闭，肺气不宣，治以解表透疹。方中葛根发表解肌，透发麻疹，解热生津，为君。荆芥祛风散寒透疹；鼠黏子（即牛蒡子）、蝉蜕、连翘祛风透疹，疏散风热，上四味助君药透疹，俱用为臣。赤芍凉血散血；前胡降气祛痰，宣散风热；木通清热利尿，用为佐药。生甘草清热解毒，调和诸药，用为佐使。

射干消毒饮 （《张氏医通·卷十五·婴儿门下》）

主治　麻疹咳嗽声暗，咽喉肿痛。

组成　射干　黑参　连翘　荆芥　鼠黏子_{等分}　甘草_{减半}

用法　水煎温服。

加减参苏饮 （《麻科活人全书·卷之一·增订治麻问答捷要》）

主治　麻之初出。

组成　紫苏叶　前胡　粉葛　茯苓　枳壳　桔梗　甘草　生姜　葱白（引）

用法　水煎服。

麻黄散 （《麻科活人全书·卷之一·增订治麻问答捷要》）

主治　麻之初出，加减参苏饮发散不出者。

组成　麻黄（蜜同酒炒黑）　枳壳　赤茯苓　木通　苏叶　前胡　葛根　连翘　牛蒡子　蝉蜕　红花　葱白（引）

用法　水煎热服。

三仙散 （《麻科活人全书·卷之一·增订治麻问答捷要》）

主治　麻之初出，加减参苏饮发散不出者。

组成　红花　牛蒡子（炒）　穿山甲（炒成珠）

用法　水煎热服。

方解　麻之初出，不易发散者，治宜行散透疹。本方君以牛蒡子疏风清热，"消斑疹毒"（《本草纲目》）；臣以红花专入血分，活血祛瘀，擅长通经；合性专行散之穿山甲则活血通经之力倍增。全方药简力专，行散之力较强，麻疹发散不出者，用之则可透散。

加味导赤散 （《麻科活人全书·卷之一·增订治麻问答捷要》）

主治 麻证发热五六日，欲出不出，或作惊候，吐泻交攻。

组成 薄荷叶四钱　生地黄（酒洗）　木通　元参　车前子　连翘　淡竹叶各七钱　黄连三钱

用法 灯心、石膏引。

方解 本方乃导赤散加味而成，以生地黄、木通、淡竹叶清心养阴，利水通淋；元参、灯心、车前子清热利水，养阴解毒；黄连、连翘、薄荷叶、石膏疏散风热，清热解毒，加味后清热利水之效倍增，又可透散解毒，宜于麻证。

济生散 （《麻科活人全书·卷之一·增订治麻问答捷要》）

主治 麻欲出不出，而生杂证，入口即效。

组成 紫草茸　梅蕊　凤尾草　郁金各一钱　牛黄一分　穿山甲五分　蝉蜕（去头足）一钱

用法 为末，麦冬煎汤下一钱。

方解 麻疹出或不出，或生杂证，治以清热凉血、解毒透疹、行气活血。方中紫草茸清热凉血，解毒透疹；郁金清热凉血，活血行气，清心开窍。二药合用凉血解毒透疹，通行气血，共为君。梅蕊调畅气机，凤尾草清热利湿、凉血解毒，二味助君药凉血解毒，畅行气血；蝉蜕疏散风热，助君药透疹，共为臣。佐以穿山甲活血通经；牛黄清热解毒，息风豁痰；麦冬清心除烦，养阴生津。全方清热不伤阴，气血同调，共奏清热凉血、解毒透疹、行气活血之功。

荆防发表汤 （《麻科活人全书·卷之二·正麻奶麻风瘾不同第十五》）

主治 此方大能疏风清热，能散风热客于手足太阴，致发风瘾及麻疹，连热三四日，而始见标，而不甚烦躁。

组成 荆芥穗　防风　桔梗　枳壳（麸炒）　苏叶　川芎　当归各五分　干葛八分　红花二分　杏仁（去皮尖，炒）　牛蒡子（炒，研）各七分　楂肉（去核）一钱　生甘草（去皮）三分　连翘五分

用法 水煎服。夏天炎热，加酒炒黄芩五分；冬月严寒，加麻黄三分

或加羌活五分；小便赤涩黄，加木通（去皮）七分。

方解　风瘾及麻疹热不甚者，治宜解表透疹，疏风清热。方中荆芥穗、防风祛风发表，为君。苏叶、川芎助君药祛风散寒解表；连翘、牛蒡子、干葛发表解肌，透疹解毒，上五味助君药解表透疹，为臣。佐以桔梗、杏仁、枳壳宣降肺气，畅利胸膈；红花、当归、楂肉活血和血，与桔梗、枳壳相配，使气血流通，邪无滞留。生甘草清热解毒，调和诸药，为佐使。

解毒快斑汤 （《麻科活人全书·卷之二·易收早收难收第四十九》）

主治　麻疹现形一二日宜用。

组成　连翘　牛蒡子　防风　荆芥穗　当归尾　桔梗各七分　生地黄　楂肉各八分　蝉蜕（去头足）七只　黄芩　紫草茸各六分　干葛一钱　西河柳五分　川芎五分　生甘草（去皮）三分

用法　水煎，以犀角磨汁对服。

方解　麻疹现形，热毒内盛，治疗以清为主，兼以透发。方中犀角（水牛角代）苦寒泄热，而又清凉透发，寒而不遏，可凉血化斑，用为君药。生地黄、紫草茸助君药清热凉血，解毒透疹，且清热不伤阴；黄芩、连翘助君药清热解毒，共为臣药。佐以牛蒡子、干葛、蝉蜕、西河柳发表透疹，祛风除湿清热，使邪透肌肤，内热自消；防风、荆芥穗祛风发表透疹；川芎、当归尾、楂肉行气活血，祛风养血；桔梗开宣肺气以助透疹。生甘草清热解毒，调和诸药，用为佐使。

清扬饮子 （《麻科活人全书·卷之三·咳嗽第五十》）

主治　麻疹主方。

组成　西河柳五钱　麦冬　元参各二钱　牛蒡子（炒）　葛根各一钱五分　知母（蜜炒）　蝉蜕肚（洗去土）　薄荷叶　荆芥穗　甘草各一钱　淡竹叶三十片

用法　水煎服。

方解　麻疹以透为顺，以清为要。方中西河柳轻消升散，可发表透疹，祛风除湿，"治痧疹热毒不能去"（《本草经疏》），用为君。牛蒡子、葛根疏散风热，解表透疹；麦冬、元参、知母滋阴清热，降火解毒，清热不伤阴，共为臣。淡竹叶清热除烦，生津利尿；荆芥穗、蝉蜕、薄荷解表透疹，上四味清热解表透疹，合用为佐。甘草调和诸药为使。诸药相合，共奏发表透疹、清热滋阴之功。

沆瀣丹 （《幼幼集成·胎病论》）

主治 治小儿一切胎毒、胎热、胎黄、面赤目闭、鹅口、口疮、重舌、木舌、喉闭、乳蛾、浑身壮热、小便黄赤、大便闭结、麻疹、斑、瘰、游风、癣疥、流丹、瘾疹、痰食、风热、痄腮、面肿，十种火丹，诸般风搐。

组成 杭川芎（酒洗）九钱　锦壮黄（酒蒸）九钱　厚黄芩（酒炒）九钱　厚川柏（酒炒）九钱　黑牵牛（炒，取头末）六钱　薄荷叶四钱五分　滑石粉（水飞）六钱　尖槟榔（童便洗，晒）七钱五分　陈枳壳（麸炒，净）四钱五分　净连翘（除去心、隔，取净）六钱　京赤芍（炒）六钱

用法 上十一味依方炮制和匀，焙燥研极细末，炼蜜为丸如芡实大。月内之儿每服一丸，稍大者二丸，俱用茶汤化服。乳母切忌油腻。但觉微有泄泻，则药力行，病即减矣，如不泄再服之。重病每日三服，以愈为度。

方解 参见本书"鹅口疮"一节。

桂枝葛根汤 （《幼幼集成·卷六·万氏痘麻·麻疹证治歌》）

主治 严寒时令，麻毒难出，以此发之。

组成 柳杨桂　粉干葛　赤芍药　绿升麻　北防风　炙甘草

用法 生姜三片，淡豆豉一钱为引，水煎服。

方解 严寒时令，麻毒难出，治宜发表透疹。方中桂枝、干葛发表解肌，透发麻疹，合用为君。升麻、防风助君药祛风发表透疹，为臣。生姜、淡豆豉助君臣药散寒解表；赤芍活血散瘀，通顺血脉，俱为佐。炙甘草和中，调和诸药，为佐使。诸药相合，解表散风透疹之力显著，对严寒时令麻毒难出者，可透发麻疹。

升麻葛根合人参白虎汤 《幼幼集成·卷六·万氏痘麻·麻疹证治歌》

主治 炎天暑月，毒为热隔，以此凉解之。

组成 绿升麻　粉干葛　白芍药　炙甘草　净知母　熟石膏　上拣参

用法 糯米一撮，水煎服。

方解 炎天暑月，毒为热隔，治宜清热生津，解毒透疹。本方以人参白虎汤加升麻、干葛、白芍而成。方中人参白虎汤（熟石膏、净知母、人参、糯米、炙甘草）清热生津，益气和中；绿升麻、粉干葛发表透疹，清热解毒，解热生津；白芍药益阴缓急。故本方清热生津、益气养阴之效显著，再合透疹解毒之升麻、干葛，则尤可凉解热盛津伤、疹毒难透者。

荆防败毒散 《幼幼集成·卷六·万氏痘麻·麻疹证治歌》

主治 天时不寒不热，以此平解之。

组成 上拣参　北柴胡　正川芎　芽桔梗　荆芥穗　白云苓　陈枳壳　信前胡　川羌活　川独活　北防风　炙甘草

用法 薄荷五片为引，水煎，热服。

麻黄汤 《幼幼集成·卷六·万氏痘麻·麻疹证治歌》

主治 麻疹六七日，应出不出或风寒闭塞。

组成 净麻黄　熟石膏　净蝉蜕　绿升麻　炙甘草

用法 葱白三寸为引，水煎服。

升葛桂枝汤 《彤园医书（小儿科）·卷前篇·麻疹证治》

主治 春冬天寒用此发表。

组成 升麻　葛根　桂枝　赤芍　防风　甘草　豆豉　生姜（引）

用法 冬感寒无汗加麻黄，春加羌活、苏叶，咳加芥穗、桔梗，喘加杏仁，头身痛加川芎、羌活，内热加炒牛蒡。

方解 升麻、葛根疏风清热，发表透疹；本证因伤风感寒，故以桂枝解肌散寒，共为君。防风、豆豉助君药祛风透疹解表，为臣。赤芍凉血散血；生姜散寒解表，为佐。甘草调和诸药为使。全方共奏疏风散寒、解表透疹之功，宜于春冬天之麻疹属风寒者。

升葛白虎汤 （《彤园医书（小儿科）·卷前篇·麻疹证治》）

主治　夏秋天热用此发表。

组成　升麻　葛根　白芍　甘草　知母各一钱　石膏末三钱　粳米一撮

用法　喘嗽甚，加芥穗、防风、杏仁、桔梗；热甚便秘烦渴，加芩、连、栀子、木通。

方解　升麻、葛根疏风清热，发表透疹，解热生津，配以白虎汤之石膏末、知母、甘草、粳米清热透邪生津，加白芍以益阴，共奏清热透疹之功，且清热不伤阴津，宜于夏秋天之麻疹属风热者。

解毒大青汤 （《彤园医书（小儿科）·卷前篇·麻疹证治》）

主治　疹色紫赤，毒热太甚。

组成　大青叶　淡竹叶　石膏末　地骨皮　芥穗　元参　生地　熟地　知母　花粉　木通　甘草

用法　煎服。

方解　疹色紫赤，毒热炽盛者，治宜清热解毒、凉血滋阴为主，兼以祛风透疹。方以大青叶清热解毒，凉血消斑，善治"风热斑疹"（《本草正》），为君。石膏末、知母、花粉清透邪热，生津润燥；元参、生地、熟地凉血滋阴解毒，共用为臣。地骨皮甘寒清润，凉血退热除蒸；芥穗祛风透疹；木通、淡竹叶清热利水，使热从小便而泄，均为佐。甘草和中，防寒凉伤胃，并调和诸药，为佐使。全方清滋透并用，既清热凉血解毒，又不伤阴血，邪正兼顾。

新定麻石消毒饮 （《麻疹专论·卷一·发不出》）

主治　麻出暴收，毒攻肺胃，喘息烦闷。

组成　石膏一钱　杏仁　牛蒡子　荆芥各八分　麻黄（蜜酒炙黑）五分

用法　水煎服。

方解　此方乃麻杏石甘汤、三味消毒饮俱去甘草而成。麻既由胃而出于肺，肺合皮毛，皮毛为风寒逆袭，邪毒壅塞肺部不得外解，发生喘急气粗等状，肺受围困也；甚则腹中胀痛，肺难容毒，反欲攻胃也。故以麻黄、荆芥疏在表之风寒；石膏清在肺之郁热；杏仁利肺气；牛蒡宣肺毒。

消毒饮（《儿科要略·第四章·痧痘论治》）

　主治　麻疹发斑。

　组成　牛蒡子　连翘　甘草　升麻　山豆根　紫草各等分

　用法　研为细末，清水煎服。

　方解　麻疹发斑，治宜清热透疹，凉血解毒。方中牛蒡子疏风清热，解毒透疹，善治"诸毒热壅……时行疹子"（《药品化义》），用为君。升麻发表透疹，清热解毒，擅长散肌表风邪；紫草清热凉血，解毒透疹。二者助君药清热解毒透疹，合用为臣。连翘、山豆根清热解毒，为佐。甘草调和诸药为使。全方清热解毒之力较强，故名消毒饮。

无 名 方

小儿疮疹不透方（《幼幼新书·卷第十八·疮疹出不快第六》引《吴氏家传》方）

　组成　猪心血　麝香

　用法　上旋取猪心血调麝香少许，两手心中涂之，并涂些小口唇上，即出。极妙。

治疮疹瘢子方（《小儿卫生总微论方·卷八·疮疹论》）

　组成　密陀僧

　用法　细研为末，水调夜涂，明旦洗之。

麻疹发散方（《文堂集验方·卷三·儿科》）

　组成　樱桃核四十九粒（敲碎）　葱头一个

　用法　水煎服，即能透发。

疹证初现，未全透彻方（《儿科萃精·卷五·麻疹门》）

组成　粉葛根八分　软前胡八分　荆芥穗八分　连翘壳钱半　净蝉蜕七个
　　　细木通六分　蜜蒸桑白皮五分　川贝母钱半

用法　引用灯心十茎。

风　疹

"风疹"，又名"风痧"，其证一般较轻微，初起类似伤风感冒，多由外感风热时邪，自口鼻而入，郁于肺卫，蕴于肌腠，与气血相搏，发于皮肤所致。初起治宜疏风清热，因势利导，祛邪外出；由邪毒炽盛，致高热烦渴等气营征象者，多采用清热解毒之法，预后良好。

有 名 方

麻黄散（《太平圣惠方·卷第九十一·治小儿风瘙瘾疹诸方》）

主治　小儿风瘙瘾疹。

组成　麻黄（去根节）一两　川升麻一两　葛根（锉）一两　射干半两　鸡舌香半两　甘草（炙微赤，锉）半两　石膏三分

用法　上件药捣粗罗为散，每服一钱，以水一小盏，煎至五分，去滓放温，量儿大小分减服之。

方解　小儿外感风热时邪，邪郁肺卫，蕴于肌腠，而发风瘙瘾疹，肺失宣降，气机失调，胃纳欠佳，精神倦怠。治宜疏风清热，解毒透疹。方用麻黄为君，味辛发散，《名医别录》谓其可"通腠理，解肌"，功善宣肺气，开腠理，透毛窍，因势利导，驱邪外出。配伍升麻，《神农本草经》载其"主解百毒，辟温疾、障邪"，《滇南本草》言其"主小儿痘疹"，辛甘微寒，性能升散，功善解表透疹，尚具清热解毒之功；葛根味辛性凉，亦有发表散邪、解肌退热透疹之效，二药配伍，既可协助麻黄解表祛邪，又可加强解毒透疹作用，共为臣药。佐以射干，苦寒泄降，清热解毒，有清肺泻火、解毒利咽之效；生石膏辛甘大寒，《名医别录》载其可"除时气头痛身热"，《医学衷中参西录》言石膏"凉而能散，有透表解肌之力"，功善清热泻火、解肌透热，并主入肺经，善清肺经实热，除烦止渴；鸡舌香（即母丁香），为

丁香的成熟果实，辛温芳香，暖脾胃而行气滞，三药合用为佐。炙甘草益胃和中，调和诸药，用为使。

犀角散 (《太平圣惠方·卷第九十一·治小儿风瘙瘾疹诸方》)

主治 小儿风瘙瘾疹，壮热心躁。

组成 犀角屑三分　川升麻三分　麦门冬（去心）三分　白蒺藜（微炒，去刺）三分　甘草（炙微赤，锉）三分

用法 上件药捣粗罗为散，每服一钱，以水一小盏，煎至五分，去滓放温。量儿大小分减服之。

方解 邪热炽盛，热入气营，可见壮热心躁等症。治宜清热解毒，凉血祛风。方用犀角（水牛角代）屑清热凉血，泻火解毒定惊，《陆川本草》载其主"凉血解毒，治热病昏迷，麻痘斑疹"，为君药。升麻味辛性凉，解表透疹，清热解毒，为臣。白蒺藜辛散苦泄，轻扬疏散，祛风止痒，为治疗风疹瘙痒常用之品，《本草求真》曰"凡因风盛而见目赤肿翳，并通身白癜瘙痒难当者，服此治无不效"；麦门冬味甘柔润，养阴生津，润肺清心，除烦安神，共为佐。使以炙甘草调和诸药。

黄芪散 (《太平圣惠方·卷第九十一·治小儿风瘙瘾疹诸方》)

主治 小儿风瘙瘾疹。

组成 黄芪（锉）三分　白鲜皮半两　防风（去芦头）二分　黄芩三分　枳壳（麸炒微黄，去瓤）一分　甘草（炙微赤，锉）半两

用法 上件药捣粗罗为散，每服一钱，以水一小盏，煎至五分，去滓放温，量儿大小分减服之。

方解 小儿禀赋不足，或气血虚弱，卫气不固，风热时邪乘虚内侵，气机失调，脾胃受损，湿与热结，而致病情缠绵难愈。治宜益气固卫，清热燥湿，祛风止痒。方用生黄芪健脾补中，益气固卫，《本草汇言》言黄芪为"补肺健脾，实卫敛汗，驱风运毒之药也"，用为君。伍白鲜皮性味苦寒，《药性论》谓其"治一切热毒风、恶风、风疮疥癣赤烂"，有清热燥湿、泻火解毒、祛风止痒之功；黄芩苦寒，清热燥湿，泻火解毒，二药相伍，加强清热解毒、燥湿作用，共为臣。又以防风辛温发散，祛风止痒，

解表胜湿；枳壳行气开胸，宽中除胀，如此配伍则祛外风、止瘙痒，行中气、运湿邪，为佐。炙甘草调和诸药，缓解白鲜皮、黄芩苦寒败胃之弊，用以为使。

枳实丸 （《太平圣惠方·卷第九十一·治小儿风瘙瘾疹诸方》）

主治 小儿风瘙瘾疹，痒痛不止。

组成 枳实（麸炒微黄）三分　甘菊花半两　蛇床子一分　防风（去芦头）半两　天雄（炮裂，去皮脐）一分　麻黄（去根节）半两　漏芦一分　白薇一分　白蒺藜（微炒，去刺）半两　浮萍（干者）半两

用法 上件药捣罗为末，炼蜜和丸，如绿豆大，每服以温水下七丸。量儿大小加减服。

方解 《诸病源候论·风痒候》曰："凡痒之类，逢热则痒，逢寒则痛。"风为百病之长，善行而数变，痒处游移，如虫行状，及祛风可止痒。方用枳实行气祛风止痒，《神农本草经》言其"主大风在皮肤中，如麻豆苦痒"，为君。伍菊花、防风发表散邪，祛风止痒；麻黄解表开腠，祛邪外出；白蒺藜、浮萍疏散风热，解表透疹，祛风止痒，以上五味药配伍，重在辛散疏泄，因势利导，祛风散邪，共为臣。佐以蛇床子辛苦温，助阳散寒，燥湿祛风，《药性本草》谓其"主大风身痒"；天雄辛热有毒，《神农本草经》谓其"主大风"，《日华子本草》言其"治一切风，助阳道，利皮肤，调血脉"，有祛风散寒燥湿、益火助阳之功；漏芦，《神农本草经》言其"主皮肤热"，苦寒降泄，清热解毒；白薇清泄肺热而透邪，清退虚热而益阴，上四药合用，寒热并用，阴阳同调，痒痛皆止。诸药相合，共奏祛风止痒、调和寒热之功。

蒴藋汤浴方 （《太平圣惠方·卷第九十一·治小儿风瘙瘾疹诸方》）

主治 小儿风瘙瘾疹。

组成 蒴藋二两　防风　羊桃根　石楠　秦艽　川升麻　苦参　茵芋　芫花　蒺藜子　蛇床子　黄矾　枳壳以上各一两

用法 上件药，细锉和匀，每用三两，以水一斗，煎至五升，去滓，看冷暖洗浴，避风。

方解 小儿因汗解脱衣裳，风入腠理，与血气相搏，传而为热，熏散肌肉，溢于皮肤，从而变生瘾疹。治宜祛风除湿，透疹止痒。方用蒴藋祛风除湿止痒，《名医别录》载其"主风瘙瘾疹身痒"，用为君。配伍防风、蒺藜子辛散表邪，祛风止痒；石楠、茵芋祛风除湿，《本草纲目》曰"茵芋、石南、莽草，皆古人治风妙品"；秦艽辛散苦泄，质润不燥，《名医别录》谓其"疗风无问久新"，《冯氏锦囊秘录》云"秦艽风药中之润剂，散药中之补剂"，以上五药合用，祛风胜湿止痒之力更著，共为臣。佐以升麻解表透疹，清热解毒；苦参"大苦大寒，退热泄降，荡涤湿火"（《本草正义》），清热燥湿止痒；羊桃根清热利湿，补虚益损；枳壳行气宽胸除满；芫花、蛇床子、黄矾辛苦温，有毒，外用祛湿止痒，解毒疗疮。

茵芋汤浴方 （《太平圣惠方·卷第九十一·治小儿风瘙瘾疹诸方》）

主治 小儿风瘙瘾疹，心膈烦闷。

组成 茵芋 防风 附子 牡蛎 莽草各半两

用法 上件药，细锉和匀，以水一斗，煮取六升，去滓，看冷暖洗浴，避风。

方解 人之皮毛乃营卫荣养、护卫之处，若因阳气虚弱，卫外不固，外受风湿之邪，邪郁肺卫，营卫不和，而致气血不运，肌无所养，则此发病。治宜祛风除湿止痒。方用茵芋祛风除湿，《日华子本草》言其可"治一切冷风"，为君。伍莽草加强祛风除湿之力，《本草纲目》曰"茵芋、石南、莽草，皆古人治风妙品"；防风发表散邪，祛风止痒，共为臣。附子气雄性悍，走而不守，尤善温经通络，逐经络中风寒湿邪；牡蛎咸寒质重，平肝息风，潜阳益阴安神，与附子相配，寒热并用，阴阳兼顾，用为佐。诸药配伍，共奏祛风除湿止痒之功。

防风汤 （《圣济总录·卷第一百六十八·小儿风热》）

主治 小儿风热，止烦渴，除风疹，治惊悸。

组成 防风（去叉） 黄芪（锉） 甘草（炙，锉） 人参 连翘各半两 山栀子仁一分

用法　上七味，粗捣筛，每服一钱匕，水一盏，煎至五分，去滓温服。

方解　小儿体质虚弱，风热之邪乘虚而入，郁于肺卫，气血相搏，而发风疹。治宜祛风散邪，益气扶正。方用防风解表散邪，祛风止痒，为君。伍黄芪、人参、甘草补脾益肺，益气固卫，扶助正气，与防风配伍，散中有补，补而不滞，祛邪不伤正，扶正不碍邪，相反相成，邪正兼顾，共为臣。佐以连翘疏散风热，清热解毒；栀子仁清热解毒，泻火除烦。炙甘草调和药性为使。诸药配伍，共奏祛风散邪、益气扶正之效。

防风汤 （《圣济总录·卷第一百八十二·小儿风瘙瘾疹》）

主治　小儿瘾疹风痒。

组成　防风（去叉）　白茯苓（去黑皮）　升麻　贝母（去心）　蒺藜子（炒，去角）　大黄（锉，炒）　甘草（炙，锉）各一分

用法　上七味，粗捣筛，每服一钱匕，水七分，煎至四分，去滓温服，食后，日二。

方解　外感风热时邪，郁于肺卫，入里则蕴生毒热，湿热相搏，而见瘾疹风痒。治宜疏风散邪，清热祛湿之法。方用防风为君，辛散解表，祛风止痒。臣以升麻疏散风热，清热解毒，透疹外出；蒺藜子辛散表邪，祛风止痒，二药配伍，加强防风疏风散邪之力。另用茯苓益气健脾，祛湿化痰；贝母清泄肺热，润肺化痰；大黄清热解毒，泻下热邪，三药相合，既可增强清热解毒作用，又能祛湿化痰，用以为佐。炙甘草益气和中，与茯苓配伍，健脾助运，杜生痰之源，扶助正气以利驱邪外出，还可调和药性，用为佐使。诸药配伍，共奏疏风散邪、清热祛湿之效。

枳实汤 （《圣济总录·卷第一百八十二·小儿风瘙瘾疹》）

主治　小儿风疹，皮肤肿。

组成　枳实（去瓤，炒黄）两片　芍药一分

用法　上二味，粗捣筛，每服一钱匕，水半盏，煎至三分，去滓入清酒半合，更煎三五沸。分温二服，空心午间晚后各一，更量大小加减。

方解　风热时邪，自口鼻而入，郁于肺卫，蕴于肌腠，与气血相搏，

308

儿科常见病通治方精义·风疹

发于肌肤，而致风疹。治宜调和气血，祛风止痒。方用枳实，《神农本草经》言其"主大风在皮肤中，如麻豆苦痒"，具有行气祛风止痒之功；芍药味酸入血分，养血敛阴，柔肝息风。二药配伍，行气补血，气血同调；疏肝柔肝，体用兼顾；一阳一阴，刚柔相兼；一散一敛，相反相成。用时酒水同煎，增强辛散通行之力，祛风止痒之功更著。

石楠汤 （《圣济总录·卷第一百八十二·小儿风瘙瘾疹》）

主治 小儿风疹。

组成 石楠叶一把　蜀椒（去目及闭口者，炒出汗）半两

用法 上二味，以水二盏，煎取一盏半，去滓下硝石、白矾各半两，搅令消，以绵搵涂于疹处，干即易。

方解 方用石楠叶辛散，祛风湿之邪而止痒，为君。蜀椒，《神农本草经》谓其"主风邪气"，辛温祛风，散寒除湿，用为臣。用时加硝石、白矾，硝石有泻下热邪之效，亦可防止蜀椒助热之弊；白矾性燥酸涩，收湿止痒，共为佐药。本方对于外感风寒湿邪而致风疹者尤宜。

涂敷方 （《圣济总录·卷第一百八十二·小儿风瘙瘾疹》）

主治 小儿风疹出不止。

组成 白矾（熬令汁枯）

用法 上一味，研为末，酒调，用鸡翎扫涂疹上。

方解 白矾酸涩性寒，研末外用，功善收湿止痒，适用于小儿风疹属风湿之证者。

枳实膏 （《幼幼新书·卷第三十七·风瘙瘾疹第六》引《婴孺》方）

主治 小儿体起风疹及肿。

组成 枳实（炙）四分　茺蔚子　防己各五分　升麻六分　竹叶（切）七合　石膏（末）二两　芒硝十二分

用法 上以麻油一升四合，煎四五沸，去滓，敷疮上。

方解 外感风热时邪，郁于腠理，气血相搏，蕴生湿热，则致风疹及

水肿。治宜疏风清热，利水消肿。方用枳实为君，行气祛风止痒，《神农本草经》谓其"主大风在皮肤中，如麻豆苦痒"。石膏辛甘寒，性寒清热泻火，辛寒解肌透热；防己，《名医别录》言其"疗水肿，风肿"，《本草求真》载其"长于除湿、通窍、利道，疗风水要药"，辛能行散，苦寒降泄，祛风除湿，清热利水消肿，二药配伍，加强君药疏风清热、利水消肿之力，共为臣。佐以茺蔚子、升麻疏散风热；竹叶清热泻火，生津除烦；芒硝泻下攻积，润燥软坚，清热消肿。用时以麻油煎沸，更增清热解毒之力。全方诸药配伍，共奏疏风清热、利水消肿之效。

竹沥汤 （《幼幼新书·卷第三十七·风瘙瘾疹第六》引《外台》方）

主治 小儿壮热瘾疹，已服汤丸不消。

组成 淡竹沥—升二合　葛根汁五合　牛黄（豆粒大，研）三颗

用法 上三味相和与儿服，一岁至五六岁一合至三合、五合，再服以意增减之。

方解 热邪炽盛，入于血分，患儿临床多表现为瘾疹难消、壮热心烦、痰多惊悸等症。治宜清热解毒，化痰定惊。方用竹沥性寒而滑，清热豁痰，定惊利窍，《本草纲目》谓"大抵因风火燥热而有痰者宜之"，为君药。牛黄性凉，其气芳香，能化痰开窍、凉肝息风、清热解毒，《日华子本草》载其有"清心化热，利痰凉惊"之效，用为臣。葛根为佐，味辛性凉，有发表散邪、解肌退热、透发麻疹之功，协助君臣药物祛风散邪、解肌透热。全方诸药配伍，共奏清热解毒、化痰定惊之效。

木香散 （《普济方·卷四百五·婴孩诸疮肿毒门》）

主治 小儿热毒疽肿及赤白诸丹毒肿，或生瘰疬疮疖，身中风疹瘙痒。

组成 木香—分　熏陆香—分　鸡舌香—分　黄芩—分　麻黄（去根节）一分　连翘半两　海藻（洗去咸味）半两　射干半两　川升麻半两　枳实（麸炒微黄）半两　牛蒡（微炒）半两　川大黄（锉碎，微炒）二两

用法 上罗为散，每服一钱，水一小盏，煎至五分，去滓，入竹沥半合，更煎三两沸，量儿大小，不计时，分减温服。

方解 热毒壅聚，搏结气血，熏蒸肌肤，而发痈肿疮疖或风疹瘙痒。

治宜清热解毒，宣通气血。方用木香为君，《本草纲目》言"木香乃三焦气分之药，能升降诸气"，辛行苦泄，性温通行，通畅气机。臣以熏陆香辛散走窜，味苦涌泄，既入血分，又入气分，能行血中气滞，化瘀消肿止痛，内宣通脏腑气血，外透达经络；鸡舌香（母丁香）辛温芳香，暖脾胃而行气滞，三味香药相合，宣通气血，畅达气机，则利于驱邪外出。佐以大黄、黄芩苦寒清热燥湿；连翘、射干清热解毒，消肿散结；升麻、牛蒡子疏散风热，解毒透疹；麻黄发表散邪，开宣腠理；海藻咸寒，消痰软坚，利水消肿；枳实行气祛风止痒；竹沥清热豁痰。诸药配伍，共奏清热解毒、宣通气血之功。

麻黄汤 （《普济方·卷四百六·婴孩诸疮肿毒门》）

主治 小儿丹毒、风肿及风疹。

组成 麻黄一两半 独活 射干 甘草 桂心 青木香 石膏 黄芩各一两

用法 上㕮咀，以水四升，煮取一升，三岁儿分为四服，日再。

方解 方以麻黄为君，重在发表散邪，开宣腠理。伍独活辛散苦燥，解散表邪，祛风湿止痒，加强麻黄解表驱邪之力，为臣。佐以射干清热解毒、化痰消肿，石膏解肌透热、生津除烦，黄芩清热燥湿，此三药合用，清热祛湿作用显著；桂心辛散温通、行气血、运经脉，青木香辛行苦泄、性温通行、畅通气机，二药配伍，更增调畅气血之力。甘草清热，且能调和药性，用为使。全方诸药配伍，共奏发表散邪、清热燥湿、调畅气血之功。

姜矾散 （《普济方·卷四百六·婴孩诸疮肿毒门》）

主治 小儿火丹，并一切风疹赤肿。

组成 生姜（切片子）五两 白矾（同上调，日干，不见火）二两半

用法 上为末，生姜自然汁调，鹅毛拂之。

方解 生姜辛散温通，解表散邪；白矾酸涩性寒，收湿止痒。二药配伍外用，一散一收，相反相成，适用于小儿风疹属风湿之证。

敷药解毒散 《《保婴撮要·卷十一·胎毒疮疥》》

主治 一切毒疮，风疹痒痛。

组成 大黄 黄柏 山栀 寒水石各等分

用法 上为末，水调搽。若破而脓水淋漓，用当归膏，或清烛油调，尤善。

方解 热毒炽盛，壅聚气血，而发毒疮风疹，治宜清热解毒。方用大黄苦寒清热，泻火解毒，并兼具活血化瘀之效，为君。臣以黄柏清热燥湿；栀子苦寒通泄三焦，加强清热祛湿之力。寒水石，《神农本草经》载其"主身热"，功善清热泻火，为临床治疗热毒疮疡常用之品，用为佐。全方诸药配伍，清热解毒效力显著。

犀角饮子 《《幼科证治准绳·集之四·心脏部二·痘疮证治》》

主治 解热毒，去风疹。

组成 犀角 甘草（炙）各半两 防风二两 黄芩一两

用法 上为粗末，每服五钱，用水一小盏，煎至半盏，去滓温服，不拘时候。

方解 热毒风疹，治宜疏散热邪、清热泻火为主。方中犀角（水牛角代）清热凉血，泻火解毒，为君。防风疏散祛风，解除表邪，为臣。更佐以黄芩清热燥湿，泻火解毒。炙甘草益胃和中，减缓上述药物寒凉败胃之弊，又调和药性，用为佐使。全方诸药配伍，共奏疏风散邪、清热泻火之功。

溯源解毒汤 《《彤园医书（小儿科）·卷后篇·杂症门》》

主治 奶麻风疹。

组成 当归 生地 白芍 川芎 炒连 连翘 陈皮 木通 沙参 甘草

用法 母子同服。

方解 奶麻风疹之疾，多以瘙痒为主症，前人有止痒必先疏风、治风必治血之古训。本方以四物汤（当归、生地、白芍、川芎）熟地黄易为生地黄，养血活血，清热润燥，寓有"治风先治血，血行风自灭"之意。又配伍连翘辛凉疏散，黄连清热燥湿，木通清利湿热、导邪下行，三药合用，分别从散、清、利三个方面给邪以出路；陈皮辛香而行，疏理气机；沙参清肺火，养阴生津；更合甘草顾护中焦，调和药性。全方诸药配伍，共奏养血疏风、清热宣通之功。

活幼防风汤 （《彤园医书（小儿科）·卷后篇·杂症门》）

主治 见麻初发热，通治奶麻、风疹疑似不分，母子同服。

组成 防风　葛根　芥穗　桔梗去皮尖炒研　杏仁各一钱　面炒枳壳　当归　川芎　陈皮　苏梗　甘草　山楂各八分　红花四分

用法 冬月，加羌活八分，葱白三寸。

方解 风疹初起，风热之邪，郁于腠理，搏结气血，治宜开腠疏散，行气调血。方用防风为君，辛散疏达，解表透邪。臣以葛根、芥穗解肌退热透疹，增强疏散邪气之力。佐以桔梗、杏仁宣降气机；枳壳、陈皮、苏梗宽中畅膈，行气除满；当归、川芎、山楂、红花活血化瘀，养血润燥，以上诸药合用，行气调血，气血畅达，有助散邪。冬月感邪，还可佐以羌活、葱白，加强开宣毛窍、疏散表邪之力。甘草为使，调和药性。全方配伍，共奏疏风散邪、行气调血之功。

调中散 （《儿科要略·第四章·痧痘论治》）

主治 风疹。

组成 藿香　枳实　砂仁　甘草　苍术　茯苓　陈皮　青皮　半夏　厚朴

用法 清水煎服。

方解 脾为后天之本，小儿正气未充，脾气虚弱，易致健运失司，痰湿内生，气机阻滞；而一旦脾失健运，正气不足，外邪更易乘虚而入，且驱邪无力，导致病程缠绵。故小儿风疹之证，治疗中除疏风止痒、清热解毒之外，尚需重视调理脾胃，扶助正气，脾胃健运，气机通调，痰湿无所由生，则正气强盛，鼓邪外出，更能防邪复入，实为治本之法。本方由《太平惠民和剂局方》二陈汤合平胃散加减而成。方用二陈汤（半夏、茯苓、陈皮、甘草）燥湿化痰，理气和中；平胃散（苍术、厚朴、陈皮、甘草）燥湿运脾，行气和胃；又加藿香芳香化湿，和中止呕；枳实、砂仁、青皮行气和胃化湿。全方配伍，重在调理脾胃、行气祛湿，故名"调中散"。

荆防发表汤 《麻科活人全书·卷之二·正麻奶麻风瘾不同第十五》）

主治 风瘾身热不退。

组成 荆芥穗 防风 桔梗 枳壳（麸炒） 苏叶 川芎 当归各五分 干葛八分 红花二分 杏仁（去皮尖，炒） 牛蒡子（炒，研）各七分 楂肉（去核）一钱 生甘草（去皮）三分 连翘五分

用法 水煎服。夏天炎热，加酒炒黄芩五分；冬月严寒，加麻黄三分或加羌活五分；小便赤涩黄，加木通（去皮）七分。

方解 本方是《彤园医书》活幼防风汤减陈皮，苏梗易为苏叶，加牛蒡子、连翘而成。其中苏叶、牛蒡子疏散外邪，透邪外出；连翘辛凉疏散之中，更具清热解毒之力。用方之时，还需因时制宜，夏季加黄芩，增清热燥湿之功，酒炒之后疏散上行之力更强；冬季加麻黄、羌活，意在开宣腠理，疏散邪气。若小便不利，还可加木通，清热利湿，给邪以出路。全方诸药配伍，共奏疏风散邪、行气调血、清热解毒之功。

无 名 方

主大人小儿风疹方 《肘后备急方·卷五·治癞癣疥漆疮诸恶疮方第三十九》）

组成 茱萸一升 酒五升

用法 煮取一升，帛染拭之。

治小儿风瘙瘾疹方 《备急千金要方·卷五·少小婴孺方下》）

组成 蒴藋 防风 羊桃 石南 秦椒 升麻 苦参 茵芋 芫花（一云芫蔚） 刺蒺藜 蛇床子 枳实 矾石各一两

用法 上十三味㕮咀，以浆水三斗，煮取一斗，去滓，纳矾令小沸，浴之。

治小儿风瘙瘾疹浴方 （《太平圣惠方·卷第九十一·治小儿风瘙瘾疹诸方》）

组成　柳树空中屑二分　蒴藋三两　黄芦二两　盐二合

用法　上件药，细锉和匀，每用三两，以水一斗，煮取五升，去滓，看冷暖洗浴，避风。

治小儿风瘙瘾疹方 （《太平圣惠方·卷第九十一·治小儿风瘙瘾疹诸方》）

组成　景天草一两　蓝叶五两

用法　上件药，捣绞取汁，涂于肿处，以热手摩之，日三两度用之。

治小儿风瘙瘾疹，心中闷乱方 （《太平圣惠方·卷第九十一·治小儿风瘙瘾疹诸方》）

组成　川芒硝二两

用法　上以清酒三大盏，煎至二盏，放温，洗儿痒处，候燥复洗之，痒瘥乃止。避风。

治小儿风瘙瘾疹 （《太平圣惠方·卷第九十一·治小儿风瘙瘾疹诸方》）

组成　牛膝（去苗，微炙）三两

用法　上捣细罗为散，每服以温水调下半钱。量儿大小以意加减，日三服。若患瘘疮多年不瘥，以散敷之。兼治骨疽瘰疬疮，甚妙。

治小儿风瘙瘾疹 （《太平圣惠方·卷第九十一·治小儿风瘙瘾疹诸方》）

组成　白矾

用法　烧灰细研，以酒调涂之。

治小儿恶毒、丹毒赤及风疹方 （《幼幼新书·卷第三十五·一切丹第二》引《婴孺》方）

组成　甘草

用法　杵敷之。

治小儿风瘑瘾疹又方 《幼幼新书·卷第三十七·风瘑瘾疹第六》引《千金》方）

组成　牛膝末

用法　酒服方寸匕，漏疮多年不瘥，捣末敷之。亦主骨疽、癫疾、瘰疬绝妙。

风疾瘾疹洗方 （《小儿卫生总微论方·卷十九·风疾瘾疹论》）

组成　荆芥　细辛（去苗）　白芷　薄荷叶各等分

用法　上为粗末，每用两大匙，水一桶，取羊蹄菜一棵，连根叶枝茎细锉，同煎至叶烂，倾盆中，先以寻常热汤暖处浴身体，候有汗出，即用药汤淋洗，洗毕避风。忌海鲜鲊酱毒物。

治大人、小儿皮肤风热，身生瘾疹方 （《普济方·卷四百五·婴孩诸疮肿毒门》）

组成　牛蒡子　浮萍

用法　上等分为末，薄荷煎汤，调二钱服。

治瘾疹方 （《普济方·卷四百五·婴孩诸疮肿毒门》）

组成　白芷

用法　针刺，烧存性，为末，温酒调下二钱，又以根叶煮汁洗之。

治风疹，亦治风热皮肤瘙痒，因而生疮方 （《普济方·卷四百五·婴孩诸疮肿毒门》）

组成　赤石脂不拘多少

用法　研细，每服二钱，荆芥汤调下，食后，荆芥酒调亦得。如气实，用蜜水调亦妙。

治小儿风疹走带方 （《普济方·卷四百五·婴孩诸疮肿毒门》）

组成　姜黄　荆芥　黄连　土朱　赤小豆　烂石膏各等分

用法　上为末，扑之。

治小儿风疹丹 （《普济方·卷四百六·婴孩诸疮肿毒门》）

组成　蜜调赤土朱

用法　入酒二三滴，服之，亦研涂疹上。

丹　痧

　　丹痧是急性呼吸道传染病，临床以发热、咽喉肿痛或伴腐烂，全身布有弥漫性猩红色皮疹为特征。本病为温毒时行疠气之邪，由口鼻侵入，病位虽在肺胃，而邪毒则深伏营血，化火迅速，病来急暴，一经发热，便见烂喉，故又称"烂喉痧"或"烂喉丹痧"，因传染性较强，又有"疫喉"、"疫喉痧"以及"疫疹"等名称。因其皮疹色如猩红，近代又名"猩红热"。丹痧为疫疠时邪，病初邪在表，时间较短，宜辛凉宣透，使邪从汗解。疹将透达，毒热已现，常伴有咽喉红肿腐烂，宜在辛凉宣透的同时，重用清法，如毒结阳明，兼施下法；毒热化火，侵及营血，壮热烦渴，神昏谵语者，则宜清营解毒；若因热甚伤津，舌光无苔，舌赤如朱，已伤阴液者，则当养阴清热，生津增液。

有 名 方

桑杏消风汤 《重订温热经解·客气温病治法》

主治　春令风温，咳嗽咽痛，身痒，舌上起红刺，如杨梅刺，欲作风痧。

组成　桑叶二钱　薄荷一钱　杏泥三钱　前胡钱半　僵蚕三钱　蝉蜕钱半　甘草八分

方解　桑叶甘寒质轻，疏散风热；杏仁除肺热，利咽喉，二药配伍，既可辛凉宣透，驱邪外出，又能宣肺利咽，解除咽痛，共为君药。臣以僵蚕祛外风，散风热，止痛止痒，《本草纲目》载其"散皮肤风疮，丹毒作痒"；蝉蜕甘寒清热，质轻上浮，长于疏散风热，利咽开音，透疹止痒，加强君药治疗作用。薄荷疏散风热，清利头目，利咽透疹；前胡辛散苦降，《本草纲目》谓其"清肺热，化痰热，散风邪"，用为佐。使以甘草清热，并调和诸药。方中药物剂量极轻，取"治上焦如羽，非轻不举"之意，借轻清升散之性，达疏散风热之力。诸药配伍，共奏辛凉解肌、透痧利咽之功，适用于丹痧初起或发而未透之证。

七液丹 《济生集·卷三·小儿科痘症·七液丹医治各症》

主治 专治温疫、疟、痢、烂喉、丹痧、斑疹、时毒、痈疖、一切疮毒、暑风、卒忤、诸斑痧气等症。

组成 上滑石十九两　鲜佩兰叶汁　鲜白萝卜汁　鲜藿香叶汁　鲜紫苏叶汁　鲜薄荷叶汁　鲜侧柏叶各五两　锦纹大黄（生）三两（研细末，用好陈酒三两拌入）

用法 上将滑石研极细去脚，用粉甘草三两泡汤，倾漂飞净，以甘汤尽力度，摊晒瓦盆，七汁不分先后，随时浸入。唯柏叶难于取汁，须和生藕中一同捣烂，方绞得汁出，待诸药俱已拌入滑石粉中，晒干研细收贮。最好称准，每服四钱，做一大丸，晒干封固，易于携带。每服四钱，不论男女老幼，胎前产后及素有血症之人皆可服。唯壮实之体及症重者，倍服不妨，小儿减半。

方解 毒邪炽盛，入于气营，则疏散之中治宜泻火解毒，调畅气血。方中重用滑石甘淡而寒，清热利湿。配伍七种生鲜药品，佩兰、藿香芳香化湿；白萝卜味辛行散，降气消痰；紫苏叶发表散邪，行气宽中；薄荷疏散风热，利咽透疹；侧柏叶清肺热，化痰止咳；生大黄清热燥湿，泻火解毒，活血散瘀，则芳香行散之力更著，以加强疏风散邪之功，故名"七液丹"。

升麻葛根汤 《专治麻痧初编·卷五·丹痧经验阐解》

主治 痧点隐隐不透者。

组成 升麻五分　葛根钱半　赤芍钱半　生甘草四分　荆芥钱半　牛蒡子三钱　蝉衣一钱　桔梗一钱　加樱桃核三钱　浮萍草二钱

方解 方用升麻解表透疹，清热解毒，《滇南本草》谓其"主小儿痘疹，解疮毒，咽喉肿"；葛根解肌退热，透疹解毒，二药配伍，疏散之中兼有清泻之力，共为君药。荆芥、牛蒡子疏散风热，解毒透疹，利咽消肿，用为臣。佐以蝉衣疏散风热，利咽开音，透疹解毒；桔梗辛散苦泄，宣肺利咽；樱桃核透疹解毒；浮萍草，《玉楸药解》谓其可"治瘟疫斑疹，医痈疽热肿，瘾疹瘙痒",具有疏散风热、解表透疹、祛风止痒作用;赤芍清热凉血,散瘀止痛。使以生甘草清热调药。全方诸药配伍,共奏疏散透疹、解毒利咽之功,适用于痧点初起,透发不畅,或痧疹欲出不出,身热咳嗽咽痛,烦渴尿赤之证。

回生万应丹 (《喉科集腋·卷上·白喉风》)

主治 治白喉、单双蛾、喉痹、喉痈、缠喉风、烂喉痧等症。

组成 牛黄一钱　郁金四钱　川连四钱　儿茶五钱　滴乳石五钱　白芷二钱　珍珠一钱　青黛三钱　薄荷七钱　月石三钱　血竭三钱　黄柏三钱　冰片一钱　甘草三钱

用法 共研细末,吹喉中。

方解 本方是在清代乾嘉时期甘肃著名道医刘一明所著《经验奇方》之万应吹喉散的基础上减灯心草、朱砂而成。全方诸药合用,具有清热解毒、疏风散邪、活血消肿、防腐生肌之功。

葛根汤 (《喉科集腋·卷上·烂喉痧症辨》)

主治 治身热神清,痧隐稀疏,舌白脉郁而喉不甚烂者。

组成 葛根　牛蒡　荆芥　蝉衣　连翘　郁金　甘草　桔梗

方解 丹痧初起,邪郁肺卫,热毒不甚,病情轻浅,治宜疏散风热,透疹解毒。方用葛根解肌退热,透疹解毒,使邪从外而解,为君。荆芥、牛蒡疏散风热,解毒透疹,利咽消肿,共为臣。佐以蝉衣疏散风热,利咽开音,透疹解毒;连翘疏散风热,清热解毒;桔梗辛散苦泄,宣肺利咽;郁金清热活血,行气止痛。甘草为使,清热调药。全方诸药配伍,共奏疏散风热、透疹解毒之功。

犀豉汤 (《喉科集腋·卷上·烂喉痧症辨》)

主治 治烂喉痧隐,脉弦,神昏烦躁,热甚汗少,舌绛口渴,症虽乍起而疫火燎原,有内陷之势。

组成 犀角　香豉　牛子　荆芥　连翘　山栀　马勃　大贝　蝉衣　赤芍　桔梗　甘草

用法　神昏甚者，兼用万氏牛黄丸。

方解　烂喉痧症见神昏烦躁，舌绛口渴，提示热毒内陷营血，病势急迫，治宜清热凉血，透邪解毒，利咽消肿。方用犀角（水牛角代）清热凉血解毒；香豉，《本草纲目》谓其可"治伤寒温毒发斑"，辛散苦泄性凉，既能透散外邪，又能宣散邪热，二药并用为君。配伍牛蒡子、荆芥疏散风热，解毒透疹，利咽消肿；连翘疏散风热，清热解毒；山栀苦寒清热，通泄三焦，共为臣。佐以马勃、蝉衣疏散风热，利咽开音；大贝（即浙贝母）苦泄清热解毒，化痰散结消痈；赤芍清热凉血，散瘀止痛；桔梗、甘草宣肺利咽。甘草调和药性，兼以为使。全方诸药配伍，共奏清热凉血、透邪解毒、利咽消肿之功。神昏甚者，加用万氏牛黄丸，增强清热开窍之力。

犀角地黄汤（《喉科集腋·卷上·烂喉痧症辨》）

主治　治痧点已透，火灼液亏，脉弦数大，喉烂舌绛者。

组成　犀角　地黄　丹皮　赤芍

方解　痧点已透，喉烂舌绛，脉弦数大，提示热毒深入营血，火灼液亏，治宜清热凉血，养阴生津。方用犀角（水牛角代）轻灵透发，清热凉血解毒，使热毒之邪透出气分而解，为君药。热邪伤津，生地黄甘寒清热养阴，既可补充热邪已伤之津液，又防止津液进一步耗伤，用为臣。叶天士《温热论》提出"入血就恐耗血动血，直须凉血散血"，故佐以丹皮、赤芍清热凉血散瘀。全方诸药配伍，共奏清热凉血、养阴生津之功。

清肺饮（《喉科集腋·卷上·烂喉痧症辨》）

主治　治痧点已透，喉烂渐轻，神爽热淡而咳嗽未平者。

组成　桑叶　沙参　羚羊　连翘　桔梗　甘草　橘红　贝母

方解　丹痧为疫毒之邪，化火伤阴最速，若邪毒外透，耗伤阴津，或余热未净，而见肺胃阴伤之证，治宜养阴生津，清热润肺。方用沙参养阴清肺，润燥生津；贝母清热化痰，润肺止咳，二药合用，肺热得清，肺阴得润，燥痰得化，共为君。配伍桑叶疏散风热，清肺润燥；连翘疏散风热，清热解毒，用为臣。佐以羚羊角气血两清，清热凉血，泻火解毒；橘红理气宽中，燥湿化痰；桔梗、甘草宣肺利咽。甘草调和药性，兼为使药。全方诸药配伍，共奏养阴生津、清热润肺之效。

四虎饮 （《喉科集腋·卷上·烂喉痧症辨》）

主治 治痧虽透而烂喉极甚，脉象弦数，目赤便闭，神烦舌绛，痰火甚者。

组成 大黄　黄连　犀角　石膏　知母　元参　生地　青黛　马勃

方解 热毒邪炽，炼液成痰，治宜清热解毒，燥湿化痰。方用大黄、黄连清热燥湿，大黄还具泻火解毒、活血散瘀之效，共为君。臣以犀角（水牛角代）轻灵透发，清热凉血解毒；生地清热泻火，凉血解毒；青黛清热解毒，凉血消斑，三药合用，加强清热凉血解毒之力。佐以石膏、知母、玄参清热润燥，养阴生津；马勃疏散风热，利咽开音。全方诸药配伍，共奏清热解毒、燥湿化痰之功。

五鲜饮 （《喉科集腋·卷上·烂喉痧症辨》）

主治 治舌绛而干，脉弦数大，痧隐。

组成 鲜沙参　鲜生地　鲜茅根　鲜芦根　甘蔗汁

用法 喉腐不甚者，可与葛根汤并服；痧隐而喉烂者可与犀豉齐进。

方解 丹痧隐隐，舌绛而干，提示疫毒之邪化火伤阴，治宜养阴生津为主。方用五种生鲜药品，沙参养阴清肺，润燥生津；生地清热凉血，养阴生津；茅根，《医学衷中参西录》称其"中空有节，最善透发脏腑郁热，托痘疹之毒外出；又能入肺清热以宁嗽定喘；且鲜者嚼之多液，能入胃滋阴生津止渴"；芦根清热泻火，生津止渴；甘蔗汁清热生津润燥，利咽喉。五药配伍，养阴生津清热作用显著，更取生鲜之品芳香透散滋润之力，对于痧后阴伤之证尤为适宜。用时若热毒不甚，病势尚浅者，可合葛根汤以加强疏散风热之力；若热毒炽盛，可配伍犀豉汤以清热凉血、透邪解毒。

敷项颈方 《《喉科集腋·卷上·烂喉痧症辨》）

主治 专治痧疹后毒结项外温肿坚硬，无论其色红白。

组成 雄黄　生矾

方解 雄黄温燥有毒，以毒攻毒，解毒疗疮；生矾性燥酸涩，解毒收湿止痒，二药配伍外用，解毒疗疮之力显著，适用于痧疹后毒结项外痈肿坚硬之证。

荆防葛根汤 《《喉科集腋·卷上·烂喉痧症辨》）

主治 治风寒外来，皮肤闭密，痧疹逡巡不出；又治形寒乍热，咽喉肿痛，咳嗽胸闷，鼻塞呕恶，两目汪汪，手足指冷，脉来濡数或现浮数。

组成 荆芥一钱五分　防风一钱五分　甘草四分　桔梗一钱五分　牛蒡三钱　蝉衣一钱　枳壳一钱　象贝一钱五分　葛根一钱五分　杏仁三钱（便溏勿用）

方解 外感疫毒之邪，邪侵肺卫，治宜疏散宣透，清热利咽。方用荆芥、防风质轻透散，祛风止痒，宣散疹毒，共为君。臣以葛根解肌发表，清热透疹；牛蒡、蝉衣疏散风热，利咽透疹，解毒消肿。又配桔梗、枳壳宣利肺气，畅利咽喉；象贝清热解毒，化痰散结消痈；杏仁利肺降气，润燥通便，肺与大肠相表里，使风热之邪从下而解，共为佐药。甘草清热兼调和药性，用以为使。全方诸药配伍，共奏疏散宣透、清热利咽之功。

升麻葛根汤 《《喉科集腋·卷上·烂喉痧症辨》）

主治 治体质弱，痧不透达。

组成 升麻一钱　葛根一钱　赤芍八分　甘草四分

方解 升麻解表透疹，清热解毒，《滇南本草》谓其"主小儿痘疹，解疮毒，咽喉肿"，为君药。葛根解肌退热，透疹解毒，为臣。君臣配伍，疏散之中兼有清泻之力。佐以赤芍清热凉血，散瘀止痛。使以生甘草清热调药。全方诸药配伍，共奏解肌透疹之功，适用于丹痧初起，疹发不畅，身热头痛，咳嗽，目赤流泪，口渴，舌红，脉薄而干，脉浮数之证。

加减透邪汤 （《喉科集腋·卷上·烂喉痧症辨》）

主治 治痧不透达，服升麻葛根汤仍不达。

组成 升麻一钱　当归一钱五分　荆芥一钱五分　防风一钱五分　白芍一钱五分
蝉衣四钱　牛蒡三钱　甘草四分

方解 方用当归、白芍滋阴养血活血，意在"治风先治血，血行风自灭"，并加强养阴生津之效，共为君。蝉衣、牛蒡疏散风热，利咽透疹，解毒消肿，用为臣。佐以升麻解表透疹，清热解毒；荆芥、防风祛风止痒，宣散疹毒。使以甘草调和药性。全方诸药配伍，疏散风热、解毒透疹之中，强调养血活血、养阴生津，既可使邪无藏身之处，又能顾护津液，治疗疫毒化热伤阴之证，取效甚捷。

万应吹喉散 （《经验奇方·卷上》）

主治 治喉痛、喉痹、喉痧、缠喉风、双单乳蛾、阴虚咽喉等症。

组成 上犀黄一钱　滴乳石　儿茶各五钱　黄连　川郁金各四钱　上血竭
青黛　真硼砂　生甘草各三钱　灯草灰　白芷　黄柏　薄荷各二钱
大梅冰　珍珠　辰砂各一钱

用法 上药各研细末，按件称准，和匀再研极细，瓷瓶收藏，勿令泄气。遇症连吹数次，其效如神。忌食发气诸物一百二十日。

方解 方用犀黄为君，其性凉，为清热解毒之良药，用治火毒壅结之口舌生疮，咽喉肿痛等症。配伍黄连、黄柏清热燥湿，泻火解毒，为臣药。佐以白芷，《滇南本草》谓其可"祛皮肤游走之风"，辛散温通，解表祛风，燥湿消肿排脓；薄荷疏散风热，清利头目，利咽透疹，《本草纲目》谓其能"利咽喉，治风疹瘙痒"，二药相合，加强疏风清热之力；儿茶解毒收湿，敛疮生肌，活血散瘀，清肺化痰；血竭活血化瘀，敛疮生肌；冰片，《本草纲目》谓其可"疗喉痹"，清热泻火，解毒消肿，防腐生肌；珍珠，《本草汇言》言其可"解结毒，化恶疮"，有清热解毒，生肌敛疮之功；青黛清热解毒，凉血消斑；月石（即硼砂）清热解毒，消肿防腐；灯心草甘淡性寒，《本草衍义补遗》谓其可"治急喉痹"，清热降火，利尿通淋；朱砂与冰片、硼砂等外用，有清热解毒之功；郁金，性寒清热，味辛能行能散；滴乳石通行经络。甘草清热调药，用以为使。全方诸药配伍，共奏清热解毒、疏风散邪、活血消肿、防腐生肌之功，外用吹喉，针对邪毒深伏营血之烂喉痧，效力卓著。

烂喉痧神方 （《疑难急症简方·卷三·喉症》）

主治 烂喉痧。

组成 紫石英（研细） 蒲公英各四钱 六神曲（炒）三钱 杏仁 射干各五钱

用法 煎服二三帖，小儿分两减半，孕妇不忌。

方解 方用射干苦寒降泄，清热解毒，利咽消肿；杏仁利肺降气，润燥通便，肺与大肠相表里，使风热之邪从下而解，二药配伍，共为君药。臣以蒲公英清热解毒，消肿散结，加强君药之力。神曲消食和胃，防止寒凉药物伤及中阳；紫石英温肾助阳，温肺平喘，制约以上苦寒药物不致太过凉遏。全方诸药配伍，祛邪扶正兼顾，寒凉温热并用，相反相成，相制为用。

吹鼻一字散 （《重订广温热论·第一卷·温热总论·论温热兼症疗法》）

主治 喉痧肺气窒塞。

组成 猪牙皂七钱 雄黄（生研）二钱 藜芦末一钱 蝎尾七枚

用法 共为细末，少许入鼻孔，即喷嚏出而吐毒痰。

方解 猪牙皂通窍涤痰搜风，《本草纲目》称其"通肺与大肠气，治咽喉痹塞，痰气喘咳，风疬疥癣"，为君药。臣以雄黄解毒燥湿止痒。配伍藜芦祛痰解毒，《名医别录》谓其能"疗喉痹不通"；全蝎，《开宝本草》载其可"疗诸风瘾疹"，有散结攻毒之功，共为佐药。全方诸药配伍，共奏解毒祛痰、通窍散结之功，外用吹鼻，适用于丹痧疫毒之邪壅痹肺气而成咽喉红肿疼痛腐烂之证。

喉闭塞鼻枣 （《重订广温热论·第一卷·温热总论·论温热兼症疗法》）

主治 喉痧鼻塞喉闭。

组成 蟾酥七分 细辛四分 辰砂三分 麝香二分五厘 冰片二分五厘 猪牙皂四分 半夏三分 辛夷四分 巴豆四分（去油） 牛黄二分 雄黄

四分

用法 研极细末，用红枣切破一头，去核，将药少许纳入枣内，用线扎封枣口，左痛塞右鼻，右痛塞左鼻；若小孩鼻小，枣不能塞，或用棉花包药扎塞亦可，但不能令药靠肉，以免肿烂之患。若喉闭势重者，用两枣将两鼻齐塞。治喉痧喉闭，气息不通，命在垂危者，有起死回生之功。

方解 方用蟾酥解毒消肿止痛；细辛辛散温通，芳香透达，散风邪，化湿浊，通鼻窍，共为君药。伍猪牙皂通窍涤痰搜风；辛夷辛散温通，芳香通窍；雄黄解毒燥湿止痒，加强解毒祛痰通窍之功，用为臣。佐以麝香开窍通闭，辟秽化浊；冰片清热解毒，消肿止痛；半夏燥湿化痰；巴豆祛痰利咽以利呼吸；牛黄清热解毒，化痰开窍；辰砂清热解毒。将上药研末纳入红枣内，外用塞鼻，红枣性质温和，缓和诸药毒烈之性，用以为使。全方诸药配伍，共奏解毒祛痰、开窍通痹之功，对于喉痹涎壅气道、呼吸困难，甚则窒息欲死之证尤为适宜。

烂喉去腐药 《重订广温热论·第一卷·温热总论·论温热兼症疗法》

主治 烂喉痧。

组成 杜牛膝根叶汁之晒干净末一两 苏薄荷末五分 浣花青黛五分 梅花冰片三分

用法 共研匀，瓷瓶密藏，不可泄气受潮，如潮但可晒干再研，不可火烘。

方解 烂喉痧咽喉肿痛，糜烂白腐，治宜清热解毒，凉血散瘀。方用杜牛膝（即土牛膝）清热解毒，活血散瘀，为君。薄荷散风热，宣毒透疹，祛风止痒；青黛清热解毒，凉血消斑，为臣。佐以冰片清热解毒，消肿止痛，防腐生肌。诸药配伍，共奏清热解毒、凉血散瘀之功。

咽喉急症异功散 《外科方外奇方·卷三·喉症部》

主治 烂喉痧、喉风、喉痹、双单乳蛾。

组成 斑蝥（去翅足，同米炒黄，去米，取净末）四钱 血竭六分 没药六分 全蝎 元参各六分 麝香三分 冰片三分

用法　共为细末，收贮勿令出气。用膏药一张，取药如黄豆大，贴项
　　　间，左贴左，右贴右，中贴中，至三四时即起疱，用针挑破即
　　　愈。险症起疱更速也。

方解　本方重用斑蝥为君药，以毒攻毒，消肿散结。血竭活血止痛，
　　　敛疮生肌；没药，《本草纲目》言其能"散血消肿，定痛生肌"，
　　　共为臣。佐以全蝎散结攻毒；玄参清热凉血，泻火解毒，滋阴
　　　润燥；麝香开窍通闭，辟秽化浊；冰片清热泻火，解毒消肿。
　　　诸药配伍，外用贴敷，共奏清热解毒、消肿散结之功。

霹雳锭（《外科方外奇方·卷三·喉症部》）

主治　喉风、喉痹风、双单乳蛾、斑痧、小儿惊风诸险症。

组成　牙皂（火煨）一百四十个　　延胡索（生，晒，研）二两　　飞青黛六分　　麝香
　　　一钱

用法　共为细末，水和成锭，每重二三分。日干，收贮，勿令泄气。
　　　如遇牙关紧闭，即从鼻孔灌入，药下即开。每服一锭，重者加
　　　服，小锭磨汁冲服。

方解　本方重用猪牙皂为君，通窍涤痰搜风。延胡索辛散温通，活血
　　　行气止痛，与君药配伍，加强消肿止痛之功，用为臣。佐以青
　　　黛清热解毒，凉血消斑；麝香辛香走窜，开窍通闭。全方四药
　　　配伍，共奏清热通窍、凉血祛痰、消肿止痛之功。

无 名 方

治烂喉丹痧方（《痧疹辑要·述原》引《仁术志》方）

组成　陈白莱菔缨及鲜橄榄二味

用法　浓煎，当茶恣饮。

治喉间作痛烂不收口，烂喉痧方（《验方新编·卷一·咽喉》）

组成　土茯苓

用法　煎汤，时时服之，忌茶数日即愈。

治喉间作痛烂不收口，烂喉痧又方 (《验方新编·卷一·咽喉》)

组成　樱桃数十粒

用法　服即愈。如无新鲜者，即蜜饯者亦可。

喉痛破烂久不愈，烂喉痧方 (《疑难急症简方·卷三·喉症》引丁氏《奇效良方》方)

组成　苋菜根(烧枯)一钱　梅冰一二分

用法　吹之。

治烂喉痧一二日方 (《外科证治秘要·第十八章缠喉风、马脾风、烂喉痧》)

组成　薄荷　牛蒡　荆芥　桔梗　玄参　枳实　淡豉　前胡　川石斛
　　　连翘　茅根

治烂喉痧三四日方 (《外科证治秘要·第十八章缠喉风、马脾风、烂喉痧》)

组成　鲜石斛　连翘　玄参　黑山栀　薄荷　犀角(水牛角代)　羚羊角
　　　牛蒡　大贝母　芦根

烂喉痧急救验方 (《理瀹骈文·续增略言》)

组成　白茄子梗煅一两　明矾三钱　冰片五分

用法　吹。

水　痘

　　水痘亦称"水花"、"水疮"、"水疱"，系由外感时行邪毒引起，以发热及皮肤出现皮疹、丘疹、疱疹为特征的一种小儿常见发疹性时行疾病。宋代《小儿卫生总微论方》正式立名为"水痘"，言"其疮皮薄，如水疱，破即易干者，谓之水痘"。本病多因外感时行邪毒，上犯于肺，下郁于脾而发，病在肺脾二经。治疗以清热解毒利湿为基本法则。轻证属邪伤肺胃者，治以疏风清热解毒为主，佐以利湿；重证为毒炽气营者，以清气凉营、解毒化湿为法。

有 名 方

麦汤散（《幼幼新书·卷第十五·伤寒发斑第十四》引《家宝》方）

　主治　婴孩、小儿伤寒，咳嗽温壮，水痘。

　组成　地骨皮（炒）　甘草（炙）　滑石各半分　麻黄（去节）　人参　知母　羌活　大黄（用湿纸裹，煨令熟，切）　甜葶苈（用纸隔炒）各一分

　用法　上为末，每服婴孩、小儿一字或半钱。五四岁一钱。以水一药注或半银盏，入小麦或七粒，或十四粒，煎十数沸服。

　方解　本方主治诸证皆因肺有伏火郁热所致。外感风热之毒客于肺胃，蕴蒸皮肤而生水痘；肺有伏火，失于宣肃则见咳嗽温壮。治宜清泻肺中伏火为要，兼以发表散邪，止咳平喘。方选地骨皮甘淡性寒，善清肺中伏火郁热，且能养阴，为君药。臣用麻黄、羌活解表散邪以逐邪外出，麻黄开宣肺气止咳；知母苦寒质润，与君药相协以增强清泻肺热之功。葶苈子泻肺平喘，与麻黄配伍止咳平喘之功显著；滑石清热利湿，大黄泻热攻下，二药相合使邪热下行；人参、甘草益气扶正，祛邪外出；小麦清心除烦，以上皆为佐药。甘草调和药性兼为使。诸药合用，共奏清泻肺热、解表散邪、止咳平喘之功。

透关散 （《幼幼新书·卷第十五·伤寒发斑第十四》引《家宝》方）

主治　婴孩小儿斑疮、水痘，心躁发渴，大小便不通及小便赤色，口舌生疮，通心经。

组成　地扁竹（取嫩枝叶，焙）半两　山栀子仁（炒）一分半　大黄　木通　车前子（各炒）　滑石　瞿麦（去粗梗）　甘草（炙）各一分

用法　上为末。每服婴孩一字；二三岁半钱；四五岁一钱。以水一药注或半银盏，入紫草三寸，煎十数沸温服。

方解　外感时行邪毒，夹湿蕴于肺脾，外发于肌肤则见水痘、斑疮。邪毒炽盛，内犯心营则见心烦，口舌生疮。治宜清热利湿，凉血解毒。地扁竹（即萹蓄）清热利湿，引心火下行；木通上清心火，下利湿热，二药配伍，上清下彻，共为君药。山栀子仁清泄三焦，通利水道，以增君药清热利湿之效，并能凉血解毒；大黄清热凉血解毒，荡涤邪热，二药清热泻火，引邪下行，为臣药。滑石、车前子、瞿麦清热利水；煎加紫草清热凉血、活血解毒，俱为佐药。甘草益气和中，防诸寒凉之品伤胃，且可调和药性，为佐使。诸药合用，共奏清热利湿、凉血解毒之功，可使湿热从二便分消，邪有出路。

败毒散 （《幼幼新书·卷第十五·伤寒发斑第十四》引《家宝》方）

主治　婴孩、小儿斑疮、水痘，退热解躁。

组成　芍药　甘草（炙）各一钱　雄黄（醋炙）一钱

用法　上为末。每服婴孩一字；二三岁半钱；四五岁一钱。蜜汤调下。

通关散 （《幼幼新书·卷第十八·疮疹大小便不通第十一》引《刘氏家传》方）

主治　治婴孩小儿斑疮水痘，心躁发渴及小便赤色，口舌生疮，通心经。

组成　山栀子（炒）一分半　大黄（炒）一钱　木通（炒）　甘草（炙）　瞿麦（去粗梗）　茯苓　人参　滑石　车前子（炒）各一分　地萹蓄半两（用嫩枝叶焙）

用法　上为细末。每服婴孩一字；二三岁半钱；四五岁一钱。以水一药注或半银盏，入灯心同煎十数沸，温服。

方解　本方为《幼幼新书·卷第十五·伤寒发斑第十四》引《家宝》

方之透关散加茯苓、车前子而成。茯苓、车前子甘淡，利水渗湿，加强全方清热解毒利湿之效。

消毒饮 《《婴童百问·卷之十·麻证水痘第九十九问》）

主治 丹毒及痘疮已出，毒气壅遏，壮热狂燥，睡卧不安，大便秘涩，咽喉肿痛，胸膈不利，痘疹消破，却可服之。

组成 牛蒡子（炒）二两　荆芥穗　甘草（炙）各半两

用法 上锉散，水煎。自利及痘疫未破，不可轻服。或加防风、连翘、升麻、蝉蜕、赤芍药，有热加黄芩、防风、犀角消毒饮。

方解 本方治证是因风热外袭，火毒内陷所致。治宜疏风透邪，清热解毒。方中牛蒡子辛苦性寒，于升浮之中又有清降之性，既能疏散风热，又能清热解毒、消肿利咽，且其性滑利，兼以滑肠通便，针对主病主证，故用为君。臣以荆芥穗质轻透散，疏风散邪，利咽消肿，以助君药之力。甘草清热解毒，与牛蒡子合用解毒利咽之效增强，且能调和药性，为佐使。三药配伍，共奏疏风透邪、清热解毒之功。

加减四味升麻汤 《《赤水玄珠·第二十八卷·水痘症》）

主治 水痘赤痘。

组成 升麻　葛根　赤芍　甘草　防风　桔梗　紫苏　苍术　陈皮　枳壳　柴胡

用法 姜枣煎服。

方解 本方所治水痘是因外感风热时邪所致。邪气郁于肺脾，肺失宣降，脾湿内生，热邪与内湿相搏，透发于肌表则见水痘。方中升麻善解肌透邪，清热解毒，为君药。葛根解肌透邪，生津除热，助升麻清热解肌透邪之力；赤芍清热凉血兼以活血，利于解毒透邪，二药共为臣药。佐用防风、紫苏、桔梗、柴胡疏风解表；苍术辛香苦温，散风除湿；枳壳、陈皮理气燥湿醒脾。生姜、大枣调和营卫以助解表疏风，调和脾胃以助脾运湿。甘草调和药性为使。综观本方，集清解、疏透、祛湿诸法于一方，以成解肌透邪、利湿解毒之剂。

荆防败毒散 （《痘疹心法要诀·卷四·痘中杂证（下）·水痘》）

主治　水痘初起。

组成　羌活　独活　柴胡　前胡　荆芥　防风　生甘草　川芎　枳壳 （麸炒）　桔梗　赤茯苓

用法　引用生姜，水煎服。

方解　本方治疗风寒湿郁于肌表所致水痘。治宜解表散寒，除湿消痘。方中羌活、独活解表散寒，祛风胜湿，使风寒湿之邪随汗外解，共为君。荆芥、防风发散风寒；柴胡解肌透邪；川芎活血行气，祛风散寒。四药合用，助君药解表散邪，均为臣。桔梗、枳壳一升一降，畅通气机；前胡疏风解表；赤茯苓清热利湿，防诸升散之药温燥太过；生姜为引，以助解表之力，皆为佐药。生甘草解毒，调和药性，为佐使。诸药合用，共奏解表散寒、除湿消痘之功。

加味导赤散 （《痘疹心法要诀·卷四·痘中杂证（下）·水痘》）

主治　水痘。

组成　生地　木通　生甘草　连翘　黄连　滑石　赤苓　麦冬 （去心）

用法　引用灯心，水煎服。

方解　本证为热毒内陷，心中蕴热所致。治宜清心解毒，利水养阴。生地甘寒而润，凉血滋阴以制心火；木通苦寒清心火，利湿热，共为君药。麦冬甘寒养阴生津，兼以清热；滑石、赤茯苓清热利湿，俱为臣药。君臣相配，滋阴利水为主，滋阴而不恋邪，利水而不伤阴。连翘、黄连清热解毒，为佐药。生甘草清热解毒，兼以调和药性，还可防木通、生地寒凉伤胃；灯心为引，清心降火，利尿泄热以导心火下行，均为佐使。诸药伍用，共奏清心利水养阴之功。

病案　王某，女，5岁，1998年11月29日初诊。发热2d，躯干部出现痘疹1d。查体：体温37℃，神志清，精神尚可，躯干部有数十个椭圆形水疱，头面及头皮共有5～6个水疱，微痒，心肺（一），腹软，肝脾未及，舌红苔薄白，脉浮数。诊为水痘，证属风热轻症，治宜疏风清热解毒，方用银翘散合导赤散加减。药用：银花、连翘、竹叶、生地、柴胡各10g，木通4g，蝉衣、牛蒡子各 8g，滑石 15g，甘草 3g，薄荷 6g。水煎分 3 次口服，服 1 剂后体温正常，共服 4 剂皮疹全部结痂，后痂盖脱落病愈。（罗世杰，解新科．导赤散儿科新用举隅［J］．陕西中医，2000，21（8）：370．）

大连翘汤（《张氏医通·卷十二·婴儿门下·水痘》）

主治 水痘。

组成 连翘　瞿麦　车前　木通　滑石（研）　当归　赤芍　防风　荆芥　柴胡各一钱　蝉蜕　黄芩（酒炒）　山栀（炒黑）　甘草（炙）各七分

用法 水煎，食前热服。热甚，加酒大黄。儿小量与。

方解 外感风热时邪，郁于肺脾，时邪与内湿相搏，外发肌表则发为水痘。治宜疏风清热，利湿解毒。方用连翘为君，味苦性寒，既能疏散风热，又能清热解毒。臣以黄芩、栀子清热解毒；防风、荆芥、柴胡疏风解表。君臣配伍，疏风清热解毒之功益著。佐以瞿麦、车前子、木通、滑石清热利湿，导湿热下行；当归、赤芍活血凉营；蝉蜕祛风止痒。使以炙甘草调和诸药。诸药合用，共奏疏风清热、利湿解毒之功。各药相合，以疏风清热解毒为要，佐以利湿。

病案 黄某，男，9 岁，学生，2002 年 5 月 7 日初诊。该患儿昨日起病，似"感冒"，发热、头痛、咳嗽、流涕、纳差，今日开始见斑疹、丘疹，部分成水泡疹，泡浆清亮，疹色红赤，肤痒，头面较多，躯干、四肢亦见，口干多饮，溲赤便秘，舌红苔黄，脉浮数有力。体温 38.5℃，精神尚可，体质一般。诊断：水痘。治宜疏风清热，解毒利湿。方用大连翘饮。药用：连翘 15g，荆芥 6g，防风 6g，黄芩 6g，黄连 3g，牛蒡子 6g，柴胡 5g，车前草 10g，石膏 10g，滑石 10g，木通 5g，苍耳子 6g，赤芍 6g，归尾 6g。水煎服，每日 1 剂，分 3 次服。连服 3 剂，热退，痘疹减少，泡浆干，仍纳差，前方去石膏、黄连、苍耳子、柴胡，加焦山楂、焦神曲、焦麦芽各 10g，再服 3 剂，诸症消失。（高荣，伊达伟．自拟大连翘饮治水痘 25 例小结［J］．甘肃中医，2002，15（6）：43）

拔疔散（《儿科要略·第四章·痧痘论治》）

主治　牙疔、痘疔、疔毒。

组成　硇砂　白矾　朱砂　食盐

用法　如法制，研细末。

方解　本方主治毒邪内陷而致水痘，患处可见色紫黯黑硬如石。治当化硬搜根，清热解毒。方用硇砂咸辛软坚，化腐生肌，用为君。臣以白矾性燥酸涩，重在解毒燥湿；朱砂性寒，清热解毒。佐用食盐味咸性寒，具凉血解毒软坚之效。四药研细末外用于患处，以化硬搜根、清热解毒。

无 名 方

治水痘夹黑，出来黑水流，或手足冷方（《幼科证治准绳·集之六·心脏部四·痘疮》）

组成　前胡　甘草　生地　玄参　连翘　茯苓　木通　蝉蜕　麦门冬川芎　陈皮　当归

用法　生姜水煎服。

传治水痘方（《傅青主先生秘传小儿科方论·岐天师传治回毒方》）

组成　柴胡一钱　茯苓二钱　桔梗一钱　甘草五分　黄芩五分　竹叶十片　灯心一撮

用法　水煎服。有痰者加天花粉三分；有食加山楂三粒、麦芽三分；有火加黄连一分；余可不必。有此一方，水痘无难治矣。

治水痘收后，余热不退，咳嗽微喘，多睡，眼涩多眵方（《杂病源流犀烛·卷二·疹子源流》）

组成　蒲公英二两

用法　水煎服，一帖即愈。

治水痘收后，心胸胀，胁满，食即呕吐，久不治，结为痰痞者

方（《杂病源流犀烛·卷二·疹子源流》）

组成　大黄一钱　牙皂　皮硝　火硝各五分

用法　共为末，水丸黍米大，三岁服六十丸，十岁一百丸，毒自与积
　　　俱化而愈。如儿小不能服丸，蜜调末服亦可。

痄 腮

　　痄腮是儿科常见的流行性疾病之一，以发热、一侧或两侧耳下腮部漫肿疼痛为主要症状，或伴张口咀嚼困难、头痛、咽痛、呕吐、纳少、烦躁不安、口渴引饮、尿少黄赤，甚者可出现高热神昏、睾丸或少腹肿胀疼痛等。本病西医学称流行性腮腺炎。风温邪毒从肌表口鼻而入，侵犯足少阳胆经，毒热循经上攻腮颊，与气血相搏，气滞血郁，运行不畅，凝滞耳下腮颊，故局部漫肿、疼痛；热甚化火，出现高热不退，烦躁头痛；经脉失和，机关不利，故张口咀嚼困难；热毒炽盛，正气不支，邪陷厥阴，扰动肝风，蒙蔽心包，故高热昏迷；邪毒引睾窜腹，则伴见睾丸、少腹疼痛。治以清热解毒，消肿散结，兼疏风解表、息风开窍、清肝泻火、活血止痛。

有 名 方

升麻汤（《滇南本草·卷二·升麻》）

　主治　小儿痘疹疹不明，发热头痛，伤风咳嗽，乳蛾痄腮。

　组成　升麻五分　前胡八分　甘葛五分　黄芩一钱　栀子（炒）八分　牛蒡子一钱　甘草三分　桔梗五分　薄荷五分　川芎一钱

　用法　引用灯心一束煎服。

　方解　本方所治诸证由风热时毒壅于中上二焦而致。风热宜疏散，时毒宜清解，治宜清疏兼顾。方中黄芩清热泻火解毒，祛上焦时毒；牛蒡子辛凉疏散风热，共为君药。升麻清热解毒，解肌透疹，能宣达郁遏之火，寓"火郁发之"之意；栀子清热泻火，引火下行；薄荷、前胡疏散风热，共为臣药。佐以葛根解肌透疹，生津除热；川芎行气活血止痛，气血运行通畅则邪无滞留；桔梗升浮利咽，引药上达头面，为舟楫之用。甘草调和诸药为使。诸药相配，清疏并用，升降同用，共奏清热解毒、疏风散热之功。

吹喉散（《滇南本草·卷二·射干》）

主治　乳蛾、疰腮、咽喉疼痛、喉风痰塞等症。

组成　射干五钱　山豆根三钱　硼砂五钱　枯白矾二钱　冰片五分　雄黄一钱

用法　以上六味，共为细末吹喉。

方解　本方主治温毒壅阻少阳，上袭头面诸证。治当清热解毒，消肿止痛。硼砂性味甘凉，"含化咽津，治喉中肿痛，膈上痰热"（《本草衍义》），外用清热解毒、消肿止痛，为君药。射干、山豆根苦寒泄降，清热解毒，利咽消肿，为臣。白矾、雄黄解毒杀虫；冰片清热解毒，消肿止痛，共为佐药。诸药相合，研末吹喉局部外用，奏清热解毒、消肿止痛之功。然本方雄黄、豆根有毒，不可久用，以免经皮肤黏膜吸收而蓄积中毒。

清瘟败毒饮（《疫疹一得·卷下·疫疹诸方》）

主治　一切火热，表里俱盛，狂躁烦心，口干咽痛，大热干呕，错语不眠，吐血衄血，热盛发斑。

组成　生石膏（大剂六两至八两，中剂二两至四两，小剂八钱至一两二钱）　小生地（大剂六钱至一两，中剂三钱至五钱，小剂二钱至四钱）　乌犀角（大剂六钱至八钱，中剂三钱至四钱，小剂二钱至四钱）　真川连（大剂六钱至四钱，中剂二钱至四钱，小剂一钱至一钱半）　生栀子　桔梗　黄芩　知母　赤芍　玄参　连翘　竹叶　甘草　丹皮

用法　上方加石膏、归尾、银花、玄参、紫花地丁、丹皮、马勃、连翘、板蓝根。

方解　本方主治疰腮之温热疫毒充斥内外、气血两燔证。清瘟败毒饮是综合白虎汤、犀角地黄汤、黄连解毒汤三方加减而成，其清热泻火、凉血解毒之功颇强。方中重用生石膏配伍知母、甘草，是取法白虎汤，意在清热保津。黄芩、黄连、栀子共用，取黄连解毒汤法，通泻三焦火热。犀角（水牛角代）、生地、赤芍、丹皮共用，为犀角地黄汤法，专于清热解毒、凉血化瘀，以清血分之热。再配以连翘清热解毒散结；玄参滋阴降火解毒；竹叶清热除烦利尿，导热下行；桔梗清热利咽，载药上行。本方

清气与凉血之法合用，气血两清作用尤强，对疫毒火邪、充斥内外、气血两燔之证，确有良效。

病案 李某，男，6岁，2008年6月20日就诊。平素体质欠佳，易患感冒，数日来右腮部肿痛，曾予抗病毒药物配合金黄膏外敷治疗，病情无减轻，今晨头晕头痛，呕吐黄水，呈喷射状呕吐，每日呕吐5～6次。体温38.2℃，嗜睡，双侧耳下肿大如杏核大小。神经系统查体：颈项强直，双侧巴氏征阳性，腱反射存在，余无明显异常。舌苔薄黄，脉浮数。中药从清瘟解毒立法，方用清瘟败毒饮加减。处方：金银花12g，连翘10g，牡丹皮6g，生石膏18g，赤芍6g，竹叶6g，全蝎3g，竹茹6g，蜈蚣3条，玄参6g，犀角3g（水牛角代，先煎）。水煎服，每日1剂，分2次服。西药继续抗病毒治疗。治疗2d后，体温渐降，腮部肿痛明显减轻，神经系统症状减轻，停用西药，继服原方中药数剂，临床症状完全消失而痊愈。（刘爱娟. 清瘟败毒饮加减治疗流行性腮腺炎并发脑膜炎体会 ［J］. 中医儿科杂志，2009，5（4）：22）

驱风解毒散 （《古今医鉴·卷九·咽喉》）

主治 痄腮肿痛。

组成 防风　荆芥　羌活　连翘　牛蒡子　甘草各等分

用法 上锉一剂，水煎，食后频服。

方解 本方所治痄腮乃温热疫毒在表之轻症，临床除腮部肿胀疼痛，当见发热恶寒等症。治宜疏风清热，散结消肿，使邪毒从表而解。方中连翘清热解毒，疏风散热，消痈散结，既能清心火、解疮毒，又能散气血凝滞、消痈散结，为君药。牛蒡子辛凉疏散风热，解毒散肿，为臣药。荆芥、防风祛风解表，祛上焦时邪；羌活解表散风，共为佐药。生甘草清热解毒，调和药性，以为佐使。诸药相配，共奏祛风清热、消肿散结之功。

赤豆散 （《古今医鉴·卷九·咽喉》）

主治 痄腮肿痛。

组成 赤小豆

用法　上为细末，醋调敷肿处。

方解　赤豆甘酸平，归心、小肠经，功能利水消肿、清热解毒、活血排脓，《名医别录》载其"消热毒，散恶血……捣末同鸡子白，涂一切热毒痈肿"。本方以醋调敷增强活血、散瘀、止痛作用，局部外用可有清热解毒消肿之功。用于热毒蕴结之小儿腮腺炎有佳效。

病案　宋某，女，10 岁。1999 年 12 月 31 日就诊。患儿发热，食欲不振，头痛，乏力，右侧腮腺肿大，以耳垂为中心，状如梨，边缘不清，局部胀痛，表面灼热，但皮肤不红，有触痛，咽腔淡红，腮腺管口红肿，测体温38.6℃。处方：以赤小豆70粒，捣碎为细末，以鸡蛋清 1 个，调和成糊状，敷于患处，每日更换 1 次，至肿痛消失后再敷 1 次。敷药 2 次后，肿痛、发热均消失而痊愈，再敷 1 次以巩固疗效。（张明利，袁效涵. 赤小豆粉外敷治疗流行性腮腺炎 46 例［J］. 中国民间疗法，2000，18（6）：24）

犀角升麻汤 （《景岳全书·卷六十四·春集·外科钤古方·外科》）

主治　时毒或风热，头面肿痛，或咽喉不利，或鬓疽痄腮等证。

组成　犀角(镑)　升麻　防风　羌活各钱半　白芷　白附子　黄芩各一钱　甘草六分

用法　上水煎服，入犀角末服。

方解　本方主治风热时毒侵袭之痄腮轻证。治当清热解毒，疏风散热。方用犀角（水牛角代）清热泻火，凉血解毒，《名医别录》载其善疗"温疫，头痛寒热，诸毒气"，为君。升麻清热解毒，解肌透疹，能宣达郁遏之火，寓"火郁发之"之意，为臣药。黄芩清热泻火解毒，善清上焦实热；防风、羌活、白芷疏散上焦风邪；白附子解毒散结止痛，五药相合，清疏兼顾，共为佐药。甘草清热解毒，调和药性，为佐使。诸药相配，共奏清热解毒、疏风散热之功。

通天达地散 （《冯氏锦囊秘录·杂症大小合参·卷六·方脉喉病合参》）

主治　治诸喉病，痄腮肿毒。

组成　连翘　防风　贝母　荆芥　玄参　枳壳　甘草　白芥子　赤芍

天花粉　桔梗　牛蒡子　黄芩　射干

用法　加灯心，水煎服。

方解　本方主治痄腮由风热时毒侵袭，蕴积胸膈，灼津为痰，致风痰内生，上攻头面。如《疡医大全》云："胸膈蕴积热毒，致生风痰，上攻头面，蕴滞不散，发为痄腮。"治宜清解时毒，祛风化痰。连翘"善祛上焦诸热"（《本草纲目》），清热解毒，疏散风热，消肿散结，为君药。黄芩清泻上焦实热；牛蒡子疏散头面风热；天花粉、贝母清热化痰，消肿散结，共为臣药。荆芥、防风祛风解表，祛上焦时邪；玄参、射干、桔梗、甘草清利咽喉；白芥子利气化痰；赤芍清热凉血散瘀；枳壳利气疏通壅滞；煎加灯心，清心利水，导热下行，以上共为佐药。甘草调和诸药为使。本方寓清热解毒、疏风散热、化痰散结、行气活血诸法于一方，热毒清，风热散，气血痰滞通而红肿疼痛消，诸证皆愈。

白芷胃风汤（《杂病源流犀烛·卷二十二·面部门·面部病源流·治面部诸疡方》）

主治　痄腮。

组成　白芷　升麻各二钱半　葛根七分　苍术八分　当归钱半　炙草一钱　柴胡　草豆蔻　黄柏　藁本　羌活各四分　蔓荆子　僵蚕（炒去丝）各三分　麻黄（去节）六分

用法　水煎服。

方解　《医学入门》指出痄腮为"风热犯其胃"，风热外袭，由表入里，侵犯阳明胃经，致胃火内壅，上攻头面所致。治宜疏风散热，清热泻火。白芷辛散温通，善入足阳明胃经，解表散风，散结消肿止痛；升麻，《神农本草经》云其"主解百毒，辟温疾瘴邪"，尤善清解阳明热毒，与白芷相合清疏兼顾，共为君。葛根为解散阳明温病热邪之要药，善治"天行上气"（《药性论》）；当归活血消肿止痛，血脉通畅以邪无滞留；苍术辛香燥烈，开腠理而发汗，祛在表风邪，共为臣药。佐以麻黄、蔓荆子、藁本、羌活、僵蚕疏散头面风邪；黄柏清热泻火解毒；草豆蔻温中行气而疏通壅滞；柴胡升阳散火，疏散风热，与升麻相合，使郁热邪毒宣散透发，此即"火郁发之"之意，并协助诸药上达头面，为舟楫之剂。炙甘草益气和中，调和诸药，为使。诸药相合，外散风邪，内清热毒，表里同治，清疏并用，但偏于解表疏泄透散，对痄腮风热犯胃表证尤宜。

升麻黄连汤 （《杂病源流犀烛·卷二十二·面部门·面部病源流·治面部诸疡方》）

主治 痄腮。

组成 升麻 黄连 白芷 连翘 牛蒡子各一钱 川芎 当归各钱半

用法 水煎服。

方解 本方主治风热犯胃痄腮重证。薛己所指"痄腮属足阳明胃经"，可由"外因风热所乘"。治疗当内泻阳明之热，外散风热之邪。方中黄连苦寒，直清阳明之火，为君药。升麻为臣，清热解毒，宣达郁遏之火，寓"火郁发之"之意。君臣相合，清上彻下，黄连得升麻降中寓升，则泻火而无凉遏之弊；升麻得黄连则散火而无升焰之虞。连翘清热解毒，疏风散热，消肿散结；牛蒡子辛凉疏散风热；白芷解表散风，消肿排脓，三药疏散在外风热之邪，共为臣药。佐以川芎、当归行气活血止痛，气血运行通畅则邪无滞留。诸药相配，共奏清热解毒、疏风散热之功，清疏并用，但以清为主，适用于风热犯胃、胃热内盛之痄腮重证。

小红丸 （《普济方·卷三百六十一·婴儿初生门·变蒸》）

主治 变蒸潮热，咳嗽多痰，吐乳，惊悸无时，焦啼，痄腮，风痰。

组成 南星 (生) 二钱 半夏 (生) 二钱 白矾 (生) 二钱 全蝎一钱 巴豆 (去油) 三七粒 代赭钱半 白附 (生) 一钱 杏仁 (炒) 二钱 朱砂二钱

用法 上为末，烂饭为丸，如粟米大，每服十五丸，葱白薄荷汤下，连进三服。

黎洞膏 （《绛囊撮要·外科》）

主治 痈疽初起及热疖瘰疬，并治痄腮发颐，一切风毒之症。

组成 象贝一两 穿山甲二两五钱 川贝 (去心) 一两 紫花地丁一两 蒲公

英二两　生甘草一两五钱　赤苓一两　川草薢二两　豨莶草一两五钱
苦参三两　陈橘核五钱

用法　用大麻油浸煎熬成膏，以东丹酌收，油纸照症摊贴。

方解　热毒蕴结，郁而不散，气血凝滞，炼熬津液，痰热内生，热毒痰瘀互结，壅聚肌肤经络之间，发为痈疽、痄腮等证。治当清热解毒、活血消肿、化痰散结。方以苦寒之蒲公英为君，清热解毒，消痈散结，"专治痈肿，疗毒"（《本草备要》）。玄参味苦性寒，既能清热凉血，又可泻火解毒；紫花地丁"专为痈肿疗毒通用之药"（《本草正义》），为臣药。穿山甲解毒消痈、穿透经络，赤芍凉血活血、散瘀止痛，橘核理气散结，三药相合，行气活血通络，使滞者行，阻者通；热毒内蕴，炼熬津液，痰热内生，配以象贝、川贝清热化痰、散结消肿；草薢、豨莶草除湿通络解毒，以上共为佐药。生甘草清热解毒，调和药性，兼为佐使。诸药共奏清热解毒、活血消肿、化痰散结之功，以麻油成膏，贴敷患处，局部吸收发挥疗效。

沆瀣丹 （《幼幼集成·胎病论》）

主治　治小儿一切胎毒、胎热、胎黄、面赤目闭、鹅口、口疮、重舌、木舌、喉闭、乳蛾、浑身壮热、小便黄赤、大便闭结、麻疹、斑瘰、游风、癣疥、流丹、瘾疹、痰食、风热、痄腮、面肿，十种火丹，诸般风搐。

组成　杭川芎（酒洗）九钱　锦壮黄（酒蒸）九钱　厚黄芩（酒炒）九钱　厚川柏（酒炒）九钱　黑牵牛（炒，取头末）六钱　薄荷叶四钱五分　滑石粉（水飞）六钱　尖槟榔（童便洗，晒）七钱五分　陈枳壳（麸炒，净）四钱五分　净连翘（除去心隔，取净）六钱　京赤芍（炒）六钱

用法　上十一味依方炮制和匀，焙燥研极细末，炼蜜为丸如芡实大。月内之儿每服一丸，稍大者二丸，俱用茶汤化服。乳母切忌油腻。但觉微有泄泻，则药力行，病即减矣。如不泄再服之。重病每日三服，以愈为度。

方解　参见本书"鹅口疮"一节。

儿科常见病通治方精义·痄腮

无 名 方

治乳蛾痄腮，牙根、咽喉肿痛，汤水难下以及喉闭、喉风等症方 《滇南本草·卷二·牛膝》

组成　红牛膝三钱　苦马菜根二钱　白头翁二钱　射干一钱　赤芍五分　甘草五分

用法　水煎服。

治小儿外乳蛾、痄腮红肿疼痛热核方 《滇南本草·卷二·芸香草》

组成　芸香草二钱　白头翁一钱　赤芍一钱

用法　水煎，点酒服。

治痄腮肿痛方 《寿世保元·卷二·喉痹》

组成　石灰

用法　上药不拘多少，炒七次，地下放七次，醋调，涂肿处。

治痄腮疙瘩肿痛及吹乳方 《寿世保元·卷二·喉痹》

组成　南薄荷三钱　斑蝥 （去翅足，炒） 三分

用法　上为细末，每服一分，烧酒调下。

治痄腮方 《卫生简易方·卷八·头面》

组成　赤小豆　鸡子清

用法　赤小豆为末，以鸡子清调涂。

治痄腮方 《医学纲目·卷二十五·脾胃部·面·面肿颊腮痛》

组成　竹叶　车前草　柏子仁

用法　杵碎，热敷患处。

治虾蟆瘟即今之痄腮方 《《疑难急症简方·卷四·杂症》》

组成　侧柏叶　蚯蚓

用法　侧柏叶捣自然汁，调蚯蚓泥，敷最肿处。

治头痛致耳边发太阳痄腮俱疼难忍方 《《春脚集·卷一·头部》》

组成　大黄

用法　上药为末，用葱汁调敷，四围中露一顶。

病案　马某，男，5岁。1997年4月27日因患急性腮腺炎，曾予抗生素治疗4天，体温虽降，但肿痛未减。前来我处诊治，患儿仍有低热（37.6℃），双侧腮部以耳垂为中心漫肿，胀痛，边缘不清楚，外表皮肤不红，张口及咀嚼时疼痛更甚，腮腺管口红肿，舌质淡红，舌苔薄黄。将生大黄30g，研细末，用食醋调匀外敷患处，每日4次，同时予以清热解毒之剂口服，第3天复诊，肿胀疼痛明显减轻，张口及咀嚼时稍感不适，体温降至正常，嘱其继续用生大黄粉醋调外敷，第5天随访，病已痊愈。（田玉荣，安玉玲. 生大黄外敷治疗急性腮腺炎 [J]. 吉林中医药，2001，(1)：61）

痄腮方 《《普济方·卷二百七十八·诸疮肿门·诸肿》》

组成　乳香

用法　上药为末，水调，涂之。

痄腮方 《《验方新编·卷一·面部·两腮赤肿》》

组成　灯心一根

用法　点油烧之，在大指二指之下，手背微窝处烧一下（左腮烧右手，右腮烧左手）；或烧少商穴。

痄腮方 《《验方新编·卷一·面部·两腮赤肿》》

组成　皂角二两　生南星二钱　糯米一合

用法　共为末，姜汁调敷。

痄腮方 (《验方新编·卷一·面部·两腮赤肿》)

组成　大黄　白及　五倍子

用法　共为末，鸡蛋清调搽。

痄腮方 (《验方新编·卷一·面部·两腮赤肿》)

组成　丝瓜

用法　烧存性，研末，调水涂之。

痄腮方 (《验方新编·卷十·小儿科杂治·两腮肿硬》)

组成　蜒蚰一条　银朱钱半

用法　同研烂，搽肿硬处，勿令擦去。

痄腮方 (《验方新编·卷十·小儿科杂治·两腮肿硬》)

组成　桑柴炭少许

用法　入雄鸡冠血二三滴，再加盐卤一匙和匀，时时搽之。

痄腮方 (《验方新编·卷十·小儿科杂治·两腮肿硬》)

组成　青橄榄核

用法　好醋磨汁搽之。

治痄腮方 (《济世神验良方·外科附录》)

组成　干葛　柴胡　紫苏　黄芩　连翘　玄参　桔梗　金银花　防风
　　　薄荷　天花粉　甘草等分

用法　煎服。

治痄腮方 (《济世神验良方·外科附录》)

组成　大黄　牡蛎　僵蚕　牛蒡子等分

用法　为末，噙化。

治痄腮方 《济世神验良方·外科附录》

组成 田螺肉

用法 和飞面捣，醋敷，如干，以醋润之。

治痄腮方 《济世神验良方·外科附录》

组成 青靛花

用法 敷患处。

方解 青靛花为中药青黛异名。青黛咸寒，寒以清热，咸入血分，能清热解毒，凉血消肿，《开宝本草》谓："主解诸药毒，小儿诸热，惊痫发热，天行头痛寒热，煎水研服。亦摩敷热疮恶肿。"临床外用治疗病毒性腮腺炎常获佳效。

病案 熊某，男，2岁，1992年2月26日初诊。其母代诉：患儿双侧腮部肿痛已2天。就诊时，低热烦躁，时流清涕，不进乳食，口渴喜引，小便短赤，大便不调，检查可见双侧腮腺肿胀，灼热，触痛，体温37.5℃，白细胞计数$6.8×10^9$/L，中性0.60，淋巴0.40。治疗中仅用青黛糊剂（青黛30g，加食用醋100ml调匀）涂敷患处，保持湿润，忌辛辣鲜发及酸性食物等，3日后痊愈。（王光晃，王耀之. 青黛外治流行性腮腺炎 [J]. 中医杂志，2005，46（12）：894）

痄腮破烂方 《文堂集验方·卷四·外科》

组成 野苎根

用法 捣敷患处。

痄腮肿痛方 《回生集·卷下·外症门》

主治 头疼耳边发肿，太阳痄腮俱疼不可忍。

组成 大黄—两 青木香 姜黄各三钱

用法 以上为细末，用醋蜜和调涂患处。中留一孔，气干则易涂。

顿 咳

顿咳,亦名"顿呛"、"顿嗽"、"鸬鹚咳",因其具有传染性,故又名"天哮呛"、"疫咳"。《幼科金针》指出:"天哮……若见血,面青,饮水无度,吐脓腥臭,喉痹失声,惊痫皆至者,俱为不治。"又因本病病程可持续2~3个月以上,故又名"百日咳"。外感时行疠气侵入肺系,夹痰交结气道,导致肺失肃降为其主要病机。因小儿肺气娇弱,易感外邪,本病初起,先见肺卫表证,继则郁而化热,痰热互结,日久亦可殃及他脏。临床根据初咳、痉咳、恢复期等不同阶段,可分别治以宣肺化痰、泻肺涤痰及润肺养阴。

有 名 方

贝母膏(《冯氏锦囊秘录·杂症大小合参卷十二·论哮》)

主治　治风热天哮。

组成　黑玄参(焙)　山栀(炒)　天花粉(焙)　川贝母(焙)　枳壳(焙)　橘红　百部(炒)　黄芩(焙)　杏仁(去皮尖,炒)各一两　桔梗(焙)　粉甘草(焙)各五钱　薄荷(焙,净叶)七钱

用法　蜜丸,弹子大,灯心汤,或淡竹叶汤化下。

方解　风热疫毒侵入肺系,热邪熏灼肺津,液化为痰,阻塞气道,故发痉咳。治以清热泻火、化痰止咳,兼以润肺养阴。方以川贝母清泄肺热,润肺止咳,为君药。伍栀子苦寒清降,清热解毒,通泻三焦;黄芩清泻肺火,燥湿化痰;天花粉泻火清肺,生津润燥;玄参清热生津,滋阴润燥,以上四药合用,清泻之中兼以润肺化痰,用为臣。佐以薄荷疏散风热;百部润肺止咳;橘红行气燥湿化痰;杏仁肃降肺气;枳壳降气化痰;桔梗宣肺止咳。使以炙甘草益气和中,调和诸药。用法中又以灯心汤或淡竹叶汤化下,以清热利水,使肺热之邪从下而走。诸药配伍,

共奏清热泻火、化痰止咳、润肺养阴之功。

痧后顿咳方 《《儿科要略·第四章·痧痘论治·痧后证治》》

主治 治痧后忽一阵作咳，连声不止，甚或呛出饮食，日久不愈者。

组成 旋覆花（包） 炙橘红 炙款冬 北沙参 莱菔子 淡芩

用法 蜜炙桑皮、人参、麦冬、贝母、枇杷叶之属，可随证加入。

方解 痧后顿咳，连声不止，加之病程日久，伤耗肺阴，故治宜理气化痰止咳，养阴润肺生津。方用旋覆花降气化痰平喘，消痞行水除满；款冬花，《神农本草经》言其"主咳逆上气"，《本经逢原》载其善"润肺消痰，止嗽定喘"，与旋覆花配伍，加强润肺下气、止咳化痰之功，共为君药。臣以橘红行气止咳，燥湿化痰；莱菔子味辛行散，《本草纲目》谓其可"下气定喘，治痰除胀"。北沙参养阴清肺，生津润燥，《本草从新》言其"专补肺阴，清肺火"；黄芩清热泻火，燥湿化痰，共为佐药。用法中又加桑皮、麦冬、贝母、枇杷叶清热润肺，化痰止咳；久咳后伤损脾胃之气者，又用人参健脾益气，培土生金。诸药配伍，共奏理气化痰、养阴润肺之功。

麦冬清肺汤 《《儿科要略·第四章·痧痘论治·痧后证治》》

主治 治痧后肺虚顿咳。

组成 麦冬 人参 甘草 赤芍 桔梗 陈皮 槟榔 赤苓

方解 火热熏肺日久，耗伤肺阴，子病及母，又易致脾气受损，故治疗宜养阴润肺，理气化痰，兼以益气健脾，培土生金。方用麦冬为君，甘寒柔润，养阴生津，清热润肺，《本草汇言》云其为"清心润肺之药"。配伍人参补脾益肺，生津止渴，与麦冬相伍，双补气阴，用为臣药。佐以黄芩清泻肺热，燥湿化痰；赤芍清热凉血；桔梗宣肺止咳；陈皮行气化痰；槟榔行气消积。配以甘草益气和中，调和诸药，用以为使。全方配伍，共奏养阴润肺、益气健脾之效。

保肺扶正汤 （《儿科要略·第六章·咳嗽论治·外感咳嗽》）

主治 治顿咳日久，气虚而咳不止者。

组成 北沙参　人参　白术　黄芪　麦冬　川贝母　法半夏　旋覆花　化橘红　怀山药各二钱

用法 清水煎服。咳久肺气耗散，不能收摄，加干姜、五味子各五分；脾虚泄泻加于术；肾虚泄泻加补骨脂；咳血去半夏。

方解 小儿肺气娇弱，顿咳日久，不仅损伤肺阴，更耗散肺气，加之病程日久，子病及母，脾气亦伤，脾肺气虚，相互影响，加重病情。故治宜补益脾肺，润燥化痰。方用人参补肺脾之气，生津止渴；黄芪补中益气，共为君。臣以白术健脾益气，燥湿化痰；山药补脾养胃，生津益肺；北沙参、麦冬养阴清肺，益胃生津。伍以川贝母清热化痰，润肺止咳；法半夏、化橘红燥湿化痰，理气宽中；旋覆花降气化痰，止咳平喘，共为佐药。诸药配伍，共奏补益脾肺、润燥化痰之功。若顿咳日久，伤及阳气，加干姜温肺散寒，五味子收敛肺气，以防肺气耗散；若脾虚便溏，可加于术，加强健脾益气之力；若脾虚及肾，加补骨脂温补肾阳，收敛止泻；若咳血，于原方去半夏以减缓温燥动血之弊。

二冬膏 （《重订温热经解·治验》）

主治 咳嗽气逆，连咳十余声，咳至不能转吸者，名顿呛。

组成 天门冬　麦门冬

用法 二味熬膏，每服一两。

方解 麦冬养肺阴，清肺热，《本草汇言》谓其为"清心润肺之药，主肺热肺燥、咳声连发"；天冬养阴润燥，清肺生津，《药性论》言其"主肺气咳逆，喘息促急"。二药配伍，滋肺阴，润肺燥，清肺热，熬膏服用，更增濡润之性，适用于顿咳恢复期肺阴损耗、阴虚肺燥之证。

二仙丹 （《文堂集验方·卷一·咳嗽》）

主治 久嗽接连四五十声者，即名顿嗽。

组成 姜半夏一两　贝母（初时用象贝，久嗽用川贝）一两

用法 为末，姜汁为丸，每服一二钱，小儿减半。频服即效。

方解 本方适用于顿咳以痰湿为盛者。半夏辛开散结，燥湿化痰，《医学启源》言其可"治寒痰及形寒饮冷伤肺而咳"；初病之时，热邪偏盛，配伍象贝清热化痰；久嗽患者，肺阴耗伤，故改用川贝母，《本草汇言》载其为"下气化痰之药也"，润肺化痰。半夏、贝母等量配伍，共奏化痰止咳之功。又以姜汁为丸，既能减缓半夏毒性，又可培土生金，杜化痰之源。

钱乙补肺阿胶散 （《兰台轨范·卷四·咳嗽》）

主治 小儿天哮。

组成 阿胶一两半　马兜铃（焙）　恶实（炒）　甘草（炙）各一两　杏仁七钱

用法 上加糯米一合，水煎服。

方解 久咳肺燥，治宜养阴润肺，化痰止咳。本方重用阿胶为君，滋阴润肺，痰中带血者，还可养血止血，《汤液本草》载"阿胶益肺气，肺虚极损，咳嗽唾脓血，非阿胶不补"，《本草纲目》引杨士瀛言："凡治喘嗽，不论肺虚肺实，可下可温，须用阿胶以安肺润肺，其性和平，为肺经要药。"配伍牛蒡子疏散风热，宣肺祛痰；马兜铃清肺化痰，止咳平喘，《本草经疏》言其能"入肺除热"，二药共为臣药。杏仁降利肺气，止咳化痰；炙甘草、糯米甘缓和中，益胃生津，培土补肺，共用为佐。炙甘草调和诸药为使。全方诸药配伍，共奏养阴润肺、化痰止咳之效。

无 名 方

治小儿咳嗽声连不止方 （《幼幼新书·卷十六·咳嗽第一》引《王氏手集》方）

组成 雄黄　蝉壳

用法 上等分，为末，以蜜成膏，于净瓷器内盛之。如孩子绝小，即注于唇上令自咽。如稍大，即以一豆大温水化下。

治顿呛方 (《本草汇言》引《方脉正宗》方)

组成　枇杷叶　前胡　防风　薄荷　杏仁　桑皮　蒌仁　桔梗　甘草
　　　　升麻

用法　水煎。

治久嗽连接四五十声方 (《文堂集验方·卷一·咳嗽》)

组成　生姜

用法　连皮捣汁，入白蜜一二匙。滚汤点服亦效。

治天哮方 (《幼科医验·卷下·天哮》)

组成　楂肉一两　麦芽一两　竹叶四钱　青饼二两　饴糖四两

用法　煎膏服。一方，加槟榔五钱、茶叶五钱、石膏一两。

痢　疾

　　由于染有疫毒等不洁之物，从口入腹，蕴伏肠胃，则发为痢疾。夏秋之季，湿热内蕴，脾胃受困，小儿肠胃脆弱，秽邪疫毒最易入侵，毒聚肠中，邪正相争，则湿热之证多见。若热盛化火，内窜营分，进迫厥阴、少阴，则可出现壮热、神昏、抽风等邪实内闭之证；若正不敌邪或在闭厥的同时，又可伴见正气不支的虚脱证。若湿热蕴聚，治宜清肠解毒，祛湿泄热；闭者宜开、宜泄、宜清；脱者，当固脱救逆。

有 名 方

黄柏汤（《备急千金要方·卷第十五·小儿痢第十》）

　　主治　小儿夏月伤暴寒，寒折大热，热入胃，下赤白滞如鱼脑，壮热头疼，身热手足烦。

　　组成　黄柏　黄连　白头翁（一作白蔹）　升麻　当归　牡蛎　石榴皮　黄芩　寄生　甘草（炙）各二分　犀角　艾叶各一分

　　用法　上十二味，㕮咀，以水三升煮一升二合。百日儿至二百日，一服三合；二百余日至期岁，一服三合半。

　　方解　方用黄柏与黄芩、黄连配伍，清热燥湿，厚肠止痢，用以为君。白头翁清热解毒，凉血止痢；犀角（水牛角代）清热凉血解毒；升麻清热解毒，升阳止泻，三药合用，清热解毒之力显著，加强君药治疗作用，为臣。佐以当归养血活血；艾叶温经止血，《药性本草》载其"长服止冷痢"，二药配伍，行血则便脓自愈；牡蛎、石榴皮涩肠道，止泻痢；桑寄生祛风湿，补肝肾，扶正驱邪。炙甘草益胃和中，调和药性，为使。全方诸药配伍，以清热燥湿为主，兼以调血固涩，标本同治，邪正兼顾。

白术散 《太平圣惠方·卷第九十三·治小儿赤白痢诸方》

主治 小儿赤白痢，腹内疗痛，羸弱不能饮食。

组成 白术半两　人参（去芦头）半两　厚朴（去粗皮，涂生姜汁，炙令香熟）三分　黄连（去须，锉，微炒）半两　当归（锉，微炒）半两　地榆（锉）半两　木香半两　榉树皮（微炙，锉）半两　甘草（炙微赤，锉）半两

用法 上件药捣粗罗为散，每服一钱，以水一小盏，煎至五分，去滓，不计时候。量儿大小，分减温服。

方解 痢疾日久，易耗伤气血，损伤脾胃，脾胃虚弱，纳运乏力，则更加重痢疾见症，故治宜益气健脾，调和气血，清热燥湿。方中重用人参、白术、甘草益气健脾，祛湿止泻，为君药。臣以木香、厚朴行气宽中除满；当归养血活血，三药配伍，正所谓"调气则后重自除，行血则便脓自愈"。佐以黄连清热燥湿，厚肠止痢；地榆清热凉血，涩肠止痢；榉树皮清热利水，《名医别录》谓其主"热结在肠胃"。炙甘草调和药性为使。诸药配伍，共奏益气健脾、调和气血、清热燥湿之功。

地榆散 《太平圣惠方·卷第九十三·治小儿赤白痢诸方》

主治 小儿赤白痢，烦渴寒热，腹痛羸瘦，不欲饮食。

组成 地榆（微炙，锉）三分　酸石榴皮（锉，微炒）半两　龙骨（烧赤）一两　当归（锉，微炒）半两　黄芪（锉）半两　阿胶（捣碎，炒令黄燥）三分　黄连（去须，锉，微炒）三分　赤石脂（烧灰，赤）一两　乌梅肉（微炒）半两

用法 上件药捣细罗为散，每服以粥饮调下半钱，不计时候。量儿大小加减服之。

方解 疫毒之邪，侵及肠胃，湿热郁蒸，气血阻滞，则成痢疾，加之小儿脏腑娇嫩，湿热内郁，必损伤脾胃，故见痢下赤白、腹痛羸瘦等症。治宜扶正祛邪，涩肠止痢。方用地榆为君，苦寒酸涩，清热解毒，凉血涩肠止痢。配伍酸石榴皮、煅龙骨、赤石脂、乌梅肉四药，均具收敛固涩之功，用为臣药。佐以黄芪益气健脾，当归、阿胶养血补血，黄连清热燥湿。全方诸药配伍，清热燥湿之中兼以收敛固涩、益气调血，邪正兼顾，标本同治，临床对于湿热痢疾而兼脾胃虚弱之证者尤为适宜。

诃黎勒散（《太平圣惠方·卷第九十三·治小儿赤白痢诸方》）

主治　小儿赤白痢，腹胀疼痛，不欲饮食，四肢瘦弱。

组成　诃黎勒（煨，用皮）三分　当归（锉，微炒）半两　黄芩半两　龙骨半两
地榆（微炒，锉）半两　干姜（炮裂，锉）半两　陈橘皮（汤浸，去白瓤，焙）
半两　白术半两　甘草（炙微赤，锉）半两

用法　上件药捣粗罗为散，每服一钱，以水一小盏，煎至五分，去滓，
不计时候，量儿大小分减温服。

方解　小儿痢下赤白，腹痛纳呆，四肢瘦弱者，乃湿热疫毒损伤脾胃
所致。方用诃黎勒涩肠止泻，为君药。黄芩、地榆清热燥湿，
涩肠止痢；龙骨收敛固涩，用为臣。佐以当归、陈皮活血行气，
调和气血；白术健脾燥湿；干姜温中散寒。炙甘草益气和中，
调和药性。全方诸药配伍，涩肠止泻为主，兼以清热祛湿，调
和气血，健运脾胃，临床对于湿热疫毒损伤脾胃、邪实正虚之
痢疾尤宜。

鹿茸散（《太平圣惠方·卷第九十三·治小儿赤白痢诸方》）

主治　小儿赤白痢不止。

组成　鹿茸（去毛，涂酥炙微黄）半两　甘草（炙微赤，锉）半两　诃黎勒皮（煨，
用皮）半两

用法　上件药捣细罗为散，每服以粥饮调下半钱，不计时候。量儿大
小分减服之。

方解　小儿先天禀赋不足，或久痢不愈，反复发作，伤及于肾，肾阳
不足，温煦乏力，关门不固，则痢下不止，滑脱不禁。治宜温
补肾阳，收敛固涩。方用鹿茸为君，甘温补阳益精血。诃黎勒
皮涩肠止泻，为臣药。炙甘草益胃和中，调和诸药，用为佐使。
全方诸药配伍，温补脾肾，收涩固脱，标本兼顾。

当归丸（《太平圣惠方·卷第九十三·治小儿赤白痢诸方》）

主治　小儿赤白痢腹痛不止。

组成　当归（锉，微炒）半两　黄连（去须，微炒）一分　龙骨一分　人参（去芦
头）一分　没石子（微煨）二枚　鹿角灰一分　豆豉（炒微焦）一分

用法　上件药捣罗为末，炼蜜和丸，如绿豆大，不计时候，以粥饮研

下，量儿大小临时加减。

方解　湿热熏灼肠道，肠络受伤，气血瘀滞，化为脓血，故下痢赤白，瘀血阻滞，腹痛较甚。治宜活血散瘀，清热燥湿。方中重用当归养血活血为君。鹿角灰行血消肿益肾；黄连清热燥湿；豆豉透散邪热，共为臣药。佐以龙骨、没食子固气涩精止泻痢；人参益气健脾固脱。全方祛邪之中兼以扶正，标本兼顾，相反相成。

鹿角丸 （《太平圣惠方·卷第九十三·治小儿赤白痢诸方》）

主治　小儿赤白痢，腹痛，不欲乳食。

组成　鹿角屑一分　芜荑仁一分　附子（炮裂，去皮脐）一分　赤石脂半两　黄连（去须，微炒）半两　当归（锉，微炒）一分

用法　上件药捣罗为末，炼蜜和丸，如绿豆大，不计时候，以粥饮下五丸，量儿大小以意加减。

方解　方用鹿角为君，补肾助阳，活血散瘀。臣以赤石脂涩肠止泻，《神农本草经》谓其"主泻痢"；黄连清热燥湿。佐以附子温阳散寒；当归养血活血，与鹿角配伍，既可温阳护阴，又能调血以治疗脓血便；芜荑仁消积杀虫。全方诸药配伍，以温阳止泻为主，临床对于虚寒痢疾尤为适宜。

香连丸 （《太平圣惠方·卷第九十三·治小儿赤白痢诸方》）

主治　小儿赤白痢。

组成　木香半两　黄连（去须，微炒）三分　诃黎勒（煨，用皮）半两　肉豆蔻（去壳）一二枚　丁香一分

用法　上件药捣罗为末，以烧饭和丸，如黍粒大。每服以粥饮下五丸，日三四服。量儿大小加减服之。

方解　湿热郁蒸肠胃，气血阻滞，化为脓血。方中重用木香通滞止痛，为君药。黄连清热燥湿，厚肠止痢，为臣。佐以诃黎勒涩肠止泻；肉豆蔻温中涩肠；丁香辛温暖脾，行气止痛。诸药配伍，行气止痛、涩肠止泻为主，临床适用于湿热痢疾腹痛尤甚者。

丁香散 《太平圣惠方·卷第九十三·治小儿久赤白痢诸方》

主治 小儿久赤白痢，渐至羸弱，胃气全虚，不欲饮食。

组成 丁香半两 厚朴（去粗皮，涂生姜汁炙令香熟）半两 木香一分 黄连（去须，锉，微炒）半两 当归（锉，微炒）半两 诃黎勒（煨，用皮）半两 白术（锉，微炒）半两 赤石脂一两 伏龙肝半两

用法 上件药捣细罗为散，每服以粥饮调下半钱，日三四服，量儿大小加减服之。

方解 小儿久痢赤白，脾肾虚寒，化源不足，机体失于所养，而渐至羸瘦。治宜温补脾肾，涩肠固脱。方以丁香为君，暖脾行滞，散寒止痛，《本草正》言其可"除胃寒泻痢"。配伍赤石脂、伏龙肝（即灶心土）温脾暖胃，涩肠止泻；白术健脾燥湿止泻；诃黎勒（即诃子）收敛固涩，共为臣药。佐以厚朴、木香、当归行气止痛，调和气血；黄连清热燥湿。全方诸药配伍，温补脾肾、涩肠止泻之功显著，临床适用于脾肾阳虚所致久痢之证。

木香散 《太平圣惠方·卷第九十三·治小儿久赤白痢诸方》

主治 小儿久赤白痢，腹胁疼痛。

组成 木香半两 诃黎勒（煨，用皮）半两 臭樗树皮（炙，微炒）半两 木贼半两 黄连（去须，微炒）半两

用法 上件药捣细罗为散，每服以粥饮调下半钱，日三四服。量儿大小以意加减。

方解 小儿痢下赤白，腹胁疼痛之证责之湿热壅滞，气机不畅，传导失常。故治宜行气止痛，清热燥湿。方用木香为君，行气止痛。黄连清热燥湿；臭樗树皮除热燥湿，涩肠止血，《药性论》云其能"治赤白痢，肠滑"，二药合用，清热燥湿之功尤著，共用为臣。佐以诃黎勒（即诃子）、木贼涩肠止泻。全方诸药配伍，行气止痛、清热燥湿作用显著，临床湿热痢疾以气滞腹痛为主者用之适宜。

黄柏丸（《太平圣惠方·卷第九十三·治小儿久赤白痢诸方》）

主治 小儿久赤白痢，腹胀疼痛。

组成 黄柏（微炙，锉）一两 当归（锉，微炒）一两

用法 上件药捣为末，煨大蒜和丸，如绿豆大。每服以粥饮下七丸，日三四服。量儿大小加减服之。

方解 湿热郁蒸，气血阻滞，则为赤白痢。治宜清热燥湿，调和气血。方以黄柏为君，清热燥湿，厚肠止痢，《神农本草经》谓其"主五脏肠胃中结热，止泄利"。当归养血活血，用为臣。用时以大蒜和丸，行气滞，暖脾胃，既可与当归相合，调和气血，又能监制黄柏苦寒伤中之弊。全方诸药配伍，共奏清热燥湿、调和气血之效。

龙骨丸（《太平圣惠方·卷第九十三·治小儿久赤白痢诸方》）

主治 小儿久赤白痢不止，腹痛。

组成 白龙骨一分 胡粉（炒微黄）三钱 黄连（去须，微炒）一分 黄柏（微炙，锉）一分 诃黎勒（煨，用皮）一分 白矾（烧令汁尽）半两 干姜（锉，微炒）半两 当归（锉，微炒）半两 木香一分

用法 上件药捣罗为末，炼蜜和丸，如绿豆大。每服以粥饮下五丸，日三四服。量儿大小临时加减。

方解 小儿久痢赤白，气血耗伤，治宜收敛固涩为主。方用龙骨"收敛浮越之正气，涩肠"（《本草从新》），为君药。白矾、诃黎勒（即诃子）涩肠止泻；铅粉"炒焦止小儿疳痢"（《药性论》），三药合用，协助龙骨加强收敛固涩之力，共为臣药。佐以当归、木香调和气血；黄连、黄柏清热燥湿；干姜温中散寒，监制苦寒之品伤中之弊。诸药配伍，标本兼顾，以收敛固涩为主，对于小儿泻痢日久之证尤为适宜。

赤石脂丸（《圣济总录·卷第一百七十八·小儿赤白痢》）

主治 小儿赤白痢，腹肚疼痛，不思饮食羸瘦。

组成 赤石脂 白矾（烧令汁尽） 诃黎勒皮 白术 黄芪（锉） 厚朴（去粗皮，生姜汁炙，锉） 干姜（炮）一分

用法　上七味，捣罗为末。炼蜜丸如麻子大，每服五丸，温米饮下，空心午后服，量儿大小加减。

方解　本方以赤石脂为君，甘温调中，涩肠止泻。配伍白矾、诃黎勒皮（即诃子皮）固脾止泻，共为臣。佐以黄芪、白术益气健脾，燥湿止泻；厚朴行气宽中除满；干姜温中散寒。全方诸药配伍，共奏涩肠止泻、温中健脾之效。

白术汤 （《圣济总录·卷第一百七十八·小儿赤白痢》）

主治　小儿赤白痢，日夜三五十行。

组成　白术一两一分　干姜（炮）一分　白茯苓（去黑皮）　甘草（炙）各一两　附子（炮裂，去皮脐）半两

用法　上五味，粗捣筛。每服一钱匕，水半盏，煎至三分，去滓分温二服，空心食前服，量儿大小加减。

方解　小儿泻痢不止，日夜无度，则气血耗伤，脾胃虚弱，气虚每致阳气亦虚，治宜健脾温中，补益气血。方中重用白术为君，健脾燥湿止泻。配伍茯苓、炙甘草益气健脾，渗湿止泻，协助白术加强健脾之效，共为臣药。佐以炮附子、干姜温补脾肾之阳，先后天阳气相互资助，以散阴寒。炙甘草调和药性为使。诸药配伍，益气健脾，温阳散寒，对于脾肾阳虚之久泻久痢之证尤为适宜。

人参汤 （《圣济总录·卷第一百七十八·小儿赤白痢》）

主治　小儿赤白痢。

组成　人参一两半　厚朴（去粗皮，生姜汁炙）一两　白茯苓（去黑心）　桔梗（锉，炒）各一两一分　椿皮（去粗皮，炙）二两　甘草（炙）一两一分

用法　上六味，粗捣筛。每服一钱匕，水半盏，煎至三分，去滓早晨午后服，量儿大小加减。

方解　方用人参大补元气为君。茯苓、炙甘草益气健脾，渗湿止泻，共为臣。佐以厚朴行气宽中除满；桔梗开宣肺气，畅利腑气，升阳止泻；椿皮清热利水，利小便以实大便，且可监制温性药物助热之弊。诸药配伍，益气健脾、渗湿止泻作用显著，适用于脾虚湿盛之泄痢。

厚朴散 （《圣济总录·卷第一百七十八·小儿赤白痢》）

主治 小儿赤白痢腹痛，日夜频数。

组成 厚朴（去粗皮，生姜汁炙）三分　人参　赤石脂　龙骨各一两　地榆　干姜（炮）　当归（切，焙）各半两　黄连（去须）一两

用法 上八味，捣罗为散。每服半钱匕，空心米饮调下，午后再服，量儿大小加减。

方解 下痢日久，正虚邪恋，寒热错杂，肠胃传导失司，故见腹痛、日夜频数之症。治宜调气化滞，温中清肠。方用厚朴行气宽中，消胀除满，为君。伍人参补气固脱；干姜温中散寒；赤石脂甘温调中，涩肠止泻；龙骨收敛固涩，共为臣。佐以黄连清热燥湿；地榆清热凉血，涩肠止痢；当归养血活血，与厚朴相伍，调和气血，体现"行气则后重自除，调血则便脓自愈"之旨。诸药配伍，调气化滞，温中清肠，寒热并用，标本兼顾。

犀角汤 （《圣济总录·卷第一百七十八·小儿赤白痢》）

主治 小儿赤白痢，日夜数十行，腹痛后重。

组成 犀角（镑）　苦参　黄连（去须）　地榆　黄柏（去粗皮，炙）各一两

用法 上五味，粗捣筛。每服一钱匕，水半盏，煎至三分，去滓分温二服，空心午后服，量儿大小加减。

方解 方用犀角（水牛角代）为君，清热解毒凉血。臣以地榆清热解毒，凉血涩肠止痢。黄连、黄柏清热燥湿；苦参清热燥湿，《本草纲目》谓其主"治肠风泻血，并热痢"，三药配伍，清热燥湿之力尤强。诸药配伍，共奏清热解毒、燥湿止痢之功。

黄连散 （《圣济总录·卷第一百七十八·小儿赤白痢》）

主治 小儿赤白痢。

组成 黄连（去须）　槟榔（锉）

用法 上二味，各捣罗为散。如患赤痢，黄连末二钱匕，槟榔末一钱匕；白痢，黄连末一钱匕，槟榔末二钱匕，和匀，每服半钱匕，米饮调下，量儿大小加减。

方解 黄连清热燥湿，厚肠止痢；槟榔辛散苦泄，消积导滞，《本草纲

目》言其"治泻痢后重"。方后特别提出，临床应根据赤白痢之异同，改变二药的用量轻重以适应病情，灵活用法，值得借鉴。

木香黄连散 （《圣济总录·卷第一百七十八·小儿赤白痢》）

主治 小儿赤白痢，腹内疼痛烦渴。

组成 木香　黄连（去须）各半两　诃黎勒（炮，去核）十二枚　肉豆蔻（去壳）二枚　甘草（炙）半两

用法 上五味，捣罗为散。每服半钱匕，米饮调下。

方解 木香行气导滞，黄连清热燥湿，共为君。肉豆蔻暖脾胃，固大肠，止泻痢，《开宝本草》言其"主温中消食，止泻"，用为臣。甘草益气和中，调和药性，为佐使。诸药配伍，行气导滞，清热燥湿，温中涩肠，而成寒热并用、标本兼顾之剂。

神捷散 （《圣济总录·卷第一百七十八·小儿赤白痢》）

主治 小儿赤白痢。

组成 大枣四枚　栀子仁五枚　干姜半栗子大

用法 上三味，并烧黑色，研为散，每服半钱匕，米饮调下。

方解 本方重用栀子仁清热燥湿，通泄三焦，为君药。配伍大枣"安中养脾"（《神农本草经》），益气补血；干姜温补脾阳，散寒止痛，共为臣药。三药配伍，清热燥湿之中兼有温中健脾之效，对于邪盛正虚、寒热错杂之小儿泻痢较为适宜。

黄连汤 （《圣济总录·卷第一百七十八·小儿赤白痢》）

主治 小儿赤白痢，腹痛。

组成 黄连（去须）一两　干姜（炮）　艾叶（炒）各半两　乌梅肉三枚

用法 上四味㕮咀，每服二钱匕，以水八分一盏，煎去滓取三分，空腹温服。

方解 方以黄连为君，清热燥湿，厚肠止痢。干姜温中散寒；艾叶温经脉，逐寒湿，止冷痛，《药性本草》载其"长服止冷痢"，共为臣药。佐以乌梅肉涩肠止痢。诸药配伍，清肠温中，涩肠止泻，适用于邪实正虚、寒热错杂之小儿痢疾。

驻车丸（《幼幼新书·卷第二十九·一切痢第二》引《千金》方）

主治　大冷洞痢，肠滑，下赤白如鱼脑，日夜无节度，腹痛不可堪忍者。

组成　黄连六两　干姜（炮）二两　当归　阿胶各三两

用法　上四味末之，以大酢入合，烊胶和之，并手丸如大豆许，干之。大人饮服三十丸，小儿百日以还三丸，期年者五丸。余以意加减，日三服。

方解　本方重用黄连为君，清热燥湿，厚肠止痢。当归养血活血；阿胶补血止血，二药配伍，既可补充泻痢所伤之阴血，又可活血以治脓血，止血以加强收涩，共为臣药。佐干姜温中散寒，监制黄连苦寒伤中之弊。诸药配伍，祛邪兼以扶正，补血之中又有活血止血之功，临床对于湿热邪盛、损伤阴血又兼脾阳不足之证较为适宜。

如圣丸（《幼幼新书·卷第二十九·一切痢第二》引《庄氏家传》方）

主治　治大人、小儿冷热泻痢，腹痛，米谷不消，脓血赤白并疗之方。

组成　干姜（炮）　槐花（炒）各一两　宣连（去毛）半两

用法　上为末，面糊为丸如绿豆大。大人三十丸，小儿七八丸，看岁数加减。如常泻，温水下。赤多，米饮下。

方解　本方以干姜温中补脾，散寒止痛；槐花清热凉血止血，《日华子本草》言其可治"肠风泻血，赤白痢"；黄连清热燥湿，厚肠止痢。三药配伍，以温中清肠为主，而成寒热并用、邪正兼顾之方。

当归黄连丸（《幼幼新书·卷第二十九·一切痢第二》引《王氏手集》方）

主治　治身体壮热，烦渴下痢，赤白相杂，后重腹痛，昼夜无度，小便涩少方。

组成　芍药　当归　黄连　黄柏

用法　上等分为细末，面糊为丸梧子大。每服十丸至二十丸，温米饮下，食后。

方解　疫毒侵及肠道，湿热熏蒸，阴血耗伤，治宜养血敛阴，清热燥湿。方用当归、芍药养血活血，缓急止痛，既可补充泻痢耗伤之阴血，又可调血活血以治脓血便；伍黄连、黄柏清热燥湿，除大肠湿热以止泻痢。四药配伍，共奏养血敛阴、清热燥湿之功。

阿胶散 《《幼幼新书·卷第二十九·冷热痢第五》引《惠眼观证》方）

主治 赤白痢。

组成 阿胶（蚌粉炒泡起住） 宣连 木香 肉豆蔻仁 诃子肉 甘草（炙）以上各一分 石榴皮 朱砂 白矾（飞过）各一钱

用法 上为细末，每服一钱，饭饮调下。

方解 本方以阿胶为君，补血止血。配伍肉豆蔻温中固肠；诃子、石榴皮、白矾涩肠止泻，共为臣药。佐以木香芳香通滞，行气止痛；黄连清热燥湿，厚肠止痢；朱砂清心镇惊安神。炙甘草益气和中，调和诸药，为使。诸药配伍，收敛固涩止泻之力尤为显著，兼有行气、清热、安神之效，临床对于小儿泻痢日久、气机阻滞、尚有余邪内扰心神之证者尤为适宜。

大效如圣散 《《幼幼新书·卷第二十九·冷热痢第五》引《刘氏家传》方）

主治 小儿便赤白痢，日夜无度，腹痛不思饮食。

组成 御米壳 阿胶（麸炒） 绵黄芪（炙） 人参 甘草（半炙半生）

用法 上为锉散。每服一大钱，水五分盏，煎三分，去滓温服。

方解 泻痢日夜无度，耗伤气血，损及脾胃，治宜收敛固涩，益气养血。方用御米壳为君，固肠道，涩滑脱，《本草纲目》称为"涩肠止泻之圣药"。伍黄芪、人参益气健脾，共为臣药。佐以阿胶补血止血，与参芪并用，气血双补；与御米壳相伍，加强收敛固涩之力。炙甘草益气和中，调和药性，为使。诸药配伍，共奏涩肠止泻、益气补血之功。

如圣散 《《幼幼新书·卷第二十九·冷热痢第五》引《张氏家传》方）

主治 下痢，或赤或白，不以久新，一服取效。男子、妇人、小儿悉皆治之。

组成　罂粟壳（赤痢蜜炙一半，白痢干炙一半）一两　陈橘皮（赤痢炙一半，白痢焙一半）半两　甘草（赤痢炙一半，白痢焙一半）二钱半　如下痢赤白，二药相合而服

用法　上为细末，每服二大钱。先放药于盏内，用百沸汤浸之，急用一盏盖合，勿令透气，等少时药微温，将清者服。候一两刻，再用百沸汤浸前滓，依前服一次，不拘时候。服药毕，忌一切生冷，可吃粥五七日为妙。

方解　方中重用罂粟壳涩肠固脱；陈皮行气止痛，健脾和中；甘草益气和中，调和诸药。三药配伍，收敛固涩兼以行气健脾，对于泻痢下重、腹痛明显者用之适宜。

姜橘散 （《幼幼新书·卷第二十九·冷热痢第五》引《庄氏家传》方）

主治　小儿赤白痢。

组成　干姜（末）　青橘皮（末）　好蜡茶（末）各等分

用法　上为细末，匀。每服一钱，米饮下，不计时候。

方解　干姜温中散寒；青皮行气止痛，消积化滞；蜡茶清热通利。三药配伍，温中清肠，行气导滞，适用于正虚邪实、寒热错杂之泻痢。

茴香散 （《幼幼新书·卷第二十九·冷热痢第五》引《吉氏家传》方）

主治　水泻、赤白痢。

组成　茴香　橘皮（炒）　陈紫苏各半钱　良姜　甘草　石榴皮（去白）各一分

用法　上焙末，米饮调下半钱。

方解　方以茴香为君，温中散寒止痛。配伍橘皮行气止痛，健脾和中；紫苏行气宽中，和胃止呕，共为臣药。佐以良姜散寒止痛，协助茴香温补中阳；石榴皮固肠止泻。炙甘草益胃和中，调和诸药。全方配伍，共奏温中散寒、行气止痢之功。

白头翁丸 （《幼幼新书·卷第二十九·脓血相杂痢第八》引葛氏《肘后》方）

主治　小儿毒下及赤滞，下如鱼脑。

组成　白头翁三分　黄连（研）六分　石榴皮（有毒除石榴皮，用犀角屑）三分

用法　上三物以水二升煮取八合，儿生四十日以五合，为三服。大者则加药。

方解　疫毒之邪侵及血分，痢下如鱼脑甚或纯下鲜血。治宜清热凉血止痢。方用白头翁为君，清热解毒，凉血止痢，《药性论》言其"止腹痛及赤毒痢"。黄连清热燥湿，厚肠止痢，用为臣药。佐以石榴皮涩肠止泻，顾护阴血。若毒盛则不宜收敛，以免闭门留寇，治宜犀角（水牛角代）清热凉血解毒，协助白头翁、黄连加强清热解毒之力。

黄连阿胶丸 （《幼幼新书·卷第二十九·脓血相杂痢第八》引《养生必用》方）

主治　热痢下重，脓血疼痛，腹中痛不可忍。老人、产妇、虚劳人、小儿并宜服方。

组成　黄连（去须）一两半　白茯苓　白芍　阿胶（杵碎，慢火炒如珠子白色，别杵为细末）以上各半两

用法　上三物为细末，斟酌米醋多少，熬胶得所，和匀，入白杵万下，众手丸如绿豆大。每服自二十丸为始，止于五十丸。食前温米饮下，日二三，以知为度。未知加药更丸一等如黄米大，与小儿服。

方解　本方是在《幼幼新书·卷第二十九·一切痢第二》引《庄氏家传》方之阿胶丸的基础上加白芍而成，意在加强养血敛阴、缓急止痛之功，适用于热痢赤白、腹痛明显者。

白石脂散 （《幼幼新书·卷第二十九·脓血相杂痢第八》引《婴孺》方）

主治　肠澼水脓血。

组成　白石脂（烧赤）二分　桂心一分

用法　上为末，百日儿方三分匕，著乳头哺。

方解　本方以白石脂涩肠止泻固脱为主，配伍桂心助阳补虚，散寒止痛。二药相伍，涩补同施，标本兼顾，对于阳虚久痢之证尤为适宜。

建胃丹 （《幼幼新书·卷第二十九·脓血相杂痢第八》引张涣方）

主治　泄利兼脓血，日渐羸瘦。

组成　黄连（去须，微炒）一两　白矾（枯，令汁尽）一分　乌梅肉（炒）　龙骨

白石脂　神曲（炒）　干姜各半两

用法　上件捣，罗为细末，醋煮面糊和丸黍米大。每服十粒，米饮下。量儿大小加减。

方解　本方重用黄连为君，清热燥湿，厚肠止痢。配伍干姜温中散寒，健运脾阳，且能监制黄连苦寒伤中之弊；神曲健脾开胃，和中止泻，为臣药。佐以白矾、乌梅、龙骨、白石脂涩肠止泻固脱。诸药配伍，清肠温中，涩肠止泻，寒热并用，标本兼顾，对于湿热泻痢而见脾阳不足之证尤为适宜。

青橘丹（《幼幼新书·卷第二十九·脓血相杂痢第八》引张涣方）

主治　冷热相交，赤白相杂脓血。

组成　青橘皮（汤浸，去白，焙）　当归（汤洗，焙）　黄连　干姜各一两　厚朴（生姜制）　肉豆蔻各半两

用法　上件捣，罗为细末，白面和丸如黍米大。每服十粒，米饮下，食前。

方解　方用青皮为君，消积化滞，和降胃气，行气止痛。配伍当归养血活血；厚朴行气宽中除满，共为臣药。佐以黄连清热燥湿；干姜温中散寒；肉豆蔻暖脾止泻。诸药配伍，以行气止痛、调和气血为要，对于痢下赤白、肠鸣腹痛之证尤为适宜。

赤石脂丸（《幼幼新书·卷第二十九·脓血相杂痢第八》引《王氏手集》方）

主治　冷热不调，痢下脓血频数无度，肠胃虚弱，烦渴多睡，腹痛后重，身体壮热，不思乳食。

组成　赤石脂　干姜

用法　上等分为细末，面糊为丸绿豆大。每服十丸、十五丸，米饮下，食前。

诃梨勒丸（《幼幼新书·卷第二十九·脓血相杂痢第八》引《王氏手集》方）

主治　冷热相搏，时发腹痛，下痢青黄，乳食不化，腹胁胀满，及下痢脓血。

组成　诃梨勒（去核）一分　青皮　姜黄各一钱

用法　上为细末，面糊为丸，绿豆大。每服十丸，温米饮下。量儿大小加减。

至圣丸（《幼幼新书·卷第二十九·五色痢第九》引《吉氏家传》方）

主治　五色痢。

组成　厚朴（去皮，姜制）　黄柏（略去皮，以鸡子白涂，炙黄熟，如干再上）　当归（酒浸一宿）

用法　上三味等分细末，炼蜜为丸如梧桐子大。小儿细丸，厚朴汤下。每服四十丸加减。

罂粟饮子（《小儿卫生总微论方·卷十一·诸痢方治》）

主治　赤白滞痢。

组成　罂粟壳（蜜炙）半两　人参（去芦）一分　厚朴（去粗皮，生姜制）一两　白茯苓半两　干姜（炮）一分　乌梅（去仁，连核用）三个　御米壳三个　阿胶（蛤粉炒焦，去粉）三片

用法　上同末，每服一钱，水酒各半盏，煎数沸，温服，乳食前。呕吐者不可服。

方解　本方用罂粟壳涩肠止泻，为君药。配伍人参益气健脾；茯苓健脾渗湿；御米壳（即玉蜀黍）调中开胃，三药合用，恢复脾胃运化之职，共为臣。佐以厚朴行气宽中除满；乌梅涩肠止痢，协助罂粟壳收敛固脱；阿胶补血止血；干姜温中散寒。诸药配伍，共奏涩肠止泻、健脾助运之效，适用于脾虚运化失司之久泻久痢。

川草散（《活幼心书·卷下·信效方》）

主治　腹痛下痢赤白，不拘远近。

组成　川芎　白芷　甘草（半生半炙）三味各七钱　赤芍药　当归（酒洗）　净黄连三味各五钱

用法　上件锉焙为末，每服半钱至一钱，白痢白姜汤调，赤痢甘草汤调，赤白痢温米清汤调，并空心服。

方解　本方重用川芎活血行气止痛；甘草生者清热解毒，炙者益胃和中，共为君药。配伍白芷疏风散邪祛湿，为臣。佐以赤芍清热

凉血，当归养血活血，二药合用，既有清热解毒之功，又可协助川芎活血行气，调顺气血；黄连清热燥湿，厚肠止痢。炙甘草调和药性为使。诸药配伍，调和气血，疏表散邪，清热燥湿，适用于痢疾初起，邪尚在表，或表证未解，邪已入里之证。

神效散 （《活幼心书·卷下·信效方》）

主治 赤白痢日夜频数，食减腹痛，小便不利。

组成 罂粟壳（去梗蒂，锉碎，蜜水炒）　白芷　乌梅（和核）三味各一两　乳香抚芎二味各半两

用法 上件㕮咀，每服二钱，水一盏，煎七分，空心温服。

方解 本方重用罂粟壳为君，固肠道，涩滑脱。配伍白芷燥湿止痛；乌梅涩肠止痢。佐以乳香、川芎活血行气止痛。诸药配伍，收敛固涩之中兼以调气和血，对于痢下赤白、里急腹痛之证用之适宜。

金粟丸 （《活幼心书·卷下·信效方》）

主治 下痢赤白，谷不化。

组成 净黄连一两　神曲（别研为末，作糊）一两　川芎　枳壳（如前制）谷芽（净洗，焙干）　赤茯苓（去皮）　白芷　南木香六味各半两

用法 上除木香别锉不过火，余六味焙，入木香同为末，用神曲末煮糊丸粟谷大，每服七十丸至百丸，空心温米清汤下，不拘时。

方解 本方重用黄连为君，清热燥湿，厚肠止痢。配伍神曲、谷芽健脾消食，用为臣药。佐以枳壳、木香行气导滞；川芎活血行气止痛，三药相伍，调和气血，以治里急及脓血便；赤茯苓清热利湿；白芷疏风散邪祛湿，二药配伍，既可协助黄连加强祛湿之力，又可与川芎合用，以其辛散之力疏邪外出。诸药配伍，清热祛湿以祛邪，健脾消食以扶正，用于湿热痢疾而兼脾虚不运之证较为适宜。

四神丹 （《活幼心书·卷下·信效方》）

主治 水泻赤白痢。

组成 净黄连一两三钱　黄柏（去粗皮）七钱　白姜　当归（酒洗，焙干）二味各七

钱半

用法 上四味薄锉，或晒或焙为末，用乌犀丸内制饭糊丸麻仁大，每服三十丸至五十丸，乌梅煎汤空心下。

方解 本方重用黄连、黄柏清热燥湿，厚肠止痢；伍以白姜温中散寒，与连、柏同用，温中清肠，寒热并用，相反相成；当归养血活血，既可补充泻痢所伤之阴血，又能调血以治脓血便。用时以乌梅煎汤送下，意在加强涩肠止泻之力。全方邪正兼顾，温补与清泻并用，适用于湿热痢疾、渐伤脾阳、寒热错杂之证。

双金饮 （《活幼心书·卷下·信效方》）

主治 下痢赤白，昼夜频密，及泄泻经久。

组成 大罂粟壳（去蒂，锉碎，蜜水炒透，晒干）一两　大川芎（锉碎，酿醋炒透候干）半两

用法 上二味，再晒或焙为末，每服一钱至二钱，用粳米清汤空心调服，或温蜜汤。

加减保和丸 （《育婴家秘·卷之一·脾脏证治》）

主治 消痰利气，扶脾胃，进饮食，治痢疾。

组成 山楂　神曲（炒）　半夏（汤泡七次）　茯苓（去皮）各三两　陈皮　连翘　萝卜子各二两　白术五两　苍术（米泔浸，去粗皮）　枳实各一两　香附（酒浸，去皮）　厚朴（姜汁炒）各二两　黄芩（云腐酒浸，炒）　黄连（去须，酒浸，炒）各一两

用法 共为末，姜汁煮面糊为丸，每食后服，水汤下。

方解 本方以《丹溪心法》保和丸（山楂、神曲、莱菔子、半夏、茯苓、陈皮、连翘）为基础方，加白术、苍术健脾祛湿；枳实、厚朴行气消积；香附疏肝行气，《本草纲目》云其能"利三焦，解六郁，消饮食积聚"；黄芩、黄连清热燥湿。诸药配伍，健脾消食，行气导滞，兼以清热燥湿。

地榆散 （《婴童百问·卷之七·诸色痢第七十问》）

主治 泻痢血痢。

组成 地榆　诃子　甘草各一两

用法　上为末，盐米汤调下，有热加黄芩。

方解　热毒炽盛，蕴结肠腑，则痢下鲜血，又致阴血耗伤，机体失养。故治宜凉血止痢，收敛固涩。方用地榆为君，清热解毒，凉血涩肠止痢。臣以诃子涩肠止泻，《本经逢原》言其"煨熟固脾止泻"，以防阴血耗伤。甘草清热益气和中，调和诸药，用为佐使。诸药配伍，清、涩、补三法并用，以清为主，重在清热凉血，又兼涩肠止痢、补脾生血之效。

地榆饮 （《婴童百问·卷之七·诸色痢第七十问》）

主治　冷热痢，腹痛下痢，赤白频并。

组成　地榆　甘草　芍药　枳壳各二钱半

用法　上锉散，每服二钱，白水煎，加黄连妙。

方解　地榆清热解毒，凉血止痢，为君。芍药养血敛阴，缓急止痛；枳壳行气开胸，宽中除胀，共为臣。佐以甘草清热益气，调和药性，为佐使。用时加黄连，意在加强清热燥湿、厚肠止痢之功。

芍药柏皮丸 （《婴童百问·卷之七·诸色痢第七十问》）

主治　一切恶痢，窘痛脓血。

组成　芍药（炒）　黄柏各一两　当归　黄连各半两

用法　上为末，滴水丸如小豆大，每服二三十丸，白汤下加枳壳。

方解　湿热之邪壅结肠腑，气血阻滞，则致脓血便、里急后重等症。方用芍药、当归养血活血，缓急止痛；黄柏、黄连清热燥湿，厚肠止痢；枳壳行气除胀，与芍药、当归相伍，调气和血。诸药配伍，清热燥湿之中兼以调和气血，正所谓"调气则后重自除，行血则便脓自愈"。

三黄熟艾汤 （《婴童百问·卷之七·诸色痢第七十问》）

主治　下痢赤白，及治伤寒四五日而大下热痢时，作诸药不效，宜服此汤。

组成　黄芩　黄连　黄柏七钱半　熟艾半鸡子大

用法　上锉，每服三钱，水一盏，煎六分，去滓服。

方解　本方用黄芩、黄连、黄柏清热燥湿，厚肠止痢；艾叶温煦气血，透达经络，《药性本草》载其"长服止冷痢"。四药配伍，寒热并用，清热燥湿之中兼有温经通络之力，适用于湿热痢疾又兼肠络虚寒之证者。

香连丸 （《幼科发挥·卷之三·脾所生病·痢疾》）

主治　痢疾。

组成　黄连（净锉，用吴茱萸半两，水拌湿同炒，去萸不用）一两　木香五钱　石莲肉一钱

用法　上为末，酒糊丸，麻子大，陈仓米煎汤下。

方解　本方重用黄连为君，与吴茱萸同炒，去萸不用，意在制约黄连苦寒败胃之弊，而发挥其清热燥湿之功，实为去性存用之法。臣以木香行气止痛。佐以石莲肉补益脾气，涩肠止泻，《本草纲目》谓其"厚肠胃，止脾泻泄久痢"。用时以陈仓米煎汤，取其补养中气之功，用为佐使。全方配伍，清热燥湿，行气导滞，涩肠止泻，寒不伤胃，收不留邪，相反相成。

病案　本县张大尹，有公子半岁，病赤白痢甚苦。用黄连一钱、木香五分、石莲肉五分、陈皮七分、干姜（炒）二分，为末，神曲丸，黍米大，陈米饮下。（明·万全. 幼科发挥 ［M］. 北京：人民卫生出版社，1981：78）

保和去滞丸 （《幼科发挥·卷之三·脾所生病·痢疾》）

主治　痢疾有积，胃弱不可重下。

组成　陈皮五钱　半夏曲　白茯苓　枳实（麸炒）　厚朴（姜汁炒）　槟榔各五钱　莱菔子（炒）二钱半　木香

用法　上为末，神曲糊丸，麻子大，陈米汤下。

方解　本方以陈皮、枳实、厚朴、木香、槟榔五味药物为主，行气止痛，消积导滞，畅通腑气；半夏、茯苓燥湿化痰，健脾和胃，恢复脾胃运化之能；莱菔子、神曲消食健脾，下气和胃；用时以陈米汤下，加强益气和中之效。诸药配伍，行气导滞，健脾和胃消食，适用于痢疾初起、脾胃虚弱、气机阻滞之证。

阿胶梅连丸 《《幼科发挥·卷之三·脾所生病·痢疾》）

主治 痢无分久新，赤白青黑疼痛证。

组成 阿胶（草灰炒成珠） 赤茯苓 乌梅（去核炒） 赤芍 黄柏（炒） 黄连（炒） 干姜（炒） 当归各等分

用法 上为末，入阿胶和匀水丸，麻子大，陈米饮下。

方解 方用阿胶为君，甘温质润，补血止血。配伍乌梅涩肠止痢；黄连、黄柏清热燥湿，厚肠止痢，共为臣。佐以赤茯苓清热利湿；赤芍清热凉血；干姜温中散寒；当归养血活血。诸药配伍，温补之中兼有清利之功，邪正兼顾，补泻兼施，寒热并用，对于痢疾寒热错杂之证用之适宜。

家传和中丸 《《幼科发挥·卷之三·脾所生病·痢疾》）

主治 专治休息痢。

组成 人参 甘草 当归身 川芎 车前子（略炒） 猪苓 泽泻 神曲 黄连（炒） 麦糵面 诃子 石莲子 干姜（炮） 肉豆蔻（面煨） 木香 白茯苓 白术 白芍 陈皮各三钱

用法 上为末，酒糊丸，麻子大，陈米饮下。

方解 本方组成药物繁多，以四君子汤（人参、甘草、白茯苓、白术）益气健脾，配伍肉豆蔻、干姜温中祛寒，涩肠止泻；神曲、麦糵面健脾消食。当归、川芎、白芍养血活血；木香、陈皮行气导滞。车前子、猪苓、泽泻甘淡渗利，以实大便；黄连清热燥湿，厚肠止痢。诃子、石莲子涩肠止泻固脱，以治其标。全方以温中健脾为主，调和气血、淡渗利水、收敛固涩为辅，标本兼顾，照顾全面，对于脾胃虚寒之休息痢用之甚宜。

病案 本县祝道士长子，七岁病痢，半年不愈，求予治之。予与一方，用人参、白术、茯苓、甘草、陈皮、山药、黄芪、桔梗、木香、黄连、诃子肉、豆蔻、车前子、干姜、炒泽泻、神曲、当归、麦芽、白芍为末，水面丸。米饮下，一月安，名和中丸。（明·万全．幼科发挥 [M]．北京：人民卫生出版社，1981：78）

羌活散（《幼科证治准绳·集之七·脾脏部上·赤白痢》）

主治 伤风时气，头痛发热，身体烦疼，痰壅咳嗽，失音鼻塞声重及解时行下痢赤白。

组成 人参（去芦） 羌活 赤茯苓（去皮） 柴胡（去芦） 前胡（去芦） 川芎 独活 桔梗（锉炒） 枳壳（去瓤，麸炒微黄色） 苍术（米泔水浸一宿，去粗皮，滤干，锉片，炒至微黄色） 甘草各一两

用法 上锉，每服二钱，水一盏，姜二片，薄荷三叶，煎七分，无时温服。发散风邪，入葱白同煎。痢证，姜、仓米煎。

方解 方中羌活、独活辛温发散，通治一身上下之风寒湿邪，通络止痛，并为君药。柴胡辛散解肌，川芎行血祛风，共为臣药，助君药解表退热、宣痹止痛。枳壳降气，桔梗开肺，前胡祛痰，赤茯苓清热利湿，苍术苦温燥湿，共为佐药，畅脾肺而宽胸膈，除痰湿而止咳嗽。更以人参益气，一则扶助正气以利解表，二则使祛邪而不伤正，亦为佐药。甘草调和诸药，兼以益气和中；生姜、薄荷发散外邪，皆为佐使。诸药配伍，辛散祛邪为主，适用于痢疾初起之证，有"逆流挽舟"之效。

导滞汤（《婴童类萃·中卷·痢疾论》）

主治 痢疾初起，必下，此方视大小承气最稳当。

组成 黄芩（酒炒） 黄连（姜汁炒） 当归 赤芍（炒） 枳壳（麸炒） 槟榔各一钱 木香五分 大黄（酒摆过，晒干候用）小者二三钱，大人六钱

用法 水盅半，煎三滚，入大黄再煎一滚，置水中候冷，再上火顿热服，渣再煎服效。

方解 痢疾初起，湿热壅盛，治宜泻下热邪，导邪外出。方中重用大黄为君，荡涤热邪，攻下积滞，使湿热之邪由下而解。配伍黄芩、黄连清热燥湿，厚肠止痢，共为臣药。佐以当归、赤芍清热凉血，养血活血；枳壳、木香、槟榔行气导滞，宽中除胀。诸药配伍，泻下清热，调气和血，对于痢疾初起、湿热邪盛、气血失调者用之适宜。

加味胃苓汤 (《婴童类萃·中卷·痢疾论》)

主治 内伤生冷之食，外感暑湿之气，肚腹疼痛，里急后重，一切痢疾泄泻，脾胃不和，并效。

组成 猪苓　泽泻　白术　茯苓　苍术（炒）　厚朴（制）　陈皮各一钱　甘草五分　枳壳　槟榔　黄连　姜汁（炒）　黄芩七分　木香　官桂各三分

用法 生姜三片，枣一枚，水煎。夏月加香薷、扁豆，去官桂；腹痛甚加生姜、雨茶；久泻加诃子、肉果；久痢加乌梅、粟壳；便血加槐花、荆芥、当归；小便不利加木通、滑石；口渴加干葛、麦冬、五味，去桂。

方解 本方为平胃散与五苓散合方。方以平胃散（苍术、厚朴、陈皮、甘草、生姜、大枣）燥湿运脾，行气和胃；五苓散（白术、猪苓、泽泻、官桂、茯苓）利水渗湿，以实大便；又配伍黄连、黄芩清热燥湿；枳壳、木香、槟榔行气导滞；生姜、大枣温中和胃。本方适用于脾虚湿盛，气机阻滞之证。用时又需灵活加减：夏月去官桂之温燥，加香薷、扁豆祛暑健脾；腹痛加生姜、雨茶，寒热并用；泻痢日久，又加诃子、乌梅、粟壳收敛固涩；便血加槐花、荆芥、当归疏风清肠止血；小便不利加木通、滑石甘淡渗利，协助五苓散通利小便；口渴者去桂，加葛根、麦冬、五味子养阴生津，除烦止渴。以上为临证活法，供临床参考。

调中汤 (《婴童类萃·中卷·痢疾论》)

主治 内伤生冷之食，外感暑湿之气，肚腹疼痛，里急后重，一切痢疾泄泻，脾胃不和，并效。

组成 黄连（姜汁炒）　黄芩（酒炒）各一钱五分　当归一钱　白芍（酒炒）　槟榔各八分　木香三分

用法 生姜五片，雨茶一撮，水煎。

神效散 (《婴童类萃·中卷·痢疾论》)

主治 下痢赤白，里急后重，肚腹疼痛，不拘新久，并效。

组成 苍术一钱　厚朴　陈皮各七分　甘草五分　当归　川芎各七分　黄连

一钱五分　枳壳　升麻各六分　木香三分　白芍一钱　人参五分

用法　乌梅一个，黑枣二枚，水煎。

方解　本方以平胃散（苍术、厚朴、陈皮、甘草、生姜、大枣）燥湿运脾，行气和胃为基础，配伍当归、川芎、白芍养血活血；枳壳、木香行气止痛，消积除满，五药相合，调气和血；人参、升麻益气健脾，升阳止痢；黄连清热燥湿；乌梅涩肠止痢。诸药配伍，共奏燥湿健脾、调和气血、涩肠止痢之功。

真人养脏汤（《婴童类萃·中卷·痢疾论》）

主治　冷热不调，下痢赤白，脐腹搅痛，里急后重，泻痢已久。

组成　人参　白术(炒)　当归　芍药(炒)　诃子　肉蔻(煨)　甘草　粟壳(蜜炒)各八分　肉桂　木香各三分

用法　生姜三片，水煎。手足厥冷加附子。

石室神丹（《幼科切要·痢疾门》）

主治　治血痢并红白积滞。

组成　当归　黄连各一钱　枳壳　白芍各二钱　莱菔子一钱　木香　甘草各五分

用法　水煎服。

方解　本方以当归、白芍养血活血；枳壳、莱菔子、木香健脾消食，行气导滞；黄连清热燥湿；甘草调和药性。诸药配伍，调气和血，健脾祛湿，适用于痢下赤白而兼积滞诸症。

河间芍药汤（《幼幼集成·卷三·痢疾证治》）

主治　痢疾赤白相间。

组成　杭白芍一钱五分　大当归一钱　雅川连五分　实黄芩八分　锦庄黄五分尖槟榔一钱　南木香三分

用法　净水浓煎，热服。

方解　湿热痢疾，便下赤白，里急后重，责之湿热蕴结肠腑，气血失和。治宜调和气血，清热燥湿。方中重用白芍为君，养血敛阴，缓急止痛。配伍当归养血活血，协助白芍入于血分，行血则便脓自愈；木香、槟榔行气止痛，消积导滞，调气则后重自除，以上三药，共为臣药。佐以黄连、黄芩清热燥湿，厚肠止痢；大黄荡涤积滞，泻下热邪，通因通用，使湿热之邪由下而解。诸药配伍，共奏调和气血、清热燥湿之功。

病案 林某，女，2岁。1988年8月初诊，患儿高烧两天用西药无效，腹泻脓血便，急来门诊。诊见：小儿哭闹，体温高达39℃，食少，泻下脓血冻样便，一日数次，面色萎黄，舌红苔厚腻，脉滑数。证属湿热留滞肠道，治以清热导滞扶正法，芍药汤加减：白芍10g，黄连5g，榔片5g，白术10g，桃仁3g，白头翁10g，地榆炭5g，甘草4g。投二剂水煎频服，二诊家长述：服二剂后，体温下降，下痢次数明显减少且无脓血，患儿精神好转，上方减榆炭、桃仁，加陈皮、川朴，投三剂服后痢止，前症基本已愈。（王怡红，高树人. 芍药汤加味治愈小儿湿热痢25例[J]. 黑龙江中医药，1989，(6)：29，31）

治痢保和丸 （《幼幼集成·卷三·痢疾证治》）

主治 痢疾积滞未尽，或在先原未得下，今已脾虚不可下者。

组成 广陈皮 法半夏 白云苓 陈枳壳 川厚朴 正雅连 京楂肉 六神曲 老麦芽以上诸味各一钱 南木香 尖槟榔 炙甘草各五分

用法 共为细末，另以神曲煮糊为丸。每服一二钱，米饮下。

方解 本方以二陈汤（陈皮、法半夏、白云苓、炙甘草）为基础，燥湿化痰，和胃行气；配伍木香、槟榔、枳壳、厚朴行气除满，消积导滞；山楂、神曲、麦芽消食健胃；黄连清热燥湿，厚肠止痢。诸药配伍，祛湿行气，健脾消食，对于脾虚积滞内停之痢疾用之最宜。

丁香散 （《幼科释谜·卷六·诸病应用方》）

主治 小儿赤白久痢，胃虚不食，渐羸。

组成 丁香 厚朴 黄连 当归 白术 诃子肉 伏龙肝各五钱 木香一分 赤石脂一两

用法 每末五分，米汤调下，日三服。随大小加减。

方解 小儿赤白久痢，必损及脾胃，耗伤阴血，脾胃虚弱，气血乏源，则见机体羸瘦。治宜温暖脾胃，涩肠止痢。方中重用赤石脂为君，涩肠止泻，《神农本草经》谓其"主泻痢"。配伍丁香，《本草正》言其可"除胃寒泻痢"，暖脾行滞，散寒止痛；伏龙肝温脾暖胃，涩肠止泻，共为臣药。佐以厚朴、木香行气止痛；当归养血活血；黄连清热燥湿；白术健脾燥湿；诃子肉涩肠止泻。诸药配伍，温补脾胃以治本，涩肠止痢以治标，邪正兼顾，标本同治，用时以米汤调下，增强益胃和中之力。

木香导气汤 《《幼科汇诀直解·卷之四·痢疾》》

主治 痢疾初起腹痛，红白相杂，里急后重，发热噤口，无论老幼，先与一服，甚效。

组成 枳实　槟榔各一钱　大黄一钱五分　生白芍　川连各一钱二分　白茯苓八分　木香　朴硝各五分

用法 水煎，空心服。小便赤，加滑石、木通。

方解 痢疾腹痛、里急后重之症，责之腑气阻滞，不通则痛。治宜行气导滞。方用木香、枳实、槟榔破气导滞，行气止痛，畅利腑气，共为君。大黄、朴硝荡涤积滞，泻下热邪，为臣。佐以白芍养血敛阴，缓急止痛；川连清热燥湿；白茯苓健脾渗湿。诸药配伍，重在行气导滞，腑气通畅，则腹痛、里急后重之症可解。

立效散 《《幼科汇诀直解·卷之四·痢疾》》

主治 赤白痢疾，脓血相兼，里急后重疼痛，一服即止。

组成 川连（酒洗，吴萸一钱同炒，去萸不用）二钱　炒枳壳一钱

用法 上为末，空心酒送下。泄泻，米汤下；噤口痢，陈仓米汤下。

方解 本方重用黄连清热燥湿，与吴萸同炒，去萸不用，减缓黄连苦寒之性；配伍枳壳行气开胸，宽中除胀，以治疗腹痛里急后重之症。二药配伍，清热燥湿为主，兼以行气畅腑，临床适用于湿热痢疾腹痛、里急后重为主者。

六一顺气汤 《《幼科汇诀直解·卷之四·痢疾》》

主治 痢不问赤白相杂，肚痛里急后重，浑身发热，口干作渴。

组成 柴胡　炒芩　芍药　枳实　川厚朴　大黄　玄明粉　甘草

用法　上锉，水煎，临服入铁锈水二三匙调服。

方解　痢疾之证，若见赤白脓血便、里急后重、发热口渴，则湿热偏盛，气机阻滞而致诸症。方中用大承气汤（大黄、玄明粉、枳实、厚朴）泻热通腑，行气破结，使湿热之邪由下而解；四逆散（柴胡、芍药、枳实、甘草）舒畅气机，调和气血，以解除脓血便和里急后重等气血不调见症；黄芩清热燥湿，厚肠止痢。诸药配伍，共奏泻热通腑、调气和血、清热燥湿之功。

姜茶汤（《幼科汇诀直解·卷之四·痢疾》）

主治　痢疾腹痛，不论赤白冷热。

组成　老生姜五大片　细茶三钱

用法　上用白水煎服，或加连根韭菜同捣汁，酒调服。

方解　老生姜温中散寒；细茶"利大肠，去热"（《食疗本草》）。二药配伍，寒热并用，补泻兼施，适用于痢疾寒热错杂之证。

无 名 方

治孩子赤白痢方（《颅囟经·卷上·痟痢证治》）

组成　阿胶　赤石脂　枳壳（麸炒）　龙骨　诃子（炮半熟，去核）各半两　白术一分

用法　上为末，一岁、二岁空心米饮下半钱。

治小儿赤白滞下方（《备急千金要方·卷第十五·小儿痢第十》）

组成　薤白一把　豉一升

用法　上二味，以水三升煮取二升，分三服。

治小儿赤白滞下又方（《备急千金要方·卷第十五·小儿痢第十》）

组成　柏叶　麻子（末）各一升

用法　上二味以水五升煮取三沸。百日儿每服三合。

治小儿赤白滞下又方 （《备急千金要方·卷第十五·小儿痫第十》）

组成　石榴

用法　捣汁服之。

治小儿赤白滞下又方 （《备急千金要方·卷第十五·小儿痫第十》）

组成　蜂房

用法　烧灰水和服之。

治小儿赤白痢方 （《备急千金要方·卷第十五·小儿痫第十》）

组成　生地黄汁　白蘘荷根汁各五合

用法　上二味微火上煎一沸服之。

治小儿赤白痢又方 （《备急千金要方·卷第十五·小儿痫第十》）

组成　生地黄汁一合

用法　单服。

治小儿赤白痢方 （《太平圣惠方·卷第九十三·治小儿赤白痢诸方》）

组成　地榆（微炙，锉）半两　黄连（去须，微炒）半两　木香半两　当归（锉，微炒）三分

用法　上件药捣粗罗为散，每服一钱，以水一小盏，煎至五分，去滓，不计时候。量儿大小分减温服。

治小儿赤白痢方 （《太平圣惠方·卷第九十三·治小儿赤白痢诸方》）

组成　黄连（去须，微炒）一两　莨菪子（水淘去浮者，水煮令芽出，候干，炒令黄黑色）一分

用法　上件药捣罗为末，用面糊和丸，如绿豆大。每服以粥饮下五丸，日三四服。量儿大小加减服之。

治赤痢下脓，小儿得之三日皆死方 （《幼幼新书·卷第二十九·热痢第四》引葛氏《肘后》方）

组成　赤石脂一斤　干姜一两　粳米一两

用法　上水七升，煮去滓，服三合，量儿大小增减，七合止，日三服。

治孩子赤白痢方 《《幼幼新书·卷第二十九·冷热痢第五》引《颅囟经》方）

组成　阿胶　赤石脂　枳壳（麸炒）　龙骨　诃子（炮半熟，去核）各半两　白术一分

用法　上为末。一岁、二岁空心米饮下半钱。

治小儿赤白痢多时，体弱不堪方 《幼幼新书·卷第二十九·冷热痢第五》引《子母秘录》方）

组成　宣连

用法　浓煎，和蜜服，日六七服。量其大小，每煎三分水，减二分，频服。

治小儿及大人赤白痢方 《幼幼新书·卷第二十九·冷热痢第五》引《子母秘录》方）

组成　新槲皮一斤

用法　去黑皮，细切，以水一斗煎取五升，去滓，更煎如膏，和酒服瘥。

小儿水泻，赤白痢方 《幼幼新书·卷第二十九·冷热痢第五》引《谭氏殊圣》方）

组成　罂粟壳（用白蜜于新瓦壳上焙令黄色）　肉豆蔻（用面裹，火内炮，令面黄色为度，不用面）各一两

用法　上二味为细末。每服二钱，用米饮调下。

治二百日儿赤白痢，日夜五十行方 《幼幼新书·卷第二十九·冷热痢第五》引《婴孺》方）

组成　干姜　白术各五分　茯苓　甘草（炙）各四分　附子（炮）三分

用法　上切，以水四升煮一升，为四服。

治赤白下痢、骨立者方 《幼幼新书·卷第二十九·冷热痢第五》引《孔氏家传》方）

组成　地榆一斤

用法　水三升，煮取升半，去滓再煎如稠饧，绞滤，空腹服。

治诸般痢及赤白疳痢等疾方 《幼幼新书·卷第二十九·冷热痢第五》引《吉氏家传》方）

组成　黄连　黄柏（好者炙）各半两　桃白皮一分　胡粉（熬）一两　母丁香三个

用法　上细末，每服二钱，小儿一钱，空心米饮调下。

治冷热痢又方 《婴童百问·卷之七·诸色痢第七十问》）

组成　地榆　乌梅　柏皮　甘草　当归各等分

用法　上锉散，每服二钱，煎服。

程迈庄治痢法 《慈幼心书·卷九·痢疾》）

组成　山楂五钱

用法　去核为粉，滚水调服。赤痢加蜜少许，白痢加黑砂糖拌之极效。

治痢又法 《慈幼心书·卷九·痢疾》）

组成　楮树叶

用法　炒干为末，每服三钱，酒一杯，空心调下。白痢加砂糖一钱；赤痢加蜜七分、砂糖三分；赤白相半，砂蜜均；如噤口者，加儿茶末三分奇效。

治小儿痢疾红白者方 《幼科切要·痢疾门》）

组成　槐花　干姜各二钱

用法　水煎服。

治小儿痢疾方 《丹溪治法心要·卷八小儿科·痢》）

组成　黄连　黄芩　陈皮　甘草

用法　煎服。赤痢加桃仁、红花；白痢加滑石末。

胎　黄

　　胎黄以皮肤、面目发黄为主症，为胎禀湿蕴，或胎产之时、出生之后，婴儿感受湿热邪毒所致。本病病机主要为脾胃湿热，寒湿内蕴，肝失疏泄，胆汁外溢而致发黄，久则气滞瘀积。湿热郁蒸者，色黄鲜明如橘皮。热毒炽盛，黄疸可迅速加深，湿热化火，邪陷厥阴，则出现神昏、抽搐之险象；若正气不足，气阳虚衰，可成虚脱危证。寒湿阻滞者，色黄晦暗。气滞血瘀者，因气机不畅，肝胆疏泄失常，络脉瘀积而致，其黄色晦暗伴肚腹胀满，右胁下结有痞块。湿热郁蒸者，治宜清热利湿；寒湿阻滞者，治宜温中化湿；气滞血瘀者，治宜行气活血。热重者宜配伍清热泻火凉血之品；湿重者宜配伍渗湿利水之品；呕吐则配伍和中止呕之品；腹胀加行气消痞之品；神昏抽搐者配伍开窍解痉之品。

有 名 方

生地黄汤（《活幼心书·卷下·信效方》）

　主治　治胎黄，乳母服，婴儿亦可少与含咽。

　组成　生干地黄　赤芍药　川芎　当归（酒洗）　天花粉五味各半两

　用法　上件㕮咀，每服二钱，水一盏，煎七分，无时温服。

　方解　本方主治胎黄，系小儿禀赋不足，脉络阻滞，或瘀热蕴结肝经，气血郁阻，肝失疏泄，胆汁外溢而致。治以清热凉血，行气活血。方中生干地黄质润苦甘寒，既能清热凉血，又能养阴生津，用为君药。赤芍药苦寒入肝经血分，善清泻肝火，泄血分郁热而奏凉血之功，且活血散瘀，行肝郁血滞；天花粉甘苦微寒，清热泻火，生津润燥，可"退五脏郁热"，"五疸身目俱黄，而小水若淋若涩，是皆火热郁结所致，惟此剂能开郁结，降痰火，并能治之"（《本草汇言》）。二药相合，助君清热凉血，又活血散瘀，用为臣药。川芎通达气血；当归补血活血，二味行气活血，共为佐药。全方清热凉血，行气活血，使肝胆郁热得清，气血调畅，胎黄自退。

茵陈地黄汤（《金匮启钥（幼科）·卷二·胎病论》）

主治　胎黄遍身如金色。

组成　生地　赤芍　川芎　当归　花粉　茯苓　猪苓　茵陈　泽泻

用法　上水煎，母子同服。

方解　本方主治为阳黄证，湿热之邪蕴阻脾胃，肝胆疏泄失常，胆汁外溢，故遍身皆黄；热为阳邪，故黄疸色泽如金。治宜清热凉血，利湿退黄。方中茵陈苦辛微寒，苦泄下降，善清利脾胃肝胆湿热，使之从小便而出，为治黄疸之要药，主"热结黄疸"（《神农本草经》）；生地清热凉血，养阴生津，二药相合，苦寒降泄而不伤阴，共为君药。积热内蕴，故以天花粉清热泻火，生津润燥；肝胆疏泄不畅，久则气血瘀滞，故以川芎、当归、赤芍行气活血养血，四味用为臣药。茯苓、猪苓、泽泻行水利湿清热，使湿祛热清，为佐药。全方泻中有补，利中有滋，清热利湿退黄又不伤阴血，使湿祛热清，气血调畅，肝胆疏泄如常，黄疸自退。

地黄茵陈汤（《幼科概论·论婴儿胎黄症》）

主治　专治胎黄。

组成　细生地八分　当归尾七分　净猪苓八分　天花粉一钱　赤芍药八分　赤茯苓一钱　绵茵陈一钱　建泽泻八分　黑山栀五分　小木通五分　青连翘七分　生甘草二分

用法　以上各药共用水一茶碗，煎成少半茶碗，放在乳瓶，令婴儿吮之。

方解　本方证乃胎禀湿蕴，多由孕母素蕴湿盛或内蕴湿热之毒遗于胎儿，或因胎产之时、出生之后，婴儿感受湿热邪毒所致。治以清热利湿退黄。方中生地清热凉血，养阴生津；茵陈清利脾胃肝胆湿热，使之从小便而出，治"通身发黄，小便不利"（《名医别录》），共为君药。山栀清利肝胆湿热，"加茵陈除湿热黄疸"（《本草正》）；连翘清热解毒，"主结热"（《神农本草经》）；

木通泻火行水，使湿祛热清；天花粉清热泻火，生津润燥，四味助君药清热利湿之功，共用为臣。肝胆疏泄不畅，久则气血瘀滞，故以当归、赤芍凉血活血；赤茯苓、猪苓、泽泻甘淡渗利，行水利湿清热，使湿热下泄，均为佐药。甘草调和诸药为使。全方清热利湿退黄又不伤阴血，使湿祛热清，黄疸自退。

病案　余男之云同年泮友胡增奇，生男四日，内地距四十里许，不便邀看，来与余说：面上黄色，身有微烧。余揣脐风，黄色必不通面，因问眼内何如。渠说亦有黄色势样。余曰：定是胎黄。以地黄茵陈汤方授之，愈。此问色知症之一验也。（明·夏鼎．幼科铁镜·卷二［M］．北京：中国书店影印）

甘豆汤（《普济方·卷三六一·婴儿出生门·胎黄》）

主治　治小儿初生下胎黄。

组成　黑豆一合　甘草（切）一两

用法　上用水一大碗煮，临热入砂糖少许，同煎糖化，澄清。遇渴饮之，加淡竹叶一握。

方解　方中黑豆甘平，利水消肿，为君药。淡竹叶甘淡寒，清热泻火除烦，"利小便"（《本草纲目》），为臣药。君臣相合，使湿热之邪从小便去而退黄。甘草护胃和中，合砂糖调和诸药，为佐使。全方药简力专，湿邪得去，胎黄可愈，用治小儿胎黄湿热蕴结之轻证较为适宜。

黄龙汤（《普济方·卷三六一·婴儿出生门·胎黄》）

主治　治婴儿出胎，血肉未敛，面目俱黄，不啼，鼻干，撮口，四肢不能伸缩，并宜服之。

组成　山茱萸　山药　生干地黄　泽泻　赤茯苓　甘草各一钱　脑子　麝香少许

用法　上为末，每服一钱，温水点服。如小便不通，则用五苓散加人参、茵陈，炼灯心煎服。

方解　胎儿先天禀赋不足，脾肾虚弱，湿浊内生，蕴而化热发为黄疸，见面目俱黄；热毒炽盛，邪陷厥阴，见撮口、四肢不能伸缩等抽搐之险象；肝肾阴亏，则不啼鼻干。治宜滋补肝肾，清热化浊，利湿退黄。方以六味地黄丸去丹皮加脑子、麝香、甘草，熟地易生干地黄，茯苓易赤茯苓而成。六味地黄丸滋补肝肾，利水渗湿，方中熟地易为生干地黄，茯苓易为赤茯苓减其滋腻之性，增强清利湿热之功。脑子（即冰片）、麝香开窍醒神，且辛凉散热，可"散郁火"（《本草纲目》）；甘草调和诸药。全方利中有滋，邪正兼顾，共奏滋补肝肾、清热化浊、利湿退黄之功。

犀角散 （《原幼心法·上卷·出生门》）

主治 治小儿胎黄，一身尽黄。

组成 犀角　茵陈　瓜蒌根　升麻（煨）　甘草　龙胆草　生地黄　寒水石（煨）各等分

用法 上㕮咀，用水煎，不拘时候服。

方解 本方主治胎黄证见一身尽黄，乃湿热郁蒸，肝失疏泄，胆汁外溢所致。治宜清热利湿退黄。方中犀角（水牛角代）清热凉血解毒，可治发黄，为君药。生地黄助君清热凉血；湿热郁蒸，故用龙胆草泻肝胆，清湿热，"其功专于利水，消湿，除黄疸"（《本草新编》）；茵陈清热利湿退黄，善治"通身发黄，小便不利"（《名医别录》）。上三味助君清热凉血，泻火燥湿，为臣药。瓜蒌根清热生津；升麻清热解毒；寒水石清热泻火，利窍消肿，合君臣则清热除湿之力大增，共为佐药。本方大苦大寒易伤中阳，故以甘草护胃和中，调和诸药，用为佐使。诸药合用，清利湿热，凉血解毒，使火降热清，湿浊得利，胎黄可愈。

地黄饮子 （《幼科证治准绳·集之一·出生门》）

主治 治小儿生下满身面目皆黄，状如金色，或面赤身热，眼闭不开，大便不通，小便如栀子汁，满身生疮。

组成 生地黄　赤芍药各二钱　羌活（去芦）　当归（去芦）　甘草一钱

用法 上为极细末。用灯心煎汤，食前服。乳母宜服，仍忌酒面五辛之物。

方解 本方证乃瘀热阻滞，肝失疏泄，胆汁外溢所致。治宜清热除湿，凉血活血。方中生地黄既能清热凉血，又能养阴生津，为君药。

赤芍药善清泻肝火，凉血活血，行肝郁血滞；当归活血养血，润燥通便，二药相合，加强君药清热凉血之功，又活血以除瘀，且使大便通畅则火热有去路，共用为臣。羌活祛风除湿止痛，"功能条达肢体，通畅血脉，攻彻邪气"（《本草汇言》）；灯心清火利尿，引瘀热下行，共为佐。甘草调和诸药为使。全方清热除湿，凉血活血，使二便分消，瘀热得清，湿浊得利，诸症可愈。

沆瀣丹 （《幼幼集成·胎病论》）

主治 治小儿一切胎毒、胎热、胎黄、面赤目闭、鹅口、口疮、重舌、木舌、喉闭、乳蛾、浑身壮热、小便黄赤、大便闭结、麻疹、斑、瘰、游风、癣疥、流丹、瘾疹、痰食、风热、痄腮、面肿、十种火丹，诸般风搐。

组成 杭川芎（酒洗）九钱　锦壮黄（酒蒸）九钱　厚黄芩（酒炒）九钱　厚川柏（酒炒）九钱　黑牵牛（炒，取头末）六钱　薄荷叶四钱五分　滑石粉（水飞）六钱　尖槟榔（童便洗，晒）七钱五分　陈枳壳（麸炒，净）四钱五分　净连翘（除去心隔，取净）六钱　京赤芍（炒）六钱

用法 上十一味依方炮制和匀，焙燥研极细末，炼蜜为丸如芡实大。月内之儿每服一丸，稍大者二丸，俱用茶汤化服。乳母切忌油腻。但觉微有泄泻，则药力行，病即减矣，如不泄再服之。重病每日三服，以愈为度。

方解 参见本书"鹅口疮"一节。

犀角地黄解毒汤 （《幼科概论·论婴儿胎黄症》）

主治 治胎黄误治转成抽搐急症。

组成 犀角（另煎兑服，镑）四分　小生地一钱　赤芍药一钱　青连翘一钱　细木通八分　生山栀五分　牡丹皮七分　紫地丁一钱　荆芥穗六分　苦桔梗七分　生甘草（为引）三分

用法 以上各药，除犀角另煎兑服及煎制之法另条录出外，其余各药共用水一茶碗，煎成十分之四碗，倒在其他盂中，再兑上犀角汁与服即可。

方解 方用犀角（水牛角代）、生地为君，犀角凉血清心解毒；生地

凉血滋阴生津。山栀、连翘、紫地丁、细木通清热泻火解毒，共为臣。佐以赤芍、丹皮清热凉血，活血散瘀；荆芥穗、苦桔梗宣肺发散以通调布散湿邪。生甘草清热解毒，调和诸药，用为佐使。本方清热解毒、通利湿热与凉血活血并用，使热清血宁、火降毒解而无耗血动血之虑，凉血通利又无冰伏留瘀蕴湿之弊。

钱氏白术散 （《古今医统大全·卷八十八·幼幼汇集·胎黄候第六》）

主治 胎疸淡黄兼白者。

组成 人参　茯苓　白术　藿香　干姜 （炮）各三钱　甘草 （炙）一钱　木香五分

用法 上咬咀，每服三钱，水一盏，姜三片同煎。

方解 《诸病源候论·小儿杂病诸候·胎疸候》谓："小儿在胎，其母脏气有热，熏蒸于胎，至生下小儿体皆黄，谓之胎疸也。"本方主治之胎疸，淡黄兼白，是属寒湿为患，因脾胃阳虚，湿浊内生。治以温散寒湿，益气健脾。方中白术健脾益气，燥湿利水，《医学启源》载其能"除湿益燥，和中益气，温中，去脾胃中湿"，为君药。人参、茯苓益气健脾，干姜温助脾阳，共为臣药。藿香化湿和中，醒脾开胃；木香行气止痛；生姜温散寒湿，共为佐。甘草益气和中，调和诸药，用为佐使。全方配合，温中焦而补脾胃，利湿浊而醒脾胃，脾胃不和、寒湿蕴结之胎疸淡黄兼白者用之即效。

驴乳汁 （《小儿卫生总微论方·卷十五·黄疸论》）

主治 治婴小热黄胎疸。

组成 驴乳汁

用法 少少与服。

方解 驴乳，甘寒，《备急千金要方·食治》载其："主大热，黄疸，止渴。"

无 名 方

治初生遍身发黄方（《验方新编·卷十·小儿科杂治》）

组成　生地　花粉　茵陈各一钱

用法　煎服。

治小儿胎黄方（《本草简要方·卷八·兽补·犀》）

组成　犀角（水牛角代）　茵陈　瓜蒌根　升麻（煨）　甘草　龙胆草　生地　寒水石（煨）各等分

用法　咬咀，水煎服。

治胎黄遍体红赤者方（《儿科要略·第三章·儿科特征·杂证》）

组成　生地　花粉　甘草　连翘等分

用法　煎服。外用浮萍、蓝叶、水苔捣烂，绞汁，调朴硝土砂涂之。

治小儿初生面目黄色，渐及遍身均发黄方（《幼科概论·出生后小儿之杂症治法》）

组成　炒山栀八分　天花粉八分　绵茵陈一钱　淡豆豉一钱

用法　水煎成半酒杯，缓缓与儿服之，即可黄退身安，此方甚为神效。

赤 游 丹

　　小儿体表忽患焮赤如丹涂之状者，名为赤游丹，出《备急千金要方》。本病有因血分有热，复感风热外邪，内外合邪扰于肌肤，甚则风火相煽，火毒炽盛，内陷入营，上扰神明所致；有因皮肤破损，感染毒气，湿热下注化火，郁于皮肤所致；或肝胆湿热，蕴结化火，蒸腾于外而发。症见身体忽然焮赤，如丹涂之状，或发手足，或发腹上，如手掌大。重者痛不可堪，久乃坏烂，若发于节间，多流之四肢，其毒若入肠则杀人。治宜清血热，祛风毒，利湿热，通郁滞。

有 名 方

千金漏芦汤 （《外台秘要·卷三十六·小儿痈肿方二首》）

　主治　主小儿热毒痈疽，赤白诸丹毒，热疮疖方。

　组成　漏芦（用叶）一分　升麻一分半　连翘一分　白蔹一分　甘草（炙）一分　芒硝一升　枳实（炙）一分半　麻黄（去节）一分半　黄芩一分半　大黄四分

　用法　上十味，以水一升，煮取五合，儿生一日以上至七日，取一合分三服，生八日至十五日，取一合半分三服，生十六日至二十日。取二合分三服，生二十余日至三十日，取三合分三服。

　方解　《诸病源候论》指出："丹者，人体忽然焮赤，如丹涂之状，故谓之丹……皆风热恶毒。"治当清热解毒散风。漏芦苦寒，清热解毒，《神农本草经》载"主治皮肤热毒，恶疮疽痔"，为君药。大黄、芒硝泻热通便，荡热于下；黄芩清热泻火解毒，三药相合，既可内清热毒，又可引热下行，助君药清热解毒之功，共为臣药。连翘清热解毒，疏风散热；白蔹清热解毒，兼以凉血；升麻清热解毒，升阳散火，寓"火郁发之"之意；麻黄开腠理，散风邪，四药配伍清疏兼顾，共为佐药。枳壳理气，一则助大黄、芒硝泻下导滞，二则疏通壅滞，以利邪毒消散，亦为佐药。炙甘草益气和中，调和药性，为佐使。全方相合，清疏兼顾，清下并用，共奏清热解毒散风之效。

拓汤方 《外台秘要·卷三十六·小儿丹毒方七首》

主治 疗小儿数十种丹，皆主之。

组成 大黄　甘草（炙）　当归　川芎劳　白芷　青木香　独活　黄芩
　　　芍药　升麻　沉香　木兰皮①各一两　芒硝三两

用法 上十三味切，以水一斗二升，煮取三升，去滓，内硝以绵揾汤以拓之，干则易之取瘥止。

方解 小儿丹毒，毒在肌肤，当外治为主，清热解毒立法。方中芒硝咸寒，外用清火消肿，为君药。木兰皮清热解毒，"主身有大热在皮肤中，去面热赤疱酒皶"（《神农本草经》）；黄芩清热泻火解毒；大黄清热凉血解毒，三药助君清热消肿之功，为臣药。热毒郁于肌肤，恐致气血运行不畅，故伍以当归养血活血，川芎行气活血，芍药养血益阴，青木香行气解毒消肿，四药相合，行气活血，疏通壅滞，有利热毒消散；升麻清热解毒，发表透疹；白芷、独活辛散温通，疏风透邪，使邪从外解；沉香可"疗风水毒肿，去恶气"（《名医别录》），以上俱为佐药。炙甘草调和药性为使。诸药相合寒热并用，清疏并用，使郁结肌肤之热毒得解。

丹溜方 《外台秘要·卷三十六·小儿丹毒方七首》

主治 疗小儿赤丹。

组成 小豆　鸡子白

用法 取小豆捣末，以鸡子白和涂之，以瘥为度。亦疗久丹。

方解 本方小豆当用赤小豆，清热解毒，消肿排脓，《药性论》载"消热毒痈肿，散恶血不尽烦满……捣薄涂痈肿上"；鸡子白甘凉，清热解毒，"和赤小豆末涂一切热毒、丹肿、腮痛"（《本草纲

---

① 木兰皮：出《名医别录》，《神农本草经》称为"木兰"，为木兰科植物辛夷的树皮。

目》)。药仅两味，相须配伍以增清热解毒之力，外涂局部收效。

病案 张某某，女，6 岁。1976 年 6 月就诊，一月前午后，家人突见其左小腿皮肤红肿，略高出皮面，边缘明显，而后寒战，发热。因当时农村抗生素急缺，一般对症治疗无效，且皮肤红肿逐渐向大腿延伸。邀余诊治，亦感棘手。见家人食用赤豆糊，急嘱家人用赤豆研粉，鸡蛋清调敷整个小腿，干则更换，敷后痛减入睡，一周后乃愈。 （吴树全，陆泰. 赤小豆临床应用举隅［J］. 中医临床与保健，1980，1（3）：26）

木香散 《太平圣惠方·卷九十·治小儿疳诸方》

主治 治小儿热毒疳肿及赤白诸丹毒肿，或生瘰疬疮疖，身中风疹瘙痒。

组成 木香—分 薰陆香—分 沉香—分 鸡骨香—分 黄芩—分 麻黄（去根节）—分 连翘半两 海藻（洗去咸味）半两 射干半两 川升麻半两 枳实（麸炒微黄）半两 牛蒡子（微炒）半两 川大黄（锉碎，微炒）二两

用法 上件药，捣粗罗为散，每服一钱，以水一小盏，煎至五分，去滓，入竹沥半合。更煎三两沸，放温。量儿大小，不计时候，分减温服。

方解 热毒蕴结，气血瘀滞而见局部红肿热痛，发为痈疳肿毒、赤白诸丹肿毒等证。治当清热解毒，凉血消散。方中大黄清热解毒，凉血散瘀，并借其泻下通便作用，使热毒下泄，为君药。连翘清热解毒，疏风散热；升麻清热解毒，升阳散火；牛蒡子内解热毒，外散风热，三药相合，既可内清热毒以助大黄之功，又寓"火郁发之"之意，共为臣药。射干、黄芩清热解毒消肿；海藻清热软坚散结；热毒蕴结，气血瘀滞，故伍以木香、鸡骨香、枳实理气止痛，薰陆香（即乳香）行气活血；麻黄透表散邪，使热毒外透，共为佐药。方中大量寒凉之品，恐其伤及中阳，以沉香温中散寒，且可"疗风水毒肿，去恶气"（《名医别录》），为反佐。煎加竹沥，清热化痰软坚，亦为佐药。本方集清热解毒、行气活血、疏表透邪、软坚散结诸法，具有较好的清热解毒、凉血消散之功。

蓝叶散（《太平圣惠方·卷九十一·治小儿一切丹诸方》）

主治　治小儿月内发一切丹。

组成　蓝叶一两　黄芩　犀角屑　川大黄（锉碎，微炒）　柴胡（去苗）　栀子仁各一分　川升麻一分半　石膏一分半　甘草（炙微赤，锉）半分

用法　上件药，捣粗罗为散，每服一钱，以水一小盏，煎至五分，去滓，下竹沥半合。更煎三两沸，放温，不计时候。量儿大小，分减服之。

方解　小儿月内发丹多由胎毒所致，治宜清热解毒。方中蓝叶（即大青叶）苦寒，清热解毒，凉血消斑，气血两清，《本草纲目》谓之"主热毒痢，黄疸，喉痹，丹毒"，为君药。石膏清热泻火；升麻清热解毒，升阳散火，寓"火郁发之"之意，为臣药。黄芩、栀子清热泻火，凉血解毒；大黄凉血解毒，通腑泻热，与栀子相合，引热毒从前后二阴分消，俾邪有出路；犀角（水牛角代）清热凉血，散瘀化斑；柴胡理气疏通壅滞，有利肿毒消散；竹沥清热化痰软坚，共为佐药。炙甘草益气和中，防诸寒凉质重之药伤中，兼以调和药性，为佐使药。

蓝青散（《太平圣惠方·卷九十一·治小儿一切丹诸方》）

主治　治小儿一切丹毒大赤肿，身体壮热如火，已服诸药未损。

组成　蓝青半两　寒水石一两　石膏一两　犀角屑（水牛角代）一两　柴胡（去苗）一两　知母半两　杏仁（汤浸，去皮尖，双仁，麸炒微黄）半两　黄芩一两　栀子仁半两　甘草（炙微赤，锉）半两　赤芍药三分　羚羊角屑三分

用法　上件药，捣粗罗为散。每服一钱，以水一小盏，煎至五分。去滓，入竹沥蜜、生蓝等汁共一合，更煎三两沸，放温，不计时候，量儿大小分减服之。

升麻散（《太平圣惠方·卷九十一·治小儿一切丹诸方》）

主治　治小儿一切丹，遍身壮热烦渴。

组成　川升麻一分　黄芩一分　麦门冬三分（去心）　葛根三分（锉）　川大黄（锉碎，微炒）　川朴硝一分

用法　上件药，捣粗罗为散，每服一钱，以水一小盏，煎至五分，去

儿科常见病通治方精义·赤游丹

滓放温，不计时候。量儿大小，分减服之。

方解　方中升麻辛甘寒，甘寒清热解毒，辛散发表透毒，为君。葛根解肌退热，清热生津；麦冬清热生津，共为臣药。黄芩清热泻火，凉血解毒；大黄、芒硝清热通便，导热毒下泄，共为佐药。本方清疏兼顾，使风热邪毒内清外散；清下并用，使热毒得以分消；邪正兼顾，清热不伤阴。

大黄散 《太平圣惠方·卷九十一·治小儿一切丹诸方》

主治　治小儿一切丹，遍身赤痛。

组成　川大黄（锉碎，微炒）半两　防风（去芦头）半两　川升麻一分　黄芩一分　麻黄（去根节）一分　秦艽（去苗）一分　川朴硝三分

用法　上件药，捣粗罗为散，每服一钱。以水一小盏，煎至五分，去滓放温。不计时候，量儿大小，分减服之。

方解　风湿火毒郁于经络，外发肌肤而致丹毒，遍身赤痛。治宜清热解毒，佐以疏风散邪祛湿。方中大黄苦寒清热泻火，泻下攻积，引热毒下泄，为君药。芒硝泻热通便，助大黄以导热下行；防风疏风散邪胜湿，与大黄、芒硝相合清疏兼顾，共为臣药。黄芩、升麻清热解毒；麻黄、秦艽疏风解表祛湿，为佐药。诸药相合，共奏清热解毒、疏风祛湿之功。

通用慎火草散 《太平圣惠方·卷九十一·治小儿一切丹诸方》

主治　治小儿一切丹。

组成　慎火草半两　紫葛半两（锉）　硝石半两

用法　上件药，捣细罗为散。用冷水调涂之，干即再涂，以瘥为度。

方解　慎火草（即景天）苦酸寒，清热解毒，《药性论》云"治风疹恶痒，主小儿丹毒，及治发热惊疾"，为君。硝石外用清热消肿，为臣。紫葛清热散瘀通络，血脉通畅有利热毒清除，为佐。三药为散，冷水调涂局部，以清热散瘀，用于毒郁肌肤之丹毒。

硝石散 （《太平圣惠方·卷九十一·治小儿一切丹诸方》）

主治 治小儿一切丹，遍身体热。

组成 硝石一两　乳香一分

用法 上件药，细研为散，以鸡子白调涂之。

方解 硝石外用清热消肿，重用为君。热毒郁于肌腠，恐致气血运行不畅，臣以乳香行气活血，疏通气血，有助邪毒消散。鸡子白清热解毒，以此调涂，增强全方清热解毒之效，用于毒郁肌肤之小儿丹毒。

升麻膏 （《太平圣惠方·卷九十一·治小儿赤丹诸方》）

主治 治小儿赤丹毒肿。

组成 川升麻　白蔹　漏芦　川芒硝各一两　黄芩　枳壳　连翘　蛇衔①各一两半　栀子仁二两　蒴藋二两

用法 上件药，细锉，以猪脂一斤半，入于铛中，以慢火煎诸药，令赤色，去滓。放冷以瓷盒盛，旋取涂之。

方解 本方为治疗小儿赤丹毒肿的外用膏方。君以升麻、栀子仁清热泻火，凉血解毒。蒴藋活血祛瘀，枳壳理气疏壅；黄芩、连翘清热凉血，泻火解毒，共为臣药。白蔹、漏芦、蛇衔清热解毒，消痈散结；芒硝清热通便，导热毒下泄，共为佐药。诸药相合，共奏清热解毒散风行气活血疏壅之效，适宜丹毒毒在肌肤者。

黄芪汤 （《圣济总录·卷一百八十二·小儿诸丹》）

主治 治小儿丹毒。

组成 黄芪（锉）　蒺藜子（炒，去角）　黄芩（去黑心）　大黄（锉，焙）　甘草（炙，锉）各一分

用法 上五味，粗捣筛，每服一钱匕，水七分，煎至四分，下朴硝末半钱匕，去滓食前分温二服，更量儿大小加减。

方解 《诸病源候论·小儿杂病诸候》指出："小儿肌肉虚者，为风毒热气所乘，热毒搏于气血，则皮肤赤而肿起，其风随气行游不定，故名赤游肿。"治当清热解毒，益气扶正。方中大黄苦寒清

---

① 蛇衔：中药蛇含的异名。为蔷薇科植物蛇含的全草或带根全草。

热泻火，泻下攻积，引热毒下泄，为君药。臣以芒硝泻热通便，助大黄以导热下行；小儿素虚，正气不足，而火毒蕴结，又易耗伤正气，以黄芪益气扶正，祛邪不伤正，且可托毒外出，亦为臣药。黄芩清热泻火，凉血解毒；蒺藜子解郁活血祛风，气血通畅以助热毒清解，共为佐药。本方在清下之中，伍以一味黄芪益气，使祛邪不伤正，扶正以祛邪，全方邪正兼顾，尤适用于小儿素体羸弱，热毒内蕴发为丹毒，或热毒炽盛，损伤正气者。

麻黄散 （《圣济总录·卷一百八十二·小儿诸丹》）

主治 治小儿丹，若入腹及下部阴卵，百药不瘥。

组成 麻黄（去根节） 升麻各半两 硝石（研）一两

用法 上三味，捣罗为散，每服半钱匕，井花水调下，空心日晚各一。

方解 小儿局部皮肤损伤，护理不善为风邪热毒所侵，留于肌肤络脉，邪毒炽盛，由表入里则化热化火，发为丹毒，甚则入腹。治疗宜内清热毒，外散风毒。方中重用硝石为君，清热泻下，导热毒下泄。升麻清热解毒，发表透毒，为臣药。麻黄开泄腠理，助升麻散风疏邪，为佐药。麻黄药性虽温，但与寒凉之硝石、升麻配伍，则温不助热，但取其宣透之用。三药相配，使风邪毒热内清外散。

甘草散 （《圣济总录·卷一百八十二·小儿诸丹》）

主治 治小儿丹毒防入腹。

组成 甘草（炙，锉）一分（为末） 油麻半升

用法 上二味，先取油麻去皮研细，绞取汁一合，调甘草末半钱匕服，日再。

苎麻根汤洗方 （《圣济总录·卷一百八十二·小儿诸丹》）

主治 治小儿发丹。

组成 苎麻根（锉）三两 小豆二合

用法 上二味，都用水七升，煎至四升，去滓温洗丹上，冷即再暖，

日三五度，即瘥。

方解　苎麻根甘寒，清热解毒散瘀，《名医别录》载其"主小儿赤丹"，为君药。小豆当用赤小豆，清热解毒，消肿排脓，可"消热毒痈肿，散恶血不尽、烦满……捣薄涂痈肿上"，为臣药。两药相合，清热解毒散瘀之功佳，煎汤外洗，用于小儿发丹毒在肌肤者。

鲫鱼涂方 （《圣济总录·卷一百八十二·小儿诸丹》）

主治　治丹毒遍身绛色。

组成　生鲫鱼一头三两　麻油二两

用法　上二味，捣鱼令细，入油研匀，涂丹上，日三五度，即瘥。

蛴螬散涂方 （《圣济总录·卷一百八十二·小儿诸丹》）

主治　治丹走行皮中浸广者，名丹火也，入腹杀人。

组成　干蛴螬

用法　上一味，碾末油调涂之，以瘥为度。

方解　蛴螬咸微温，有毒，破瘀血，消肿止痛，《本草拾遗》载其"主赤白游疹，疹擦破，碎蛴螬取汁涂之"。本方以一味蛴螬为末油调外敷，局部发挥清热散瘀消肿作用，用之丹火，药简力专。

荞叶涂方 （《圣济总录·卷一百八十二·小儿诸丹》）

主治　治小儿野灶丹从膝起。

组成　干荞叶末　香薷末　赤小豆末各半两　生蒟蒻叶茎（细锉）一握

用法　上四味，细研蒟蒻，入诸药末，和调如糊，涂丹干即易之，以瘥为度。

伏龙肝涂方 （《圣济总录·卷一百八十二·小儿诸丹》）

主治　治小儿胡漏灶丹，从脐中起。

组成　伏龙肝

用法　上一味，用屋漏水，去清取淀，和调如糊涂之，干即再涂，以瘥为度。

病案　一小儿生下，遍身无皮色赤，原母素食膏粱之物，以寒水石一两、炒焦黄柏二两、净黄土四两，俱为细末，时敷遍身，母服清胃散加漏芦；五日赤少淡，却用黄土五两、炒焦黄柏一两敷之，母服加味逍遥散；又三日赤顿淡，水顿少；又三日，但敷黄土一味，母服八珍汤加牡丹皮、柴胡而愈。（明·薛己．薛氏医案选（下）[M]．北京：人民卫生出版社，1983：290）

梓木灰涂方 《圣济总录·卷一百八十二·小儿诸丹》

主治　治小儿家火丹，发如大指，日长一寸，遍着两胁旁、两颊上。

组成　梓木白皮　蓼叶[①]各一分

用法　上二味，烧灰研末，以鸡子白调如糊涂之，以瘥为度。

方解　梓木白皮（即梓白皮）苦寒，清热解毒，《日华子本草》载其"煎汤洗小儿壮热，一切疮疥，皮肤瘙痒"，为君。蓼叶清热解毒，凉血消斑，为臣。鸡子白清热解毒，以此调涂，增强全方清热解毒之效。三药相合，清热解毒之功佳，用于小儿火丹初发毒在肌肤者。

珍珠涂方 《圣济总录·卷一百八十二·小儿诸丹》

主治　治小儿烟火丹，从背上起，或走两臂，足赤如火。

组成　珍珠（细研如粉）一两　慎火草（研，绞汁）

用法　上二味，和调如糊涂之，以瘥为度。

方解　珍珠甘咸寒，清热解毒，"解结毒，化恶疮"（《本草汇言》），为君药。慎火草（即景天）苦酸寒，清热解毒，《药性论》云"治风疹恶痒，主小儿丹毒"，为臣。两药为末，涂于患处，局部起效。

慎火草汁涂方 《圣济总录·卷一百八十二·小儿诸丹》

主治　治小儿神灶丹，起两额旁，不出一日，变为赤黑色。

组成　慎火草

---

①　蓼叶：即蓼大青叶，为蓼科植物蓼蓝的干燥叶。

用法　上一味；绞取汁，先以刀子微劂丹上，令血出，涂药，以瘥为度。

五加灰涂方 （《圣济总录·卷一百八十二·小儿诸丹》）

主治　治小儿废灶丹，从两脚赤，及从臂曲上起。

组成　五加叶根（烧灰）

用法　上一味，研为细末，取打铁磨刀槽中水，调如糊涂丹，干即易之，以瘥为度。

方解　五加叶，《日华子本草》载"治皮肤风，可作蔬菜食"，《生草药性备要》谓"敷跌打，消肿痛"；五加根皮（即五加皮）《本草再新》云"化痰除湿，养肾益精，祛风消水，理脚腰痛，治疮疥诸毒"。磨刀水咸寒，善消热肿，以之调敷增强清热解毒之功。三药配伍，祛风邪，消热毒，用于小儿火灶丹毒、两脚起赤如火烧属风毒在表者。

蒴藋涂方 （《圣济总录·卷一百八十二·小儿诸丹》）

主治　治儿小儿五色丹。

组成　蒴藋叶

用法　上一味，烂捣涂敷丹上，干即易之，以瘥为度。

方解　蒴藋甘酸温，祛风除湿，活血散瘀，捣涂丹毒之上，散风活血，治疗风邪郁结、血行不畅之丹毒。

醋豉涂方 （《圣济总录·卷一百八十二·小儿诸丹》）

主治　治小儿火丹，走皮中，发赤如火烧状，须臾熛浆起。

组成　豉

用法　上一味研细，入醋调，涂丹上，以瘥为度。

方解　豆豉清热解毒，醋调以助活血止痛。

芭蕉涂方 （《圣济总录·卷一百八十二·小儿诸丹》）

组成　芭蕉叶根

用法　上一味，取捣汁涂之，以瘥为度。

方解　芭蕉甘淡寒，清热解毒，《本草从新》载"泻热解毒，治一切肿毒，发背欲死，赤游风疹，风热头痛"，本方取其叶、根捣汁外用，清热消肿，局部吸收以发挥疗效。

芸苔涂方 《圣济总录·卷一百八十二·小儿诸丹》

主治　治小儿火丹，热如火绕腰，须急救之。

组成　芸苔叶

用法　上一味，烂捣和汁涂敷之，以瘥为度。

方解　芸苔味甘辛，性凉，《千金食治》载其"主要脚痹，又治痈肿丹毒"；《饮膳正要》亦谓其"主风热、丹肿、乳痈"，捣汁涂敷患处，发挥清热散血消肿之功。

二蒜涂方 《圣济总录·卷一百八十二·小儿诸丹》

主治　治小儿骨火丹，初在臂起，赤黑色。

组成　大蒜　小蒜各一两

用法　上二味，烂捣厚涂敷之，以瘥为度。

方解　大蒜辛温，外用解毒消肿；小蒜辛苦温，通阳散结，行气导滞。两味相合，取其辛散之性，解毒散结，用于丹毒初起，邪在肌肤者，若热毒内壅则不宜使用。

桑木根洗方 《圣济总录·卷一百八十二·小儿诸丹》

主治　治小儿尿灶火丹，发膝下，从两股起，及脐间，走入阴头。

组成　桑木根五两

用法　上一味细锉，以水五升，煎至三升，去滓温洗，日五七度，即瘥。

棘根汤洗方 《圣济总录·卷一百八十二·小儿诸丹》

主治　治小儿朱田火丹，先发背，遍身一日一夜而成疮。

组成　棘根（锉碎）半斤

用法　上一味，以水五升，煎至三升，去滓温洗丹上，三五度即瘥。

方解　（白）棘根辛寒，消肿止痛，煎汤外洗，用治小儿丹肿初起热毒在肤之轻症。

马齿苋汁 《圣济总录·卷一百八十二·小儿诸丹》

主治　治小儿赤丹，色纯赤，为热毒搏于气血。

组成　马齿苋

用法　上一味，烂捣绞取汁三合，空心温服一合，午晚再服，即瘥。

方解　马齿苋酸寒，具有清热解毒、凉血消肿之功，可用治血热毒盛之小儿丹毒、痄腮、湿疹等证。

蓝青煎 《圣济总录·卷一百八十二·小儿诸丹》

主治　治小儿丹毒赤肿壮热，百医不瘥者。

组成　蓝青（切）竹沥各一升　生葛根汁（澄清）四合　蜜二升　寒水石（研）四两　石膏（研）三两　山栀子仁二两一分　知母（焙）二两半　柴胡（去苗）犀角（镑）黄芩（去黑心）杏仁（去皮尖，双仁，炒）赤芍药羚羊角（灰，研）甘草（炙，锉）各一两一分

用法　上一十五味，除研药并汁外，哎咀，以水五升，并竹沥，先煎去滓取三升，次纳杏仁、葛汁及蜜，微火煎成煎，每服半合至一合，米饮化下，日三。

方解　"一切丹毒者……皆风热恶毒所为"（《疡医大全》），小儿素体血分有热，复感风热火毒之邪，内外之邪相互搏结而发病。治宜散风清热，凉血解毒。方中蓝青（即青黛）清热解毒凉血，《本草拾遗》云其"解毒，小儿丹热，和水服之"，为君。寒水石、石膏清热泻火；犀角（水牛角代）清热凉血，散瘀化斑，共为臣药。黄芩、栀子仁清热泻火，凉血解毒；赤芍、羚羊角泻火解毒，清热凉血散血，四药气血两清，内清热毒。柴胡、葛根解肌发表，开腠理；杏仁"能散能降，故解肌、散风、降气、润燥、消积，治伤损药中用之。治疮杀虫，用其毒也"（《本草纲目》），三药相伍，外透风热恶毒。热毒蕴结，易伤阴血，以知母滋阴清热，与葛根相合，使热去不伤阴，邪正兼顾，以上共为佐药。竹沥清热化痰，"通达上下百骸毛窍诸处"，引药达于病所；炙甘草、蜂蜜益气和中，调和药性，共为佐使。诸药配伍，共奏散风清热、凉血解毒之功。

麻黄汤 （《幼幼新书·卷三十二·一切丹第二》）

主治 治小儿丹肿及风毒、风疹。

组成 麻黄（去根节）一两半 甘草（炙） 独活 射干 桂心 青木香 石膏 黄芩各一两

用法 上八味咬咀，以水四升，煮取一升。三岁儿分为四服，日再。

方解 本方用治小儿丹肿及风毒、风疹属外感表邪，邪气未解，邪郁传里而里热炽盛者。治当解表清里兼顾。方中麻黄辛温，发汗解表，开泄郁闭，使在表之邪得以透散；石膏辛甘大寒，辛能解肌，寒可清热，使里热内清，又不碍麻黄发散之性，两药共为君，解表清里，表里同治。独活祛风散寒，助麻黄解表散邪；黄芩清热泻火解毒，助石膏内清热邪，共为臣。射干清热解毒；桂心散寒止痛，"治一切风气"（《日华子本草》），另可活血通脉，与青木香配伍，行气活血，气血通畅以助解表清热，共为佐。炙甘草益气和中，调和药性，为使。诸药配伍，麻黄、独活、桂心得石膏、黄芩、射干，则发表不助里热，石膏、黄芩、射干得麻黄、独活、桂心，则清里不碍表邪，如此表里分消，内外同治，用治小儿丹肿及风毒、风疹属表邪未解、里热炽盛者。

麻黄汤 （《幼幼新书·卷三十二·一切丹第二》）

主治 治小儿恶毒丹及风疹。

组成 麻黄 升麻 葛根各一两 射干 鸡舌香 甘草（炙）各半两 石膏半合

用法 上七味咬咀，以水三升，煮取一升。三岁儿分三服，日三。

牛蒡汤 （《活幼新书·卷下·信效方》）

主治 主伤风发热，烦躁，鼻塞气喘，痰嗽惊啼及诸疮赤紫丹毒，咽喉肿痛。

组成 牛蒡子（略少研碎）三两 大黄一两半 防风（去芦） 薄荷（去老梗）二味各一两 荆芥（去根、老梗）四两 甘草一两一钱半

用法 上件咬咀，每服二钱，水一盏，煎七分，无时温服。

方解 本方用于小儿丹毒、诸疮、伤风属风热壅盛、表里俱实者。治

当疏风解表，泻热通里。君以牛蒡子外散风热，内解热毒，利咽透疹，一药三用，如《药品化义》载"牛蒡子能升能降，力解热毒。味苦能清火，带辛能疏风，主治上部风痰，面目浮肿，咽喉不利，诸毒热壅，马刀瘰疬，颈项痰核，血热痘，时行疹子，皮肤瘾疹"。大黄泻热通腑，使热结从大便而出，助牛蒡子内清热毒，为臣。薄荷、防风、荆芥发汗散邪，疏风解表，助牛蒡子外散风热，共为佐药。甘草清热解毒，调和药性，为佐使。诸药相合，共奏疏风解表、泻热通里之功。

黄芩四物汤 《活幼新书·卷下·信效方》

主治 理诸疮丹毒，赤瘤燥痒。

组成 黄芩一两 当归（酒洗） 生干地黄 赤芍药 川芎四味各半两 何首乌（去粗皮） 草乌（炮，去皮） 玄参三味各一钱半 甘草六钱 薄荷叶二钱

用法 上件㕮咀，每服二钱，水一盏，煎七分，无时温服。

方解 方中黄芩、玄参清热泻火，凉血解毒；四物汤（当归、生干地黄、赤芍、川芎）养血、活血、凉血；何首乌补益精血，助四物汤养血之功；草乌搜风胜湿，《本草纲目》载"治头风喉痹，痈肿疔毒"；薄荷叶疏散风热，宣毒透疹；甘草清热解毒，调和诸药。诸药配伍，养血凉血之中辅以宣毒透疹，用治小儿诸疮丹毒属风热毒邪搏于气血、损伤阴血者。

木通散 《活幼新书·卷下·信效方》

主治 主上膈热，小府闭，烦躁生嗔，及淋证诸疮丹毒。

组成 木通（去皮节） 地萹蓄（去老梗）各半两 大黄 甘草 赤茯苓（去皮）各三钱 瞿麦（去干梗） 滑石末 山栀仁 车前子 黄芩各二钱半

用法 上件㕮咀，每服二钱，水一盏，灯心三茎，煎七分，无时温服。或入薄荷同煎。

方解 "诸痛痒疮，皆属于心"，心火内盛，热毒亢盛，扰及心神则见烦躁生嗔；心火内炽，血脉不调，郁而化热致血败肉腐，发为诸疮丹毒；心热下移小肠，发为诸淋。治宜清心利水。方中木通苦寒，清心降火，利水通淋为君药。萹蓄、瞿麦、滑石清热

利湿，助木通导心热下行，为臣药。栀子清热泻火利湿，大黄泻热降火通腑，两药相配，引热从二便出；赤茯苓、车前子清热利水；黄芩清热泻火解毒，五药增强君臣清热利水之功，为佐药。灯心导热下行，甘草清热解毒，调和诸药，为佐使。诸药相合，清心利水，重在导心经之火和小肠之热从小便而解。

赤葛散 （《活幼新书·卷下·信效方》）

主治　治因血热与风热相搏，遍身丹毒燥痒，日久不消。

组成　赤葛二两　甘草三钱

用法　上件㕮咀，每服二钱，无灰酒一盏，煎七分，无时温服。不饮酒者，止用水一盏，入酒大匙同煎。

五福化毒丹 （《保幼新编·丹毒》）

主治　丹毒此症乃热毒之气与血相抟，而风升之，故游走遍身，名曰赤游风，入腹则死，五福化毒丹此方专治痄热、疮疖、丹毒之类也。

组成　犀角　生地　桔梗　赤茯苓　恶实　连翘　粉甘　薄硝　玄参各一两　青黛三钱

用法　此剂一名二方，入人参五钱、麝香五分、金银箔各八片，每一两作十二丸，一岁儿一丸，分四服。

方解　小儿胎中受热，蕴积热毒，与气血搏结，并随之游走全身，发于肌表而成丹毒。治当清热解毒。方中犀角（水牛角代）清热凉血解毒，为君药。生地、玄参清热凉血解毒，助犀角之功，且可养阴生津，防热毒伤及阴血，为臣药。恶实（即牛蒡子）、连翘既可内清热毒，又可疏风散热，助邪毒外透；芒硝清热通腑，赤茯苓清热利湿，桔梗开提肺气而通二便，三药引热毒下泄，前后分消；青黛清热凉血解毒，为佐药。炙甘草益气和中，调和药性，为使。诸药清热泻火，凉血解毒，通利二便，共奏清热解毒之效。

犀角消毒饮 (《保幼新编·丹毒》)

主治 治丹毒斑疹之紧剂。

组成 牛蒡子（研，酒炒） 荆芥穗 防风各一钱 甘草七分 犀角（水牛角代）五分

用法 此方加连翘、白芍药（酒炒）、紫草茸各七八分尤效。

连翘漏芦汤 (《婴童百问·卷一》)

主治 治小儿痈疮、丹毒、疮疖、咽喉肿痛、腮肿。

组成 漏芦 麻黄（去根节） 连翘 升麻 黄芩 白蔹各一钱 甘草 枳壳各半钱

用法 上为粗末，每服一钱，以水一小盏，煎至五分，去滓，量儿大小，不拘时温服。热甚加大黄、朴硝。

方解 连翘清热解毒，消散痈肿，为"疮家圣药"；漏芦清热解毒，消痈散结，"主肌肤热，恶疮疽痔"（《神农本草经》），两药配伍清热解毒、消痈散结之功著，共为君药。升麻、黄芩、白蔹助君药清热解毒，为臣药。枳壳行气疏壅，有助散肿止痛；麻黄开泄腠理，以散邪毒，且能透达营卫，配合枳壳畅行营卫，有利痈肿消散，共为佐药。甘草清热解毒，调和药性，为佐使。热毒内盛，加大黄、芒硝泻热通腑，引热毒下行。诸药相合，清热解毒，行气活血，通治小儿痈疮、丹毒、疮疖属风热邪毒壅郁肌腠者。

冰黄散 (《婴童百问·卷十·丹毒赤游肿第九十六问》)

主治 丹毒赤游肿。

组成 土硝 大黄细末各二钱

用法 上二味相合，新汲水调搅匀，用鸡羽蘸药，涂刷毒上。

方解 土硝（即火硝）清热解毒消肿；大黄外用泻火解毒，凉血消肿。两药调涂丹上，局部吸收，发挥清热凉血解毒之功，用治毒在肌肤之小儿丹毒。

儿科常见病通治方精义·赤游丹

403

葛根白术散 《婴童百问·卷十·丹毒赤游肿第九十六问》

主治 治赤白丹肿毒。

组成 白术二钱半　茯苓（去皮）二钱　木香　甘草各二钱　芍药　葛根各三钱　枳壳（去瓤，麸炒）二钱五分

用法 上锉散，每服三钱，水一盏，煎七分，去滓热服。

方解 方中葛根发表散邪，清热透疹；白术益气健脾，两药益气解表散邪，邪正兼顾，共为君药。茯苓、炙甘草益气健脾，助白术之功；芍药（当用赤芍）清热凉血，活血散血，助葛根清热之力，共为臣药。木香、枳壳理气疏壅，与赤芍配伍疏通气血，以利邪毒解散，为佐药。甘草调和药性为使。本方益气疏表清热，益气扶正，行气活血，用治小儿素体气虚为风毒热气所乘、气血怫郁所发赤白丹肿毒。

惺芎散 《婴童百问·卷十·丹毒赤游肿第九十六问》

主治 治赤游肿，不可服冷药。

组成 茯苓（去皮）　白术　人参　甘草　枳壳　细辛（去苗）　川芎各等分

用法 上锉散，每服三钱，水一盏，煎七分，去滓热服。

防己散 《婴童百问·卷十·丹毒赤游肿第九十六问》

主治 治丹毒候，乃热毒之气，与血相搏，而风气乘之，故赤肿及游走遍体者，又名赤游风，入腹入肾则杀人。

组成 汉防己（半两）　朴硝　犀角　黄芩　黄芪　川升麻各二钱半

用法 上锉散，加竹叶煎，大小随病加减，一方去朴硝、有泽泻。

方解 本方用治小儿丹毒乃热毒内蕴与气血搏结，复感风热之邪，内外相引所致。治当清热凉血解毒为主，兼以疏风散邪。方中防己"通腠理，利九窍"（《名医别录》），使风热毒邪外解，清热利水，引热毒下行，为君药。升麻解肌散邪，清热解毒，外散内清，为臣药。热毒内郁，与血分相搏，以黄芩、犀角（水牛角代）清热凉血解毒；朴硝清热通腑，竹叶清心利水，两药利小便，通大便，引热毒前后分消；黄芪益气固表，扶正以防风邪复袭，以上共为佐药。诸药相合内清热毒，外散风气，于祛

邪同时辅以黄芪益气和中，既可扶正祛邪，又防风邪外袭，邪正兼顾。

白玉散 《婴童百问·卷十·丹毒赤游肿第九十六问》

主治 治赤游丹毒。

组成 滑石　寒水石各一两

用法 上为末，米醋调敷患处。或肿至外肾有破处，只用水调。

方解 本方为治疗小儿赤游丹毒外用方剂。寒水石咸寒，清热泻火，"主身热，腹中积聚邪气，皮中如火烧"（《神农本草经》），为君药。滑石甘淡寒，外用有清热收湿作用，为臣。两药相须配伍，清热解毒之力增，以醋调敷，更增散瘀解毒作用。

消毒饮 《婴童百问·卷十·丹毒赤游肿第九十六问》

主治 治丹毒及疮已出，毒气壅遏，壮热狂躁，睡卧不安，大便秘涩，咽喉肿痛，胸膈不利，痘疹消破，却可服之。

组成 牛蒡子（炒）二两　荆芥穗　甘草（炙）各半两

用法 上锉散，水煎。自利及痘疫未破不可轻服。或加防风、连翘、升麻、蝉蜕、赤芍药，有热加黄芩、防风、犀角消毒饮。

大连翘饮子 《婴童百问·卷一》

主治 治疮疹壮热，小便不通，诸般疮疖，丹毒脐风。

组成 连翘　瞿麦　荆芥　木通　当归　防风　赤芍药　柴胡　滑石　蝉蜕　甘草（炙）各一钱　山栀仁　黄芩各五分

用法 上锉细，每服二钱，加紫草煎温服，热甚加大黄，更详证加减。

方解 《幼科铁镜》指出小儿丹毒"由娠妇常浴热汤，或久卧火炕，或过食煎炒辛辣。其候丹发头面四肢，赤色游走不定"。治当清解热毒。方中连翘清热解毒，消散痈肿，乃"疮家圣药"，为君药。"诸痛疡疮，皆属于心"，配伍木通、瞿麦清心降火，利水通淋，导心热下行；山栀子仁、黄芩清热泻火、凉血解毒，四药助连翘清热解毒，共为臣药。滑石清热利水通淋；蝉蜕、荆芥、柴胡疏表散邪，使热毒得以外透；当归养血活血，一则防止热毒及所用渗利之品伤及阴血，邪正兼顾，一则与赤芍配伍凉血散瘀，以助化斑，以上共为佐药。炙甘草益气和中，防寒凉药物伤中之弊，且可调和药性，为佐使药。诸药相合，集清热凉血、利水通淋、疏表透邪、养血活血诸法于一方，使热毒内清外散，祛邪不伤正。煎加紫草加强清热凉血解毒之功。

病案 吴刑部静之子，甫周岁，患丹毒，延及遍身如血染。予用磁锋击刺，遍身出黑血，以神功散涂之，查春田用大连翘饮而愈。（明·薛己．外科心法［M］．北京：中国中医药出版社，1999：215）

犀角解毒饮（《儿科要略·第三章·儿科特征》）

主治 治小儿赤游风，发于头面四肢，皮肤赤而肿，色若涂朱，游走不定者。

组成 犀角　牛蒡子（炒）　荆芥穗　防风　连翘（去心）　金银花　赤芍药　生甘草　川黄连　生地黄各等分

用法 灯心为引，水煎服，或研细末炼蜜为丸，名犀角解毒丸。

方解 风热邪毒入于经络，搏于气血，外发肌肤则见皮肤赤肿，色若涂朱；风火邪毒随气血流行，则游走不定。治当清热解毒散风。方中犀角（水牛角代）咸寒，清热凉血，散瘀化斑，为君。金银花甘寒，善清气血热毒，"解诸疮，痈疽发背，丹流瘰疬"（《滇南本草》）；连翘清热解毒，疏散风热，共为臣。赤芍药清热凉血，活血散瘀；大黄清热解毒，泻热通腑，导热毒下行；牛蒡子、防风、荆芥穗疏风散邪，与犀角、金银花、大黄等配伍清疏兼顾；热邪易于伤阴，辅以生地黄养阴生津，尚可清热凉血，助犀角凉血，俱为佐。灯心清心利尿，与大黄相合，邪热前后分消，为佐使药。诸药相合，清热解毒，疏风散邪，泻下导滞，使风热邪毒内清、外散、下行，共奏清热解毒散风之效。

二蓝叶散（《儿科要略·第三章·儿科特征》）

主治 治小儿月内发丹毒。

组成 蓝叶—两　黄芩　犀角（水牛角代）屑　川大黄（锉，微炒）　柴胡（去

芦） 栀子仁各一分　 川升麻　 石膏各一分五厘　 甘草五厘

用法　研为粗末，每服一钱，清水一小盏，煎至五分，去滓，加竹沥五勺，再煎二三沸，不拘时温服。元气怯弱者去大黄。

无 名 方

广济疗小儿丹毒方 《外台秘要·卷三十六·小儿丹毒方七首》

组成　青蓝汁五合　 竹沥七合

用法　上二味相和，分为二三服，大小量之，一合至三合。

疗月内儿发丹方 《外台秘要·卷三十六·小儿丹毒方七首》

组成　升麻　黄芩　犀角（水牛角代）　大黄（别浸）　柴胡各二分　石膏三分
蓝叶（切）三合　 栀子八分　 甘草一分（炙）

用法　上九味切，以水一升二合，煮取八合，下竹沥四合更煎，取一半去滓，分二服甚妙。

治小儿丹毒方 《太平圣惠方·卷九十一·治小儿一切丹诸方》

组成　浮萍草

用法　上以浮萍草研如泥敷之。

治小儿丹毒方 《太平圣惠方·卷九十一·治小儿一切丹诸方》

组成　地龙

用法　上取地龙。煮以水。研如泥。涂之。

治小儿一切丹及诸毒肿方 《太平圣惠方·卷九十一·治小儿一切丹诸方》

组成　鼠黏草根（洗，去苗）

用法　上捣绞取汁，每服半合，量儿大小，分减服之。

治小儿面身卒得赤丹，或痒，或肿起，不速疗之即杀人，宜用此方 《太平圣惠方·卷九十一·治小儿赤丹诸方》

组成　羚羊角屑八两

用法　上以水五升，煎至一升，绢滤去滓，入炼猪脂五两，和令匀摩之。

治小儿赤丹 《太平圣惠方·卷九十一·治小儿赤丹诸方》

组成　荞麦面　醋

用法　上取荞麦面，以醋和涂之。

治小儿丹毒方 《太平圣惠方·卷九十一·治小儿赤丹诸方》

组成　胡荽汁

用法　上捣胡荽汁涂之。

治小儿丹毒方 《幼幼新书·卷三十二·一切丹第二》

组成　赤小豆

用法　上捣赤小豆五合，水和取汁，饮之一合良，滓涂五心。

治小儿丹毒方 《幼幼新书·卷三十二·一切丹第二》

组成　大豆

用法　上浓煮大豆汁涂之良。瘥亦无瘢痕。

刘氏疗小儿油丹赤肿方 《幼幼新书·卷三十二·一切丹第二》

组成　瓜蒌　酽醋

用法　上用瓜蒌三大两，以酽醋捣药以敷之佳。

治小儿丹毒方 《幼幼新书·卷三十二·一切丹第二》

组成　蓝汁

用法　上捣蓝汁涂之。

治痈疮、疽、痔痛、恶疮、小儿丹方 （《幼幼新书·卷三十二·一切丹第二》）

组成　桐木皮

用法　上用桐木皮水煎，敷。

治小儿丹毒方 （《幼幼新书·卷三十二·一切丹第二》）

组成　粟米

用法　上取粟米，以水煮浓汁洗之。

治小儿丹毒方 （《幼幼新书·卷三十二·一切丹第二》）

组成　景天花

用法　上以景天花烂捣，敷之。

治小儿丹毒方 （《幼幼新书·卷三十二·一切丹第二》）

组成　川芒硝

用法　上以川芒硝以水研，涂之。

治小儿丹方 （《幼幼新书·卷三十二·一切丹第二》）

组成　升麻　柴胡　石膏　栀子仁各五分　大黄　生葛各八分　子芩六分　犀角（水牛角代）屑　杏仁　芍药各四分　甘草三分（炙）　竹沥八合

用法　上切，以水三升并沥煮一升，为三服，此是一岁儿服量之。

治小儿丹毒方 （《幼幼新书·卷三十二·一切丹第二》）

组成　生麻油

用法　上取生麻油涂之。

治小儿恶毒、丹毒赤及风疹方 （《幼幼新书·卷三十二·一切丹第二》）

组成　甘草（杵）

用法　上以甘草杵敷之。

治小儿丹毒方 （《幼幼新书·卷三十二·一切丹第二》引《鸡峰》方）

组成　栀子

用法　上栀子去皮，为末，水调涂之。

治小儿丹毒方 （《幼幼新书·卷三十二·一切丹第二》引《鸡峰》方）

组成　生地黄

用法　上生地黄捣烂取汁，涂之。

发丹，遍身热，服前六味升麻散后，更宜涂此方 （《幼幼新书·卷三十二·一切丹第二》）

组成　滑石　乳头香各一分

用法　上以鸡子清调涂之。

治小儿丹毒、瘾疹方 （《幼幼新书·卷三十二·一切丹第二》）

组成　天麻

用法　上天麻末，每服半钱。或丈夫、妇人每服二钱，红酒调下。

脐　风

　　脐风，俗称"脐带风"、"撮口风"，由于多在出生后4～7天内发病，故又有"四六风"、"七日风"之称。本病是因婴儿出生后断脐护理不当，为风冷水湿所伤或邪毒所侵，迅速沿经络而入内脏，经脉络隧受阻，营卫壅滞，气血运行不畅，经络为邪毒所闭，而致肝风内动。临床表现为唇青口撮，牙关紧闭，苦笑面容，甚至抽搐、角弓反张等。发病愈早，抽搐频繁，预后愈差。由于现代基本采用新法接生，本病发病率已明显下降。如《小儿卫生总微方论·脐风撮口论》所言："亦如大人，因破伤而感风。"治以宣通经络、驱风镇痉为主，兼以清热泻肝解毒。本病相当于现代医学的新生儿破伤风。

有 名 方

丹砂丸（《圣济总录·卷第一百六十七·小儿口噤·小儿撮口》）

　主治　治小儿脐风撮口。

　组成　丹砂（研）　麝香（研）　牛黄（研）各一分　半夏（汤洗七遍，切，焙）　丁香　白附子　铁粉（研）　天麻　天南星各半两

　用法　上九味，捣研为末，用粳米饭丸如麻子大，每服五丸，荆芥汤下，空心午后各一服。量儿大小，以意加减。

　方解　方中丹砂（即朱砂）镇心安神，清热解毒，善"治惊痫"（《本草纲目》），为君药。牛黄清热解毒，息风止痉，豁痰开窍，"主惊痫寒热，热盛狂痉"（《神农本草经》），为臣药。半夏、天南星、白附子、天麻化痰通络，息风止痉；铁粉平肝镇惊，"治惊邪癫痫，小儿客忤"（《日华子本草》）；麝香开窍通闭，醒神回苏；丁香辛温芳香，温中止痛，助麝香开窍启闭；荆芥祛风止痉，可用于"一切风毒之证"（《本草汇言》），共为佐药。粳米保养脾胃，使祛风毒而不伤脾胃。全方共奏镇惊解毒、祛风化

痰之功，用治小儿脐风撮口属风毒内陷者。

牛黄竹沥散 （《圣济总录·卷第一百六十七·小儿口噤·小儿撮口》）

主治　治小儿胎风热，撮口发噤。

组成　牛黄（研）一分　淡竹沥半合

用法　上二味，每服牛黄一字匕，用淡竹沥调下，一二岁儿服之。三四岁儿，每服半钱，日三服，量儿大小，以意加减。

方解　小儿胎风热，撮口发噤，乃痰热为患，治宜清热解毒，豁痰息风。牛黄苦凉，清热解毒，息风止痉，豁痰开窍，"疗小儿百病，诸痫热，口不开"（《名医别录》），为君药。淡竹沥甘寒，清热化痰，镇惊利窍，为臣药。本方药仅两味，但清热豁痰之功显著，使痰热得除，风动可息。

麝香散 （《圣济总录·卷第一百六十七·小儿口噤·小儿撮口》）

主治　治小儿初生，胎热撮口。

组成　麝香（研）　丹砂（研）各一分　蛇蜕皮（炙令赤，为末）一尺

用法　上三味，细研如粉，每用半字匕，津唾调涂儿唇上，日五七次。

方解　小儿初生，胎毒内蕴，内犯心肝，热盛动风，发为脐风。治宜清心镇惊，醒神开窍。方中君药麝香辛温香窜，开窍通闭，醒神回苏，为治窍闭神昏之要药。丹砂镇心安神，清热解毒，善"治惊痫"（《本草纲目》），为臣药。蛇蜕皮搜风定惊，善治小儿惊风，为佐药。三药相合，可清心镇惊，醒神开窍，热清风息。

乌蛇散 （《圣济总录·卷第一百六十七·小儿口噤·小儿撮口》）

主治　治初生小儿撮口，不收乳饮。

组成　乌蛇（酒浸，去皮骨，炙令黄熟）半两　麝香（研，去筋膜）一分

用法　上二味，将乌蛇捣罗为末，同麝香再研匀，每服半钱，煎荆芥汤调灌之。

钩藤汤 （《圣济总录·卷第一百六十七·小儿口噤·小儿撮口》）

主治 治小儿初生撮口。

组成 钩藤 升麻 黄芩 (去黑心) 各半两　蜣螂 (去翅足，微炒) 二枚

用法 上四味，粗捣筛，每服一钱匕，水一小盏，入芦根半分，煎取五分，去滓放温，徐徐服，量儿大小加减。

方解 本方治疗小儿初生动风撮口属热极生风者。治宜清热凉肝，息风止痉。方中钩藤甘寒，息风止痉，清热平肝，"主小儿惊啼，瘛疭热壅，客忤胎风"（《药性本草》），为君药。臣以蜣螂破瘀镇惊，泻下攻毒，"主小儿惊痫瘛疭"，合君药息风镇惊。升麻清热解毒；黄芩清热泻火；芦根清热生津，三味助君臣清热之功，使热清风息，共为佐药。全方共奏清热凉肝、息风止痉之功。

保生散 （《圣济总录·卷第一百六十七·小儿口噤·小儿撮口》）

主治 治小儿因剪脐伤风，致唇青口撮。

组成 蜈蚣 (赤足者，炙令干) 一条　乌头尖 (生用) 六枚　麝香 (研) 一字

用法 上三味除麝香外，捣为末，同研极细，每服半字匕，煎金银薄荷汤调下。

方解 小儿因剪脐不当，致风毒入脐中，经络受阻，肝风内动而见唇青口撮，治宜驱风通络止痉。方中蜈蚣为君药，息风止痉，解毒通络，"治小儿惊痫，风搐，脐风，口噤"（《本草纲目》）。乌头祛风散寒止痛，"主中风，恶风"（《神农本草经》），助君药祛风毒，为臣药。麝香辛香，开通走窜，行血中瘀滞，开经络壅遏，助君臣祛风通络止痉之力；金银花、薄荷汤下，增强疏风清热作用，共为佐药。全方共奏驱风通络止痉之功。

白龙散 （《圣济总录·卷第一百六十七·小儿脐风》）

主治 治小儿脐风。

组成 天浆子 (有虫者) 一枚　白僵蚕 (直者，炒) 一枚

用法 上二味，捣罗为散，入腻粉少许，以薄荷自然汁调灌之，取下毒物神效，量儿大小，分作二服，亦得。

牡蛎散（《圣济总录·卷第一百六十七·小儿脐风》）

主治　治小儿脐风久不瘥，肿出汁者。

组成　牡蛎一枚　虾蟆一枚

用法　上二味，并烧为灰，细研如粉，每以少许敷脐中，其验。

方解　牡蛎煅用，收湿固涩；虾蟆清热解毒，"涂痈肿及治热结肿"。两药为粉，敷脐中，局部吸收，发挥清热收湿功效，治疗小儿脐风因湿热内侵者。

甘草散（《圣济总录·卷第一百六十七·儿脐疮》）

主治　治小儿脐风汁出。

组成　甘草（炙，锉）　蝼蛄（炙焦）各一分

用法　上二味，捣罗为散，掺敷脐中。

方解　本方为治疗湿毒内侵脐腹之脐风外治方。蝼蛄清热利水，为君。炙甘草解毒，调和药性，为佐使。两药为散，掺敷脐中，局部吸收，发挥清热利湿之功。

豆豉膏（《幼幼新书·卷第五·初生中脐风第十五》引茅先生方）

主治　小儿脐风。

组成　豆豉　天南星　白蔹　赤小豆各半两

用法　上为末，每服二大钱，用芭蕉自然汁调涂脐四边，一日只一次调涂，两日两次，涂即安乐。

方解　《小儿卫生总微论方·脐风撮口论》指出："此由儿初生剪脐，不定伤动，或风湿所乘。"治疗当祛风止痉，清热利湿。方中豆豉宣散郁热，"生捣为丸服，治寒热风"（《药性本草》），为君药。天南星祛风止痉，燥湿化痰，善治风痰诸证，"主破伤风口噤身强"（《用药法象》），外用亦能散结消肿，为臣药。白蔹苦寒清热解毒，味辛散结消痈，"主小儿惊痫"（《神农本草经》）；赤小豆解毒排脓，利水消肿，"此药治一切痈疽疮疥及赤肿不拘善恶，但水调涂之，无不愈者"（《本草纲目》），两药助豆豉清热解毒利湿之效，共为佐药。四味为末，芭蕉汁调涂脐中，增强清热之力，共奏祛风止痉、清热利湿之功。

祛风膏 (《活幼心书·卷下·信效方》)

主治 治急慢惊搐，脐风撮口，牙关紧闭，痰涎壅盛，咽喉肿痛。

组成 威灵仙（去芦，细锉焙，研为末）一两半　皂荚三两

用法 皂荚去皮弦捶损，挪温水一碗，绢滤过，慢火熬若稀糊，入醇醋半两，再熬三五沸，去火候冷，用前药末乳钵内杵匀，丸芡实大，先用盐梅肉擦牙根，次以此膏一丸或二丸，温白汤浓调，抹入左上牙关内。

黑白饮 (《活幼心书·卷下·信效方》)

主治 治脐风气实者及急惊壮热发搐。

组成 黑牵牛（半生半炒）　白牵牛（半生半炒）　大黄（生用）　陈皮（去白）槟榔五味各半两　甘草（炙）三钱　玄明粉二钱

用法 上除槟榔不过火，余五味或晒或焙，仍合槟榔为末，同玄明粉入乳钵再杵匀，每服半钱至一钱，温蜜汤调化，空心投服，或无时。此药新合最妙，久则效迟。

方解 惊风属气实热盛者，治宜清热泻下，行气消积。方中黑白牵牛苦辛寒，泻下利尿，泻肺逐痰，消积通便，使上下通快，为君药。大黄、玄明粉泻下通便，助君药清热泻实，为臣。陈皮、槟榔行气消积，醒脾调中，使气行积消，为佐药。炙甘草、蜜补中缓急，调和诸药，兼为佐使。诸药相合，行气消积、清热泻实之功显著，热清气畅则风息搐止。

蝎梢散 (《世医得效方·卷第十一·小方科·撮口》)

主治 治胎风及百日撮口脐风。

组成 蝎梢四十九个　生姜汁　脑子　生麝香少许　紫雄鸡肝二片

用法 生姜汁炒干去丝嘴，同为末，更以脑子、生麝香少许研匀，煎汤调下。

方解 方中蝎梢息风止痉，解毒通络，"主小儿惊痫风搐"（《本草纲目》），"惊风尤不可缺"（《本草衍义》），为君药。脑子（冰片）、生麝香开窍醒神，辛香走窜开经络之壅闭，为臣药。紫雄鸡肝补肝肾；生姜汁温中解毒，"除风邪寒热"（《名医别录》），用为

佐药。全方以息风止痉为主，兼具补益之功，邪正兼顾，宜于小儿风毒内闭、经络不利而发为脐风撮口。

一字金 （《奇效良方·卷之六十四·小儿门·脐风》）

主治 治初生小儿，七日之外，忽成脐风撮口，牙关紧闭。

组成 僵蚕（去丝）四两 威灵仙（去芦） 明矾（生用） 甘草（生用）各二钱 细辛一钱

用法 上为末，每用半钱，煎荆芥汤调涂两牙关内。

方解 初生小儿之脐风撮口多由断脐不当或脐带结缚不妥，致风湿邪毒入脐中而致。治宜祛风止痉，宣通经络。方中重用僵蚕为君，祛风止痉，解毒散结，"治小儿惊痫"（《神农本草经》）。威灵仙祛风湿，通经络，"主诸风，宣通五脏"（《开宝本草》），为臣。细辛芳香透达，祛风通窍；荆芥祛风止痉，用于"一切风毒之证"（《本草汇言》）；明矾清热解毒燥湿，共为佐药。生甘草清热解毒，调和诸药，兼为佐使。本方集祛风、除湿、解毒、通络、止痉于一方，共奏祛风止痉、宣通经络之功。

五粒回春丹 （《太医院秘藏膏丹丸散方剂·卷四·五粒回春丹》）

主治 小儿急慢惊风，积聚痰实，或因外感风寒，牙关紧闭，面青口噤，眉眼不净，反张鼠视，抽搐昏闷，痰涎壅盛，睡卧不安，气粗喘满，夜啼发热，并四时感冒，痘疹发斑，或初生小儿脐风撮口，惊天吊等症，并皆治之。

组成 犀角五钱 黄芩二两 陈皮二两 羚羊角五钱 桔梗二两 马勃一两五钱 黄连二两 柴胡一两 牛蒡子一两五钱 连翘一两五钱 薄荷一两五钱 僵蚕一两

用法 共为细末，蜜为丸，每丸重二分，朱砂为衣，每服一丸，薄荷汤下，乳母忌动火之物。

方解 本方证属邪毒内侵，经脉络隧受阻，营卫壅滞，气血运行不畅，经络为邪毒所闭，而致肝风内动。治宜祛风镇痉为主，兼以清肝解毒。方中羚羊角咸寒，平肝息风止痉，清热解毒，为治惊风、癫痫等痉挛抽搐要药，用为君。僵蚕息风止痉，祛风解毒；犀角（水牛角代）清心定惊；朱砂清热解毒，镇心安神，上三味助君药息风止痉，解毒定惊，为臣。佐以黄芩、黄连清热泻火；陈皮、桔梗宣通气机，通行脉络；牛蒡子、柴胡、连翘、薄荷解毒透疹，疏风清热；马勃散血热而解毒。诸药相合，息风止痉、清肝定惊之效显著，且能疏风透疹、凉血解毒、宣通气机，故可主治风、痰、惊、积、斑疹诸证。

宣风散 (《达生篇·卷下·附小儿方》)

主治 治小儿初生脐风撮口。

组成 全蝎二十一个　麝香五厘

用法 二味另研合匀，每服二分五厘，金银花煎汤调下。

千金龙胆汤 (《婴童百问·卷之一·噤风撮口脐风第三问》)

主治 治胎惊，月内气盛发热，脐风撮口壮热，血脉盛实，四肢惊掣，发热大吐，及变蒸不解，中客人鬼气，并诸惊痫，悉皆治之。

组成 龙胆草　钩藤　柴胡　黄芩　桔梗　芍药　茯苓　甘草各五钱　蛴螬 (去翅足，炙) 二枚　大黄 (煨) 二钱半

用法 上剉散，每服二钱，水一盏，煎半盏服之，以渐加服，得利即止。

方解 胎惊因热盛者，治宜清热解毒，泻肝定惊。方中龙胆草大苦大寒，泻肝定惊，善治惊痫，用为君药。钩藤息风止痉，清热平肝，"主小儿惊啼，瘛疭热壅，客忤胎风"（《药性本草》），助君药凉肝息风，为臣药。黄芩清热泻火解毒，大黄清热泻下通便，二药助君臣药清热之力；蛴螬破瘀镇惊，"主小儿惊痫瘛疭"（《神农本草经》），合大黄泻下攻毒；柴胡、桔梗疏达肝气，使肝气条达而助肝用；芍药养阴和营，柔肝缓急，并防肝经实火伤及阴血；茯苓利水渗湿，合甘草益气健脾，防方中诸苦寒药伤中，均为佐药。甘草调和诸药兼为使。全方以大量泻火导热下行之品与升宣之柴胡、桔梗相配，升降并投；清热泻火中辅以健脾养血之药，祛邪不伤正，泻火不伐胃，使火降热清，风息筋润。

防风散 （《幼科证治准绳·集之一·初生门·生下胎疾·脐风》）

主治 治初生儿脐风。

组成 防风 (去芦) 羌活 黄芪 当归 川白芷 甘草各半钱

用法 上为极细末，少许，用灯心、麦门冬去心煎汤调化，不拘时候服。

方解 初生儿气血不足，风邪入中而致脐风，治宜祛风止痉，补气养血。方中防风祛风解痉，"小儿惊风，防风尽能去之"（《本草汇言》），为君药。羌活、川白芷助君药祛风解表散邪，为臣药。佐以黄芪、当归、麦门冬补气养血生津，可顾其致病之本；灯心清心降火，防诸药温燥太过。甘草益气和中，调和诸药，用为佐使。诸药相合，祛风解痉为主，兼能补气养血，扶正祛邪，标本兼顾。

保婴秘效散 （《丹台玉案·卷之六·惊风门·立方》）

主治 治急慢惊或胎惊，脐风撮口，天吊夜啼，奇性异症。

组成 牛黄一钱 胆星 琥珀 珍珠各一钱五分 滑石 茯神 远志各二钱 麝香 朱砂各六分 大黄 (九蒸九晒) 五钱

用法 上为末，量儿大小，四五分，灯心汤调下。

方解 方中重用大黄清热解毒，泻火通便，使热邪下泻，为君。牛黄清热解毒，息风止痉，豁痰开窍，"主惊痫寒热，热盛狂痉"（《神农本草经》）；胆星清热化痰，息风定惊，"能解小儿风痰"（《本草求真》）；琥珀、珍珠质重而镇心定惊安神，四味清热定惊，用为臣。远志、茯神宁神定志，祛痰开窍；朱砂镇心安神，清热解毒，"治惊痫，解胎毒"（《本草纲目》）；麝香开窍通闭醒神；滑石、灯心清心利尿，与大黄相合，引热下行，共为佐。本方作用全面，前后分消，共奏清热解毒、息风定惊、豁痰开窍之功，通治小儿热毒痰蕴、经络闭阻、清窍蒙蔽之小儿急慢惊、胎惊、脐风诸证。

保生汤 （《幼幼集成·卷一·回生艾火·入方》）

主治 治脐风、锁肚、口噤。

组成 北防风七分 陈枳壳五分 小橘红四分 白茯神三分 荆芥穗三分

远志肉四分　制南星五分　芽桔梗三分　炙甘草二分

用法　灯心引。

方解　本方用之风邪侵入脐中，经络受阻之小儿脐风、锁肚证。治宜祛风止痉，宣通经络，兼以定志安神。方中北防风、荆芥穗祛风止痉，用为君。制南星燥湿化痰，祛风止痉，为臣。陈枳壳、芽桔梗、小橘红理气调中，宣畅气机，以助祛风通络；白茯神、远志祛痰开窍，宁心安神，共为佐。炙甘草益气和中，调和诸药，用为佐使。全方共奏祛风止痉、宣通经络、定志安神之功。

麻杏甘石汤 （《婴儿论·辨初生脉证并治第一》）

主治　儿脐风发惊、短息喘鸣者。

组成　麻黄五分　杏仁五个　甘草三分　石膏一钱

用法　上四味，以水一升，先煮麻黄二三沸，去上沫，内诸药，煮取七合，去滓分温服。

方解　小儿脐风发惊、短息喘鸣者，因热邪壅肺，肺失宣降而致。治宜清肺平喘。方以麻黄宣肺平喘，石膏清泄肺热，甘寒生津，二药相伍，一以宣肺为主，一以清肺为主，合用则能清宣肺中郁热，相制为用，共为君药。杏仁降利肺气以平咳喘，与麻黄相配则宣降相宜，与石膏相伍则清肃协同，用为臣药。甘草和中，合石膏生津止渴，防石膏寒凉伤中，又调和于寒温宣降之间，用为佐使。

辰砂膏 （《儿科要略·第三章·儿科特征·脐风》）

主治　治慢脾风，冷痰壅滞，手足冷而微搐者，撮口危急，脐风痉掣。

组成　黑附子（重一两以上者，去皮脐，顶上挖一孔，入辰砂末一钱，仍用附子塞之，炭火烧存性）一枚　牛胆南星五钱　白附子（炮）　五灵脂　蝎梢各二钱五分

用法　共研为末，炼蜜和丸如梧桐子大，每服二三钱，生姜汁泡汤送下。

方解　方中辰砂（即朱砂）镇心解毒，可"治惊痫，解胎毒"（《本草纲目》），为君药。黑附子补火助阳，散寒除湿通络；白附子祛风止痉，燥湿化痰，可"祛风痰"（《本草汇言》），二药相合，散寒除湿，寒痰并治，共为臣药。牛胆南星清热化痰，息风定惊，"能解小儿风痰"（《本草求真》）；五灵脂善解毒，"使浊阴

有归下之功，治头风、痰痫、癫痰"（《药品化义》）；蝎梢息风止痉，解毒通络，"惊风尤不可缺"（《本草衍义》）；生姜汁温胃祛痰，上四味为佐药。以蜜补中缓急解毒，兼为佐使。全方共奏温里散寒、祛痰定惊之功。

辰砂僵蚕散 （《儿科要略·第三章·儿科特征·脐风》）

主治 治初生小儿撮口。

组成 辰砂（水飞）五分　僵蚕（去丝嘴，炒）　蛇蜕皮（炒）各一钱　麝香（另研）五分

用法 研为极细末，每用少许，蜜调敷唇口。

方解 方中辰砂（即朱砂）镇心安神，清热解毒，可"治惊痫，解胎毒"（《本草纲目》）；僵蚕息风止痉，解毒散结，亦可"治小儿惊痫"（《神农本草经》），共为君药。蛇蜕皮搜风定惊，助君药息风止痉，为臣。佐以麝香开窍通闭醒神，"通诸窍，开经络"（《本草纲目》）。蜜补中缓急，调和药性，为佐使。诸药相合，共奏祛风止痉、解毒醒神之功，用于邪毒内陷心肝、气机闭阻之脐风撮口。

白砂灵丹 （《幼科概论·脐风症论》）

主治 治小儿急惊风，大惊猝恐，痰火壅闭，四肢绝逆，脐风撮口，鹅口木舌，伤风霍乱，上吐下泻，腹痛头疼，中暑受热，不省人事，或斜视天吊，反引抽搐等症。

组成 生半夏二两　生贝母一两五钱　西牛黄四分五厘　真硼砂五钱　原寸香四分五厘　梅冰片四分五厘　原蟾酥五钱

用法 以上七味药，共研细末，过极细重罗，瓶装不可泄气。

方解 参见本书"鹅口疮"一节。

无　名　方

治小儿脐风汁出不止方 （《太平圣惠方·卷第八十二·治小儿脐风诸方》）

组成 黄柏末　釜下墨煤　乱发（烧灰）以上各一分

用法 上件药，同研令细，少少敷之。

治小儿脐风湿肿久不瘥方 （《太平圣惠方·卷第八十二·治小儿脐风诸方》）

组成　瓜蒂

用法　烧灰，研敷之。

治小儿脐风疮久不瘥方 （《证类本草·卷第八·当归》）

组成　当归

用法　研末敷之。

治小儿脐风湿肿久不瘥方 （《证类本草·卷第二十一·露蜂房》）

组成　露蜂房

用法　烧末敷之。

治小儿初生撮口不收乳方 （《圣济总录·卷第一百六十七·小儿口噤·小儿撮口》）

组成　蜈蚣（赤足者）一条

用法　上一味，去足炙微黄，研为细末，以乳汁一合，调半钱匕，分三四服，温灌之。

治小儿撮口及发噤方 （《圣济总录·卷第一百六十七·小儿口噤·小儿撮口》）

组成　晚蚕蛾（炙令黄）二枚

用法　上一味，研为末蜜和，涂儿口唇内。

治小儿撮口方 （《圣济总录·卷第一百六十七·小儿口噤·小儿撮口》）

组成　赤足蜈蚣一条　棘刚子五枚

用法　上二味，烧成灰，饭和为丸，如麻子大，每服三丸至五丸，乳汁下。

治小儿脐风撮口方 （《卫生易简方·卷之十二·脐风撮口》）

组成　白僵蚕

用法　为末，蜜调涂口内即瘥。

治小儿脐风撮口方 （《卫生易简方·卷之十二·脐风撮口》）

组成　牛黄一钱　竹沥少许

用法　研匀抹入口中。

治小儿撮口及发噤方 （《卫生易简方·卷之十二·脐风撮口》）

组成　蝎梢四尾　僵蚕七枚　瞿麦半钱

用法　为末，先以鹅毛管吹药少许入鼻内，使喷嚏啼叫，后用薄荷汤调少许与服。

治小儿撮口及发噤方 （《卫生易简方·卷之十二·脐风撮口》）

组成　川乌尖三个　麝香少许

用法　别研为末，和匀。每服半字，金银薄荷汤调下。

治撮口发噤方 （《卫生易简方·卷之十二·脐风撮口》）

组成　甘草二钱半

用法　水一盏，煎六分，去滓温与服，令吐痰涎自愈。

治脐风撮口方 （《济世神验良方·幼科门》）

组成　田螺三个

用法　入麝香捣烂搽脐。

治小儿撮口脐风方 （《奇方类编·卷下·小儿门·治小儿夜啼》）

组成　紫苏　前胡　僵蚕（炒）各五钱

用法　水煎去渣，候温，以棉花蘸药滴儿口中，频频滴，以口开为度，开后切勿令其吮乳盖。

预治小儿脐风马牙经验方 （《古方汇精·卷四·儿科门》）

组成　枯矾　硼砂各二钱五分　冰片　麝香各五厘　朱砂二分

用法　共为末，凡小儿生下，洗浴过，用此药糁脐上，每日换尿布时，仍糁此末，糁完一料，永无脐风等症。

脐　疮

　　脐疮又称脐中生疮。多由脐湿而致皮损，复感毒邪，壅郁局部而发。症见脐部红肿，轻者局限于脐部，重者可向周围蔓延，甚则糜烂，脓水外溢，兼有发热，烦躁，唇红口干。治宜清热解毒，佐以疏风止痒。

有 名 方

金黄散（《幼科释迷·卷五·诸病应用》引张涣方）

　主治　治脐疮不瘥，风气传于经络，变为痫疾。

　组成　黄连二钱半　胡粉　煅龙骨各一钱

　用法　各另研，再合研，每少许，敷脐中，时时用。

　方解　本方治疗脐疮久治不愈，入里变为癫痫之证。如《诸病源候论·小儿脐疮候》谓："脐疮由初生断脐，洗浴不即拭燥，湿气在脐中，因解脱遇风，风湿相搏，故脐疮久不瘥也。脐疮不瘥，风气入伤经脉，则变为痫也。"脐疮为本，痫证为标。治当清热燥湿敛疮以求本。方中黄连清热解毒燥湿，泻火解毒，尤善疗疗毒，《珍珠囊》载其用有六："泻心火，一也；去中焦湿热，二也；诸疮必用，三也；去风湿，四也……"为方中君药。煅龙骨收敛固涩，外用吸湿生肌敛疮之效强，并有镇惊安神之功，以治标；胡粉杀虫疗疮，共为臣药。三药合用清热燥湿，收湿敛疮，兼有镇惊安神之效，外用敷脐中，则脐疮瘥，痫疾愈。

龙骨散（《幼幼集成·卷一·回生艾火·入方》）

　主治　治脐疮。

　组成　龙骨（煅）一钱　真轻粉五分　川黄连一钱　枯白矾（煅）一钱

　用法　共为末，干掺。

　方解　脐疮多由脐湿而致，因断脐后护理不当，为水湿所侵而成。故治宜燥湿为主。龙骨甘涩平，煅用收湿敛疮生肌，为君药。黄连苦寒，清热燥湿，解毒消肿；枯白矾性寒味酸涩，解毒杀虫，收湿止痒，煅用收敛作用加强，共为臣药。佐以轻粉杀虫敛疮。研末掺脐上，共奏燥湿敛疮、止痒杀虫之功。

异功散 （《幼科证治准绳·集一·初生门》）

主治 治脐中疮。

组成 龙骨（煅） 薄荷叶 蛇床子各二钱 轻粉半钱

用法 上为极细末。少许，干掺脐。

方解 本方为脐疮之外用方。以收湿敛疮，解毒杀虫立法。方中龙骨煅用，收湿生肌敛疮，为君药。臣以辛苦温之蛇床子，祛风燥湿，杀虫止痒。轻粉杀虫敛疮；薄荷辛凉疏风散热，芳香辟秽解毒，《本草纲目》云其能"治瘰疬，疮疥，风瘙瘾疹"，共为佐药。四药合用，共奏解毒燥湿、祛风止痒之效。研为极细末，掺于脐上，以收良效。

龙骨散 （《幼科证治准绳·集一·初生门》）

主治 治脐中疮。

组成 龙骨（煅） 轻粉各半钱 黄连（去须）一钱半

用法 上为极细末。少许，干掺脐。

方解 本方证治乃因脐湿而致皮损，复感毒邪，壅郁局部而发。治当燥湿解毒。方中黄连大苦大寒，功能燥湿解毒，清热解毒，重用为君。煅龙骨甘涩平，收湿敛疮生肌；轻粉攻毒杀虫敛疮，共为臣。三药合用，共奏燥湿解毒、收湿敛疮之功，使湿去疮愈。

胡粉散 （《小儿卫生总微论方·卷一·断脐论》）

主治 治小儿脐疮湿不瘥，若至百日即危极。

组成 胡粉（细研）一钱 干姜（烧灰细，研）一钱 白石脂（烧存性，细研）一钱

用法 上同为细末，每用一字或半钱敷上。

方解 本方用治小儿脐湿、脐疮日久不愈。脐部为水湿或尿液浸渍，

或为湿毒之邪侵袭，致脐部渗出脂水，浸渍不干；甚或湿邪蕴于肌肤，经络受阻，气血凝滞发为脐疮。因湿性黏滞，迁延时日，其病缠绵难愈；湿为阴邪，易阻遏气机，损伤阳气。治当燥湿消疮，又兼护阳气。胡粉辛甘寒有毒，功能解毒消疮，为君药。干姜辛热，温中散寒，燥湿消痰，烧灰则温中散寒之效存，燥湿收敛作用加强，为臣药。白石脂收湿敛疮，烧灰收湿作用加强。三药合用，收湿敛疮之效佳，又温护阳气，尤适用于小儿脐疮日久不愈、阳气不足者。

金两黄散 （《小儿卫生总微论方·卷一·脐风撮口论》）

主治 治小儿脐疮不瘥，因风传变，欲为撮口，或为发痫者。

组成 川黄连 （为末，去须）一分　　胡粉 （研）一钱　　龙骨 （煅红，研）一钱

用法 上同为细末，每用少许敷之，时时用。

方解 小儿脐疮久不愈，脐湿复感外邪，风湿相合入里传于脏腑，久则为撮口或发痫。如《小儿卫生总微论方》曰："初生断脐，不定伤动，或风湿所乘，其轻则病在皮肤，而为脐疮不瘥，及重则病入脏腑，而为脐风撮口，亦如大人因破伤而感风。"故应去脐湿以阻断致病之源。方中煅龙骨收湿敛疮，且可镇惊安神，以防因风传变为撮口、痫症，标本兼顾，为君药。胡粉解毒疗疮，为臣药。黄连燥湿消肿止痒，少用以防苦寒伤胃，为佐药。三药合用祛湿敛疮，镇惊安神，使湿去疮瘥不致进一步发展为撮口、发痫。

白石脂散 （《外台秘要·卷三十六》）

主治 疗小儿脐汁出不止兼赤肿。

组成 白石脂

用法 以白石脂一两研成粉，熬令温，以粉脐疮甚良。

方解 小儿脐汁出不止兼赤肿，治当收湿敛疮，消肿解毒。白石脂甘酸平，无毒，酸能收湿敛疮。《日华子本草》载其："排脓治疮疖痔漏，养脾气，壮筋骨，补虚损。"研成粉涂于脐疮，收效甚好。

无 名 方

治风脐及脐疮久不瘥方 《幼幼新书·卷五·初生有脐疮第十七》

组成　干虾蟆

用法　上用干虾蟆烧为灰敷之，日三四佳。

治小儿风脐遂作恶疮，历年不瘥，汁出不止方 《幼幼新书·卷五·初生有脐疮第十七》

组成　苍耳子

用法　上烧苍耳子粉之。

方解　苍耳子辛苦温，有小毒，有散风除湿杀虫止痒之效，《玉楸药解》："消肿开痹，泄风去湿，治疥疠风瘙瘾疹。"烧为粉，散风除湿之效加强。

治脐疮方 《幼幼新书·卷五·初生有脐疮第十七》

组成　蛴螬虫

用法　上用干蛴螬虫末粉之，不过三四度瘥。

小儿脐疮不合方 《幼幼新书·卷五·初生有脐疮第十七》

组成　黄柏

用法　上用黄柏末涂之。

方解　方中一味黄柏，其味苦寒，有清热燥湿、泻火解毒疗疮之功。《医学入门》："黄柏治眼赤、鼻皶、喉痹及痈疽、发背、乳痈、脐疮亦用。"研末涂于疮上，可收良效。

治小儿脐疮久不瘥方 《幼幼新书·卷五·初生有脐疮第十七》

组成　干虾蟆 (烧灰) 一分　白矾 (烧灰) 一分

用法　上件药合研令细，以敷脐中。

小儿脐疮出血及脓 （《幼幼集成·卷一·回生艾火·脐证简便方》）

组成　海螵蛸　胭脂共为末

用法　以油润疮，乃搽药。

脐疮 （《幼科类萃·卷二十七·杂证门》）

组成　当归末　虾蟆灰

用法　敷亦好。

疗小儿脐中生疮方 （《外台秘要·卷三十六》）

组成　桑汁

用法　以桑汁涂乳上，使儿就饮之。

方解　桑汁味苦，苦能燥湿，《本草图经》云其："主小儿口疮，敷之涂金刃所伤燥痛，更剥白皮裹之，令汁得入疮中。"涂乳上，使儿饮之，以解毒疗治疮。

治小儿脐疮方 （《太平圣惠方·卷八十二·治小儿脐疮诸方》）

组成　黄柏一两　釜底煤二分　乱发灰一分

用法　上件药，先捣黄柏为末，入二味，合研令匀，以敷脐中。

治小儿脐疮方 （《太平圣惠方·卷八十二·治小儿脐疮诸方》）

组成　黄连（为末）半两　胡粉半两

用法　上件药，合研令细，以敷脐中。

治小儿脐疮方 （《太平圣惠方·卷八十二·治小儿脐疮诸方》）

组成　马齿苋

用法　上以马齿苋，曝干为末，敷之。

治小儿脐疮方 （《太平圣惠方·卷八十二·治小儿脐疮诸方》）

组成　龙骨

用法　上以龙骨烧，细研为末，敷之。

治小儿脐疮方《太平圣惠方·卷八十二·治小儿脐疮诸方》

　　组成　香豉

　　用法　上以香豉炒令焦，捣罗为末，敷之。

治小儿脐疮方《太平圣惠方·卷八十二·治小儿脐疮诸方》

　　组成　伏龙肝

　　用法　上以伏龙肝，细研敷之。

夜　啼

　　出《诸病源候论》。初生儿日间安静，入夜多啼，甚至通宵难以入睡，天明始渐转静。多为心火上攻所致，治宜清心安神；或由寒凝脾胃所致，治宜温阳健脾，补气安神。

有 名 方

一物前胡丸 《外台秘要·卷三十五·小儿夜啼方》

主治　小儿夜啼。

组成　前胡随多少

用法　上一味捣筛，蜜丸如大豆，服一丸，日三，加至五六丸，以瘥为度。

方解　本方主治小儿外感风热，痰气壅滞所致夜啼。治宜疏风降气化痰。前胡辛散苦降，功能疏风降气化痰，《本草通玄》谓之能"止小儿夜啼"。蜜和为丸，和胃调中。

芎散 《外台秘要·卷三十五·小儿夜啼方》

主治　疗小儿夜啼至明不安寐。

组成　芎䓖　防己　白术各二分

用法　上三味捣筛，以乳和之，与儿服之量多少，又以儿母手掩脐中，亦以摩儿头及脊验。二十日儿未能服散者，以乳汁和之，服如麻子一丸。

乳头散 《外台秘要·卷三十五·小儿夜啼方》

主治　疗小儿夜啼不止，腹中痛。

组成　黄芪　甘草（炙）　当归　芍药　附子（炮）　干姜各等分

用法 上六味为散，以乳头饮儿，丸可胡豆三丸，大小量之。

方解 本方治证是因脾阳不足，中焦虚寒所致，见腹中作痛而夜啼不安。治以温中散寒，益气健脾。方中附子大辛大热，入肾、脾、心经，有峻补元阳、益火消阴之效；干姜辛热，主入脾胃而长于温中散寒、健运脾阳，为温暖中焦之主药，二药相伍，温阳散寒，以消阴翳，共为君药。寒为阴邪，易伤阳气，臣以甘温纯阳之黄芪补气健脾，与君药配伍，温补并用，虚寒兼顾。脾胃虚寒，亦致营血匮乏，佐以当归、白芍养血和营，柔肝止痛。炙甘草益气和中，调和诸药，既助黄芪温阳益气，又防姜附燥烈太过而伤阴液，为佐使。诸药相合，共奏温中散寒、益气健脾之功，使阴寒得散，气机通畅，腹痛缓解而夜啼自止。为散敷乳头饮儿，使儿不至为服药所苦，啼哭不止。

人参散 《太平圣惠方·卷八十二·治小儿夜啼诸方》

主治 治小儿夜啼，不可禁止。

组成 人参半两（去芦头）　茯神半两　甘草半分（生，锉）　川大黄半分（锉碎，微炒）　蛇黄半分　牛黄半分（细研）　犀角屑半分　白芥子半两（微炒）

用法 上件药，捣细罗为散，每服用水煎柳枝桃枝汤，调下半钱，频服，效，量儿大小，加减服之。

方解 小儿神怯血弱，心气不足，易受惊吓，致神气散乱而夜啼不止。治宜补气宁心，定惊安神。方中人参补益心气，安神定志，为君。茯神"主惊痫，安神定志"（《药性论》），为臣。牛黄"清心化热，利痰凉惊"（《日用本草》），蛇黄"镇心"（《日华子本草》），犀角（水牛角代）"解心热，止烦乱，安心神，镇诸惊"（《药鉴》），三药相合，清心安神、镇静定惊之功著；大黄清热泻火，导热下行；白芥子豁痰利气，俱为佐药。生甘草清热解毒，调和药性，为使。诸药配伍，共奏补气宁心、定惊安神之功。

犀角散 《太平圣惠方·卷八十二·治小儿夜啼诸方》

主治 治小儿夜啼及惊热。

组成 犀角屑一分　钩藤一分　川升麻一分　人参（去芦头）三分　黄芩一分

甘草（炙微赤，锉）一分

用法　上件药，捣粗罗为散，每服一钱，以水一小盏，煎至五分，去滓，量儿大小，分减服之。

方解　本方为热邪炽盛，内陷心包，侵扰心神之证而设。治宜清心泻火，定惊安神。犀角（水牛角代）清心镇惊，泻火解毒，为君。钩藤凉肝清心定惊，"主小儿惊啼"，为臣。升麻清热解毒透邪；黄芩清热泻火；人参补气生津，且可宁心安神，以上共为佐药。炙甘草补气和中，调和诸药，为佐使。诸药相合，共奏清心泻火、定惊安神之功。

羚羊角散（《太平圣惠方·卷八十二·治小儿夜啼诸方》）

主治　治小儿夜啼及多惊热。

组成　羚羊角屑一分　黄芩一分　犀角屑一分　甘草一分（炙微赤，锉）　茯神一分　麦门冬（去心，焙）半两

用法　上件药，捣粗罗为散，每服一钱，以水一小盏。

方解　本方所治小儿夜啼乃因肝经热盛，扰及心神所致。治宜清热平肝，镇惊安神。羚羊角清泄肝热，平肝镇惊，为君。臣以犀角（水牛角代）清心肝火热，定惊安神；麦门冬清心养阴。黄芩清热泻火，茯神宁心安神，俱为佐。使以炙甘草调和诸药。纵观全方，共成清热平肝、镇惊安神之剂。

五味子散（《太平圣惠方·卷八十二·治小儿夜啼诸方》）

主治　治小儿夜啼及多腹痛，至夜辄剧，状似鬼祟。

组成　五味子半两　当归（锉，微炒）半两　赤芍药半两　白术半两　甘草（炙微赤，锉）一分　桂心一分

用法　上件药，捣粗罗为散，每服一钱，用水一小盏，煎至五分，去滓，量儿大小，分减温温服之。

方解　小儿脾常不足，中阳不振，寒从内生，寒凝气滞则腹痛；入夜阴盛，故腹痛加剧而啼哭。治宜温中健脾，宁神安寐。白术甘温入脾，益气健脾以补虚治本，为君药。当归活血行气止痛；五味子甘温入心，宁心安神，共为臣。佐以赤芍，协当归以活血行气止痛；少佐肉桂，助阳益气，散寒止痛。炙甘草补气和

中，调和药性，为佐使。诸药伍用，共收温中健脾、散寒止痛、宁心安神之功。

石膏散 《太平圣惠方·卷八十二·治小儿夜啼诸方》

主治 治小儿夜啼，壮热惊惧。

组成 石膏一两　人参半两　龙骨半两

用法 上件药，捣细罗为散，每服一钱，用水一小盏，煎至五分，去滓，量儿大小分减，温服之。

方解 本方证是因火热炽盛，扰动心神所致。理当清热镇惊为法，另壮火可以食气，热盛可以伤津，辅以益气生津之法。方中石膏辛甘大寒，善清热泻火，解肌透热，重用为君。臣以龙骨质重沉降，入心经镇惊安神。佐以人参益气生津，安神定志。诸药合用，共奏清热镇惊、益气生津之功。

乳头散 《太平圣惠方·卷八十二·治小儿夜啼诸方》

主治 治小儿夜啼不止，腹中痛。

组成 黄芪（锉）一分　甘草（炙微赤，锉）一分　当归（锉，微炒）一分　赤芍药一分　木香一分

用法 上件药，捣细罗为散，每服，取少许著乳头上，因儿吃乳服之。

方解 本方证是因脾胃虚寒，寒凝气滞，腹中疼痛而致。"助阳必先益气"，治以益气健脾为主，辅以散寒行气止痛。方中黄芪甘温入脾，善补气健脾，俾脾虚得补，脾阳得复，阴寒得散，为君。木香辛行温通，主入脾胃，尤善行气散寒止痛，为臣。脾胃虚寒，亦致营血匮乏，故佐当归甘辛性温，长于补血，又能活血行气，散寒止痛；赤芍活血散瘀止痛，二者与木香协用，止痛之功大增，痛止而夜啼自停。炙甘草健脾和中兼调和药性，为佐使。诸药相合，共奏益气健脾、散寒止痛之功。

牛黄丸 《太平圣惠方·卷八十二·治小儿夜啼诸方》

主治 治小儿夜啼，多惊烦热。

组成 牛黄（细研入）一分　朱砂（细研入）一分　芦荟（细研）一分　麝香（细

儿科常见病通治方精义·夜啼

研）一分　白僵蚕（微炒）半两　龙齿（细研）三分　当归（锉，微炒）一分　赤芍药一分　钩藤一分　蜗牛（麸炒令黄）一分　代赭一分　牡蛎（烧为粉）一分

用法　上件药，捣罗为末，入研了药令匀，炼蜜和丸，如麻子大，一月及百日儿每服用薄荷汤下三丸，半年至一岁儿每服五丸，连夜三服，量儿大小，加减服之。

方解　小儿肝常有余，肝经火盛，扰动心神则烦热夜啼；肝火上炎，肝阳易亢，肝风内动而见惊厥。治宜清心凉肝，镇惊安神。方中牛黄性凉，其气芳香，入心、肝二经，有清心凉肝、息风止痉之功，是为君。臣以钩藤性凉，入肝、心包经，清泄肝热，息风止痉；白僵蚕咸辛平，息风定惊，二药共助牛黄清心凉肝，息风定惊；朱砂甘寒质重，专入心经，重镇安神，清心泻火，镇惊止痉；龙齿质重沉降，入心、肝经，功在镇惊安神，二者合用，镇惊安神之功倍增。佐以牡蛎、赭石平肝潜阳；麝香芳香走窜，通达十二经，开窍醒神；芦荟苦寒降泄，清肝火，除烦热；蜗牛咸寒，清热解毒；当归、赤芍活血散瘀；用薄荷汤下，以助其清透肝经郁热，皆为佐药。炼蜜和丸，取其和胃调中，为使药。诸药合用，共奏清心凉肝、镇惊安神之功。

牡丹丸《太平圣惠方·卷八十二·治小儿夜啼诸方》

主治　治小儿腹痛夜啼。

组成　牡丹三分　代赭半两　赤芍药半两　麝香（细研）一分

用法　上件药，捣罗为末，都研令匀，炼蜜和丸，如麻子大，每服以蜜汤研下三丸，连夜四五服。

方解　本方证因脾虚肝郁，气滞血瘀，郁久化热所致。治宜清热活血，散瘀止痛。方中赤芍苦寒入肝经血分，清泻肝火，活血散瘀止痛，为君。臣以丹皮辛行苦泄，既清肝热，又活血化瘀，与君相合，清热活血散瘀之功益著。佐以赭石苦寒入肝经，善清肝火，另能镇惊安神；麝香辛香，开通走窜，活血通经以止痛。炼蜜为丸，取其和胃调中。诸药相合，共奏清热活血、散瘀止痛之功。

万金丸 (《博济方·卷二·诸积》)

主治 消化积滞，调三焦，空利胸膈，定气。刺疼痛，腹胁胀疼，冷气攻疰，妇人血气，小儿夜啼，胃冷痰涎，并宜服此。

组成 舶上硫黄一分　巴豆（去皮秤）半两（二味同以生绢袋子盛，于浆水内，用文武火煮，一伏时放冷，另研极细）　柴胡半两（去芦）　附子一两（炮）　干姜半两　陈橘皮（去白）一分　桔梗一分　青黛半两　当归一分

用法 上九味同为细末，以面为丸如小豆大，小儿夜啼常服一丸，温水下。

方解 本方证因暴食饮冷，积滞阻结肠胃，气机闭阻不行所致。针对寒凝气阻，里实寒积之急证，须用急攻峻下之品以去其积滞，大辛大热之味以开结散寒。方用硫黄纯阳之品，入肾、大肠经，大补命门之火而助元阳，另能通便；巴豆辛热，入胃、大肠经，峻下冷积，"开窍宣滞，去脏腑沉寒"（《本草从新》），二药配伍，温阳逐寒，消积助运，俱为君药。臣以附子大辛大热，补火助阳，散寒止痛；干姜辛热温中，温经逐寒，二药合用，既助君药补火助阳，又散寒止腹痛。佐以当归辛行温通，活血行气，散寒止痛，兼润燥滑肠；柴胡辛行苦泄，疏肝理气；陈皮辛苦性温，理气健脾，二药合用以疏理肝脾气滞；桔梗开宣肺气，宽胸利膈。反佐咸寒之青黛，既防辛热太过，又清热定惊。诸药相合，共奏消积化滞、散寒止痛之功。

开胃丸 (《太平惠民和剂局方·卷十·治小儿诸疾·开胃丸》)

主治 治小儿脏腑怯弱，内受风冷，腹痛胀满，肠鸣泄利，或青或白，乳食不化，又治脏冷夜啼，胎寒腹痛。

组成 白芍药　麝香（细研）各一分　人参　木香　蓬莪术（煨）　白术　当归（去苗，微炒）各半两

用法 上件捣，罗为末，都研令匀，汤浸炊饼和丸，如黍米大。每服十五丸，温米饮下。新生儿腹痛夜啼可服五丸，并乳食前服。

方解 "小儿夜啼，脏冷故也"（《诸病源候论》），小儿脾常不足，寒从内生，寒凝气滞血瘀，入夜尤重，腹痛发作而致啼哭不止；中焦虚寒，运化无力，食积内停，故见肠鸣泄利，乳食不化。证属本虚标实，治当虚实兼顾，以益气健脾、散寒止痛为法。方

中人参为君，甘温益气，主入脾经，大补脾胃之虚。臣以白术甘温补气，苦温健脾燥湿，助脾运化，与人参相协，益气健脾之功益著；当归补血活血，行气止痛，亦为臣药。白芍养血益阴，缓急止痛；木香辛苦而温，醒脾开胃，行气散寒止痛，使补而不滞；莪术辛散温通，破血散瘀，行气止痛，消食化积；麝香开窍醒神，共为佐药。诸药配伍，功擅益气健脾、散寒止痛。

助胃膏 《太平惠民和剂局方·卷十·治小儿诸疾·助胃膏》

主治 治小儿胃气虚弱，乳食不进，腹胁胀满，肠鸣泄泻，呃乳便青，或时夜啼，胎寒腹痛。

组成 白豆蔻仁 肉豆蔻（煨） 丁香 人参 木香各一两 白茯苓（去皮） 官桂（去粗皮） 白术 藿香叶 缩砂仁 甘草（炙）各二两 橘红（去白） 山药各四两

用法 上为细末，炼蜜和成膏。每服如鸡头实大一丸，量儿大小加减，米饮化下，不拘时候。

方解 以人参补益脾胃之气，白术、茯苓健脾祛湿，共为君药。臣以木香、砂仁、陈皮辛散温通，温中行气，醒脾开胃。山药、肉豆蔻健脾止泻，以助术、苓之效；藿香、白豆蔻气味芳香，化湿运脾，温中行气；肉桂、丁香助阳益气，散寒止痛，共为佐药。炙甘草既能补中益气，又能调和诸药，为佐使。全方以补气健脾药为主，配伍行气、化湿、温里之品，温、补、消诸法共用，使脾胃之虚得补，脾胃之寒得除，腹痛消而夜啼止。

珍珠丸 《圣济总录·卷一百七十·小儿惊啼》

主治 治小儿惊啼及夜啼不止。

组成 珍珠末 伏龙肝 丹砂各一分 麝香一钱

用法 上四味，同研如粉，炼蜜和丸，如绿豆大，候啼即温水下一丸，量大小以意加减。

方解 心主惊而藏神，小儿神气怯弱，易受惊吓致使心神不宁，神志不安，寐中惊惕，因惊而啼。治宜镇惊安神。方用珍珠镇惊安神，为君药。臣以朱砂，重可镇怯，寒可清热，专入心经，清心镇惊安神。麝香辛香走窜，开窍醒神；伏龙肝"治心痛癫狂"（《本草纲目》），共为佐药。诸药相合，功擅镇惊悸，安心神，夜啼自止。

龙齿丸 （《圣济总录·卷一百七十·小儿惊啼》）

主治 治小儿惊啼及夜啼。

组成 龙齿　白僵蚕　当归（切，焙）　芍药　蜗牛　钩藤各半两　代赭（研）　牡蛎（煅）各二两　麝香（研）　牛黄（研）各一分

用法 上十味，捣研匀细，炼蜜和丸如绿豆大。二岁儿三丸，井华水化下。量儿大小，以意加减。

方解 小儿肝常有余，神怯血弱，复因暴受惊恐，心神受惊，则睡中惊悸而突然啼哭。治宜镇惊安神，平肝息风。方中龙齿质重，入心、肝经，镇惊安神，平肝潜阳，为君。牡蛎重镇安神，平肝潜阳，与君药合用则镇惊安神之功彰显；牛黄清心凉肝，息风止痉，共为臣。白僵蚕、钩藤清肝定惊；代赭石重镇潜阳；麝香芳香走窜，开窍醒神；蜗牛清热解毒；当归、白芍养血补心，共为佐药。蜂蜜益胃和中，为使药。诸药配伍，主入心肝二经，平肝风，清肝热，镇惊悸，安心神，则夜啼自止。

芍药散 （《圣济总录·卷一百七十·小儿夜啼》）

主治 治小儿夜啼腹痛。

组成 芍药　芎䓖　䗪虫（炙令焦）各一分

用法 上三味，捣罗为散，一月及百日儿每服一字匕，用乳汁调服；半年至一岁儿每服半钱匕，连夜四服。量儿大小，加减服之。

方解 《颅囟经》谓："出生小儿至夜啼者，是有瘀血腹痛，夜乘阴而痛，则啼。"血行不畅，不通则痛，因痛而啼。血属阴，夜亦为阴，阴邪自旺于阴分，夜间瘀血阻滞更甚，瘀阻腹痛而啼甚。治宜活血止痛。方中川芎辛散温通，为"血中之气药"，既活血化瘀，又行气止痛，为君药。赤芍活血散瘀止痛，为臣药。佐以土鳖虫活血化瘀，善治"小儿腹痛夜啼"。三药合用，共奏活血止痛之功，俾瘀血去，腹痛止，夜啼自停。

桂心汤 （《圣济总录·卷一百七十·小儿夜啼》）

主治 治小儿夜啼腹痛，状如鬼祟。

组成 桂（去粗皮）一分　五味子半两　当归（切，焙）一分　枳壳（去瓤，麸炒）半两　甘草（炙）一分

用法 上五味，粗捣筛，一月及百日儿每服钱匕，用水半盏，煎至三分，去滓分温二服。半年至一岁儿，准前煎作一服，不计时候。

方解 本方证由脾胃虚寒，寒凝气滞所致。入夜阴盛阳衰，脾寒愈甚，寒凝腹痛而夜啼不止。治宜温脾散寒，行气止痛。方中肉桂辛甘大热，助阳补虚，散寒止痛，为君药。枳壳苦辛性温，入脾胃经，破气行滞而止痛，为臣药。君臣相配，温中散寒，行气止痛。当归辛行温通，活血行气，散寒止痛；重用五味子宁心安神，收敛心气，共为佐药。甘草益气和中，调和药性，为使。诸药合用，温脾阳，补脾气，散寒凝，除气滞，则腹痛消而夜啼止。

麝香散 （《圣济总录·卷一百七十·小儿夜啼》）

主治 治小儿夜啼不止，面青腹胀，是中客忤。

组成 麝香一分

用法 上一味研细，每服一字匕，清水调服之。

方解 本方证多因小儿神气怯弱，易受惊吓，症见啼哭不止，面青腹胀。治宜安神定惊。方选麝香一味，味辛性温，其气芳香，入心、肝经，开窍醒神，散结止痛，尤善治"小儿惊痫、客忤"（《药性论》）。

伏龙肝丸 （《圣济总录·卷一百七十·小儿夜啼》）

主治 治小儿夜啼。

组成 伏龙肝一分　丹砂一钱　麝香一字

用法 上三味，捣研为末，炼蜜丸如绿豆大，每服五丸，量儿大小加减。俟夜深，煎桃符汤下。

方解 本方主治脾寒所致夜啼。治宜温中健脾，镇心安神。方选伏龙肝（即灶心土）味辛性温，主入中焦，温阳散寒，健脾和中，

善"治心痛癫狂"(《本草纲目》),为君。朱砂甘寒质重,专入心经,镇心安神,为臣。麝香开窍醒神,为佐。诸药合用,温中健脾治本,镇心安神除标。

大安神丸 (《世医得效方·卷十一·小方科》)

主治 治心热夜啼,烦躁。

组成 人参(去芦) 茯苓各半两 甘草(炙)一两 僵蚕(去丝)二钱半 白术(煨)半两 桔梗尾二钱半 辰砂半两 全蝎(去毒)五个 金银箔各六片 麦门冬(去心,炒) 木香各半两 酸枣仁(汤去皮壳,蚌粉炒)一两 大赭石(醋煮)半两

用法 上为末,水丸或蜜丸。急惊潮热,竹青、薄荷叶;夜啼,灶心土;伤食,荆芥汤;疹痘,蝉蜕去足翼;搐搦,防风,常服金银、薄荷;慢惊,冬瓜子仁;凡惊风已退,神志未定,加琥珀三钱(别研)、远志半两(去心,姜汁炒焦为度),加入定惊。

方解 本方证因心经积热所致,治宜清心安神,定志去惊。方中朱砂甘寒质重,寒能降火,重可镇怯,专入心经,长于重镇安神,清心泻火,用为君药。臣以酸枣仁甘酸性平,宁心安神;代赭石镇惊安神。君臣伍用,清泻心火,安神定惊。火热之邪耗气伤津,以人参、白术、茯苓、炙甘草益气健脾,助气血化生有源;麦冬养心阴,清心热,除烦安神;木香理气醒脾,与诸益气养阴药相伍,补而不滞;金银箔重坠以镇心安神;全蝎、僵蚕息风定惊,以上皆为佐药。桔梗为舟楫之品,载药上行,为使。诸药相合,共奏清心除烦、镇心安神、益心气、养心阴之功。

蝉蜕散 (《世医得效方·卷十一·小方科》)

主治 治惊风,心热,夜啼,惊痫。

组成 蝉蜕六十个(去土、足、翼) 荆芥穗一两 甘草半两(蜜炙) 大黄半两(纸裹煨) 黄芩半两(生用) 蝎梢五十个(去毒)

用法 上锉散,每服二钱,水一盏,白茅根煎,温服。夜啼,蝉蜕;疹疮,紫草。得利止。

方解 本方证为心肝热盛,肝风内动所致。治宜凉肝息风,清热安神。

蝉蜕凉肝息风止痉，镇静安神，为君药。臣以蝎梢搜风通络，息风止痉；荆芥穗亦入肝经，长于祛风。君臣伍用，凉肝息风作用尤著。黄芩清热泻火；大黄苦寒沉降，使上炎之火下泄；白茅根清热利尿，导热从小便而解，与大黄合用使火热之邪随二便分消，共为佐药。使以炙甘草调和药性。诸药相合，息风凉肝，止惊安神，则夜啼自除。

导赤散 （《幼科发挥·卷二·心经主病》）

主治 治心热及小便赤，夜啼。

组成 生地黄 木通 甘草梢（炙）

用法 各等分，锉，加竹叶水煎，食前服。

方解 《幼科发挥》云："心属火，恶热，心热则烦，多夜啼。"心主火，热伏于内，扰动神明，故入夜心烦而啼。心与小肠相表里，若心热移于小肠，则见小便赤。治宜清心利水，安神止啼。方中生地黄清热养阴以制心经火热；木通清心降火，利水通淋，二者相合，养阴而不恋邪，利水而不伤阴，共为君药。臣以竹叶清心除烦，淡渗利水，导热下行，使蕴热从小便而解。甘草用梢取其直达茎中而止淋痛，并调和诸药，且可防生地、木通寒凉伤胃，为佐使药。四药合用，共奏清心利水、安神止啼之功。本方清热与养阴之品配伍，养阴不恋邪，利水不伤阴，泻火不伐胃。

病案 韦某，女，1岁，1997年4月9日就诊。患儿自出生以来常常夜间啼哭不安，烦闹少寐，喂食、抚抱均难安静，经中西药物治疗无明显疗效。检查未发现器质性病变，尿短赤，唇色红，舌尖红，舌苔黄，指纹红紫。证属心经积热，心神不宁。治当清心导热，宁心安神。予以导赤散加味：生地9g，木通4g，竹叶5g，甘草3g，灯心草1.5g，麦冬5g，百合5g，酸枣仁5g，柏子仁5g，茯神9g，蝉蜕5g，龙齿12g（先煎）。日1剂，水煎服。服药3剂，夜啼见减，夜寐较宁。续服3剂，夜啼止，夜寐安。（梁色兰．导赤散治验举隅［J］．左江民族医学院学报，2001，23（4）：654）

钩藤饮 （《婴童百问·卷三》）

主治 治小儿夜啼，乃脏冷也，阴盛于夜则冷动，冷动则为阴极发躁，寒盛作疼，所以夜啼不歇也，钩藤散主之。

组成 钩藤钩　茯神　茯苓　川芎　当归　木香　甘草　白芍药 各一钱

用法 上为末，每服一钱，姜枣略煎服，其或心热而烦啼，必有脸红舌白，小便赤涩之症，钩藤饮去木香加朱砂末一钱，研和，每服一钱，木通汤调下，或锉散煎服亦可。

方解 本方主治脾胃虚寒，寒凝腹痛所致夜啼。因症见夜啼不歇，急则治标，以镇静安神为要，兼温胃散寒，理气止痛。钩藤镇惊安神，"主小儿惊啼"（《药性论》），且药性和缓，小儿尤宜，为君药。茯神宁心安神；木香辛行温通，行气散寒止痛，共为臣药。川芎、当归活血行气，散寒止痛；脾胃本虚，气血匮乏，以茯苓、甘草健脾益气，白芍、当归养血和营，生姜、大枣调和脾胃，化生气血，以上共为佐药。甘草调和诸药兼为使药。全方合用，镇惊安神止啼治其标，温脾散寒止痛治其本，使脾寒得温，腹痛得止，惊啼得安。若心热而烦啼者，因方中木香性偏温热，故去之，加朱砂清心镇惊，另用木通汤调下，取其清心降火、利水通淋之效。

病案 刘某，男，18天，1997年11月12日初诊。患儿5天前无明显诱因出现哭闹，入夜尤甚，自服小儿消化药，病情未见好转，且加重，每晚啼哭不安，哭时曲腰不伸，面色青白，手足不温，大便溏薄，舌质淡，指纹淡红。其母妊娠期间喜食生冷食物，辨证本病例属脾脏虚寒、寒凝腹痛而夜啼，拟用钩藤饮加味，方用钩藤10g，当归、川芎、茯神各7.5g，白芍、天台、高良姜各5g，木香、甘草各3g。服上方3剂，夜啼明显减轻，面色略白，手足稍温，大便正常。继服上方2剂，患儿痊愈。（张英，张云龙，赵庆云，等. 钩藤饮加味治疗小儿夜啼29例疗效观察 [J]. 中医药信息，1999，（3）：47）

当归散 （《婴童百问·卷三》）

主治 治小儿夜啼者，脏寒而肠痛也，面青手冷不吮乳是也，宜用此方。

组成 当归 （去芦）　白芍药　人参 各二钱半　甘草 （炙）　桔梗　橘皮 （去白）

各一钱

用法　上为末，水煎半盏，时时少与服。

方解　当归辛行温通，补血活血，散寒止痛，使腹痛解则啼自止；中阳不足遂致寒从内生，"助阳必先益气"，故伍以人参补脾益气，以气旺阳充，阴寒易散，二药相合，气血并补，温中散寒，共为君药。白芍调肝理脾，柔肝止痛，与当归相伍，养血止痛之功倍增，用为臣药。寒性凝滞，阻滞气机，佐以陈皮行气止痛、健脾和中，桔梗宣畅气机。炙甘草与白芍相配，缓急止痛，兼调和药性，为佐使。诸药合用，功专益脾气，温脾阳，养血散寒止痛。

蝉花散 （《万病回春·卷之七·小儿杂病》）

主治　治小儿夜啼不止，状若鬼祟。

组成　蝉蜕七个

用法　下半截为细末，用薄荷汤调入，好酒少许，食后服。或者不信，将上半截为末，依前法服，复啼如初。

病案　彭某，男，2岁半，2000年11月20日就诊。患儿每晚哭吵，或睡中惊啼，或闻声易醒年余。察见小儿生长发育尚可，余无不适。处方：蝉蜕5g，水煎80ml，稍加白糖，代茶饮。半月后患儿夜间偶有惊啼，哭吵明显减少。（刘晓丽，王应秋. 蝉蜕在儿科临床上的应用举隅［J］. 湖北中医杂志，2000，23（10）：41）

无 名 方

治夜啼方 （《太平圣惠方·卷八十二·治小儿夜啼诸方》）

组成　交道中土半两　伏龙肝半两

用法　上件药，同研令细，每服以温水调下半钱，服之。

治夜啼方 （《太平圣惠方·卷八十二·治小儿夜啼诸方》）

组成　马骨（烧灰）

用法　上捣细罗为散，不计时候，以乳汁调下一字。

治夜啼方 （《太平圣惠方·卷八十二·治小儿夜啼诸方》）

组成　牛黄

用法　上以牛黄如小豆大。乳汁化破服之。

治小儿夜啼不止方 （《圣济总录·卷一百七十·小儿夜啼》）

组成　刘寄奴半两　甘草一指节许　地龙（炒）一分

用法　上三味叹咀，以水二盏，煎至一盏，去滓时时与服。

小儿夜啼腹痛方 （《外台秘要·卷三十五·小儿夜啼方》）

组成　䗪虫（熬令烟尽）　芍药（炙）　川芎（熬）各等分

用法　上三味捣末，服如刀圭，日三，以乳服之。

初生儿不便

　　初生儿不便包括不大便（又名锁肚）、不小便及二便不通三种类型。一般来说，小儿初生之日，或次日即大便，俗称下脐屎，这是肠胃通和、幽门润泽的表现，若至二三日仍不便即属疾病。初生不小便者，乃胎热流于下；不大便由胎下热毒，结于肛门，气滞不通，大便遂致闭塞。治疗原则以气透为度，气透则便自通。

有 名 方

豆豉膏（《幼幼新书·卷第五·初生不小便》引《惠眼观证》方）

主治　治初生儿大小便不通。

组成　黑豆一勺　田螺十九个　葱一大把

用法　上捣烂，用芭蕉汁调，贴脐下。

方解　出生儿二便不通，多由下焦邪热内蕴，气机不畅，腑气不通，膀胱气化失司而致。治疗首当调畅气机。方中田螺清热利水，除湿解毒，《本草拾遗》载"利大小便，去腹中结热"；黑豆消肿下气，活血利水，《本草纲目》云"治肾病，利水下气"；葱助阳通窍。三药捣烂，贴脐下以通关启闭，调畅气机，以通二便。

木通散（《幼科心法要诀·初生门上·大小便不通》）

主治　二便俱秘胎热极。

组成　车前子　蓄萹　瞿麦　木通　赤苓　山栀　滑石（飞）　黄芩　生甘草　大黄

用法　引用灯心水煎服或入薄荷同煎。

一捻金 《《儿科精萃·卷二·初生门·初生不大便》》

主治 初生不大便，不乳多啼。

组成 大黄 黑丑 白丑 人参 槟榔各等分

用法 少许蜜水调灌，继令妇人以温水嗽口，吸吮小儿前后心、两手足心、脐下共七处，以皮见红赤色为度，可通大便。

导赤散 《《幼科指南·初生门》》

主治 初生不小便。

组成 生地二钱 木通 麦冬 车前 竹叶各二钱 甘草三分

用法 加灯心三十寸，虚者加人参五分。

方解 胎热蕴结膀胱，气化不得宣通，水道不利则见小便不利，当见小腹胀满、心烦哭啼不安等症，治以清心利水。方中木通味苦性寒，上能入心清热，下能通利小肠，为君药。生地黄清心凉血，养阴生津，为臣药。竹叶清心除烦，引热下行；车前子利水渗湿；麦冬清热养阴生津，俱为佐药。生甘草清热解毒，调和诸药，为佐使。四药合用，利水不伤阴，泻火不伐胃，滋阴不敛邪。虽有清心之效，但重在导热从小便而解。

苏合香丸 《《慈幼新书·卷一·胎病·锁肚》》

主治 胎中热毒锁肚。

组成 白术 青木香 乌犀屑 香附 诃梨勒（煨，去皮） 朱砂 白檀香 安息香（别为末，无灰酒一升熬膏） 沉香 麝香 丁香 荜茇各二两 龙脑 薰陆香 苏合香油（入安息香膏内）各一两

用法 炼蜜和剂，旋丸桐子大，外以轻粉五分、蜜少许，温水化服，以通为度。

葱乳汤 《《儿科要略·第一章·出生前后·急症之疗治》》

主治 初生小便不通。

组成 葱白三四寸 人乳

用法 葱白捣烂，拌入人乳中与服。

方解 葱白主发散，以通上下阳气，《日华子本草》载其"通大小肠"；

人乳补血滋阴润燥，一则防止葱白辛温发散太过，二则味甘甜，方便小儿用药。两药相合，通阳利水，用治寒凝气滞所导致的小便不利。

三黄汤（《儿科要略·第一章·出生前后·急症之疗治》）

主治　初生大便不通。

组成　大黄三钱　酒芩半钱　川连半钱

用法　加大黄水煎服之。

方解　本方用于小儿胃肠燥热、腑气不通所致大便不通。方中大黄为君，清热泻火，攻下热结。黄芩、黄连清热泻火，为臣药。三药相合，清热通便之功佳，用于小儿大便不通属胃肠燥热者。

无 名 方

治未满十日不小便方 （《幼幼新书·卷第五·初生不小便》）

组成　蒲黄一升

用法　以水和，封横骨上立通。

儿初生大小便不通方 （《幼幼集成·卷四·二便证治·二便不通简便方》）

组成　皂角（烧灰研末）

用法　米汤调下一钱。

儿初生大小便不通方 （《幼幼集成·卷四·二便证治·二便不通简便方》）

组成　蜂蜜一盏　皮硝一钱　白汤一盏

用法　空心调下，另以皂角于桶内烧烟，令儿坐桶上熏之，即通。

儿初生大小便不通方 （《幼幼集成·卷四·二便证治·二便不通简便方》）

组成　草乌一个

用法　削去皮，略以麝香搽上，抹以香油，轻插谷道内。

儿初生二便不通方 《《幼幼集成·卷四·二便证治·二便不通简便方》》

组成　甘遂五分

用法　面包煨熟，取出为末，入麝香三厘，捣饭为丸，姜汤送下。

儿初生二便不通方 《《幼幼集成·卷四·二便证治·二便不通简便方》》

组成　葱少许　芒硝（研）五钱　香油半盏　皂角末少许

用法　以小竹筒抹以葱涎，插入谷道，以芒硝、香油、皂角末令儿口含，灌入谷道。

新产小儿身热便闭，口不吃乳，啼叫不止方 《《女科旨要·卷四·附儿科问候》》

组成　生地　当归　白芍　川芎　花粉各等分

用法　母子同服。

儿初生二便不通方 《《儿科要略·第一章·出生前后·急症之疗治》》

组成　食盐

用法　置脐中熨之。

病案　某女，3天，1991年5月七日初诊。患儿出生后即未见解小便，3天后开始啼哭，躁动不安，急来院查治，见小腹膨隆，西医诊为"新生儿尿闭"。经对症处理不效而请余会诊。嘱用葱盐熨脐法治之，1小时后小便即通，患儿遂安。（刘桂营. 葱盐熨脐治疗小儿尿闭 [J]. 陕西中医，1992，（7）：334）

儿初生二便不通方 《《儿科要略·第一章·出生前后·急症之疗治》》

组成　大黄　牵牛　车前　甘草　木通

用法　水煎服。

儿初生二便不通方 《《儿科要略·第一章·出生前后·急症之疗治》》

组成　巴豆少许

用法　水煎服。

儿初生二便不通方 （《儿科要略·第一章·出生前后·急症之疗治》）

组成　田螺　麝香

用法　取涎置脐下少腹处。

有名方剂检索

儿科常见病通治方精义 · 有名方剂检索

儿科常见病通治方精义·有名方剂检索

七 画

儿科常见病通治方精义·有名方剂检索

九 画

十 画

儿科常见病通治方精义·有名方剂检索

十一画

儿科常见病通治方精义·有名方剂检索

无名方剂检索

儿科常见病通治方精义·无名方剂检索

儿科常见病通治方精义·无名方剂检索